国家卫生健康委员会住院医师规范化培训规划教材

外科学 普通外科分册
General Surgery

第 2 版

主　编　刘玉村　王伟林　兰　平
副主编　胡三元　刘青光　唐金海　王昆华　张必翔

U0208253

人民卫生出版社
·北 京·

图书在版编目（CIP）数据

外科学. 普通外科分册 / 刘玉村，王伟林，兰平主编. —2 版. —北京：人民卫生出版社，2023.4（2024.8重印）

国家卫生健康委员会住院医师规范化培训规划教材

ISBN 978-7-117-32764-0

Ⅰ. ①外⋯　Ⅱ. ①刘⋯ ②王⋯ ③兰⋯　Ⅲ. ①外科—职业培训—教材　Ⅳ. ①R6

中国版本图书馆 CIP 数据核字（2022）第 004576 号

| 人卫智网 | www.ipmph.com | 医学教育、学术、考试、健康，购书智慧智能综合服务平台 |
| 人卫官网 | www.pmph.com | 人卫官方资讯发布平台 |

外科学 普通外科分册

Waikexue Putong Waike Fence

第 2 版

主　　编：刘玉村　王伟林　兰　平

出版发行：人民卫生出版社（中继线 010-59780011）

地　　址：北京市朝阳区潘家园南里 19 号

邮　　编：100021

E - mail：pmph @ pmph.com

购书热线：010-59787592　010-59787584　010-65264830

印　　刷：北京华联印刷有限公司

经　　销：新华书店

开　　本：850×1168　1/16　印张：22

字　　数：745 千字

版　　次：2019 年 3 月第 1 版　　2023 年 4 月第 2 版

印　　次：2024 年 8 月第 2 次印刷

标准书号：ISBN 978-7-117-32764-0

定　　价：95.00 元

打击盗版举报电话：010-59787491　E-mail：WQ @ pmph.com

质量问题联系电话：010-59787234　E-mail：zhiliang @ pmph.com

编 者 名 单

编者名单（以姓氏拼音为序）

代文杰　哈尔滨医科大学附属第一医院

樊友本　上海交通大学附属第六人民医院

何裕隆　中山大学附属第七医院

胡三元　山东大学

黄广建　复旦大学附属华山医院

黄鹤光　福建医科大学附属协和医院

匡　铭　中山大学附属第一医院

兰　平　中山大学附属第六医院

黎一鸣　西安交通大学第二附属医院

林国乐　中国医学科学院北京协和医院

刘　彤　天津医科大学总医院

刘青光　西安交通大学第一附属医院

刘玉村　北京大学第一医院

彭俊生　中山大学附属第六医院

钱　锋　陆军军医大学附属西南医院

沈　岩　浙江大学医学院附属第一医院

舒　畅　中国医学科学院阜外医院

孙　烈　北京大学第一医院

唐金海　江苏省人民医院

汪　欣　北京大学第一医院

王　殊　北京大学人民医院

王昆华　云南大学

王鹏远　北京大学第一医院

王伟林　浙江大学医学院附属第二医院

修典荣　北京大学第三医院

张必翔　华中科技大学同济医学院附属同济医院

编写秘书　王鹏远　北京大学第一医院

数字秘书　孙　烈　北京大学第一医院

出 版 说 明

为配合 2013 年 12 月 31 日国家卫生计生委等 7 部门颁布的《关于建立住院医师规范化培训制度的指导意见》，人民卫生出版社推出了住院医师规范化培训规划教材第 1 版，在建立院校教育、毕业后教育、继续教育三阶段有机衔接的具有中国特色的标准化、规范化临床医学人才培养体系中起到了重要作用。在全国各住院医师规范化培训基地四年多的使用期间，人民卫生出版社对教材使用情况开展了深入调研，全面征求基地带教老师和学员的意见与建议，有针对性地进行了研究与论证，并在此基础上全面启动第二轮修订。

第二轮教材依然秉承以下编写原则。①坚持"三个对接"：与 5 年制的院校教育对接，与执业医师考试和住培考核对接，与专科医师培养与准入对接；②强调"三个转化"：在院校教育强调"三基"的基础上，本阶段强调把基本理论转化为临床实践、基本知识转化为临床思维、基本技能转化为临床能力；③培养"三种素质"：职业素质、人文素质、综合素质；④实现"三医目标"：即医病、医身、医心；不仅要诊治单个疾病，而且要关注患者整体，更要关爱患者心理。最终全面提升我国住院医师"六大核心能力"，即职业素养、知识技能、患者照护、沟通合作、教学科研和终身学习的能力。

本轮教材的修订和编写特点如下：

1. 本轮教材共 46 种，包含临床学科的 26 个专业，并且经评审委员会审核，新增公共课程、交叉学科以及紧缺专业教材 6 种：模拟医学、老年医学、临床思维、睡眠医学、叙事医学及智能医学。各专业教材围绕国家卫生健康委员会颁布的《住院医师规范化培训内容与标准（试行）》及住院医师规范化培训结业考核大纲，充分考虑各学科内亚专科的培训特点，能够符合不同地区、不同层次的培训需求。

2. 强调"规范化"和"普适性"，实现培训过程与内容的统一标准和规范化。其中临床流程、思维与诊治均按照各学科临床诊疗指南、临床路径、专家共识及编写专家组一致认可的诊疗规范进行编写。在编写过程中反复征集带教老师和学员意见并不断完善，实现"从临床中来，到临床中去"。

3. 本轮教材不同于本科院校教材的传统模式，注重体现基于问题的学习（PBL）和基于案例的学习（CBL）的教学方法，符合毕业后教育特点，并为下一阶段专科医师培养打下坚实的基础。

4. 充分发挥富媒体的优势，配以数字内容，包括手术操作视频、住培实践考核模拟、病例拓展、习题等。通过随文或章节二维码形式与纸质内容紧密结合，打造优质适用的融合教材。

本轮教材是在全面实施以"5+3"为主体的临床医学人才培养体系，深化医学教育改革，培养和建设一支适应人民群众健康保障需要的临床医师队伍的背景下组织编写的，希望全国各住院医师规范化培训基地和广大师生在使用过程中提供宝贵意见。

融合教材使用说明

本套教材以融合教材形式出版,即融合纸书内容与数字服务的教材,读者阅读纸书的同时可以通过扫描书中二维码阅读线上数字内容。

获取数字资源的步骤

1 扫描封底红标二维码,获取图书"使用说明"。

2 揭开红标,扫描绿标激活码,注册/登录人卫账号获取数字资源。

3 扫描书内二维码或封底绿标激活码随时查看数字资源。

4 登录 zengzhi.ipmph.com 或下载应用体验更多功能和服务。

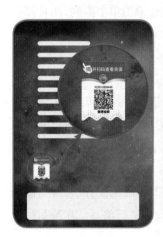 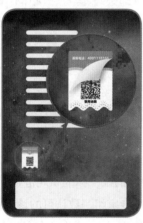 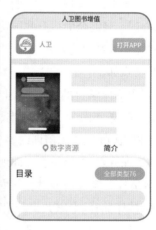 

扫描下载应用

配套资源

➢ **配套精选习题集:《外科分册》** 主编:康 骅 刘忠军

➢ **电子书:《外科学 普通外科分册》**(第 2 版) 下载"人卫"APP,搜索本书,购买后即可在 APP 中畅享阅读。

➢ **住院医师规范化培训题库** 中国医学教育题库——住院医师规范化培训题库以本套教材为蓝本,以住院医师规范化培训结业理论考核大纲为依据,知识点覆盖全面、试题优质。平台功能强大、使用便捷,服务于住培教学及测评,可有效提高基地考核管理效率。题库网址:tk.ipmph.com。

主 编 简 介

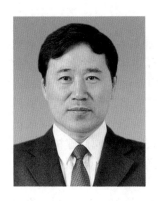

刘玉村

教授，主任医师，博士生导师。曾任北京大学党委常务副书记、北京大学医学部党委书记、北京大学第一医院院长，大外科主任，享受国务院政府特殊津贴。教育部高等学校教学指导委员会高等学校专业设置与教学指导委员会副主任委员、临床医学类专业教学指导委员会主任委员，教育部医学教育专家委员会委员，第十一届国家督学，曾任全国医院感染控制标准专业委员会主任委员，全国医疗机构管理标准委员会委员。是我国第一位外科临床专业博士学位获得者。加拿大皇家内外科医师学院荣誉院士。

从事医学教育工作 30 余年，多次获奖，包括北京市高等学校教学名师奖、中国十大教育英才、全国卫生系统职工职业道德建设标兵、第十二届最具领导力中国医院领导者·终身成就奖。在外科感染、危重症、胃肠肿瘤治疗等方面有深入的研究。主编、副主编《腹部外科手术学》《外科学》《北京大学临床医学实践技能考核手册》《医院感染管理学》，主译《牛津临床医学手册系列》《现代重症监护诊断与治疗》等专业书籍。

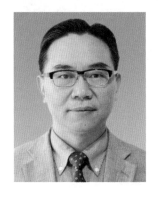

王伟林

教授，主任医师，博士生导师，浙江省特级专家，享受国务院政府特殊津贴。现任浙江大学医学院附属第二医院院长、肝胆胰外科学科带头人、器官移植中心主任，香港大学荣誉教授，香港外科医学院荣誉院士，浙江大学求是学院特聘教师。国家卫生健康委员会有突出贡献中青年专家。浙江省肝胆胰肿瘤精准治疗研究重点实验室主任，浙江省肝癌治疗技术研究中心主任，浙江大学肝胆胰疾病精准治疗创新中心主任，浙江大学外科研究所所长。同时担任中国医院协会副会长、中华医学会外科学分会常务委员、中华医学会器官移植学分会常务委员、国家卫生健康委员会加速康复外科专家委员会主任委员、中国医师协会外科医师分会快速康复外科专家委员会主任委员、浙江省医学会肿瘤外科分会主任委员、浙江省医学会外科学分会候任主任委员。

作为第一完成人或主要完成人获得国家科学技术进步奖一等奖、二等奖共 3 项，浙江省科学技术进步奖一等奖 5 项。主持国家科技重大专项 1 项、973 项目 1 项、"十一五"重大课题支撑计划 1 项、国家自然科学基金面上项目 5 项、国家卫生健康委重大科学研究基金 1 项、浙江省科技重大专项 4 项等课题。在 *Adv Mater*（IF30.844 封面文章）、*Adv Sci*（IF16.804 封面文章）等国际权威杂志累计发表 SCI 论文 300 余篇。获得"浙江省抗击新冠肺炎疫情先进个人""中国医师奖"等荣誉。

主 编 简 介

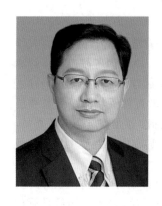

兰平

　　教授，博士生导师，中山大学副校长，中山大学附属第六医院结直肠外科主任，享受国务院政府特殊津贴。中国医院协会副会长，中华医学会外科学分会结直肠外科学组副组长，中国医师协会外科学分会肿瘤专业委员会副主任委员，广东省医学会副会长，广东省健康管理协会副会长，广东省医学会结直肠肛门外科学分会主任委员，广东省、广州市干部保健专家。美国外科医师学院成员（FACS），欧亚结直肠技术协会（ECTA）委员。荣获"国之名医·卓越建树"称号，国家卫生健康突出贡献中青年专家，广东省"南粤百杰"，国家重点研发计划项目首席科学家。

　　从事教学工作至今 30 余年。荣获国家科技进步奖二等奖、广东省科技进步奖一等奖、美国外科医师学院国际学者奖、美国器官移植协会青年研究者奖等国内外共 20 余项奖项。国家自然科学基金二审专家，国家卫生计生委《中国结直肠肿瘤诊疗规范（2017 版）》制定专家，获国家重点研发计划、国家自然科学基金重大培育等 40 余项目基金资助，在 *JCO*、*Blood*、*JCI*、*Biomaterials* 等杂志共发表论著 200 余篇，SCI 收录 150 余篇，《中华胃肠外科杂志》主编、*Gastroenterology Report* 杂志副主编。担任多部外科教材、专著主编或副主编。

副主编简介

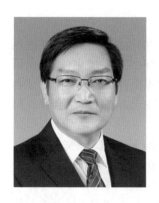

胡三元

二级教授，山东大学特聘教授，主任医师，博士生导师，国家卫生健康突出贡献中青年专家，享受国务院政府特殊津贴。中国医师协会外科医师分会副会长、中国医学装备协会智能装备技术分会会长、中华医学会外科学分会委员兼腹腔镜内镜外科学组副组长、山东省研究型医院协会会长、山东省医学会副会长兼外科学分会主任委员。

从事医疗教学工作 30 余年，致力于我国腹腔镜技术开拓创新、探索应用及规范推广。荣获国家科学技术进步奖二等奖 1 项、中华医学科技奖一等奖 1 项、中国药学发展奖突出成就奖、山东省科学技术进步奖一等奖 2 项及其他省部级奖励 7 项。

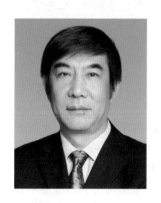

刘青光

教授，主任医师，医学博士，博士生导师，西安交通大学第一附属医院副院长，肝胆病院院长，享受国务院政府特殊津贴、陕西省"三秦人才津贴"。中国医师协会外科医师分会第三届委员会常委、胆道外科医师委员会副主任委员，国际肝胆胰协会中国分会胆道肿瘤专业委员会副主任委员，中国医药教育协会肝胆胰外科专业分会副主任委员，中国研究型医院学会肝胆胰外科专业委员会、普通外科专业委员会、微创外科专业委员会及加速康复外科医学专业委员会常委，健康医疗大数据医疗质量管理与监督专业委员会第一届常务委员。陕西省第十三届人民代表大会常委、教育科学文化卫生委员会副主任委员。

从事教学工作 30 余年，主编（译）及参编专著 9 部。获第十一届"中国医师奖"，第四届"三秦最美医务工作者"，陕西省"215 人才"，陕西省卫生行业"精神文明建设先进个人"，国际内镜"恩德思"奖，西安交通大学教书育人先进个人，西安交通大学医学部名师和名医等荣誉称号。

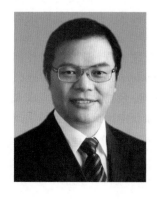

唐金海

教授，博士生导师，南京医科大学第一附属医院（江苏省人民医院）党委书记，南京医科大学副校长。中国医院协会副会长，中国抗癌协会常委、乳腺专业委员会常委，中国临床肿瘤学会（CSCO）执行委员会委员，江苏省抗癌协会理事长、乳腺癌专业委员会主任委员等。担任《中国肿瘤外科杂志》主编等。

从事临床和教学工作 30 余年。主持国家"863""十三五"国家重点研发计划"精准医学"专项、国家自然科学基金及省级课题 10 余项。近 5 年发表 SCI 论文 10 余篇，获江苏省科技进步奖一等奖等多项省部级奖项。

副主编简介

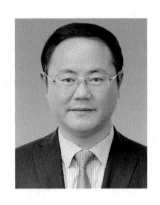

王昆华

一级主任医师（二级教授），博士生导师，云南大学副校级领导（原昆明医科大学第一附属医院院长），国家卫健委毒品依赖和戒治重点实验室主任，享受国务院政府特殊津贴。中华医学会外科学分会委员，中国医师协会外科医师分会常务委员，云南省医学会副会长兼外科分会主任委员，云南省医师协会普外科医师分会主任委员等。

从事教学近40年，主持国家和省部级项目40余项，发表SCI论文70余篇，获专利32项、科技奖15项，主编、参编专著和教材50余部，培养研究生70余名。在15个杂志担任副主编、常务编委、编委。获"国家有突出贡献的中青年专家""卫生部有突出贡献中青年专家""全国优秀科技工作者""中国医师奖""优秀医院院长""突出贡献奖""《中国卫生》十大新闻人物"等荣誉称号，入选"国家百千万人才工程"。

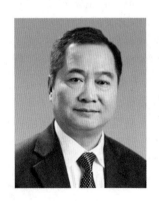

张必翔

教授，主任医师，博士生导师。华中科技大学同济医学院附属同济医院普通外科主任。国际肝胆胰协会委员，亚太国际肝胆胰外科协会委员，亚太肝脏外科发展委员会委员，国际肝胆胰协会中国分会MDT专业委员会主任委员，中国稀土学会稀土生物医学专业委员会副主任委员，中国医师协会外科医师分会肝脏外科专业委员会副主任委员，中国研究型医院学会数字智能化外科专业委员会副主任委员，中国医药教育协会肝胆胰外科专业委员会副主任委员，中国腹腔镜肝切除发展与推广委员会副主任委员，武汉市普通外科学会副主任委员，《腹部外科》杂志执行主编。获"国家卫生健康突出贡献中青年专家""国之名医•卓越建树"称号。

从事临床、教学和科研工作30余年。主要研究方向为肿瘤器官特异性转移的分子机制及靶向干预。擅长复杂困难的肝癌切除术、肝门胆管癌根治术、胰十二指肠切除术及临床肝移植。主持国家自然科学基金面上项目5项，科技部重大专项子课题1项，国家重点研发计划子课题1项，湖北省科技创新重大项目1项。以第一作者或通信作者在 *Gastroenterology*、*Hepatology*、*J Hepatology*、*Ann Surg* 等国际知名期刊发表SCI论文80余篇。以第一完成人获湖北省科学技术进步奖一等奖1项，作为主要完成人获中国抗癌协会科学技术进步奖一等奖等多项。

前　言

　　5 年前,"国家卫生和计划生育委员会住院医师规范化培训规划教材"第 1 版 40 余种全部出版。该套教材针对性地服务于住培阶段学员,创新性地采用以病例为主线的编写模式,与以往教材及专业参考书不同。教材内容模拟诊疗过程,突出临床思维和解决问题能力的培养,将知识点穿插在"诊疗流程"中,是一次大胆的尝试。该套教材受到广大住院医师的欢迎,证明了这个编写模式的正确性和实用性。

　　《外科学　普通外科分册》第 2 版在组稿阶段,首先对第 1 版进行了广泛调研,向国内各大住培基地和医学院校征集了住院医师的意见和建议。然后紧扣国家卫生健康委员会《住院医师规范化培训结业理论考核大纲》(以下简称《大纲》)的要求,对目录、内容和篇幅进行再次规划调整。形式上更多地采用现代信息传媒技术,操作类内容等均以视频方式呈现。本版中,根据普通外科《大纲》要求,重新拍摄了操作视频,编委们对此项工作特别重视,每个视频都是精心制作,反复打磨。

　　本版框架仍按临床疾病进行编写,基本保持一节一个疾病,一个病例,个别疾病因为亚型多,提供了2~3 个病例。本版除了纳入普通外科常见病外,还包括了外科总论部分的液体管理、营养、休克等 3 章内容。各章节篇幅设定,基本以临床疾病的常见性、重要性为原则,大病详述,小病略述。"临床操作技能"篇是《大纲》要求内容,列入本书是为了方便住院医师查阅,本版配套制作了视频。

　　本版编委进行了调整,参与编写的 26 位编委是来自全国 23 家医院普通外科领域的知名专家、教授。他们不仅个人学养深厚,而且代表了全国各地的水平和特色,从而保证本书的权威性和代表性,为编写带来新的思路和创意。沿袭第 1 版的做法,在审稿、修订过程中,也请部分外科住院医师阅读,他们从读者角度,提出许多有益的意见和建议,在修稿过程中部分予以采纳。

　　本版在第 1 版的基础上进行了改进和创新,但难免有挂一漏万、考虑欠妥之处。广大读者在使用中如发现问题,恳请予以批评指正。

刘玉村

2023 年 3 月

目　　录

模拟自测 ··

外科常见疾病临床鉴别

第一篇
总　论

第一章　外科患者的液体管理

第一节　水电解质紊乱

正常体液容量、电解质含量及渗透压是维持内环境稳定和机体代谢、器官功能的基本保证。许多外科疾病、创伤、烧伤和手术均可导致体内水和电解质的平衡紊乱。不同程度的水电解质紊乱可产生相应的临床表现，严重者可危及患者生命。因此，维持水电解质平衡是外科医生的基本功，准确掌握正常人体的水电解质生理需要量和疾病所致的额外需要量而给予恰当的补充，这是每天都要进行的临床工作。

> 关键点
> 1. 正常人体的体液容量、渗透压和电解质含量。
> 2. 机体调节水电解质平衡的机制。
> 3. 水电解质平衡紊乱的常见类型和临床表现。
> 4. 常见水电解质平衡紊乱的治疗方法。

门诊病历摘要 1

患者男性，65 岁，身高 170cm，体重 60kg。急性胆囊炎行胆囊切除术后第 1 天，未排气，尿量 1 500ml。体温（T）37.5℃，脉搏（P）84 次 /min，呼吸（R）16 次 /min，血压（BP）116/78mmHg。化验：Na^+ 137mmol/L，K^+ 3.8mmol/L。

【问题】　患者当日 24h 的液体及电解质用量如何计算？

对于创伤不大、生命体征稳定、无明显体液额外损失的手术后患者，在禁食状态下只需补充生理需要量即可，包括水、主要电解质（钠、钾）及葡萄糖的补充。

思路 1：24h 液体总量计算。

该患者液体总量只需补充生理需要量 2 000～2 500ml。

> 知识点
>
> 正常成人每日水的来源包括饮水、食物和代谢产生的内生水。每日排出的水包括呼吸蒸发、皮肤蒸发、粪便排水和尿液，其中呼吸和皮肤蒸发的水称为非显性失水。正常成人的生理需要量可按以下两种方法计算。

（1）根据正常情况下人体水分的来源估算生理需要量（表 1-1）。

表 1-1　正常成年人每日水平衡

单位：ml

水的入量	水的出量
食物 700	呼吸蒸发 350
饮水 1 000～1 500	皮肤蒸发 500
内生水 300	粪便排水 150
	尿液排水 1 000～1 500
总量 2 000～2 500	总量 2 000～2 500

（2）按照正常成人的需水量为 35～45ml/（kg·d），平均值 40ml/（kg·d）计算。此患者生理需要量 = 60kg×40ml/kg= 2 400ml。

思路2：主要电解质（钠、钾）的补充。

> **知识点**
>
> 正常生理状态下，人体主要电解质需要量：
>
> 1. 氯化钠（NaCl）的生理需要量为每天 4.5g。
>
> 2. 氯化钾（KCl）的生理需要量为每天 3～4g。

禁食状态下需要把 4.5g NaCl 加入到静脉输液中。临床常用的 NaCl 补充液是 0.9% NaCl（即生理盐水）或 5% 葡萄糖盐水（含 0.9% NaCl）。该患者需要补充 0.9% NaCl 或 5% 葡萄糖盐水 500ml（0.9%×500=4.5g）。

禁食状态下需要把 3～4g KCl 加入到静脉输液中。临床常用的 KCl 补充液是 10% KCl 溶液（10ml/ 支）。该患者需要补充 10% KCl 溶液 30（加入到至少 1 000ml 液体中）～40ml（加入到至少 1 500ml 液体中）。注意短时间高浓度钾有心脏毒性，KCl 禁忌静脉推注，输注速度不可超过 20mmol（1.5g）/h，输液补充 KCl 浓度不宜超过 40mmol（3g）。

静脉补充的 NaCl 和 KCl 阴、阳离子是等摩尔数的，长期依赖静脉维持水电解质平衡的患者应注意避免发生高氯血症。

> **知识点**
>
> 1. Na^+ 是细胞外最主要的阳离子，K^+ 是细胞内最主要的阳离子。
>
> 2. 高浓度钾对心脏有严重的副作用，因此静脉补充钾有浓度及速度的限制，每升输液中含 KCl 不宜超过 3g。

门诊病历摘要 2

患者女性，35 岁，身高 160cm，体重 50kg。腹痛、呕吐、停止排气排便 2d 就诊，诊断急性肠梗阻。每日呕吐胃内容物约 600ml，尿量约 1 000ml。入院后行胃肠减压，引流液 1 200ml。T 37.1℃，P 86 次/min，R 20 次/min，BP 110/78mmHg。化验：血 Na^+ 130mmol/L，血 K^+ 3.2mmol/L。

【问题1】　患者存在哪种类型的水电解质紊乱？

思路1：判断是否存在脱水（dehydration）。

该患者存在脱水，依据是存在体液大量丢失。

脱水是外科疾病较为常见的情况，长期禁食、急性失血、大量消化液丧失、大面积烧伤、大量胸腹水丢失、严重感染等情况都能引起脱水。脱水的诊断主要依据是否存在脱水病因、相应的临床表现和实验室检测结果。凡是存在脱水病因，通过液体出入量平衡的计算，出量显著大于入量、血常规中出现血细胞比容升高等情况都应该考虑脱水的存在。

> **知识点**
>
> 1. 脱水是指机体的体液容量减少或体液分布失调，从而导致有效循环血量减少。常见的临床表现为口渴、皮肤弹性差、眼窝凹陷、尿量减少、乏力、眩晕等，严重者可致昏迷、休克。
>
> 2. 脱水的常见病因有：①长期不能进食；②消化液的急性丧失，如大量呕吐、肠外瘘、肠梗阻、长期胃肠减压；③感染区体液丧失，如烧伤、腹腔感染；④体液异常分布，如大量胸、腹水；⑤其他病因，如高热大量出汗等。

思路2：判断是何种类型的脱水。

该患者考虑诊断为低渗性脱水（hypotonic dehydration），依据是血 Na^+ 的化验值 130mmol/L 低于正常值。人体细胞外液的正常渗透压是 290～310mOsm/L，钠离子（Na^+）构成细胞外液渗透微粒的 90%，因此血

浆 Na^+ 浓度反映了渗透压的大小。正常血 Na^+ 值为 135～145mmol/L，低于此值为低渗，高于此值为高渗。脱水依此分为低渗性脱水、等渗性脱水（isotonic dehydration）和高渗性脱水（hypertonic dehydration）三类，外科疾病最为常见的脱水类型是等渗性脱水和低渗性脱水。

知识点

1. 正常血 Na^+ 值为 135～145mmol/L，低于此值为低渗，高于此值为高渗。

2. 脱水可分为低渗性脱水、等渗性脱水和高渗性脱水三类（表1-2）。

表1-2 脱水类型比较

类型	低渗性脱水	等渗性脱水	高渗性脱水
概念	失水<失盐	失水≈失盐	失水>失盐
原因	消化液急性丢失	体液进入第三间隙	补水不足
病生特征			
渗透压 /$(mOsm \cdot L^{-1})$	<280	280～310	>310
血清钠 /$(mmol \cdot L^{-1})$	<135	135～150	>150
体液改变	细胞外液和血容量减少，细胞内液减少不明显	细胞外液和血容量减少为主，最后细胞内液减少	细胞内液减少为主
临床表现			
轻度	头晕、疲乏	尿少	口渴
中度	呕吐、站立性晕厥	眼窝凹陷、厌食明显	极度口渴
重度	昏迷、休克、脑水肿	脉细数、脉压小甚至休克	躁狂、谵妄、昏迷
化验检查	血 Na^+ 和血渗↓ 尿比重和尿 Na^+↓	血 Na^+ 正常、血 Hb、Hct↑ 尿比重↑	血 Na^+ 和血渗↑ 尿比重↑
补盐、补液治疗			
原则	补盐为主	补水补盐	补水为主
计算	补钠计算公式 *	按临床程度估算	补水计算公式 **

注：* 补钠量（mmol）=（Na^+ 正常值 −Na^+ 测得值）(mmol/L)×体重×0.6

** 补水量（ml）=（Na^+ 测得值 −Na^+ 正常值）(mmol/L)×体重×4

【问题2】 如何评估补液量？

思路1：脱水情况下的补液相对复杂，除了生理需要量以外，还应该考虑继续损失量和累计损失量。继续损失量指治疗当天各种丢失量的总和，累计损失量应分两天补充。

知识点

脱水的补液原则：第一个 24h 补液量 = 生理需要量 + 继续损失量（如呕吐量、引流量等）+ 累计损失量（根据脱水程度计算）的 1/2。

思路2：生理需要量、继续损失量和累计损失量分别计算。

生理需要量：50（kg）×40（ml/kg）=2 000ml。

继续损失量：患者尿量、体温均正常，继续损失量主要是胃肠减压量 1 200ml。

累计损失量：虽然患者在就诊前每日呕吐 600ml，但仍可能有进食进水，因此累计损失量无法估计，且生命体征平稳、尿量尚可，没有明显的体液累计损失。

综上所述，补液量=2 000ml＋1 200ml＝3 200ml。

知识点

造成体液额外损失的原因：

1. 消化液的丢失是外科患者额外损失的主要原因。在每天摄入 700g 食物和 1 300ml 水的情况下，消化腺大致分泌 8 000ml 消化液(包括唾液 1 500ml,胃液 2 000ml,胆汁 700ml,胰液 800ml,肠液 3 000ml)。

2. 胸/腹腔或伤口的大量引流、烧伤创面的渗出等,也可造成体液额外损失。

3. 体温每升高 1℃,将增加不显性失水 3~5ml/(kg·d);明显出汗湿透衬衣裤约失水 1 000ml;气管切开患者呼吸失水量是正常时的 2~3 倍。

【问题 3】 针对该患者存在的水电解质紊乱应如何处理?

思路 1:处理低钠血症。

女性患者,体重 50kg,血钠浓度为 130mmol/L,补钠量 =(142-130)(mmol/L)×50(kg)×0.5(男性 0.6)= 300mmol,相当于氯化钠为 17.6g。当天先补 1/2 量,即 8.8g,加每天正常需要量 4.5g,共计 13.3g。

知识点

补钠计算公式:

1. 补钠量(mmol)=(血钠正常值-血钠实测值)(mmol/L)×体重(kg)×0.6(男性)或 0.5(女性)。

2. 1g NaCl=17mmol Na^+。

3. 计算的累积 NaCl 损失量分 2~3d 补足。

4. 注意补钠速度和浓度,避免高血钠造成神经系统脱髓鞘性改变。

5. 水中毒(water intoxication)是指水潴留使体液量明显增多,血 Na^+<135mmol/L、血浆渗透压 <280mOsm/L,但体钠总量正常或增多。

思路 2:处理低钾血症(hypokalemia)。

正常血钾浓度为 3.5~5.5mmol/L。患者体重 50kg,血钾浓度为 3.2mmol/L,额外所需 KCl 的量为 (3.5~3.2)mmol/L×50 kg×2%=0.3g。第一个 24h 10%KCl 的需要量应加上每天需要量 3g,共计 3.3g。

知识点

1. 低钾血症,血清 K^+<3.5mmol/L;高钾血症,血清 K^+>5.5mmol/L。

2. 补钾治疗时的注意事项

(1)见尿补钾原则,尿量>40ml/h 再补钾。

(2)静脉滴注钾浓度<0.3%,不能静脉推注。

(3)静脉滴注钾速度<1.5g/h。

(4)每日补钾量不超过 15g,可以口服补钾。

3. 补钾计算公式

(1)累积 KCl 损失量计算:KCl(g)=(期望值-实测值)mmol/L×体重(kg)×2%。

(2)1g KCl=13.4mmol K^+。

(3)常用 KCl 浓度为 10%,每支 10ml,即含 KCl 1g。

第二节 酸碱平衡紊乱

体液维持适宜的酸碱度是机体组织、细胞进行正常生命活动的重要保障。人体的酸碱平衡通过体内的缓冲系统、呼吸(肺)和代谢(肾)完成调节作用。机体新陈代谢可产生两种酸:可挥发酸(即 CO_2,可和水结合形成碳酸 H_2CO_3)和固定酸(包括磷酸、硫酸、乳酸等)。糖和脂肪的终末代谢产物为 CO_2,经肺排出,故称可挥发酸;氨基酸代谢,以及脂肪、糖类的中间代谢产物所形成的磷酸、硫酸、乳酸、酮体等经肾脏排泄,为固定酸。

酸碱平衡与呼吸/代谢状态和肺、肾、肝等脏器功能有关。当机体调节功能发生障碍,或酸碱物质超量负荷,酸碱平衡则被破坏,从而导致不同形式的酸碱平衡紊乱。原发性的酸碱平衡紊乱可分为:代谢性酸中毒(metabolic acidosis)、代谢性碱中毒(metabolic alkalosis)、呼吸性酸中毒(respiratory acidosis)和呼吸性碱中毒（respiratory alkalosis）。有时体内存在 2 种或多种酸碱紊乱,称混合型酸碱平衡紊乱。

酸碱平衡紊乱的实验室诊断主要依赖于血气分析检测的相关指标。常用指标包括 pH、$PaCO_2$、HCO_3^-。根据这些指标,结合患者的临床情况,可对酸碱平衡紊乱的类型进行判断,同时结合发病原因可制订纠正酸碱平衡紊乱的方案。

关键点

1. 机体维持正常体液酸碱度的生理机制。
2. 反映机体酸碱平衡的重要参数正常值及其意义。
3. 原发性酸碱平衡紊乱的类型。
4. 原发性酸碱平衡紊乱的产生机理。
5. 酸碱平衡紊乱的治疗原则。

门诊病历摘要 1

患者男性,40 岁,身高 1.75m,体重 66kg。反复中上腹痛 10 年,近 1 周加重,伴反复呕吐、腹胀。患者于 10 年前反复出现上腹部饥饿痛,诊断为"十二指肠球部溃疡",曾以"抑酸剂"口服治疗好转。以后症状时有反复,患者服药时断时续。近 1 周患者腹痛加剧,腹胀明显,伴呕吐,呕吐量大,吐出物通常为数小时以前所进的饮食,不含胆汁,有酸腐味,呕吐后自觉症状缓解。现患者觉头痛、乏力、口渴伴尿量减少,遂来就诊。动脉血气分析和电解质检查如下：pH 7.50, $PaCO_2$ 54mmHg, PaO_2 77mmHg, HCO_3^- 40.5mmol/L, Na^+ 141mmol/L, K^+ 3.0mmol/L, Cl^- 92mmol/L。

【问题 1】　该患者出现了哪种酸碱平衡紊乱?

该患者诊断为原发性代谢性碱中毒（低钾低氯）。

思路 1：患者 H^+=24×54/40.5=32mmol/L,根据 H^+ 数值估算 pH 表（表 1-3）,其对应的 pH 为 7.50。患者血气 pH 和 H^+ 数据一致,证明血气结果正确。

思路 2：根据患者 pH 为 7.50,初步判断属于碱血症。

思路 3：根据 pH 改变的方向与 $PaCO_2$ 改变的方向来判断呼吸性或代谢性紊乱。本病例 pH↑、$PaCO_2$↑,可以确定其存在代谢性碱中毒。

知识点

1. 酸碱平衡公式（Henderson-Hasselbalch 公式）：

H^+= 24 ×$PaCO_2$/HCO_3^-,

pH=6.1+logHCO_3^-/(0.03×$PaCO_2$)。

2. 根据 H^+ 数值估算 pH 表,可以评估血气数值的内在一致性。

表 1-3　根据 H^+ 数值估算 pH

H^+/(mmol·L^{-1})	pH
100	7.00
89	7.05
79	7.10
71	7.15
63	7.20
56	7.25
50	7.30
40	7.40
35	7.45

续表

H$^+$/(mmol·L^{-1})	pH
32	7.50
28	7.55
25	7.60
22	7.65

3. 正常血液 pH 为 7.35~7.45，pH < 7.35 为酸血症；pH > 7.45 为碱血症。注意：若 pH 在正常范围 7.35~7.45，其可能的情况为无酸碱失衡、代偿性酸碱失衡、混合性酸碱失衡，需要结合病情和血气分析结果（PaCO$_2$、HCO$_3^-$）判断。

4. 呼吸性酸碱失衡时，pH 和 PaCO$_2$ 改变的方向相反；代谢性酸碱失衡时，pH 和 PaCO$_2$ 改变的方向相同（表 1-4）。

表 1-4　呼吸性和代谢性酸碱失衡的判定

酸碱失衡	类型	pH 变化	PaCO$_2$ 变化
酸中毒	呼吸性	pH↓	PaCO$_2$↑
酸中毒	代谢性	pH↓	PaCO$_2$↓
碱中毒	呼吸性	pH↑	PaCO$_2$↓
碱中毒	代谢性	pH↑	PaCO$_2$↑

思路 4：根据酸碱失衡代偿的预计公式，该患者预计的 PaCO$_2$ = 40 + 0.7 × (40.5−24) ± 5 = (51.5 ± 5) mmHg，血气分析 PaCO$_2$ 实测为 54mmHg，在此范围。因此，虽然 PaCO$_2$ 已经超过 45mmHg 的正常上限，但是患者并不存在呼吸性酸中毒，而是呼吸对 HCO$_3^-$ 升高所出现的代偿反应。

知识点

瞬间失衡代偿预计（表 1-5）。

表 1-5　酸碱失衡的代偿预计公式

原发性酸碱失衡类型	代偿反应	校正因子
代谢性酸中毒	PaCO$_2$ = 1.5 × [HCO$_3^-$] + 8	±5
急性呼吸性酸中毒	HCO$_3^-$ = 24 + 0.1 × ΔPaCO$_2$	±5
慢性呼吸性酸中毒	HCO$_3^-$ = 24 + 0.35 × ΔPaCO$_2$	±5
代谢性碱中毒	PaCO$_2$ = 40 + 0.7 × ΔHCO$_3^-$	±5
急性呼吸性碱中毒	HCO$_3^-$ = 24 − 0.2 × ΔPaCO$_2$	±3
慢性呼吸性碱中毒	HCO$_3^-$ = 24 − 0.5 × ΔPaCO$_2$	±3

注：ΔHCO$_3^-$ = HCO$_3^-$ 测得值 − HCO$_3^-$ 正常值（24）。

思路 5：本患者阴离子间隙 AG = Na$^+$−Cl$^-$−HCO$_3^-$ = 141 − 92 − 40.5 = 8.5 < 16mmol/L。即不存在高 AG 性代谢性酸中毒。

知识点

1. 阴离子间隙是指血浆中未被检出的阴离子的量，其主要组成是磷酸、乳酸及其他有机酸。

2. 阴离子间隙的计算：AG = Na$^+$−Cl$^-$−HCO$_3^-$。正常值为 10~15mmol/L，上限为 16mmol/L。AG 对于代谢性酸中毒的判断具有重要意义，存在代谢性酸中毒时，若 AG 升高，提示患者体内存在酸的堆积，如酮体（糖尿病酮症酸中毒）、乳酸（乳酸酸中毒）、磷酸根和硫酸根（肾衰竭），为高 AG 代酸。若 AG 正常，则是由于丢失 HCO$_3^-$ 增加或 HCl 增加所致，为正常 AG 代酸。因为发生外机制不同，因此，两种类型的代谢性酸中毒可以合并存在。

【问题2】　该患者发病原因和机制是什么？如何治疗？

思路1：根据患者空腹痛、胃胀、呕吐病史，初步诊断为：①十二指肠溃疡伴瘢痕性幽门梗阻；②代谢性碱中毒。十二指肠球部溃疡在愈合过程中所形成的瘢痕发生收缩可造成幽门梗阻，使食物和胃液无法通过，以致患者发生频繁呕吐，导致大量的酸性胃液丢失，同时引起钾和氯的丢失，造成碱中毒。由于患者无法进食处于慢性缺水状态，不能保持有效的肾灌注，则体内多余的 HCO_3^- 不能从肾脏被排泌，从而使碱中毒持续存在。

思路2：十二指肠溃疡伴瘢痕性幽门梗阻是外科治疗的绝对适应证。术前准备要充分。首先禁食，留置鼻胃管行胃肠减压和温生理盐水或高渗盐水洗胃（0.9%NaCl 500ml 或加 10% NaCl 100ml 混合后注入胃管，30min 后开放胃管，2次/d），1周后行胃大部切除，切除溃疡好发部位，解除梗阻。

思路3：纠正水电解质平衡失调，重点在于纠正低钾、低氯性碱中毒。因此该患者的治疗原则是：补液、补氯（0.9% NaCl）、补钾（尿量>40ml/h 方可补钾）。随着水电解质紊乱的纠正，低钾、低氯性碱中毒会自行消失，一般不需特殊处理。

知识点

1. 代谢性碱中毒的原因　①酸性物质丢失过多，如频繁呕吐、长时间胃肠减压等；②碱性物质摄入过多，如过多服用小苏打、输注过多 $NaHCO_3$ 等；③H^+ 向细胞内移动，如低钾血症。

2. 代谢性碱中毒的治疗　①首先积极治疗原发病，如解除消化道梗阻、纠正低钾血症等；②轻度代谢性碱中毒一般无须补充酸性药物；③严重代谢性碱中毒可及时补充酸性药物，常用的是稀盐酸（0.1~0.2mol/L），经中心静脉导管缓慢滴注，4~6h 后根据血气分析再决定是否补充。

3. 代谢性碱中毒时常伴有低钾血症，应予补充钾纠正。

门诊病历摘要2

患者女性，67岁，身高160cm，体重55kg。3d 前感上腹部痛，伴恶心、呕吐，呕吐量较少，为胃内容物。1d 前腹痛加重，伴畏寒、高热38.7℃，同时尿黄。急诊来医院检查发现：急性痛苦病容，明显的 Kussmaul 呼吸，皮肤巩膜黄染，右上腹压痛伴肌卫。Bp 90/60mmHg，P 110 次/min，R 24 次/min。实验室检查：血 Na^+ 137mmol/L，K^+ 5.3mmol/L，Cl^- 109mmol/L。动脉血气分析：pH 7.27，PaO_2 95mmHg，$PaCO_2$ 28mmHg，HCO_3^- 13mmol/L。

【问题1】　该患者存在何种类型的酸碱平衡紊乱？

该患者考虑诊断为原发性代谢性酸中毒。

思路1：$H^+ = 24 × 28/13 = 51.7$mmol/L，H^+ 和 pH 对应表数据一致，证明血气结果正确。

思路2：pH 7.27，确定诊断为酸血症。

思路3：pH↓、$PaCO_2$↓，两者方向一致，确定为代谢性酸中毒。

思路4：预计的 $PaCO_2 = 1.5×HCO_3^- + 8 ± 5 = 1.5×13 + 8 ± 5 = (27.5±5)$mmHg。预计的 $PaCO_2$ 和测得的 $PaCO_2$ 相当。因此该患者不存在呼吸性酸碱失衡。

【问题2】　该患者发病原因和机制是什么？如何治疗？

思路1：根据患者上腹部痛伴有畏寒、发热和黄疸，初步诊断为：急性化脓性梗阻性胆管炎（胆管结石可能性大）；结合实验室检查结果，考虑合并诊断：原发性代谢性酸中毒。患者出现代谢性酸中毒的主要机制为胆道感染引起的感染性休克。

思路2：解除胆道梗阻是首选治疗方式，可选择内镜逆行胰胆管造影（endoscopic retrograde cholangio-pancreatography，ERCP）放置胆道引流管或支架；也可选择手术行胆道探查术。

思路3：针对患者的代谢性酸中毒，需要进行补碱治疗。具体计算如下：补充碱=（24mmol −13mmol）×55kg×0.2=121mmol。以 1g $NaHCO_3$ 相当于 11.9mmol 的 HCO_3^- 计算，应补充 10.2g 的 $NaHCO_3$，即 5% $NaHCO_3$ 溶液204ml。首日头 2~4h 补给计算量的 1/2。以后根据检测结果再行补充。

知识点

1．酸中毒大呼吸（kussmaul respiration in acidosis）　重度代谢性酸中毒时患者呼吸表现为加快加深。

2．代谢性酸中毒的原因　①碱性物质丢失过多，如肠液、胰液大量丢失等；②酸性物质产生过多，如严重感染、休克等；③肾脏排酸保碱功能障碍，如肾衰竭；④外源性固定酸摄入过多，如过多补充盐酸精氨酸或盐酸赖氨酸等；⑤高钾血症。

3．代谢性酸中毒血气分析参数变化　$pH\downarrow$、$HCO_3^-\downarrow$、$PaCO_2\downarrow$、碱剩余$\downarrow$。

4．代谢性酸中毒的治疗　①最重要的是治疗原发病，如控制感染、抗休克、纠正电解质紊乱等；②轻度代谢性酸中毒一般无须补充碱性药物；③重度代谢性酸中毒需要及时补充碱性药物。

5．补碱公式　补充碱$=$（正常HCO_3^-－测定HCO_3^-）（mmol）$\times$体重（kg）$\times 0.2$。

6．$1g\ NaHCO_3=11.9mmol\ HCO_3^-$。

7．$5\%\ NaHCO_3$是临床最常用的碱性药物，首次补碱量一般给总量的1/2，2～4h后根据复查血气分析再决定补充量。$5\%\ NaHCO_3$是高渗溶液，应避免过快过多输入而致高钠血症和高渗透压。

（沈　岩）

推 荐 阅 读

[1] 陈孝平,汪建平,赵继宗.外科学.9版.北京:人民卫生出版社,2018.

[2] 史延芳,张家骧.酸碱平衡和酸碱平衡紊乱.北京:人民卫生出版社,2008.

[3] 吴孟超,吴在德.黄家驷外科学.8版.北京:人民卫生出版社,2020.

[4] 郑树森.外科学.2版.北京:高等教育出版社,2011.

[5] TOWNSEND C，BEAUCHAMP RD，EVERS BM，et al. Sabiston Textbook of Surgery. 20th ed. Philadelphia: Elsevier，2017.

第二章　外科患者的营养支持

第一节　营养评估与营养支持的方法

人体在正常生命活动过程中需要不断摄取各种营养物质,通过转化和利用以维持机体的新陈代谢。外科患者由于疾病和手术创伤,机体会发生明显的代谢改变,此时若得不到及时、足够的营养补充,除了导致营养不良,还将影响组织、器官的结构和功能,进而影响机体的康复和创伤的修复,严重者还会导致多器官功能衰竭,甚至死亡。

临床营养支持已经成为疾病治疗中不可或缺的重要措施。充分了解机体各种状况下的代谢变化,有效地提供合适的营养底物,正确地选择营养支持治疗途径和时机,可减轻疾病和饥饿状态下的应激反应,降低应激状况下机体的分解代谢,维护重要脏器功能,提高救治成功率,改善患者临床结局。在某些疾病情况下,适当的营养干预措施对原发病的治疗也起着至关重要的作用。

营养支持(nutritional support)是指经口、胃肠道或肠外途径提供较全面的营养素,具有代谢调理作用的称为营养治疗(nutritional therapy)。肠内营养(enteral nutrition,EN)指经消化道提供营养素,EN 根据营养素摄入途径的不同分为口服和管饲。肠外营养(parenteral nutrition,PN)是指经静脉途径为无法经消化道摄取或摄取营养物不能满足自身代谢需要的患者提供必需氨基酸、脂肪、糖类、维生素及矿物质在内的营养素,以促进合成代谢、抑制分解代谢,从而维持机体组织、器官的结构和功能。EN 和 PN 两种营养支持途径各有其优缺点,治疗上应根据患者的具体情况和胃肠道功能是否健全,合理选择或互补应用。

营养风险筛查(nutritional risk screening,NRS)是进行营养支持的第一步,目的在于筛查患者是否具有营养风险或发生营养不良的风险,进行营养不良评定或制订营养支持计划,NRS2002 是目前住院患者常用的营养风险筛查工具。营养评估(nutritional assessment)是通过临床检查、人体组成测定、人体测量、生化检查及多项综合营养评价等手段,判定机体营养状况,确定营养不良的类型和程度,估计营养不良所致危险性,并监测营养支持的疗效。营养评定方法包括:体重丢失量、体重指数(body mass index,BMI)、去脂肪体重指数、主观综合评价法(SGA)、患者提供的 SGA(PG-SGA)、通用工具(MUST)、简易营养评定(MNA)等,血生化指标(如白蛋白)可作为辅助的评价指标。

关键点

1. 营养筛查与营养评估的常用方法。

2. 营养支持的定义。

3. 常用的营养支持途径。

4. 体重指数(BMI)的计算公式。

5. 营养不良的诊断。

病历摘要

患者女性,65 岁。主因"胃癌行根治性全胃切除术后 1 年余,吞咽困难 3 个月余,间歇性呕吐 1 个月余"入院。患者 1 年余前因胃癌行根治性全胃切除,术后病理示胃底中分化腺癌,浸润胃壁全层及周围脂肪组织(T_{4a}),淋巴结转移 7/30 阳性。术后行辅助化疗并定期复诊。3 个月前逐渐出现吞咽困难,以进食固体食物时明显，1个月前间歇性呕吐宿食或黏液。肛门排气正常，排便减少。近3个月来精神萎靡、食欲缺乏，体重下降20kg，小便正常。无高血压、糖尿病、冠心病病史，家族史无特殊。体格检查：T 36.5℃，P 76次/min，R 20次/min，BP 90/55mmHg，身高152cm，体重32kg。消瘦体型，慢性病容。心肺体格检查未见异常。腹部呈舟状腹，未见明显胃肠型及蠕动波，腹肌软，全腹无压痛、反跳痛，移动性浊音（-），肠鸣音约10次/min，未闻及气过水声。血常规及血生化检查：血红蛋白（Hb）86g/L，血清白蛋白（ALB）26g/L，余无异常。

【问题1】　该患者目前的营养状态如何？

思路1：准确评价患者的营养状态是营养支持的前提，也是检测营养支持效果的有效方法。患者为老年女性，慢性病程。既往有胃癌手术史及术后化疗病史，有吞咽困难及呕吐表现，容易导致营养不良。贫血、低蛋白血症和消瘦是营养不良的表现。

思路2：体重指数（BMI）被公认为反映营养不良以及肥胖的可靠指标，计算公式如下：BMI=体重（kg）/身高^2（m^2）。BMI正常值为18.5～24kg/m^2，<18.5kg/m^{2}为营养不良，25～30kg/m^{2}为超重，>30kg/m^{2}为肥胖。患者体型消瘦，呈舟状腹，身高152cm，体重32kg，BMI 13.8kg/m^2，属低体重，存在营养不良。

> **知识点**
>
> ### 体重指数（BMI）与营养不良的诊断
>
> 营养不良（malnutrition）是指能量、蛋白质或其他营养素缺乏或过度，对机体功能乃至临床结局产生不良影响。对于营养不良的诊断，首先进行营养风险筛查，如果存在营养风险，然后符合下列任意一项即可诊断为营养不良：①BMI<18.5kg/m^2；②无意的体重丢失（无时间限定情况下体重丢失>10%，或3个月内丢失>5%）加上BMI减少（70岁以下者<20kg/m^{2}或70岁及以上者<22kg/m^2）或去脂肪体重指数（fat free mass index，FFMI）降低（FFMI可以通过人体组分分析获得，女性<15kg/m^2，男性<17kg/m^2）。

思路3：患者发病以来，体重下降20kg。目前血红蛋白（Hb）86g/L，血清白蛋白（ALB）26g/L。根据营养不良诊断标准，可判定为重度营养不良。患者由于长期营养不良，表现有蛋白质-能量营养不良的某些特征，可判断其为混合型营养不良。

> **知识点**
>
> ### 营养不良的类型
>
> 营养不良主要分为3类：①蛋白质营养不良；②蛋白质-能量营养不良；③混合型营养不良。
>
> 1. 蛋白质营养不良　无营养不良者患严重疾病时，因应激状态下分解代谢加快及营养素的摄取不足，导致血清白蛋白、转铁蛋白降低。细胞免疫与总淋巴细胞计数也偏低。但人体测量的数值（体重/身高、肱三头肌皮肤皱褶厚度、上臂肌围）正常，临床上容易被忽视，只有通过内脏蛋白与免疫功能的测定才能诊断。
>
> 2. 蛋白质-能量营养不良　由于蛋白质-能量摄入不足而逐渐消耗肌组织与皮下脂肪，是临床上易于诊断的一种营养不良。表现为体重下降，人体测量数值与肌酐/身高指数均较低。但血清白蛋白可维持在正常范围。
>
> 3. 混合型营养不良　由于长期营养不良而表现有上述两种营养不良的某些特征，常合并多种维生素及微量元素缺乏，是一种非常严重且能危及生命的营养不良。骨骼肌与内脏蛋白质均有下降，内源脂肪与蛋白质储备空虚，多种器官功能受损，感染与并发症的发生率明显提高。

【问题2】　该患者是否需要营养支持？

思路1：首先进行营养风险筛查第一步初筛。该患者的BMI为13.8kg/m^2，3个月体重下降明显，进食量减少，符合初筛条件。

知识点

NRS-2002 第一步初筛

1. BMI<20.5kg/m^2？

2. 近 3 个月体重下降？

3. 本周进食量减少？

4. 患者病情危重（如需要重症监护）？

任何问题回答"是"，则进入营养风险筛查第二步终筛。

思路 2：该患者符合初筛条件，进入营养风险筛查第二步终筛。营养状况受损为重度，记 3 分；疾病严重程度为中度，记 2 分。该患者 NRS2002 评分（表 2-1）总分为 5 分，提示该患者存在营养不良的风险，需营养支持治疗。

知识点

NRS2002 评分表见表 2-1。

表 2-1 NRS2002 评分表

营养状况受损			疾病严重程度（增加需求）		
无	营养状况正常	0分	无	营养需求正常	0分
轻度	3 个月体重下降>5%，或本周进食量<50%～70%需要量	1分	轻度	关节骨折、慢性病、肝硬化、慢性阻塞性肺疾病（COPD），尤其有急性并发症	1分
中度	2 个月体重下降>5% 或 BMI 18.5～20.5kg/m^2+ 影响全身状况或食量为正常食量 25%～50%。	2分	中度	腹部大手术、脑卒中、严重肺炎、恶性血液病	2分
重度	1 个月体重下降>5%（3 个月>15%）或 BMI<18.5kg/m^2 影响全身状况或食量为正常食量 0～25%	3分	重度	脑外伤、骨髓移植、加强治疗患者（APACHE）	3分
年龄>70 岁		1分			
总分			最高7分		

注：总分≥3分，患者存在营养风险，应启动营养治疗计划。

总分<3分，每周询访患者：如计划接受一大手术，应考虑预防性营养治疗计划。

【问题3】 肿瘤患者的营养评估方法有何不同？

思路：因肿瘤负荷及肿瘤消耗影响，肿瘤患者的营养情况和良性疾病的患者有明显的不同，营养评估的方式也明显不同。临床营养筛查和评价过程中，标准化筛查和评价工具的选择非常重要。欧洲营养与代谢学会（ESPEN）推荐 3 种营养筛查和评价工具：MUST，NRS2002 和 MNA。美国肠外肠内营养学会（ASPEN）推荐 SGA，美国营养师协会推荐 PG-SGA。PG-SGA 作为肿瘤患者营养评估的必须手段，其地位得到国内外营养专家的一致认可。

知识点

临床常用的营养评定方法有多种，均存在一定的局限性。对于外科住院患者来说，体重丢失量、BMI、MUST 在预测住院时间、病死率或并发症发生率方面均表现出良好的效能。PG-SGA 是一种有效的肿瘤患者特异性营养状况评估工具，是多个营养指南推荐用于肿瘤患者营养评估的首选方法。MNA 则广泛用于老年患者的营养评估。

第二节 肠 内 营 养

　　肠内营养是指通过胃肠道途径提供营养的方式,它具有符合生理状态、能维护肠道结构和功能的完整、费用低、使用和监护简便、并发症较少等优点,因而是临床营养支持首选的方法。临床上肠内营养的可行性取决于患者的胃肠道是否具有吸收所提供的各种营养素的能力,以及胃肠道是否能耐受肠内营养制剂。只要具备上述两个条件,在患者因原发疾病或因治疗的需要而不能或不愿经口摄食,或摄食量不足以满足机体合成代谢需要时,均可采用肠内营养。

关键点

1. 肠内营养的定义。
2. 营养支持方式的选择。
3. 肠内营养制剂类型。
4. 肠内营养输注途径。
5. 空肠置管 EN 的适应证及其优点。

入院后进一步检查情况

　　常规检查:WBC $9.1×10^9$/L, Hb 86g/L, 前白蛋白(PA)61mg/dl, ALB 26g/L, 肝、肾功能及电解质正常。CEA 4.3mg/L, CA19-9 30U/ml。大便潜血(−),尿常规(−)。心电图正常,胸部 X 线检查双肺未见异常。立位腹部平片示:全腹未见明显肠管液气平,少许肠管积气扩张,未见液气平面。胸、腹、盆腔增强 CT:全胃切除术后改变,食管空肠吻合口增厚,请结合临床,余未见明显异常。电子胃镜检查:内镜下距门齿38cm见食管空肠吻合口,吻合口受外压变形伴狭窄,内镜难以通过。

　　请营养科会诊,采用 PG-SGA 进行营养评分:6 个月内体重丢失超过20%(4分),膳食摄入小于平常(1分),仅能进食流质(3分),有呕吐(3分),活动和功能则多数事情不能胜任,但卧床或坐着的时间不超过12h(2分)。Box1~4 总分为14分。Box5 为 1 分。Box6 为 0 分。Box7 为 9 分。总分为 24 分。PG-SGA 评级 C级,属于严重营养不良。需要营养支持治疗。

【问题1】 该患者目前应主要选择哪种营养支持方式?
　　思路:合理的营养支持可以为手术治疗提供保障,是其他治疗的基础,在肿瘤的综合治疗中占有重要地位。胃癌术后,由于吻合口狭窄,进食困难导致摄入不足,加之可能有肿瘤复发、转移造成的食欲减退、肿瘤消耗,多数会合并不同程度的营养不良。如果患者肠道能正常工作,就尽量使用 EN。若使用全肠外营养(TPN),肠道不仅容易缺乏特殊营养物质谷氨酰胺,同时也失去了食物的机械刺激和直接营养作用,导致肠黏膜萎缩,肠屏障、免疫等功能受损。该患者存在上消化道梗阻,但其肠道功能是基本正常的,应尽量选择 EN作为主要营养支持手段,但要密切关注患者腹部体征情况,需要在内镜下放置空肠营养管给予管道喂养。

知识点

EN 的优点

1. 保护肠道黏膜屏障,维护免疫功能。
2. 减少肠道细菌易位、肠道菌群紊乱及肠源性感染。
3. 符合生理,有利于保护肝脏功能。
4. 促进胃肠动力及内源性激素分泌。
5. 降低炎症反应,减轻血糖波动
6. 节省医疗费用。

【问题2】 肠内营养制剂有哪些类型?

思路:肠内营养制剂根据其组成可分为非要素型、要素型、组件型及疾病专用型肠内营养制剂4类。肠内营养制剂有粉剂及溶液两种,临床上应根据各种制剂的特点、患者的病情进行选择,以达到最佳的营养效果。

知识点

肠内营养制剂的分类与选择

1. 非要素型制剂也称整蛋白型制剂 该类制剂以整蛋白或蛋白质游离物为氮源,渗透压接近等渗,口感较好,口服或管道喂养均可,使用方便,耐受性强。适于胃肠道功能较好的患者,是应用最广泛的肠内营养制剂。

2. 要素型制剂 该制剂是氨基酸或多肽类、葡萄糖、脂肪、矿物质和维生素的混合物。具有成分明确、营养全面、不需要消化即可直接或接近直接吸收、残渣少、不含乳糖等特点,但其渗透压较高,口感较差,适合于胃肠道消化、吸收功能部分受损的患者,如短肠综合征、胰腺炎、术后早期经管道喂养等患者。

3. 组件型制剂 该制剂是仅以某种或某类营养素为主的肠内营养制剂,是对完全型肠内营养制剂进行补充或强化,以适合患者的特殊需要。主要有蛋白质组件、脂肪组件、糖类组件、维生素组件和矿物质组件等。

4. 疾病专用型制剂 此类制剂是根据不同疾病特征设计的针对特殊患者的专用制剂,主要有糖尿病、肝病、肿瘤、婴幼儿、肺病、肾病、创伤等专用制剂。

【问题3】 如何合理选择肠内营养制型?

思路:选择肠内营养应考虑以下几方面的因素:①评定患者的营养状况,确定营养需要量,高代谢状态的患者应选择高能量类型的配方。②根据患者消化吸收能力,确定营养制剂的类型,消化功能受损(如胆道梗阻、胰腺炎)或吸收功能障碍(如广泛肠切除、放射性肠炎)的患者,可能需要易吸收的配方(如水解蛋白肽或游离氨基酸、低聚糖、低脂配方);如消化功能完好则可选择含完整蛋白质、多聚糖或较多脂肪的肠内营养配方。③应考虑肠内营养输入途径,直接输入小肠的营养液应尽可能选用等渗、低黏稠度、易溶解的配方。④应考虑患者对某些营养物质过敏或不耐受,若患者出现难以控制的恶心、呕吐、腹痛、腹泻或腹胀等,应考虑更换制剂类型,经对症处理无效又不能停止营养补充的患者,则宜改用肠外营养。

【问题4】 肠内营养的输注方式有哪些?

思路:肠内营养有4种输注方式。包括:持续性的、周期性的、顿服的,以及间断的输注方式。输注方式的选择主要取决于肠内营养管远端所在部位(胃或空肠)、患者临床状况、对肠内营养的耐受与否,以及总体方便程度。建议使用肠内营养输注泵,以增加肠内营养耐受性,减少并发症的发生。

1. 持续24h的输注方式 是住院患者开始应用肠内营养首选的方式,通常用于危重患者经空肠喂养或EN的早期。

2. 周期性的输注 包括每天超过8~20h的特殊时段持续喂养,通常在夜间输注,以鼓励患者白天经口饮食,通常也是输注至胃或空肠。

3. 顿服输注 犹如少食多餐,一般每天4~6次短时输入肠内营养。通常仅适用于肠内营养快速输入胃里,因小肠途径不能耐受而快速输注。

4. 间断输注 如同顿服输注,但输注时间更长一些,有助于耐受,但也不建议用于小肠途径。

知识点

肠内营养的输注途径

肠内营养的输注途径有经鼻胃/十二指肠置管、鼻空肠置管、胃造瘘、空肠造瘘(置管)等,其投给途径的选择取决于疾病情况、喂养时间长短、患者精神状态及胃肠道功能。

---

1. 鼻胃/十二指肠、鼻空肠置管喂养　通过鼻胃或鼻肠置管进行肠内营养,简单易行,是临床上使用最多的管饲喂养方法。鼻胃管喂养的优点在于胃容量大,对营养液的渗透压不敏感,适合于各种完整型营养配方,缺点是有反流与吸入气管的风险。鼻胃/十二指肠和鼻空肠置管喂养是将喂养管分别放置入十二指肠和空肠内,减少了反流风险。鼻胃或鼻肠置管喂养适用于需要短时间(<2周)营养支持的患者,长期置管可出现咽部红肿、不适,同时呼吸系统并发症增加。

2. 胃和/或经胃空肠置管　常用于需要较长时间进行肠内喂养患者,具体可采用手术置管或经皮内镜辅助胃/空肠置管,后者具有操作简便、创伤小等优点。

3. 空肠造瘘置管　有两种手术方式,即空肠穿刺插管造瘘与空肠切开插管造瘘,可在原发疾病手术的同时附加完成(如本例患者),亦可单纯施行。

【问题5】　空肠置管营养支持的适应证?

思路:下列几种情况下可考虑空肠置管肠内营养。①手术前有营养不良的患者;②重大复杂腹部手术后早期肠道营养输注;③急性坏死性胰腺炎;④需要剖腹探查的多处创伤患者;⑤术后行放疗或化疗的患者;⑥食管、胃及十二指肠手术后空肠穿刺置管可以术后行早期肠内营养,一旦发生吻合口并发症时用以维持营养。考虑到手术后患者的恢复和营养需要,本例患者在原发疾病手术治疗的同时宜施行空肠置管。

> 知识点
>
> **空肠置管EN途径的优点**
>
> 1. 较少发生液体饮食反流而引起的呕吐和误吸。
> 2. EN支持与胃十二指肠减压可同时进行,对胃十二指肠外瘘及胰腺疾病患者尤为适宜。
> 3. 喂养管可长期放置,适用于需长期营养支持的患者。
> 4. 患者能同时经口摄食。
> 5. 患者无明显不适,机体和心理负担较小,活动方便。

【问题6】　肠内营养制剂如何选择和输注?

思路1:肠内营养制剂类型的选择主要依据胃肠道功能情况。对于胃肠功能良好者首选整蛋白型制剂。对于胃肠道消化、吸收功能部分受损的患者选择多肽类或氨基酸型制剂。

思路2:肠内营养的输注应注意无菌操作,并注意温度、浓度、速度和患者的耐受度。管道喂养建议采用输注泵均速输注,从20～30ml/h开始并逐渐加量。宜选用溶解度好,黏稠度低的制剂并定时冲管以防管道堵塞。冬天要注意加温,可用专用的加温器。

第三节　肠外营养

肠外营养(PN)是指通过胃肠道以外途径(即静脉途径)提供营养的方式。肠外营养是肠功能衰竭患者必不可少的治疗措施,其疗效确切,挽救了大量危重患者的生命。凡是需要营养支持,但又不能或不宜接受肠内营养者均为肠外营养的适应证,具体指征有:①一周以上不能进食或因胃肠道功能障碍或不能耐受肠内营养者;②通过肠内营养无法达到机体需要的目标量时应该行补充性肠外营养(SPN)。

> 关键点
>
> 1. 肠外营养的定义及应用原则。
> 2. 肠外营养的适应证。
> 3. 肠外营养的优点。
> 4. 全营养混合液(TNA)输注的优点。
> 5. 全肠外营养的常见并发症。

手术治疗和术后情况

患者经鼻空肠途径行肠内营养及锁骨下静脉置管途径行补充性肠外营养，同时行内镜下食管空肠吻合口狭窄扩张，改善经口进食，经营养支持治疗 2 周后，患者体重增加 6kg，但经多次扩张后，食管空肠吻合口仍反复狭窄，不除外肿瘤播散转移可能，有外科手术探查指征。遂行剖腹探查，术中探查发现吻合口处肿瘤种植，累及范围较广，与膈肌粘连固定，肠系膜散在种植小结节。术中冰冻病理示转移性中分化腺癌。考虑患者无手术根治可能，仅行粘连松解，并行空肠穿刺置入营养管，腹腔置管热灌注化疗。

患者术后恢复良好，无发热，术后第 1、3 天行腹腔热灌注化疗，术后第 4 天拔除腹腔引流管。术后第 2 天排气，术后第 3 天拔除鼻胃管，术后第 4 天开始排稀便。术后第 2 天，经锁骨下静脉途径行肠外营养，同时以 5% 葡萄糖氯化钠注射液由空肠营养管注入，第 3 天起经空肠途径开始小剂量 EN，根据患者临床恢复和对 EN 的耐受情况逐渐加量。同时，逐步减少 PN 的用量。术后第 8 天，患者伤口愈合良好，无手术并发症，遂转入肿瘤内科，接受姑息化疗，同时继续辅以肠内营养治疗，直至出院。

【问题 1】 肠外营养（PN）的基本原则有哪些?

思路：PN 是可靠的提供营养的途径，能较快达到所需的热量、蛋白质量及比例，能短时间改善营养不良的状况，相对方便，患者容易接受。PN 可调节补液配方，纠正水和电解质平衡紊乱。PN 支持过程中应掌握下列基本原则：

1. PN 的成分和特殊营养素的摄入，必须根据患者的需求和代谢状态进行周密计划。

2. PN 配方必须完全，即包括所有必需的营养素（氨基酸、糖类、脂肪、水、电解质、维生素及微量元素），必要时按需求提供某些特殊营养素。

3. 可根据患者能否进行部分 EN，选择全肠外营养（TPN）或部分肠外营养（PPN）或补充性肠外营养（SPN）。

知识点

全肠外营养支持（TPN）的适应证

1. 不能从胃肠道吸收营养的患者 如大部分小肠（>70%）切除后、放射性肠炎、假性肠梗阻、顽固性呕吐、化疗所致或原因不明的严重呕吐、严重腹泻、肠道疾病或病毒／细菌性肠炎等。

2. 接受大剂量化疗、放疗与骨髓移植的患者，因溃疡性口腔炎、严重恶心、呕吐、食欲缺乏、腹泻而不能进食的患者。

3. 重症急性胰腺炎患者早期。

4. 胃肠功能障碍引起的营养不良患者。

5. 重度分解代谢的患者 不论患者原来是否有营养不良，胃肠功能在 5~7d 内不能恢复者。

【问题 2】 患者每天能量和营养物质的需求量如何评估计算?

思路 1：总能量的需求量：成人需要一般按 25kcal/（kg·d）来计算，并根据具体创伤程度，对能量、氮量的需要量进行调整。

1. 轻度创伤：20~25kcal/（kg·d）；氮量 0.10~0.15g/（kg·d）。

2. 中度创伤：25~35kcal/（kg·d）；氮量 0.15~0.20g/（kg·d）。

3. 重度创伤：35~45kcal/（kg·d）；氮量 0.20~0.25g/（kg·d）。

思路 2：能量来源采用双能源系统供给，即非蛋白热卡由糖和脂肪共同提供，补充脂肪 50~100g/d（占热量的 30%~50%，供能量及必需脂肪酸），其余补充葡萄糖。氮源采用多种复合氨基酸供给，并补充基础需要量的水、电解质、维生素和微量元素。严重创伤及危重患者或长期肠外营养者，可考虑加用谷氨酰胺、鱼油等药理营养素。

【问题 3】 肠外营养的输注途径和方法有哪些?

思路 1：肠外营养输注途径主要有中心静脉和周围静脉途径。中心静脉途径适用于需要长期肠外营养，需要高渗透压营养液的患者。临床上常用的中心静脉途径有：①颈内静脉途径；②锁骨下静脉途径；③经头静脉或贵要静脉插入中心静脉导管（peripherally inserted central catheters，PICC）途径。周围静脉途径是指经浅表静脉，大多数是上肢末梢静脉。周围静脉途径具有应用方便、安全性高、并发症少而轻等优点，但适用于只需短期（<2周）的部分肠外营养者。

思路2：为使输入的营养物质在体内获得更好的代谢、利用，减少污染等并发症的机会，主张采用全营养液混合方法（total nutrition admixture，TNA）将各种营养制剂混合配制后输注。应避免单瓶脂肪乳剂的单独输注。

知识点

全营养混合液的配制与应用

肠外营养液配制所需的环境、无菌操作技术、配制流程、配制顺序均有严格的要求。目前，我国许多医院均建立了静脉药物配制中心，将各种营养制剂混合配制后输注，充分保证了肠外营养液配制的安全性。为确保混合营养液的安全性和有效性，不允许在肠外营养液中添加其他药物。

目前还有多种标准化、工业化生产的肠外营养多腔袋。这种营养袋中有分隔腔，分装氨基酸、葡萄糖和脂肪乳剂，隔膜将各成分分开以防相互发生反应，临用前用手加压即可撕开隔膜，使各成分立即混合。标准化多腔肠外营养液节省了配制所需的设备，简化了步骤，常温下可保存较长时间，适用于约80%的需要肠外营养支持的患者。对于特殊的患者，仍建议根据患者的病情和能量需求自行配制。

【问题4】　肠外营养的常见适应证、禁忌证和并发症分别有哪些？

思路：肠内肠外营养各有其优缺点，应掌握其适应证和禁忌证，并预防并发症的发生。肠外肠内营养的常见适应证、禁忌证和并发症详见下表（表2-2）。

知识点

表2-2　肠外肠内营养的常见适应证、禁忌证和并发症

	肠外营养	肠内营养
适应证	1. 胃肠道瘘以及短肠综合征	1. 不能经口摄食：上消化道梗阻、咽反射丧失等
	2. 高代谢状态（大面积烧伤、多发骨折等）	2. 不愿经口进食：神经性厌食和重度抑郁症等
	3. 急性肠道炎症性疾病（如克罗恩病）	3. 经口摄食不足：大面积烧伤、放化疗时
	4. 胃肠道梗阻或肠功能衰竭	4. 短肠综合征、消化道瘘（慢性期）、炎性肠病缓解期
	5. 肿瘤患者接受大面积放疗和大剂量化疗	5. 胃瘫
	6. 重症胰腺炎早期	6. 轻型胰腺炎
		7. 肝肾功能障碍
		8. 术前术后的补充
禁忌证	以下患者不宜应用或慎用：	1. 肠麻痹、肠梗阻
	1. 休克	2. 急性消化道出血
	2. 重度脓毒症	3. 急性腹膜炎
	3. 重度肝、肾衰竭	4. 急性腹泻
	4. 其他情况	5. 休克
并发症	1. 穿刺置管的并发症：气胸、血胸等	1. 经鼻置管并发症
	2. 感染：导管感染及肠源性感染等	2. 胃/空肠造口并发症
	3. 高血糖和低血糖	3. 腹泻
	4. 非酮性高渗性昏迷	4. 腹胀、腹痛、恶心、呕吐
	5. 肝脂肪变性	5. 便秘
	6. 高氯性代谢性酸中毒和高氮质血症	6. 水和电解质平衡紊乱
	7. 胆汁淤积、胆囊结石及肝毒性反应	7. 维生素和微量元素不足
	8. 重要营养基质缺乏（谷氨酰胺等）	8. 吸入性肺炎

（彭俊生）

推 荐 阅 读

[1] 陈孝平,汪建平,赵继宗.外科学.9版.北京:人民卫生出版社,2018.

[2] 许静涌,杨剑,康维明,等.营养风险及营养风险筛查工具营养风险筛查 2002 临床应用专家共识(2018 版).中华临床营养杂志,2018,26(3):131-135.

[3] 中华医学会肠外肠内营养学分会.成人围手术期营养支持指南.中华外科杂志,2016,54(9):641-657.

第三章 外科休克

第一节 低血容量性休克

休克（shock）是各种原因引起机体有效循环血容量减少、组织灌注不足，细胞代谢紊乱和功能受损的病理过程，它不是一个独立的疾病诊断，而是一组临床综合征。低血容量性休克（hypovolemic shock）是外科常见的休克类型，常因大量出血或体液丢失，或液体积存于第三间隙，导致有效循环量降低引起。诊断主要是病因加血压下降。治疗主要是抗休克治疗和对因治疗同时进行。

> **关键点**
>
> 1. 低血容量性休克的诊断要点。
> 2. 休克的现场急救措施。
> 3. 抗休克液体复苏的实施方法。
> 4. 低血容量性休克的整体治疗思路。
> 5. 低血容量性休克的病因治疗。
> 6. 低血容量性休克的监测。
> 7. 休克患者的器官保护。

> **首次门诊病历摘要**
>
> 患者男性，29 岁，因"腹部刀刺伤 2h"来我院急诊就诊。患者 2h 前腹部被刀刺伤，腹痛伴出血，送到急诊。既往体健。体格检查：T 37℃，P 132 次 /min，R 30 次 /min，Bp 70/50mmHg。神志清醒，烦躁口渴，皮肤湿冷，平卧位，衣物被血渗透。腹部脐左侧可见 4cm 长伤口，有少量活动出血，速度慢。腹部平坦，轻度肌紧张。身体其他部位未见明显外伤。

【问题1】 该患者是否处于休克？如果是，属于哪一型休克？该型常见原因是什么？

患者外伤后出血，血压 70/50mmHg，脉搏 132 次 /min，神志清，存在休克。首先考虑低血容量性休克。低血容量性休克的常见病因有：外伤、消化道出血、异位妊娠、产后出血、术后出血等。

> **知识点**
>
> ### 休克
>
> 休克（shock）不是独立疾病，而是一组综合征，可由多种病因引起。病理生理大致体现在 3 个层面：①原发疾病；②组织缺血缺氧，从代偿期到失代偿期，机体有一系列表现，主要体现在循环动力学指标的变化；③器官功能受损。休克的诊断主要是有原发疾病，并且出现以血压降低为代表的血流动力学指标的变化。
>
> ### 休克的分型方法
>
> 临床上休克有几种分型方法。常用的是按病因分类，将休克分为低血容量性、感染性、心源性、神经性和过敏性休克五类。低血容量性和感染性休克在外科最常见。

【问题 2】 对这类患者应如何进行应急处理?

外伤是外科急诊常见情况,应根据外伤原因、部位和临床表现作针对性的应急处理。如原因不明,首先应积极维持生命体征的稳定。应即时安慰患者,对家属简单说明和解释,并发出病重通知。

思路 1:本病例为严重腹部开放外伤患者,生命体征不平稳,有休克表现,抢救工作需要争分夺秒。同时进行必要的检查,首先应寻找受伤的原因,对威胁生命的临床表现应考虑优先处理。

此患者休克状态,生命体征不平稳,急诊处置应包括:监测生命体征,开放静脉(两条大口径静脉或者一条中心静脉),积极补充容量,保证气道通畅。在不影响救治的前提下,马上进行必要的辅助检查,包括:血常规、血型、动脉血气分析、出凝血功能。当能维持生命体征相对稳定时,及时安排急诊的影像学检查,腹部超声是简便、快捷、有效的检查手段,争取床边进行,可以提供较多的信息,应为首选。

思路 2:该患者年轻、腹部锐器伤 2h,从外部看腹壁有伤口,出血量并非很多,与血压低、心率快等的表现不符,估计有腹腔内出血,需要紧急决策是否急诊行剖腹探查手术。

思路 3:外伤事发突然,伤情可能复杂,要注意排除并存的威胁生命的合并伤,如颅脑外伤致高颅压、颈椎骨折脱位、心脏压塞、张力性气胸等。一般通过体格检查可以大致了解,有可疑之处应进行多学科联合会诊。

【问题 3】 该患者的初步诊断和依据是什么?

诊断失血性休克,腹部刀刺伤,腹腔内出血。依据是:明确的外伤出血史,患者收缩压低于 70mmHg、脉压 20mmHg,心率 132 次 /min,神情、烦渴、皮肤湿冷等表现,休克指数>1.5。

知识点

通过血压、心率判断休克

收缩压<90mmHg 或较基础血压下降 40mmHg,脉压<20mmHg 是存在休克的表现。休克指数 = 心率 / 收缩压。

休克指数:0.5——无休克;1.0～1.5——有休克;>2.0——严重休克。

【问题 4】 该患者的液体治疗策略有哪些?

补充血容量是抗此类休克治疗的最重要方面,积极补充血容量抗休克,也称为液体复苏休克。

休克的诊断主要是存在原发疾病,并且出现以血压降低为代表的血流动力学指标的变化。进一步检查结果获得之前,通常可以给予生理盐水或者乳酸林格液输注。非心源性休克,无心脏基础病变者,应积极复苏,在开始的 30min 内输入 500～1 000ml 的晶体液。需要大量液体复苏时可以联合应用人工胶体液。根据 Hb、红细胞比容(hematocrit, HCT)等估计失血量,判断是否需要输血。但是,外伤患者的出血量很难准确估计,在受伤早期,机体有一定的代偿机制,血压下降可以不明显。在液体复苏前,即使血容量减少,血细胞比容也可没有变化甚至会轻度升高,容易低估出血量。这类患者输血的适应证倾向于放宽掌握。有条件的要在血流动力学监测下进行液体复苏。

知识点

急性失血时的输血指征

血制品种类的输注方式,应根据失血的多少、速度和患者的临床表现确定。一次失血量低于总血容量 10%(500ml)者,可通过机体自身组织间液向血液循环的转移而得到代偿,成人的平均估计血容量占体重的 7%(约 70ml/kg),当失血量达总血容量的 10%～20%(500～1 000ml)时,应根据有无血容量不足的临床症状及其严重程度,同时参照血红蛋白和血细胞比容的变化,选择治疗方案。患者可表现为活动时心率增快、直立性低血压,但 HCT 常无改变。此时可输入适量晶体液、胶体液或少量血浆代用品。若失血量超过总血容量 20%(1 000ml)时,除有较明显的血容量不足,血压不稳定外,还可出现 HCT 下降。此时,除输入晶体液或胶体液补充血容量外,还应适当输入浓缩红细胞(concentrated red blood cells, CRBC)以提高携氧能力。原则上,失血量在 30% 以下时,不输全血;超过 30% 时,可输全

血与 CRBC 各半，再配合晶体、胶体液及血浆以补充血容量。由于晶体液维持血容量作用短暂，故应增加胶体液或血浆的比例，以维持胶体渗透压。当失血量超过 50% 且大量输入库存血时，还应及时警惕某些特殊成分如清蛋白（白蛋白）、血小板及凝血因子的缺乏，并给予补充。同时还需特别监测血钙浓度和体温。

【问题5】 对该患者的整体诊治思路是什么？

休克是临床综合征，治疗原则是抗休克的同时，去除原发病。一旦明确该患者伤情具备手术指征，就应该积极抗休克治疗，补充液体，必要时输血，并尽快实施剖腹探查手术。病因明确，复苏治疗措施合理，但病情无好转时，抗休克、手术去除出血病因应同时进行。

病情进展

30min 内完成了以下措施：开放静脉通路后积极输液，同时完成急诊腹部超声检查，发现腹腔内有大量液性区域，诊断性腹腔穿刺获得的液体是不凝血液。肝、脾、肾脏未见异常。血常规化验回报 Hb 74g/L。血压、心率没有明显改善。决定行剖腹探查术。

经过急诊应急处置，向家属进行了简要的病情解释，征得其同意后，患者被紧急转运至手术室行急诊剖腹探查术。术中发现腹腔内大量暗红血液，部分血凝块集中在左上腹。肠系膜下静脉主干几乎横断，持续出血。予结扎处理，控制了出血。进一步探查腹腔，其他脏器未见损伤，结束手术。

术中麻醉情况：气管插管全身麻醉，行直接动脉内置管监测血压，中心静脉穿刺输液及监测，持续监测体温、动脉血气、尿量等指标。手术时间共 2h，术中输注液体：乳酸林格液 2 000ml、生理盐水 1 000ml、浓缩红细胞 1 600ml、新鲜冰冻血浆 800ml。术中持续使用多巴胺，血压维持在 70~90/50~70mmHg，心率 100~130 次 /min，术中尿量 80ml。术后带气管插管转运至重症监护病房。

【问题6】 患者术后管理的重点是什么？

休克病因去除，实施积极的液体复苏后，治疗的重点转移到预防和治疗内脏器官继发损害。休克最常影响到的器官、系统为循环、呼吸系统，其他如肾、脑、心、胃肠道、肝功能等也会受到影响；与之相对应，在重症监护病房，除了应关注血流动力学指标外，还应对患者的神志、认知状况，动脉血气分析和呼吸机指标、胸片的变化，心肌酶和心电图的监测，血常规，凝血功能，血肌酐及钠、钾离子，肝肾功能及尿量，胃肠道功能的恢复等予以关注。同时，应动态评估患者容量状态，动态监测乳酸、碱缺失等指标，以评估患者预后，必要时监测患者氧供、氧耗，混合静脉血或中心静脉血氧饱和度等组织灌注指标。因为外伤、休克以及手术等侵入性操作，24~48h 后还应警惕有无感染迹象。

术后过程

术后在重症监护室观察治疗过程中，生命体征逐渐平稳。但出现以下问题：术后 12h 内尿量 200ml，血钾 5.5mmol/L，肌酐 255μmol/L。

术后 24h 拔除气管插管，停用多巴胺。经过适当调整血容量、利尿、纠正酸中毒，降低血钾，避免其他引起肾脏进一步损伤的因素等处理。经过 5d 治疗，尿量逐渐恢复到 1 500ml/d。转运至普通病房，术后 9d，康复出院。

【问题7】 术后 12h 尿量 200ml，以及血钾、血肌酐的值提示什么问题？

患者可能发生了急性肾损伤。

知识点

急性肾损伤诊断标准

急性肾损伤的诊断标准为（满足其一即可）：

1. 48h 内血肌酐升高>3mg/L（>26.5μmol/L）。

2. 血肌酐水平达到基线水平（已知或推测的 7d 前水平）的 1.5 倍。

3. 尿量<0.5ml/（kg·h），持续 6h。

【问题 8】 休克时发生急性肾损伤的原因？应采取什么样处理原则？

因容量不足、血压下降、儿茶酚胺分泌增加使肾的入球血管痉挛和有效循环容量减少，肾小球滤过率明显下降而发生少尿。休克时，肾内血流重分布，并转向髓质，因而不但滤过尿量减少，还可导致皮质区的肾小管缺血坏死，可发生急性肾衰竭。因此，低血容量性休克患者的急性肾损伤原因可包括肾前性和肾性。处理上包括：避免进一步肾损伤（低血压、药物、缺氧、感染等）、血容量动态评估、维持水电酸碱平衡，以及利尿治疗等，必要时积极予肾脏替代治疗。肾前性因素为主时补足血容量后肾功能很快恢复；而急性肾小管坏死导致的急性肾损伤少尿期一般持续 1～2 周。

【问题 9】 除了肾功能外，还应重点关注患者的哪些脏器功能？

休克时可能出现的脏器功能障碍见表 3-1。

表 3-1 休克时可能发生的脏器功能障碍

脏器	休克时可能的功能障碍
肺	急性呼吸窘迫综合征（ARDS）
脑	脑水肿、颅内压增高、意识障碍，严重者可发生脑疝，昏迷
心脏	缺血损伤心肌，心肌局灶性坏死
胃肠道	胃应激性溃疡，肠源性感染
肝脏	肝损害

第二节 感染性休克

感染性休克（septic shock）是外科休克的常见类型之一，诊断要点是感染的存在和休克的临床表现。感染性休克的血流动力学和临床表现主要是血压降低和器官灌注不足。治疗原则包括抗休克与抗感染；其中抗休克治疗的原则包括：适当补充血容量、血管活性药物使用、必要时纠正酸中毒。

关键点

1. 感染性休克的诊断要点。

2. 感染性休克的病理生理变化。

3. 感染性休克的治疗原则。

4. 感染性休克复苏的特殊之处。

首次门诊病历摘要

65 岁女性，因"间断腹痛 7d，发热 5d"到我院急诊就诊。患者 7d 前无明显诱因腹痛，右下腹明显，一度自行缓解，后又出现并持续加重。5d 前起间断发热，无寒战，体温最高 38.5℃。入院前 3h 觉发冷、全身发抖，体温 39.0℃。发病后进食量减少，精神疲倦。既往史：糖尿病史，饮食控制，不规律口服二甲双胍片。体格检查：T 39.0℃，P 130 次/min，R 29 次/min，BP 75/40mmHg。神志淡漠，呼之能应，反应迟缓，口唇、指端发绀，腹平，右下腹有明显压痛和反跳痛、轻度肌紧张，隐约可及一 10cm×10cm 左右的包块，边界不清，质软、较固定，触痛明显。

【问题 1】 该患者是否存在休克，属于哪一类型？

思路 1：患者就诊前有寒战高热，生命体征不平稳，血压 80/50mmHg，脉搏 130 次/min，神志淡漠，皮肤湿冷等表现,提示患者存在休克。临床特点提示病因为严重感染,故诊断感染性休克。

思路 2:老年女性,右下腹痛伴寒战、发热,体征主要集中在右下腹,有局限性腹膜炎表现,考虑腹腔存在严重感染,最常见腹部器官为阑尾、盲肠,但需注意排除妇科疾病。

【问题 2】 感染性休克的临床表现有哪些?

感染性休克的临床特点是低血压、高热或低体温,以及其他典型的感染症状,伴器官功能障碍(如少尿、酸血症、低氧血症、血小板减少和意识障碍等)。因细菌毒素对微循环影响程度不同,大致分为暖休克和冷休克,详见表 3-2,临床常见的是冷休克。

表 3-2 感染性休克的临床表现

临床表现	冷休克(低动力型)	暖休克(高动力型)
神志	躁动、淡漠或嗜睡	清醒
皮肤色泽	苍白、发绀或花斑样发绀	淡红或潮红
皮肤温度	湿冷或冷汗	比较温暖、干燥
毛细血管充盈时间	延长	$1\sim2s$
脉搏	细速	慢、搏动清楚
脉压 /mmHg	<30	>30
尿量 /(ml·h^{-1})	<25	>30

知识点

毛细血管充盈时间

1. 测定方法 患者取平卧位,使身体各部位基本与心脏处于一水平。用手指压迫患者指/趾甲或额部、胸骨表面、胫骨前内侧面等皮下组织表浅部位,片刻后迅速去除压力,观察按压局部皮肤颜色变化。

2. 结果判定 撤除压力后,局部皮肤颜色由白转红的时间<2s 为正常,试验阴性。由白转红时间>3s,或呈斑点状发红,试验阳性,说明微循环功能障碍。

3. 临床意义 正常为阴性结果。阳性见于各种原因的动脉血液循环障碍,如各种原因的休克、肢体动脉梗阻性病变等。单一肢体阳性,其他肢体、部位阴性,提示该肢体动脉血液减少或中断,如脉管炎等疾病。

【问题 3】 感染性休克的常见病因有哪些?

由严重感染引发的感染性休克在临床并不少见,常见的感染多来自腹腔、胸腔,但颅内感染、肢体感染和在糖尿病或免疫抑制剂应用等情况下的少见感染,特别是深部真菌感染,在寻找感染源时不应忽略。腹腔内感染多见于急性阑尾炎、急性胆囊炎、重症胆管炎、肝脓肿、腹膜炎或腹腔脓肿等。胸腔感染、泌尿系统感染、原因不明的脓毒症和导管相关性感染也较常见。

【问题 4】 急诊对此类患者的应急处理包括哪些内容?

感染性休克的治疗原则是抗休克和抗感染治疗同时进行。

抗休克治疗包括:尽快开放静脉输液通路、补充血容量、必要时给予血管活性药物、争取稳定血压。抗感染治疗除了尽快使用广谱抗生素经验治疗以外,还需要尽早明确是否需要外科治疗。

该患者右下腹可及包块,并且有局限性腹膜炎体征,可能的疾病包括:阑尾炎和/或周围脓肿、盲肠肿瘤穿孔。一般需要外科治疗,至少需引流处理。在抗休克、抗感染药物治疗的同时,争取及时进行包括影像学检查在内的必要检查,明确包块性质,做好手术准备。此患者高龄、合并糖尿病、已发生感染性休克,病情非常危重,需要与家属做必要的沟通交代。

【问题5】 患者经过输液等治疗后,血压仍不上升或者不稳定,此时应进行哪些相应处理?

对于抗休克治疗效果不佳者,估计单纯补充液体尚不能维持容量,此时应及时输注胶体,包括:羟甲淀粉(代血浆)、白蛋白等,以提高患者的胶体渗透压。同时,应检测血生化项目,特别需要注意血钠浓度以及酸碱度改变。

此患者有糖尿病,出现腹部症状后7d没有得到有效的治疗,需要考虑有无合并酸中毒。

病情进展

在急诊开放静脉通道,输注乳酸林格液及亚胺培南1g,微量输液泵静脉滴注多巴胺10μg/(kg·min)控制血压到90/60mmHg。腹部超声提示:右下腹液性暗区,范围7cm×7cm,提示阑尾周围脓肿。血常规:白细胞$18×10^9$/L,中性粒细胞百分比89%,镜检有核左移。血生化:血钠133mmol/L,HCO_3^-12.4mmol/L,血糖18.5mmol/L。

【问题6】 该患者诊断及依据是什么? 下一步处理原则是什么?

初步诊断阑尾周围脓肿。诊断依据:老年女性,右下腹痛、发热病史,体征主要在右下腹,符合阑尾炎病史特征。病程已7d,局部有形成包块,超声提示局部液性区,既往有糖尿病史,考虑阑尾周围脓肿。患者属于免疫力较弱的群体,这也是病情发展成感染性休克的原因之一。

感染性休克治疗的关键是抗休克同时抗感染,引流脓肿是当务之急。可以采用剖腹探查,清理脓肿后置管引流。在具备相关微创技术的单位,对于液化比较完全、分隔不明显的脓肿,可以采用超声引导下穿刺引流等方法。

患者有糖尿病,发病后进食量减少,有明显的感染表现,血钠偏低、血二氧化碳结合力下降,合并有中度的代谢性酸中毒。因此需要输注5%碳酸氢钠250ml。

病情进展

完善知情同意手续后,行超声引导下脓肿穿刺引流术。术中引流出80ml黄褐色脓液。引流后患者收住重症监护病房,面罩吸氧5L/min、进行心电图、动态有创血压和中心静脉压监测。血管活性药物由多巴胺改为去甲肾上腺素维持,持续泵静脉滴注0.1μg/(kg·min)。生命体征稳定在心率110次/min,血压90/60mmHg,中心静脉压(CVP)9cmH$_2$O。动脉血气分析:pH 7.35,PaO$_2$ 70mmHg,PaCO$_2$ 35mmHg,乳酸1.8mmol/L,碱剩余3mmol/L,碳酸氢根22mmol/L。

【问题7】 下一步如何治疗?

该患者感染源得到控制后,下一步应继续抗休克治疗。感染性休克的病理生理过程中,因为毒素和大量炎性介质的释放导致血管扩张,导致血容量的相对不足,但程度不如低血容量性休克显著。所以,治疗中应注意适度扩容。另外,该患者是老年女性,要避免过度扩容导致的心脏超负荷。患者CVP 9cmH$_2$O,显示不存在严重血容量不足,所以不需要过分补充血容量。急诊开始已经给予多巴胺改善休克状态,治疗后血压和心率已有改善,但尚未完全缓解,需要继续使用血管活性药物维持血压。多巴胺的常用剂量是2.5~10μg/(kg·min)。因为患者心率快,且多巴胺可以增加患者发生快速型心律失常的风险,因此在有中心静脉通路的情况下,改为去甲肾上腺素持续泵入。

临床上还应结合CVP、平均动脉压、尿量、乳酸、中心静脉血氧饱和度等指标的动态变化,评估是否需要继续容量复苏。必要时结合床旁超声心动图、漂浮导管、PICCO监测等手段谨慎评估患者容量和心脏功能等,以选择是否加用强心药(如多巴酚丁胺)。

抗感染方面,虽然腹腔内脓肿已经引流,但是抗感染药物还需要持续使用。先根据经验用药,待血培养、腹腔脓液培养结果报告出来后再作必要调整,行抗生素降阶梯疗法。同时,患者合并糖尿病,在严重感染时可使用胰岛素控制血糖。

同时,应注意感染性休克的其他支持治疗:如适当的呼吸支持、血液制品的输注、深静脉血栓和应激性溃疡的预防、营养支持等。

知识点

CVP 的意义

中心静脉压（central venous pressure，CVP）是指右心房及上、下腔静脉胸腔段的压力。它可判断患者血容量、心功能与血管张力的综合情况。CVP 正常值为 $5\sim10\mathrm{cmH_2O}$。其临床意义：

1. $<5\mathrm{cmH_2O}$　血容量不足。

2. $>15\mathrm{cmH_2O}$　心功能不全、静脉血管床过度收缩或肺循环阻力增高。

3. $>20\mathrm{cmH_2O}$　充血性心力衰竭。

病情转归

次日，患者循环逐渐趋于稳定，但同时出现轻度 ARDS，以及尿少、肌酐升高等急性肾损伤表现，同时有肝功能损伤等多器官功能损伤表现。经过无创通气、床旁肾脏替代治疗、护肝等治疗，患者病情趋于稳定，6d 后转回普通病房。

（匡　铭）

推 荐 阅 读

[1] 陈孝平，汪建平，赵继宗. 外科学. 9 版. 北京：人民卫生出版社，2018.

[2] 葛均波，徐永建，王辰. 内科学. 9 版. 北京：人民卫生出版社，2018.

[3] TOWNSEND C，BEAUCHAMP RD，EVERS BM，et al. Sabiston Textbook of Surgery. 20th ed. Philadelphia：Elsevier，2017.

第二篇

各　论

第四章　皮肤软组织感染

第一节　疖 和 痈

疖（furuncle）是指毛囊及其周围组织发生的急性化脓性感染，多为单发。若数目较多、散在多发，且反复发生、经久不愈则称为疖病（furunculosis）。

涉及单个毛囊的感染称为疖；若涉及多个相邻的毛囊，融合成片时称为痈（carbuncle）。常见于小儿和免疫力低下者。

> **关键点**
>
> 1. 疖和痈的形态特征及其演变过程。
> 2. 容易罹患疖和痈的诱发因素。
> 3. 特殊部位疖和痈的处理及其注意事项。

首次门诊病历摘要

患者男性，45 岁，医院保洁员。因"上嘴唇左上方肿痛 3d"就诊。患者 3d 前早晨用电动剃须刀剃须时，发现左上唇有一根卷曲的胡须无法剔除，遂用手指尖将其拔出；当天晚上发现左上唇有一针尖大小的红色小点，轻微疼痛伴有痒感，挤压后有少量淡血性分泌物溢出，余无其他不适；次日晨起后，感到疼痛加剧，结节增大并呈暗红色，约绿豆大小，无发热。既往无糖尿病病史，一年前因系统性红斑狼疮性肾炎采用甲泼尼龙联合环磷酰胺冲击用药，目前小剂量泼尼松 5mg 口服维持治疗近一年。门诊检查：体温 36.8℃，神清，左上唇见直径 6mm 大小红色丘疹，表面组织有肿胀，丘疹表面无白点，触痛明显，无波动感，皮温增高，上唇其他部位及面部无水肿，颌下淋巴结不肿大。

【问题 1】 **该患者可疑的诊断是什么？**

根据病史、症状、皮疹的形态，皮损为鲜红色圆锥形毛囊性丘疹，暗红色炎性结节，首先应考虑唇部疖的可能。

思路 1：病灶为发生于左上唇部位的皮肤毛囊部位炎症性病变，有红、肿、痛的表现，应怀疑疖的可能。

> **知识点**
>
> 毛囊起始于真皮的底部，经真皮浅部、表皮，开口于皮肤表面并形成毛囊开口。毛囊中间有毛发生成。毛囊部位的感染，根据感染部位和程度的不同，疾病的诊断也不一样，但实际上都是毛囊炎症。
>
> 毛囊开口部位的感染，称为毛囊性脓疱疮，也称毛囊口炎，表现为绿豆大小的脓疱，周围红晕，7～10d 后脱痂而愈，不留瘢痕，好发于头、腿及臀部；整个毛囊发炎，即炎症从毛囊底部到开口都有炎症，称为单纯性毛囊炎，表现为红色小硬结节，有触痛，好发于面部，一周后愈合，可留轻微瘢痕；毛囊及其周围组织包括皮脂腺发生感染，称为疖；相邻的多个毛囊同时发生感染称为痈。

疖需与以下疾病鉴别：

1. 痤疮　常见于青少年，俗称"青春痘"，是一种毛囊皮脂腺单位的慢性炎症，病变较小并且顶端有点状凝脂；大多发生于颜面部，少数也可发生于胸背部。

2．皮脂腺囊肿 俗称"粉瘤"，主要由于皮肤皮脂腺排泄管阻塞，皮脂腺囊状上皮被逐渐增多的内容物膨胀所形成的潴留性囊肿。其特点为缓慢增长的良性病变。囊内有白色豆渣样分泌物，内容物为皮脂和破碎的皮脂腺细胞，常有腐臭味。

3．痈 痈的病变范围较大，可有数个脓栓，除有红、肿、热、痛之外，全身症状也较重。

思路2：疖是毛囊浅表部位发生的一种最常见炎症，炎症演变过程中有其特征性的形态学改变。

知识点

疖的形态学特征

初起为毛囊性炎性丘疹，逐渐增大成红色或暗红色圆锥形毛囊性丘疹或炎性结节，基底浸润明显，质硬有压痛，经2～3d后结节中央化脓坏死，顶端有黄白色的脓栓，破溃后排出脓液和坏死组织，肿胀减退，1～2周内结痂愈合（图4-1）。好发于面颈、臂、臀部和会阴部，面部尤其位于鼻孔及上唇者的疖，因面部丰富的淋巴管及血管网与颅内血管相通，易并发海绵窦血栓性静脉炎，后果严重。若发生于鼻及外耳道者有剧痛，常有发热、头痛不适等全身症状，周围淋巴结易肿大。一般为单发，亦可多发。

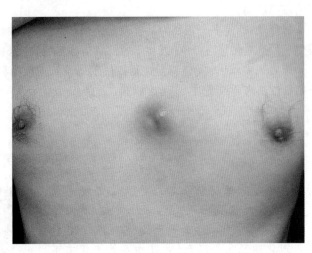

图4-1 疖

思路3：疖诊断明确后需警惕相关的基础疾病，有助于制订合理治疗和预防复发的总体措施。

知识点

疖形成的诱因

营养不良、贫血、慢性肾病、糖尿病、长期使用糖皮质激素，以及免疫缺陷者（如艾滋病患者）等，是本病的促发因素。当患者抗感染能力较低时，可出现身体不同部位同时发生多个疖，或者在一段时间内反复发生疖，成为疖病。

思路4：当疖发生于面部危险三角区，需要注意的问题及处理方法。

知识点

面部危险三角区系指两侧口角至鼻根连线所形成的三角形区域。此区肌肉内走行着面前静脉，面前静脉通过眼上、眼下、面深静脉与海绵窦相通。由于此区既无深筋膜，又缺乏静脉瓣，感染易迅速扩散至面前静脉，发生血栓性静脉炎。发生在危险三角的毛囊炎，切忌挤压；若挤压后栓子可进入颅内，引起化脓性海绵状血栓性静脉窦炎，出现眼部及其周围组织的进行性红肿和硬结，伴有疼痛及触痛，并伴有头痛、寒战、高热甚至昏迷，死亡率较高。

【问题2】 疖的诊断明确后下一步应当如何处理？

以局部治疗为主：可用3%碘酊外涂，或用鱼石脂、金黄散外敷；中央有白色脓栓形成者可点沾石炭酸腐蚀脓头；脓肿形成者需视情况切开排脓。

第二次门诊病历摘要

患者经口服头孢唑啉治疗 4d 后，再次来急诊，诉左上唇部肿胀、疼痛较前更加明显，影响其咀嚼及进食，同时伴畏寒、乏力、发热、食欲缺乏，测体温 38.5℃；检查发现左上唇部位见直径约 7cm×3cm 的红肿僵块，无波动感，表面有数枚白色脓头，触痛明显，皮温高，伴左面部轻微肿胀；急诊辅助检查血常规 Hb 125g/L，WBC 15×10⁹/L，中性粒细胞百分比 85%，血糖 4.6mmol/L。

【问题3】 通过上述病史、体格检查和实验室检查，该患者现在可疑的诊断是什么？

根据患者几天前有左上唇疖的病史，目前在原部位出现红、肿、热、痛的僵块、皮损范围较前扩大，约 7cm×3cm，表面有数枚白色脓头，伴有发热等感染中毒症状，首先应考虑痈的可能，由于病灶位于上唇，诊断为左上唇痈。

思路1：痈是多个相邻的毛囊及其所属皮脂腺或汗腺所发生的急性化脓性感染，或由多个疖融合而成。发生于颈部者俗称对口疮；发生于背部者俗称搭背，中医称为"疽"。

患者为中年男性，伴有慢性消耗性疾病及长期应用糖皮质激素史，在厚韧或致密的上唇皮肤处出现以下特征性形态学改变时，需考虑唇痈。

知识点

痈的形态学特征

初起局部皮肤呈紫红色炎性弥漫性浸润区，表面红、肿、硬、痛，紧张发亮，界限不清，范围常超 9cm，表面无波动感；5～7d 后出现化脓及组织坏死，皮肤中央部表面有多个脓栓，破溃形成蜂窝状，以后逐渐坏死、塌陷，呈"火山口"状，内有脓液和坏死组织（图 4-2）。局部淋巴结肿大，好发于颈、背、肩、臀部及大腿等处，初始即有畏寒、低热、食欲缺乏等全身症状，严重者有寒战、高热等全身中毒症状。部分患者同时有搏动性疼痛，在局部组织化脓破溃排出大量脓血后，全身症状亦随之减退。痈易向四周和深部扩散，严重者可继发毒血症、败血症，甚至可能导致死亡。

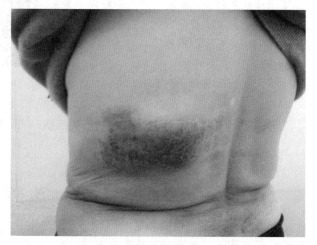

图 4-2　痈

思路2：尽早明确痈的诊断有利于及早开展积极的抗感染治疗，对于减少局部组织破坏、减轻全身毒性症状具有重要意义。问诊时要高度重视患者有无畏寒、发热等全身中毒症状，以及局部红、肿、热、痛的体征，需与下列知识点中几种疾病进行鉴别。

知识点

痈易与下列疾病混淆

1. 蜂窝织炎　局部呈弥漫性浸润性红肿，境界不清，炎症范围更广，表面无多个脓头。

2. 脓癣　常见于头发部，为毛囊性脓疱，形成片状红肿的痈状隆起，无溃破口，患处头发常易折断及拔出，且可找到真菌。

3. 项部硬结性毛囊炎　发生于项部，初为毛囊炎，多个聚集、融合形成增殖性硬结、瘢痕性斑块，无坏死，全身症状不明显。

思路3：痈的诊断明确后需考虑是由于何种病菌引起的，需了解痈的形成过程及其发病机制，特别是连接真皮层与深筋膜之间致密纤维束的作用，对这些问题的思考有助于指导抗菌药物的选择、明确痈的手术治疗目的、阻断痈的病理进程、缩短治疗周期。

知识点

痈的致病因素及病理过程

痈是由金黄色葡萄球菌引起的多个邻近毛囊发生的深部感染，感染常从一个毛囊底部开始，沿深部阻力较小的脂肪组织蔓延至邻近的皮下组织和深筋膜，再向上穿入毛囊群而形成多个脓头，引起聚集性痈肿。在真皮层与深筋膜间为致密纤维束（图4-3），其周围的血管多有炎性栓塞，局部组织压力较高。常发生于贫血、营养不良、慢性肾病、糖尿病、低丙种球蛋白血症、长期使用糖皮质激素或严重的全身性皮肤病如剥脱性皮炎、天疱疮等患者。

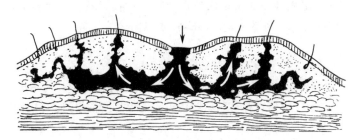

图4-3 痈的形成示意图（黑色代表脓液）

【问题4】 患者痈诊断明确后，下一步应当如何处理？

1. 全身治疗 患者应加强营养和休息，对于疼痛明显者应予以镇痛治疗；在细菌培养及药敏试验前先经验性静脉应用青霉素或第一代头孢菌素等抗菌药物，要求足量、足疗程应用，如有糖尿病等基础疾病，应同时积极治疗基础性疾病。

该唇痈患者四天前已开始口服第一代头孢菌素药物头孢唑啉，病情并未得到控制，病灶范围扩大并出现全身中毒症状，说明致病菌对头孢唑啉不敏感。考虑到该患者发生痈的部位特殊以及长期接受激素治疗，因此急症收入院时给予万古霉素治疗，防止海绵状血栓性静脉窦炎的发生；同时考虑到患者为医院保洁员，需警惕痈是由耐甲氧西林金黄色葡萄球菌（MASA）所致，立即取病灶表面分泌物培养及做药敏试验，以指导下一步抗菌药物的应用。

2. 局部治疗 初期红肿阶段，此时痈区皮下尚未软化，治疗措施同疖，肿胀明显者可用50%硫酸镁湿敷。已有破溃流脓或痈区组织坏死软化时，应作手术治疗。手术时机过早会引起创面大量渗血，过迟则会引起组织大量坏死，炎症也不易得到控制。一般用"+"形切口，切口长度不要超出正常皮肤。切开深度要深达筋膜，尽量去除所有坏死组织，必须剪断连接真皮与筋膜间纤维结缔组织以利降低局部组织张力，脓液及坏死组织要彻底引流及剪除；尽量保留切口周围皮肤，切口不予缝合。用纱布或碘仿纱布填塞止血，以后每日换药，纱条填塞入伤口内每个角落，掀起边缘的皮瓣，充分引流，特别注意填入创腔内纱条的计数及记录，严防异物残留于创腔内。如创面过大，待肉芽组织健康时可考虑植皮；亦可直接做痈切除术，肉芽组织长出后即植皮可缩短疗程。

唇痈一般不宜采用手术治疗，以全身治疗为主。只有在急性炎症得到有效控制、炎性病灶已经局限缩小且形成了明显的皮下脓肿难以溃破时，才做一个小切口引流液化的坏死组织及脓液。

【问题5】 如何预防疖和痈的复发？

增强机体抵抗力，加强锻炼，积极治疗导致机体抵抗力下降的疾病。注意个人卫生，勤洗澡及换内衣，服用维生素制剂，忌食酒类等辛辣刺激性食物，控制基础性疾病，避免局部挤压。疖病需防止自身接种，要勤洗鼻腔及手。

第二节 丹 毒

丹毒（erysipelas）是皮肤及其浅层淋巴管网的感染，主要致病菌为A族乙型溶血性链球菌，常由皮肤或黏膜的轻微损伤诱发此病。致病菌可潜伏于淋巴管内，易引起复发。

关键点

1. 丹毒的皮损特征及其演化过程。
2. 丹毒与其他类似皮肤病损的鉴别诊断。
3. 丹毒治疗的注意事项。

首次门诊病历摘要

患者男性,35岁,因"左小腿红肿痛3d"来我院门诊就诊。患者3d前因左足癣很痒在按摩院做按摩搔刮治疗,1d前左小腿出现红肿痛,伴有头痛、发热。体格检查:体温37.8℃,左小腿有片状红疹区,范围约7cm×5cm大小,边界清楚,伴压痛,皮温高。

【问题1】 该患者可疑的诊断是什么?

根据患者的病史、体格检查,结合皮肤病损的形态,应考虑左小腿丹毒的可能。

思路1:根据患者有左足癣病史,加上做足部按摩时有损伤史,皮肤小裂口易于引起淋巴管的急性炎症。

知识点

丹毒的皮损特征

潜伏期一般为2～5d。前驱症状有畏寒、骤起发热、恶心和全身不适等,继而局部出现水肿性片状红疹,边缘清楚并稍隆起,指压后红色消退,手指离开后,红色可迅速恢复;红肿迅速向四周蔓延时,初始中间红斑较淡,随后中央的红色消退、脱屑,颜色转为棕黄;患处皮温高、表面皮肤张紧发亮,有灼痛,局部有触痛并出现硬结和非凹陷性水肿(图4-4);邻近淋巴结肿大。好发于小腿、颜面部,也可出现脓疱或水疱。

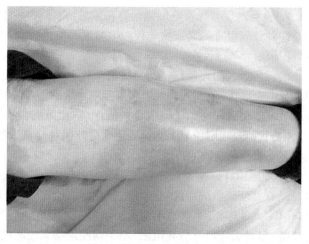

图4-4 丹毒

思路2:丹毒起病急、进展快、蔓延迅速,很少有组织坏死或化脓,全身症状如寒战、发热等较剧烈,同时也易反复发作,可引起慢性淋巴水肿。乳腺癌患者行腋窝淋巴结清扫术后由于上肢淋巴回流不畅,也易反复罹患丹毒。

思路3:根据皮肤表面边界清晰的红色皮疹伴红肿热痛的炎症表现,丹毒易于诊断,但需与下列疾病相鉴别。

知识点

丹毒需与下列疾病鉴别

1. 接触性皮炎 有明显的刺激物及致敏原接触史,接触部位有丘疹、水疱、糜烂等,境界清楚,瘙痒明显,患者无全身症状。
2. 蜂窝织炎 感染部位浸润较深,可有深部化脓、红肿,境界不清,炎症中央红肿最明显,破溃后可排出脓液及坏死组织。

3. 类丹毒　通常发生于手部,有屠宰或接触家禽、鱼类史。皮损为紫红色色斑,不化脓,一般不发生水疱;局部症状较轻,一般无明显全身症状,猪丹毒杆菌接种实验阳性。

思路4:丹毒常见的致病菌及其诱发因素。

知识点

丹毒的致病菌及其继发因素

丹毒主要是由A族乙型溶血性链球菌侵入所致,多由皮肤或黏膜轻微外伤处侵入,也可由血行感染引起。足癣、小腿溃疡、瘙痒性皮肤病、皮肤皲裂、轻微摩擦或轻微外伤均可诱发。复发性丹毒系细菌潜伏于淋巴管内,每当机体抵抗力降低时,即可复发。

【问题2】　患者下一步应当如何处理?

丹毒治疗以保守治疗为主。措施包括:抬高患肢,局部可用50%硫酸镁溶液湿敷;全身应用抗菌药物,静脉滴注如青霉素、头孢类等敏感抗生素。

第二次门诊病历摘要

该患者经全身应用青霉素(8 000 000U)治疗7d后来院复诊,测量体温恢复正常,食欲良好,能自由行走,无任何不适主诉。检查左小腿皮损已完全消退,无红肿热痛的表现,左足癣仍存在。继续给予青霉素治疗,总疗程共2周,并继续治疗足癣。

丹毒患者需抬高患肢、注意休息。局部肿胀明显者可用50%硫酸镁湿敷,或用鱼石脂软膏外敷。全身应用抗菌药物,首选青霉素,也可选用敏感的头孢菌素、克林霉素或红霉素等治疗,体温消退后仍需继续用药3~5d,以免丹毒复发。对下肢丹毒,如同时有足癣,应同时治疗足癣,以减少复发风险。

第三节　蜂窝织炎

蜂窝织炎(cellulitis)是指广泛的皮肤和皮下组织的弥漫性化脓性炎症,也可深及筋膜下、肌间隙或深部蜂窝组织。其特点是起病急,病变不易局限,扩散迅速,与正常组织无明显界限。

关键点
1. 蜂窝织炎的皮损特征。
2. 重视几种特殊蜂窝织炎的临床特点。
3. 蜂窝织炎的鉴别诊断。
4. 蜂窝织炎的治疗措施。

门诊病历摘要

患者男性,65岁,因"右小腿红肿痛5d"来我院门诊就诊。患者5d前因右小腿被树枝刮伤后,局部伤口有少量出血,未诊治。起初伤口周围出现局部肿痛,无发热,后感觉伤口疼痛较前明显,红肿范围较前扩大,伴畏寒、发热,体温最高达38℃。既往有糖尿病、高血压、高血脂病史。体格检查:左下肢皮肤弥漫性发红,境界不清,范围约12cm×7cm,有凹陷性水肿,局部皮温增高,触痛明显。

【问题1】　该患者可疑的诊断是什么?

根据患者的症状、体征,特别是炎症皮肤的边界及表面特征,结合伤口的深度,应考虑右小腿蜂窝织炎的可能。

思路1：右小腿局部皮肤出现境界不清的红肿，中央区炎症显著，可见软化、波动或破溃溢脓等考虑蜂窝织炎（图4-5），病情严重者应做脓液及血液的细菌培养与药敏试验。

知识点

蜂窝织炎的表现特征

继发于外伤或其他化脓性感染病灶，常具有红、肿、热、痛及皮肤化脓感染的特征。初起局部呈弥漫性浸润性红肿，境界不清，中央炎症显著，其后局部红肿明显，疼痛加剧，严重者出现水疱、大疱，组织逐渐溶解软化而出现波动，破溃后流出黄白色稠厚脓液，进而形成溃疡，经2周左右结疤而愈。部分病损不溃破，可自然吸收而消退。若链球菌感染，脓液较稀薄；若葡萄球菌感染，脓液则较稠厚。伴有局部淋巴管炎和淋巴结炎，偶可引起筋膜炎、肌炎、坏疽、转移性脓肿及败血症，有畏寒、发热等全身症状。

思路2：蜂窝织炎引起的病变不易局限，扩散迅速，根据致病菌的种类、毒力、所产的毒素、是否产气以及病灶所在的部位，有下列几种特殊类型的蜂窝织炎。

瘭疽：发生于指、趾的蜂窝织炎称为瘭疽。患者局部有跳动性疼痛，炎症可深及肌腱和骨骼，导致筋膜炎、肌炎和骨炎。

新生儿蜂窝织炎：特点是起病急、发展快，病变不易局限，极易引发皮下组织的广泛坏死。病变易发生在背部和臀部等容易受压处。

眶周围蜂窝织炎：是一种严重的蜂窝织炎，多由局部外伤，虫咬后感染或鼻旁窦炎扩散所致。以眼眶为界，分为：①隔前蜂窝织炎，表现为眼睑红肿，无眼球受累，无球结膜水肿。②隔后蜂窝织炎，

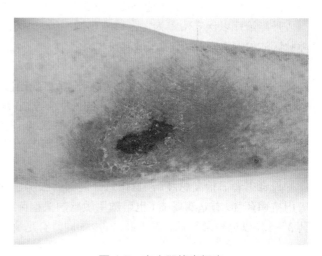

图4-5 右小腿蜂窝织炎

表现为眼睑红胀、突眼、球结膜高度水肿，可导致海绵窦炎、脑脓肿、败血症等。

口底、颌下及颈部蜂窝织炎：是一种严重威胁生命的蜂窝织炎，可发生喉头水肿和压迫气管，引起呼吸困难甚至窒息，炎症可蔓延到纵隔。

思路3：蜂窝织炎初期也常表现为红、肿、热、痛的炎症特征，在此阶段积极治疗易痊愈，此时需与下列疾病鉴别，防止延误病情。若等到病灶中间逐渐出现软化坏死、破溃，诊断虽然易于明确，但此时组织已有破坏、炎症加重，易于形成瘢痕，影响局部功能。

知识点

需与蜂窝织炎鉴别的疾病

1. 丹毒　境界清楚的炎症性红斑，非化脓性，累及皮肤淋巴管网，病损较浅，浸润较轻，皮损境界清楚，疼痛程度较轻，无凹陷性水肿。
2. 接触性皮炎　有接触史，皮损境界清楚，自觉灼痒而不痛。
3. 血管性水肿　仅有水肿，无红斑，不化脓，无全身症状，消退快。
4. 产气性皮下蜂窝织炎应与气性坏疽鉴别　后者发病前创伤常累及肌肉，病变以产气荚膜梭菌引起的坏死性肌炎为主，常有某种腥味，X线平片肌肉间可见气体影。

思路4：需掌握引起蜂窝织炎常见的细菌类型及局部组织特点，选用合理的抗菌药物，有利于指导合理的手术干预措施。

知识点

蜂窝织炎的常见致病菌及致病条件

主要致病菌多为溶血性链球菌,有时为金黄色葡萄球菌,少数亦可由流感嗜血杆菌、厌氧性或腐败性细菌等引起。厌氧性或腐败性细菌感染者常引起坏疽,较严重。本病多为原发性的,细菌通过皮肤细小的创伤而侵入;亦可为继发性的,由其他的局部化脓性炎症直接扩散,或深部化脓灶穿破后所致;也可由淋巴道或血行性感染所致。局部外伤、血运不良、挤压疖肿,以及放射疗法均可成为本病诱因。化学物质直接注入皮内也可导致急性蜂窝织炎。

【问题2】 下一步应当如何处理?

1. 全身治疗 早期给予足量高效抗生素,先选用新青霉素或头孢类抗生素,疑有厌氧菌感染时加用甲硝唑。局部伤口脓液及血液做细菌培养与药敏,指导选择敏感的抗生素。一般疗程 10~14d,炎症消退后仍应维持用药一周;同时给予镇痛、退热、加强营养等对症处理。

2. 局部治疗 早期用 50% 硫酸镁溶液局部湿敷,或外用鱼石脂软膏。经全身应用抗生素仍不能有效控制炎症扩散者,应进行广泛的多处切开引流;有脓肿者,应尽早切开引流;对局部检查发现捻发音者,伤口切开引流后用 3% 过氧化氢溶液冲洗和湿敷。口底、颌下和颈部的急性蜂窝织炎,可发生喉头水肿和压迫气管,引起呼吸困难,甚至窒息,局部应及早切开减压、引流,床旁备气管切开包;对出现呼吸急促或严重呼吸困难,应及时作气管切开以保证呼吸通畅。

第四节 脓 肿

脓肿(abscess)是由急性感染后在组织内由病变组织坏死液化形成局限性包裹的脓液组成,并有一完整脓壁与周围组织分隔。

关键点

1. 脓肿的临床特征。
2. 脓肿的类型及其鉴别诊断。
3. 脓肿的全身治疗与局部治疗的原则。

病历摘要

本章第三节提及的患者,右小腿蜂窝织炎经全身应用水溶性青霉素及局部切开引流后,右小腿炎症得到控制,炎症减轻,红肿范围缩小。但患者 5d 后开始出现右大腿根部跳动性疼痛,局部红肿明显,渐感上述症状日渐加重,近两天又出现低热,体温 37.8℃,10cm×8cm 红肿区,皮温增高,触痛明显,炎症中心部位腹股沟区有 3cm×4cm 大小的肿块,有波动感,似可扣及搏动(图4-6)。

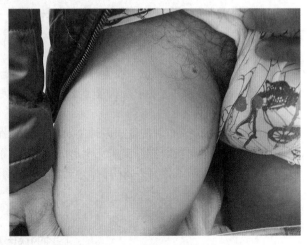

图4-6 右腹股沟脓肿伴周围炎

【问题1】 该患者可疑的诊断是什么?

根据患者的病史、发病过程,结合目前的症状与体征,首先考虑为右腹股沟区脓肿。

思路1:右大腿腹股沟区出现明确的红肿热痛性肿块,提示炎症存在,在其中央区有隆起的波动性肿块,位于腹股沟韧带中段下方,符合右腹股沟区脓肿的诊断。

知识点

脓肿的特征

初起局部皮肤发红、肿胀、表面皮温升高,有压痛、质地坚硬。4~7d后化脓及组织坏死,肿块因而软化、变大、疼痛更为剧烈,病变中央或皮肤最薄弱处变白色或黄色,可有脓头形成,部分脓肿会自行破溃而结疤愈合。局部淋巴结肿大。常见发病部位为面、颈后、腋窝、臀部、大腿、腹股沟及躯干上部,可伴有畏寒、发热、头痛、乏力等全身症状,脓肿可向四周和深部扩散,经血道扩散而发生败血症、转移性感染时,血及相应组织细菌培养呈阳性。

思路2:右腹股沟区脓肿形成与右小腿蜂窝织炎密切相关,小腿的皮肤、软组织感染的细菌可经过淋巴管传播,导致股深淋巴结炎症、肿大,由于细菌毒力较强,或抗生素对细菌欠敏感,或长期应用抗生素产生耐药,股深淋巴结炎症可引起局部组织坏死、液化,形成脓肿。

知识点

脓肿的临床表现类型

浅表的脓肿,有典型的红、肿、热、痛,皮损中央可有脓头,肿块有波动感,而发热等全身症状较轻,诊断易明确;深部的脓肿,局部红肿可不明显,也不易触及波动感,伴有局部疼痛与压痛、表面皮肤凹陷性水肿明显,高热、寒战等全身中毒症状明显;若骨关节周围、腰部或腹股沟外侧脓肿,且红肿热痛症状不明显者,需警惕结核性寒性脓肿。

思路3:浅表脓肿有典型的波动感,诊断不难;深部脓肿或肥胖者脓肿有时波动感不明显,需与下列疾病相鉴别。

知识点

脓肿易与下列疾病混淆

1. 蜂窝织炎 局部呈弥漫性浸润性红肿,境界不清,炎症范围更广,表面无脓头。
2. 动脉瘤 呈搏动性肿块,需注意区分这种搏动性是膨胀性搏动还是传导性搏动,超声检查有助于鉴别。
3. 先天性脑脊膜膨出 在背部中间部位,透光试验呈阳性,无红肿等炎性表现,但需注意脑脊膜膨出长期反复摩擦后也会表现为表面皮肤的红肿、增厚粗糙。

思路4:了解形成脓肿的致病菌种类及其病理过程,除了可以选择有效敏感的抗菌药物外,还有助于指导外科手术干预的时机。脓肿尚未完全形成时,过早采取手术治疗不仅出血多,疗效也欠佳;脓肿已经完全形成而迟迟没有溃破或没有手术引流,则会加重周围组织破坏,引起脓毒血症和菌血症。

知识点

脓肿的病因及发病机制

脓肿的致病菌多为金黄色葡萄球菌,皮肤表面其他细菌或真菌也可致病。致病菌入侵路径包括:

①皮肤破损处或受损的毛囊处侵入；②可由毛发内生引起；③局部损伤的血肿或异物存留处；④远处感染灶经血流转移而形成脓肿。由于炎症组织在细菌产生的毒素或酶的作用下发生坏死、溶解，从而形成脓腔。腔内的渗出物、坏死组织、脓细胞和细菌等共同组成脓液。脓液中的纤维蛋白形成网状支架使得病变局限化，脓腔周围充血水肿和白细胞浸润，最终形成以肉芽组织增生为主的脓腔壁。皮损中央部位脓头形成，脓肿可于脓头处自行破溃而痊愈，也可自行吸收，一般愈合需1~2周。脓肿也可扩散到周围组织，或入血液循环致转移性脓肿、败血症等。好发于糖尿病、免疫抑制、吸毒及长期使用糖皮质激素者。

知识点

脓肿的治疗措施

1. 早期可予热敷，外涂鱼石脂、金黄散等，口服或静脉应用青霉素、头孢菌素等抗菌药物。积极治疗糖尿病等导致机体抵抗力下降的基础疾病。

2. 脓肿一旦形成后应及时切开，在波动最明显处切开，与皮纹平行，通畅引流，创面可用 3% 过氧化氢溶液冲洗，纱布引流换药。

【问题2】 该患者下一步应当如何处理？

患者右腹股沟区脓肿诊断明确，有手术指征。

急症手术记录摘要

该患者因右腹股沟区脓肿，拟在局麻下行脓肿切开引流术，以安尔碘从外向内依次消毒3遍后铺巾，脓肿表面以 2% 利多卡因皮内浸润麻醉，以尖刀挑破脓肿中央的表面皮肤，长约3cm，见切口内初始有约 15ml 脓液溢出，紧接着鲜红色血液喷出，压力极高，立刻以干纱布加压压迫。办理急症入院，紧急做术前准备，在全麻下以自体大隐静脉行"髂外动脉—股浅动脉外旁路移植术，破裂的股动脉结扎＋感染创腔引流"。手术顺利，术后恢复良好。

经验与教训：该病例的股深淋巴结炎症引起局部组织坏死、液化，形成脓肿，同时由于股深淋巴结紧邻股动脉，炎症易波及动脉壁可引起动脉瘤，加上该患者常年有高血压、高脂血症病史，动脉存在粥样硬化样改变，容易形成股动脉瘤。

对体表一些特殊部位如颈部、腘窝、腹股沟区的脓肿不能麻痹大意，即使临床检查扪及典型的波动感，也不宜直接行"脓肿"切开引流。在这些大动脉行经的体表部位若出现红、肿、热、痛的"脓肿"，则需警惕伴发动脉瘤可能；对近期曾行股动脉穿刺抽血或置管者，需警惕血管继发感染、形成假性动脉瘤的可能。尽管动脉瘤的膨胀性搏动与位于动脉表面脓肿的传导性搏动体征不同，但在肥胖患者、肿块较硬或"脓肿"张力较高时有时仍不易鉴别，需先行超声等检查，术中先用细针诊断性穿刺、明确抽出脓液后方可切开引流。同理对于脊柱正中部位，特别是新生儿出现项部、骶尾部肿块，警惕脑脊膜膨出，禁忌直接切开引流，这些特殊部位的脓肿均需遵循"超声检查—细针穿刺—切开引流"的操作程序。

第五节　破　伤　风

破伤风（tetanus）是破伤风杆菌侵入人体伤口，在厌氧环境下生长繁殖，产生嗜神经外毒素引起的以全身肌肉强直性痉挛为特征的一种急性特异性感染。

关键点

1. 破伤风的致病菌及致病毒素。
2. 破伤风杆菌的致病条件。

---

3. 破伤风的临床表现。

4. 破伤风的诊断与鉴别诊断。

5. 破伤风的预防及治疗原则。

急诊病历摘要

患者男性，45岁，因"左足底被铁钉刺伤5d，牙关紧闭伴全身肌肉抽搐1h"救护车送来我院急诊。患者5d前在工地劳动时左足底被生锈的铁钉刺伤，当时拔出铁钉时出血不止，顺手以泥土灰撒在伤口上并以布条扎紧，继续工作；次日觉得左足底疼痛，发现伤口周围红肿，自行以红药水涂擦；1d前患者觉得头晕、乏力、多汗，吃饭不便，自以为伤口发炎造成的，在家休息，口服头孢拉定治疗；1h前患者自感呼吸困难、出现牙关紧闭伴全身肌肉抽搐，家人呼叫救护车送急诊。体格检查：BP 150/80mmHg，神志清楚，苦笑面容，大汗淋漓，呼吸急促、费力，面色发绀，头后仰，颈项强直，角弓反张，四肢肌肉阵发性抽搐。

【问题1】 该患者第一时间应作何紧急处理？

患者此时发生咽喉痉挛、呼吸肌痉挛，导致呼吸困难、发绀，有窒息风险，首要抢救措施是保持呼吸道的通畅：面罩吸纯氧，静脉推注非去极化肌松药（罗库溴铵0.8~1.0mg/kg），并给予咪达唑仑2mg静脉注射，肌松满意后紧急气管插管，接呼吸机实行人工通气。患者很快面色及嘴唇颜色转为红润。注意此时不宜选用去极化肌松药如琥珀胆碱等，因为抽搐的患者极易并发高钾血症，而去极化肌松药会加重高钾血症导致的心律失常。

【问题2】 该患者可疑的诊断是什么？

根据患者的症状、体征，结合家属提供的5d前外伤及伤口未正规处理的病史，考虑破伤风感染的可能。

思路1：患者有外伤史，伤口未经正规处理。有牙关紧闭、颈项强直、角弓反张、阵发性全身肌肉痉挛，主要表现为运动神经系统的失抑制、自主神经的失调，应考虑破伤风可能。该患者入院时已发生咽喉肌及呼吸肌的痉挛，属重型破伤风，应作气管紧急插管处理，管理好呼吸道，纠正缺氧状态。

知识点

破伤风典型的临床表现

破伤风的潜伏期平均为7d，也有短如24~48h或长达20~30d，甚至数月或数年，或仅在摘除存留体内多年的异物时发作。潜伏期越短，预后越差。

前驱症状：有乏力、头痛、兴奋和烦躁不安等非特征性症状，咬肌紧张酸胀、打哈欠、张口不便、吞咽困难和颈项部、腹背部肌肉紧张或酸痛等非特异性症状。

发作期：主要表现在持续的肌紧张性收缩（肌强直、发硬）的基础上，阵发性强烈痉挛，肌肉痉挛的间歇期越短，预后越严重。通常最先受影响的肌群是咀嚼肌，随后顺序为面部表情肌，颈、背、腹、四肢肌，最后为肋间肌和膈肌。

患者开始感到咀嚼不便、张口困难，随后有牙关紧闭、蹙眉，面部表情肌群呈阵发性痉挛，使患者具有独特的"苦笑"表情。颈项肌痉挛时，出现颈项强直，头略向后仰，不能做点头动作；背腹肌同时收缩，但背肌力量较强，以致腰部前凸，头及足后屈，形成背弓，为"角弓反张"状；四肢肌收缩时，因屈肌较伸肌有力，肢体可出现屈膝、弯肘、半握拳等姿态；膈肌受影响后，发作时面唇青紫，通气困难，可出现呼吸暂停。

缓解期：发作约1周后缓解，病程一般持续3~4周，痊愈后肌紧张与反射亢进仍持续一段时间；恢复期可有精神症状，如幻觉、言语和行动错乱等，但多能自行恢复。

思路2：破伤风诊断主要依靠受伤病史及临床表现，而非依赖病原学检查或实验室检验，对不典型者需与下列疾病鉴别。

> 知识点
>
> ## 破伤风易与下列疾病混淆
>
> 1. 狂犬病　有狗、猫咬伤史，以吞咽肌抽搐为主。大量流涎、吞咽困难，少见牙关紧闭。
> 2. 化脓性脑膜炎　虽有"角弓反张"、颈项强直等体征，但无阵发性肌痉挛和外伤史。有剧烈头痛、高热、喷射性呕吐等，神志有时不清。脑脊液检查有特征性改变。
> 3. 低钙搐搦　手足强直性痉挛，但间歇期无全身肌张力增高，血钙降低，钙剂注射有效。

思路3：该患者诊断为破伤风，如何判断出病情的严重程度。

> 知识点
>
> ## 根据病情可把破伤风分为轻、中、重三型
>
> 轻型：潜伏期10d以上，病情于4～7d内逐渐加重，每日肌痉挛发作不超过3次。牙关紧闭及颈肌强直均较轻，无吞咽困难。
>
> 中型：潜伏期7～10d，病情于3～6d内较快地发展到高峰，有明显的牙关紧闭、吞咽困难和全身肌肉强制性痉挛，痉挛次数频繁（>3次/d）而激烈。
>
> 重型：潜伏期短于7d，症状于3d内即发展至高峰，本型与中型的区别主要在于有无呼吸困难；此外重型可有窒息、高热及交感神经功能亢进的表现，如多汗、肢端发冷、血压升高、心动过速、阵发性期前收缩等。肌痉挛发作频繁，数分钟发作一次或呈持续状态，痉挛于发病24～48h内即可发作。

思路4：破伤风是由厌氧性破伤风梭状芽孢杆菌经皮肤或黏膜伤口侵入组织内引起的。该患者被生锈的铁钉扎伤足底，有可能将破伤风杆菌携带加入伤口内；伤口内残留铁锈、以泥土灰撒在伤口上止血也是将破伤风杆菌带入伤口内并造成局部厌氧环境的主要原因。

思路5：破伤风杆菌侵入伤口需要在缺氧的环境内才能繁殖及产生毒素。该患者受伤后并未接受伤口清创消毒处理，加上以布条勒紧伤口止血，客观上加重了缺氧的环境；其后的伤口感染会消耗完创腔内氧，有利于破伤风杆菌生长繁殖。

> 知识点
>
> ## 破伤风的致病条件
>
> 伤口被破伤风杆菌及芽孢污染并不一定导致发病，创伤伤口的破伤风杆菌污染率很高，但破伤风发病率一般仅占污染者的1%～2%，是由于破伤风杆菌及芽孢的生长繁殖必须依赖于伤口内的无氧环境。
>
> 深部创伤发生后，如果伤口的外口过早愈合、伤口内存留有异物或坏死组织、局部包扎过度紧密、创伤组织血供差等，易导致适宜的缺氧环境形成；如果同时混合存在需氧菌感染，后者将耗尽伤口内的氧气，更易促成本病发生。
>
> 伤口未及时清创或处理不当是本病的主要诱因。

【问题3】　该患者紧急应用了肌松药，抽搐也暂时性停止了；同时也接受了气管插管，呼吸困难已解除。在保证了呼吸道通畅，纠正了缺氧状态后，下一步该如何治疗？

思路1：采用镇静治疗，以持续控制并解除肌肉痉挛，这是整个综合治疗的中心环节。镇静过浅会引起患者再次抽搐，过深会引起呼吸抑制、加重出现肺部并发症的风险。该患者可在接受静脉注射咪达唑仑后，再以1～2mg/h剂量维持。

39

知识点

破伤风的镇静治疗:选择适宜的镇痛剂、镇静剂和肌肉松弛剂。

适量使用可待因、哌替啶或吗啡等镇痛剂,可解除肌肉痉挛所致的剧痛,且不引起呼吸抑制。

病情较轻者,可用:①地西泮 10mg 静脉注射,3～4 次/d;②巴比妥钠 0.1～0.2g 肌内注射;③10% 水合氯醛 15ml 口服或 20～40ml 直肠灌注,3 次/d。

病情较重者,可用氯丙嗪 50～100mg,加入 5% 葡萄糖溶液 250ml,静脉缓慢滴注,4 次/d。

抽搐严重者,可用硫喷妥钠 0.5g 做肌内注射(需警惕喉头痉挛,用于气管插管患者比较安全),或肌肉松弛剂(包括去极化肌松药或非去极化肌松药)。去极化肌松药需在血钾正常的情况才能使用。上述药物在气管切开及控制呼吸的条件下使用较为安全。

思路 2:中和游离毒素,应尽早进行。因为破伤风毒素一旦与神经组织结合,很难使这部分毒素失活;应用抗毒血清虽无对已结合毒素中和效能,但可中和仍未结合的游离破伤风毒素。首选人体破伤风免疫球蛋白(tetanus immunoglobulin,TIG),剂量 500～3 000U,分 3 等份注入 3 个不同的肌内注射部位;TIG 具有过敏反应低、效价高、半衰期长(3～4 周)的优点。若没有 TIG,也可用破伤风抗毒素(tetanus antitoxin,TAT)20 000～50 000U 加入 5% 葡萄糖溶液 500～1 000ml 中缓慢静脉滴注,一般认为加大剂量并不能提高疗效,鞘内或脑池内给药的疗效并不肯定。建议在给予 TAT 或 TIG 后 1～6h 行清创术,可以避免清创导致伤口中的毒素释放扩散,清创前可采用适量破伤风抗毒素浸润注射于伤口周围组织中。

思路 3:抗菌治疗,水溶性青霉素 G 1 000 万～1 200 万 U 静脉滴注,加用甲硝唑 2g/d 疗效更佳,疗程 7d。

思路 4:伤口处理,在应用镇静剂和抗生素 1～2h 后,在急诊室进行伤口清创,彻底清除坏死组织、异物及脓液,敞开伤口以 3% 过氧化氢湿敷,在清创前伤口周围浸润注射 TIG 1 000U(或 TAT 1 000～3 000U),以中和伤口周围的游离毒素,从而避免清创时释放入血。伤口已愈合者一般不需要清创。该患者由于左足底创口感染伴积脓,伤口予以敞开引流、清除坏死组织,并以 3% 过氧化氢冲洗湿敷。

思路 5:气道的管理,病情严重的破伤风患者应早期行气管切开,以排除气管内分泌物;维持良好的通气功能,预防或减少肺部并发症的发生,这是抢救破伤风成功的关键措施之一。

【问题 4】 该患者在急诊室经过上述紧急处理后,病情趋于稳定,生命体征平稳,拟转入 ICU 病房治疗,下一步该注意哪些问题?

思路 1:需安排患者住隔离单间暗室,避免光、声刺激,任何轻微刺激(如光、声、震动、打针、接触或饮水)均可触发患者发作抽搐。

该患者在从急诊室转运到 ICU 病房的过程中,由于路途颠簸加上搬动的刺激,在 ICU 病床上即有强烈的抽搐发作,立即加大咪达唑仑的剂量后,患者停止了抽动。在用约束带固定四肢时,发现右前臂淤血肿胀,有畸形,床旁 X 线平片提示右桡骨骨折,有移位,予以夹板临时固定,择期再行骨折复位内固定术。

思路 2:患者应加强护理,监测生命体征,心电监护注意有无心律失常;加强口腔卫生和照护,防止舌咬伤;勤吸痰,清理呼吸道分泌物,防止胃反流及误吸,特别注意防止肺部感染、肺不张;有高热者给予降温措施;保证营养与维持水、电解质平衡,进食困难者予鼻饲或静脉高营养,能自行进食者予高糖类、高蛋白、高热量、高营养饮食。

该患者入 ICU 病房后,常规检查发现膀胱位于脐下两指,诊断为尿潴留,予以留置导尿管,分次放出尿液;记 24h 出入液量,保持患者水、电解质及酸碱平衡。8 周后患者痊愈出院。

【问题 5】 如何预防破伤风的发生,防患于未然?

破伤风的预防主要有:①正确的伤口处理,凡污染严重、创伤深在的伤口均予彻底清创,务必做到清除异物、切除坏死组织、敞开无效腔,创面用 3% 过氧化氢反复冲洗或湿敷,消除破伤风杆菌生长需要的厌氧环境,这是预防的关键;②主动免疫,注射破伤风类毒素。

知识点

破伤风的免疫治疗

1. 主动免疫 儿童期注射破伤风类毒素作为基础免疫：首次皮下注射 0.5ml，间隔 4～6 周后再注射 0.5ml，第二针后 6～12 个月再注射 0.5ml；以后每隔十年强化注射一次。

如果有开放性外伤，肌内注射类毒素 0.5ml，一般于注射后 3～7d 即可产生足够免疫力，主动免疫副作用小。建立有效免疫抗体后，无须注射破伤风抗毒素或破伤风免疫球蛋白。

2. 被动免疫法

(1) 破伤风抗毒素(TAT)：外伤后尽早注射有预防作用，1 500～3 000U 肌内注射，但其作用时间短暂，对有潜在感染的患者，可在 1 周后追加注射一次。抗毒素易发生过敏反应，若有皮试过敏应按脱敏法注射。

(2) 人体破伤风免疫球蛋白(TIG)：是目前最佳的被动免疫制剂，肌内注射 250～500U，一次注射后在人体可存留 4～5 周，免疫效能 10 倍于破伤风抗毒素。

(黄广建)

推 荐 阅 读

[1] 贾辅忠, 李兰娟. 感染病学. 南京: 江苏科学技术出版社, 2010.

[2] 汪复, 张婴元. 实用临床抗感染学. 北京: 人民卫生出版社, 2004.

[3] 翁心华, 潘孝彰, 王岱明. 现代感染病学. 上海: 上海医科大学出版社, 1997.

[4] 吴孟超, 吴在德. 黄家驷外科学. 8 版. 北京: 人民卫生出版社, 2020.

[5] 吴志华, 樊翌明. 皮肤性病诊断与鉴别诊断. 北京: 科学技术文献出版社, 2009.

[6] 张延龄, 吴肇汉. 实用外科学. 3 版. 北京: 人民卫生出版社, 2012.

[7] 赵辨. 中国临床皮肤病学. 南京: 江苏科学技术出版社, 2010.

[8] 中国医师协会急诊医师分会. 成人破伤风急诊预防及诊疗专家共识. 临床急诊杂志, 2018, 19(12): 801-811.

[9] SARTELLI M, GUIRAO X, HARDCASTLE T C, et al. 2018 WSES/SIS-E consensus conference: recommendations for the management of skin and soft-tissue infections. World Journal of Emergency Surgery, 2018, 13: 58.

第五章 体表肿瘤与肿块

体表肿瘤是指来源于皮肤、皮肤附件、皮下组织等浅表软组织的肿瘤。体表肿瘤与肿块是门诊常见疾病之一,临床上尚需区分真性体表肿瘤以及非真性肿瘤的肿瘤样包块。常见的如脂肪瘤、纤维瘤及纤维瘤样病变、皮肤癌、黑色素瘤、囊性肿瘤及囊肿、皮肤乳头状瘤、血管瘤、肿大淋巴结等。

第一节 皮下脂肪瘤

皮下脂肪瘤(lipoma)为正常脂肪样组织的瘤状物,好发于四肢、躯干。境界清楚,呈分叶状,质软可有假囊性感,无痛(图 5-1)。体表脂肪瘤可单发也可多发,绝大多数为良性,生长缓慢,不影响功能和美观者可不处理。少数病例可达巨大体积,并恶变为脂肪肉瘤,应及时切除(图 5-2)。

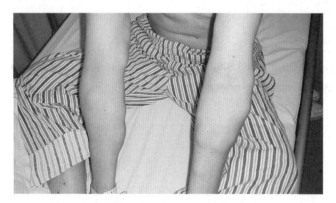

图 5-1 四肢皮下脂肪瘤

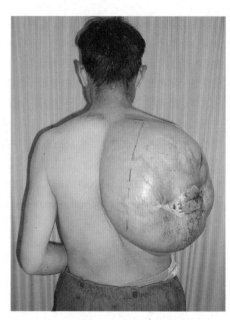

图 5-2 背部巨大皮下脂肪肉瘤

关键点

1. 皮下脂肪瘤的定义。
2. 皮下脂肪瘤与纤维瘤、皮脂腺瘤、腱鞘囊肿的鉴别。
3. 皮下脂肪瘤的处理原则。

首次门诊病历摘要

患者男性,45 岁,农民。因"发现右背部包块 5 年,快速长大半年,表面破溃 1 周"就诊。患者 5 年前洗澡时扪及右背部皮下包块,鸡蛋大小,无痛,活动度好,无红肿热痛等其他特殊不适,未诊治。近半年包块快速生长,近1周肿块表面破溃,遂来门诊就诊。既往无高血压、糖尿病等特殊病史。体格检查:右背部可见一 35cm×25cm×15cm 巨大包块,质软,压之无痛,边界尚清,活动度好;局部皮肤破溃。胸部检查:心、肺、肋骨、肩胛骨、脊椎骨未发现异常。

【问题1】 该患者可能的诊断是什么?

根据病史、症状、体格检查,患者右背部无痛性皮下质软包块、界限清楚、活动度好、生长缓慢,首先应考虑右背部皮下脂肪瘤肉瘤可能。

思路1:脂肪瘤是最常见的体表肿瘤,约占软组织良性肿瘤的80%。

1. 好发于颈、肩膀、大腿及臀部,大小不一,呈扁平团块状或分叶状。生长缓慢,多无自觉症状。有的脂肪瘤长大到一定程度后可自行停止生长,极少数则可生长巨大,转变为脂肪肉瘤。一般触诊质地软而又弹性,有假波动感,与表面皮肤无粘连。基底部较广泛,但常无粘连。

2. 另有一种多发性脂肪瘤,常见于四肢、胸腹皮下,多呈多个较小的圆形结节,较一般脂肪稍硬,压之疼痛,称为痛性脂肪瘤。

3. 还有一种对称性脂肪瘤,好发于颈部,常呈双侧对称生长,可发展至筋膜及肌间隙,呈马鞍畸形,较大时可压迫气管引起呼吸困难(图5-3)。

思路2:一般脂肪瘤易于诊断,但需与血管瘤、淋巴管瘤、神经纤维瘤等相鉴别。根据体表肿物超声或CT、MRI等影像学表现,可初步判断肿块性质、大小、与周围组织关系等,但最终诊断需依据穿刺组织活检或手术切除肿瘤送病理检查。

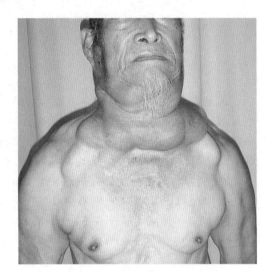

图5-3 颈部多发皮下脂肪瘤

【问题2】 临床诊断"脂肪瘤"后下一步应当如何处理?

脂肪瘤是常见的体表良性肿瘤,生长缓慢,恶变较少,大多随访观察即可,无须特殊处理。以下情况可考虑手术切除:①短期内生物学性状发生变化,如快速生长,怀疑恶变者;②生长在关节处、项背部、臀部等经常活动或受挤压部位,影响日常生活者;③长期困扰患者,导致焦虑等精神症状,强烈要求手术者。

【问题3】 患者考虑肿瘤缓慢长大,且平卧时躯体挤压肿块导致不适影响睡眠,强烈要求手术。下一步应当如何处理?

绝大多数脂肪瘤手术可通过门诊小手术在局麻下完成,仅部分巨大脂肪瘤或多发脂肪瘤需住院手术。但术前仍需完善基本检查,一般包括血常规、凝血功能、输血前ICT等;根据患者病史酌情完善心电图、肺功能等相关检查;询问药物过敏史。排除绝对禁忌证后,择期行体表肿瘤切除术。所有切除的肿物均应送组织病理检查,帮助进一步明确诊断。根据病理结果,决定后续治疗事宜。

皮下脂肪瘤切除术(视频)

【治疗情况】 积极术前准备后,在全麻下行肿瘤完整切除,术后恢复良好。病理诊断:脂肪肉瘤。

第二节 皮肤囊性肿瘤

常见的皮肤囊性肿瘤有:皮脂腺囊肿、皮样囊肿、表皮样囊肿等。

皮脂腺囊肿(sebaceous cyst)亦称粉瘤或粉刺,为皮脂腺排泄受阻所致潴留性囊肿,非真性肿瘤。多见于皮脂腺分布密集部位如头面及背部,也可发生在躯体各部位。表面可见皮脂腺开口的小黑点。囊内为皮脂与角化物聚集的油脂样"豆渣物",易继发感染,伴奇臭,感染控制后应完整手术切除治疗。

皮脂腺囊肿切除术(视频)

皮样囊肿（dermoid cyst）是一种错构瘤，由胚胎期偏离原位的皮肤细胞原基而发生的先天性囊肿。囊壁除表皮外，还可混有毛囊、汗腺等。浅表者好发于眉梢或颅骨骨缝处，可与颅内交通呈哑铃状。可手术切除治疗，但手术前应有充分估计和准备。

表皮样囊肿（epidermoid cyst）为明显或不明显的外伤致表皮基细胞层进入皮下生长而形成的囊肿。囊肿壁由表皮所组成，囊内为角化鳞屑。多见于易受外伤或磨损部位，如臀部、肘部等。可手术切除治疗。

关键点

1. 常见的皮肤囊性肿瘤有哪些？
2. 皮肤囊性肿瘤与皮下脂肪瘤、纤维瘤的鉴别。
3. 皮肤囊性肿瘤的处理原则。

首次门诊病历摘要

患者男性，80岁，退休教师。因"右大腿根部皮下包块3个月，红肿热痛7d"就诊。3个月前发现右侧大腿根部皮下有一花生米大小包块，无明显疼痛不适，自觉肿块缓慢增大；7d前肿块及周围皮肤出现红肿、发热等不适，伴疼痛。体格检查：右大腿根部前内侧皮肤见一大小约3cm×2cm包块，局部皮肤红、肿、热，压痛，包块表面中心部位有针头大脐孔凹样开口，呈蓝黑色，包块触诊表面光滑，推之不动；稍挤压后可见豆渣样物自包块表面凹口溢出（图5-4）。

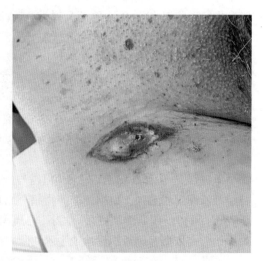

图5-4 大腿根部皮脂腺囊肿切除术后

【问题1】 该患者可能的诊断是什么？

根据病史、症状、体格检查，首先应考虑颈后皮脂腺囊肿并感染。

思路：病灶为发生于浅表软组织的肿块，包块表面中心部位有针头大脐孔凹样开口，呈蓝黑色，挤压后有豆渣样物自包块表面凹口溢出，考虑为皮脂腺囊肿；局部皮肤出现红、肿、热、痛等急性炎症表现，应考虑皮脂腺囊肿伴感染。

【问题2】 该患者下一步应当如何治疗？

思路1：手术切除是治疗皮脂腺囊肿的主要方法。手术时应在与囊肿粘连的皮肤部位及其导管开口处作一梭形切口，连同囊肿一并切除，尽量完整切除囊壁，否则残留囊壁组织易导致囊肿复发。术后常规送病理检查。

思路2：当皮脂腺囊肿伴有感染时，一般应先控制感染，待炎症消退后再行手术。

【治疗情况】 给予局部抗感染治疗，炎症消退后，在局麻下完整手术切除（图5-5）。

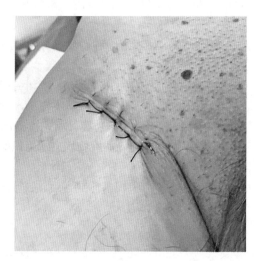

图5-5 大腿根部皮脂腺囊肿

第三节 神经纤维瘤病

神经纤维瘤可发生在神经纤维末梢或神经干的任何部位，是皮肤及皮下组织的一种良性肿瘤，通常多发性生长,有遗传倾向。神经纤维包括神经纤维束内的神经轴及轴外的神经鞘细胞与纤维细胞,故神经纤维瘤病包括神经鞘瘤与神经纤维瘤。

> **关键点**
>
> 1. 神经纤维瘤病的定义。
> 2. 神经纤维瘤与皮下脂肪瘤、皮肤囊性肿瘤的鉴别。
> 3. 神经纤维瘤病的处理原则。

首次门诊病历摘要1

患者男性,40岁,农民,因"发现全身体表多发包块30年"就诊。患者30年前即发现面部、躯干、四肢皮肤出现多发包块,无痛,伴有皮肤棕色色素沉着。体格检查:全身皮肤遍布数百枚黄豆大小至鸡蛋大小不等肿块,质软,无压痛(图5-6)。

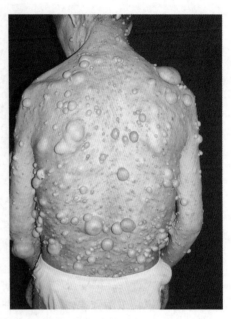

图5-6 神经纤维瘤病

【问题1】 该患者可疑的诊断是什么?

根据病史、症状、体格检查,患者全身多发包块,考虑为多发性神经纤维瘤病。

思路:考虑神经鞘纤维瘤。

神经纤维瘤的分类

1. 神经鞘瘤(schwannoma) 位于体表,可见于四肢神经干的分布部位。

(1)中央型:源于神经干中央,故其包膜即为神经纤维。肿瘤呈梭形。若手术不慎易切断神经,故应沿神经纵行方向切开,包膜内剥离出肿瘤

(2)边缘型:源于神经边缘,神经索沿肿瘤侧面而行。易手术切除,较少损伤神经干。

2. 神经纤维瘤(neurofibroma) 可夹杂有脂肪、毛细血管等。为多发性,且常对称生长。大多无症状,但也可伴明显疼痛、皮肤常伴"咖啡牛奶斑",肿块可如乳房状悬垂。本病可伴有智力低下,或原因不明头痛、头晕,可有家族聚集倾向。

【问题2】 下一步应该如何处理?

多发的神经纤维瘤,若无特殊不适,可不处理,密切随访。

【治疗情况】 局麻下切取一个肿瘤送病检,病理诊断:多发性神经纤维瘤病。

首次门诊病历摘要2

患者男性,50岁,农民,因"腰背部巨大包块40年"就诊。患者40年前腰背部出现进行性生长包块,伴有皮肤棕色色素沉着,无痛。体格检查:腰背部见70cm×40cm×30cm巨大肿块,表面皮肤色素沉着,质地柔软,无压痛(图5-7)。

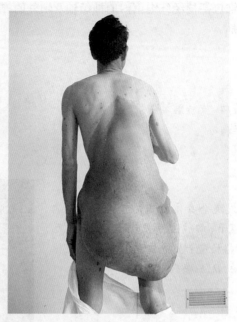

图 5-7 巨大黑色素神经纤维瘤

【问题 1】 该患者可疑的诊断是什么?

根据病史、症状、体格检查,患者腰背部巨大包块,全身多发包块,表面皮肤色素沉着。考虑为黑色素神经纤维瘤。

【问题 2】 下一步应该如何处理?

对于巨大神经纤维瘤呈"象皮样"肿型者,可考虑手术切除,但一般手术难以达根治效果,多以姑息性手术,改善患者生活症状为主。扩大切除可降低复发概率,但一般瘤体内富含血窦,手术出血量大,切除创面过大需行植皮手术,术前应综合考虑,充分准备后手术。

神经纤维瘤呈"象皮样"肿型者为另外一类型,好发于头顶或臀部。肿瘤由致密的纤维成分组成,其中为血管窦,在手术切面因血管窦开放,渗血不易控制。故手术时应从正常组织切入。创面较大时常需植皮修复。

【治疗情况】 全麻下切除大部分肿瘤组织,修整皮肤(图 5-8)。术后病理诊断:黑色素神经纤维瘤。

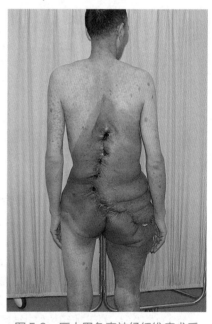

图 5-8 巨大黑色素神经纤维瘤术后

第四节 皮 肤 癌

皮肤癌(skin carcinoma)是来源于表皮细胞外胚叶及其附属器官的一种恶性肿瘤,临床常见的是基底细胞癌与鳞状细胞癌。皮肤癌一般位于体表,位置表浅,易于接触。治疗方法较多,包括手术切除、放疗、冷冻疗法、激光疗法和化疗等综合治疗。

1. 手术切除 适用于各期皮肤癌。为将肿瘤彻底地切除,一般应在病灶周边 1~2cm 处切开,基底部亦应如此。若创面较大,则应考虑植皮或皮瓣移植手术。对于浸润较深或已发现有区域淋巴结转移时,应考虑加行区域淋巴结清扫术。

2. 放射疗法 皮肤癌,特别是基底细胞癌,对射线非常敏感,放疗效果好;鳞状细胞癌对射线中度敏感。

3. 化学疗法 可作为晚期皮肤癌的一种全身辅助性治疗或姑息疗法。较少单独应用。

4．物理疗法　采用冷冻、激光、电灼等方法破坏瘤体，仅适用于瘤体极小者，因其无法留取组织活检、难以保证根治效果，故较少提倡。

> 关键点
> 1．皮肤癌的诊断。
> 2．皮肤癌的治疗方法。

首次门诊病历摘要

患者男性，30岁，工人，因"发现左腋窝下包块半年，快速长大1个月"入院。患者半年前无意中发现左侧腋窝下长一2cm×3cm包块，缓慢生长，无疼痛等明显不适，未诊治。近1个月来，包块长大迅速，明显突出皮肤并伴色素沉着，呈菜花样生长。体格检查：左侧腋窝下胸壁处见一8cm×8cm×6cm大小菜花样生长肿瘤，表面糜烂覆脓苔，周围皮肤有湿疹（图5-9）。

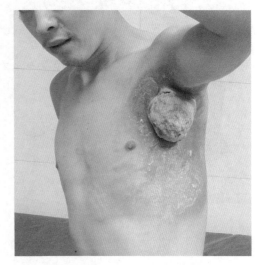

图5-9　腋窝下皮肤癌

【问题1】　该患者可能的诊断是什么？

根据病史、症状、体征，腋下皮肤快速生长的菜花样肿块，表面糜烂，基底界限不清，首先应考虑皮肤癌可能。

思路：怀疑其为皮肤癌。

皮肤癌常见的类型

1．皮肤基底细胞癌（skin basal cell carcinoma）　来源于皮肤或附件基底细胞，分化较好，发展缓慢，呈浸润性生长，很少有血道或淋巴道转移。亦可同时伴有色素增多，呈黑色，称色素性基底细胞癌，临床上易误诊为恶性黑色素瘤，但质地较硬；破溃者呈鼠咬溃疡边缘。好发于头面部，如鼻梁旁等。

2．鳞状细胞癌（squamous cell carcinoma）　简称"鳞癌"，又称棘细胞癌，是一种发生于上皮细胞的肿瘤。早期即可呈溃疡，常继发于慢性溃疡或慢性窦道开口，或瘢痕部的溃疡经久不愈合而癌变。表面呈菜花状，边缘隆起不规则，底部不平，易出血，常伴感染致恶臭。可局部浸润及淋巴结转移。手术治疗为主，区域淋巴结应清扫。放疗中度敏感，但不易根治。在下肢严重时伴骨髓浸润，常需截肢。

【问题2】　如何能够明确诊断？

依据临床特征与病理检查，皮肤癌的诊断一般不难，但应与慢性肉芽肿、特异性和非特异性溃疡（如结核性溃疡、放射性溃疡、日光角化病等）相鉴别。最终诊断还是依靠病理学检查。

【治疗情况】　给予局部换药、抗感染治疗，周围皮肤湿疹炎症消退后，在全麻下完整切除肿瘤，并进行皮肤移植。术后病理诊断：皮肤鳞癌。（图5-10）

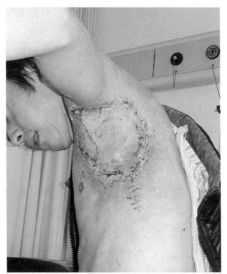

图5-10　腋窝下皮肤癌术后

第五节　黑　色　素　瘤

黑色素瘤（melanoma）是来源于黑色素细胞的高度恶性肿瘤，多发生于皮肤，亦可见于皮肤—黏膜交界处、眼脉络膜和软脑膜等处。足跟是好发部位，头颈及四肢次之（图5-11、图5-12、图5-13）。

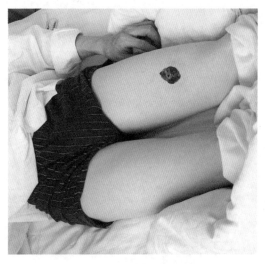

图5-11　下肢黑色素瘤

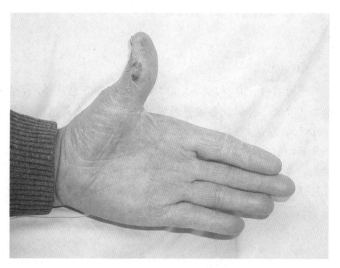

图5-12　拇指黑色素瘤

> **关键点**
> 1. 黑色素瘤的早期诊断。
> 2. 黑色素瘤的规范治疗方法。

发展成黑色素瘤的斑痣，多属于交界性痣或混合性痣，对于此种痣应该密切观察有无变化。一般小痣如突然出现增大、血管扩张、色素加深，四周有炎症反应，色素向四周正常皮肤侵犯或出现卫星状小黑点等，都提示有恶变可能。

大部分病例的黑色素瘤经淋巴管转移至区域淋巴结，小部分血循环丰富的瘤可经血行转移至肺、肝、骨、脑等器官。

若受外伤，如进行了不彻底切除或切取活检，可迅即出现卫星结节及转移，故应做广泛切除。手术治疗为局部扩大切除，如截趾（指），4～6周后行区域淋巴结清扫。对于较晚期或估计切除难以达到根治者，可进行免疫治疗或冷冻治疗，争取局部控制后再进行手术治疗。晚期免疫治疗为卡介苗或白介素及干扰素治疗。

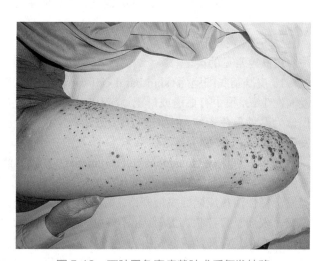

图5-13　下肢黑色素瘤截肢术后复发转移

诊断恶性黑色素瘤主要依据色素变化及临床症状，但有时仍有困难，需与交界痣、混合痣、色素性基底细胞上皮瘤、脂溢性角化等疾病鉴别，最终诊断依据病理检查。如做活组织检查，应将整个病变作楔形整块切除送检，避免部分切除或穿刺抽吸。

目前治疗黑色素瘤最好的方法是外科手术，包括扩大切除肿瘤及区域淋巴结清扫。在指端或足趾者应行截指/趾术。黑色素瘤对放射治疗不敏感，仅作为手术后的辅助治疗或晚期病例的姑息治疗。化疗可用于已转移晚期患者的综合治疗。近年来，免疫疗法治疗恶性黑色素瘤也取得了一定的进展。

第六节　瘢痕疙瘩

瘢痕疙瘩（keloid）为皮肤内结缔组织过度增生所引起的良性皮肤肿瘤。

关键点

1. 瘢痕疙瘩的预防。
2. 黑色素瘤的规范治疗方法。

首次门诊病历摘要

患者女性，18岁，因"右耳垂穿眼后组织增生形成包块半年"入院。患者半年前穿耳垂眼，左侧恢复良好，右侧局部炎症，增生形成包块，逐渐长大。体格检查：右侧耳垂见一直径1cm肿瘤，光滑、质硬，轻压痛。左侧耳垂无异常（图5-14、图5-15）。

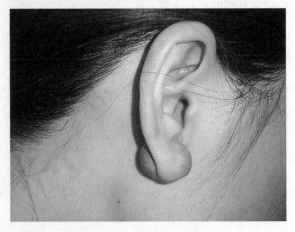

图5-14　耳垂瘢痕疙瘩

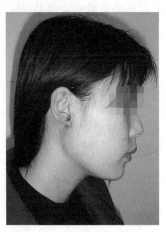

图5-15　耳垂瘢痕疙瘩术后

【问题】　该患者可能的诊断是什么？

根据病史、症状、体格检查，患者右耳垂穿眼后组织增生形成包块，考虑耳垂瘢痕疙瘩可能。

思路：患者多具有瘢痕体质，常继发于皮肤损伤。大多呈圆形、卵圆形或不规则形瘢痕，高起皮面，往往超过原损伤部位，向外周伸展，表面光滑发亮。继发于烧伤、烫伤者可形成大面积皮损，不仅影响美观，严重者还可影响肢体功能。

瘢痕切除及修复的方法很多，需视瘢痕的性质、大小、深浅、部位及功能影响等多种情况来选择决定，不影响功能的瘢痕无须治疗。对于影响功能或严重影响美观的瘢痕，早期皮损可选用放射治疗；糖皮质激素皮内多点注射亦有效。手术切除后在创面上植皮是较好的一种方法，也可手术切除后配合局部注射糖皮质激素和X线反射治疗。

【治疗情况】　在局麻下行肿瘤完整切除，术后恢复良好。术后病理诊断：瘢痕组织增生。

（钱　锋）

推 荐 阅 读

[1] 陈孝平. 外科学（上下册）. 北京：人民卫生出版社，2005.

[2] 王宇，姜洪池. 外科学. 2版. 北京：北京大学医学出版社，2009.

[3] 吴孟超，吴在德. 黄家驷外科学. 8版. 北京：人民卫生出版社，2020.

[4] 杨春明. 实用普通外科手术学. 北京：人民卫生出版社，2014.

[5] 张学军. 皮肤性病学. 北京：人民卫生出版社，2013.

第六章　甲状腺和甲状旁腺疾病

第一节　结节性甲状腺肿

单纯性甲状腺肿(simple goiter)是一类仅有甲状腺肿大而无甲状腺功能改变的非炎症、非肿瘤性疾病。其发病原因是体内碘含量异常或者碘代谢异常。单纯性甲状腺肿的病理发展过程可分为3个时期:早期弥漫性滤泡上皮增生、中期甲状腺滤泡内胶质积聚、后期滤泡间纤维化形成结节。所以结节性甲状腺肿是单纯性甲状腺肿继续发展的结果。结节性甲状腺肿为甲状腺外科的常见疾病。

关键点

1. 甲状腺体格检查及实验室检查要点。
2. 甲状腺超声及CT诊断特点。
3. 结节性甲状腺肿手术指征。
4. 甲状腺手术并发症。
5. 全甲状腺切除手术技术要点。
6. 甲状腺术后随访。

首次门诊病历摘要

患者男性,40岁,主因"发现颈前肿物1年余"就诊。患者1年前无意中发现颈前左侧出现一无痛性肿块,约蛋黄大小,偶有吞咽不适、疼痛,无呼吸困难,无多饮、多食、体重减轻,无怕热、多汗、心慌、手抖,无声嘶、饮水呛咳等症状。既往:体健,无手术史。父母健在,无家族性遗传性疾病。体格检查:颈软,气管居中,颈静脉无怒张,颈动脉无异常搏动,甲状腺肿大Ⅲ度,双侧可触及多发结节,最大约3.0cm×4.0cm,质韧,边界清,表面光滑,可随吞咽上下活动。颈部淋巴结未及明细肿大。

【问题1】 该患可疑的诊断是什么?

根据患者主诉、症状、体格检查诊断为甲状腺肿物。

思路1:颈部肿物可由多种疾病引起,颈部不同分区常见的肿物不同。其中颈前正中区的非先天性肿物首先考虑甲状腺来源。

知识点

颈部各区常见肿物

1. 颌下颏下区　下颌下腺炎、颏下皮样囊肿、急或慢性淋巴结炎。
2. 颈前正中区　甲状舌管囊肿、各种甲状腺疾病。
3. 颈侧区　胸腺咽管囊肿、囊状淋巴管瘤、颈动脉瘤、血管瘤、急或慢性淋巴结炎、淋巴结结核、转移性肿瘤、恶性淋巴瘤。
4. 锁骨上窝　转移性肿瘤、淋巴结结核。
5. 颈后区　纤维瘤、脂肪瘤、急或慢性淋巴结炎。
6. 腮腺区　腮腺炎、腮腺混合瘤或癌。

思路2：肿大的甲状腺和甲状腺来源的肿物在做吞咽动作时可随吞咽向上移动，以此可与颈前其他肿物鉴别。该患者出现颈前肿物，且触诊发现肿物随吞咽上下移动，应考虑为甲状腺疾病。甲状腺触诊能明确甲状腺的轮廓和病变的位置。甲状腺触诊的方法主要包括前面触诊法和后面触诊法。触诊时应注意肿物的部位、大小、数目、边界、质地、活动度、与毗邻组织器官的关系以及有无压痛等特点。

【问题2】该患进一步应做何种检查？

思路1：颈部超声检查是诊断甲状腺肿简便、有效的方法，在甲状腺肿的诊断中应常规进行。在评估甲状腺结节良恶性方面，CT和MRI检查不优于超声。

> 知识点
>
> #### 甲状腺超声检查
>
> 超声能检测出2～4mm的小结节。体检发现成人甲状腺结节的发生率为4%～7%，而超声检查发现近70%的成人有甲状腺结节。超声检查时应测量甲状腺各维度长度，观察有无结节，是单发还是多发，结节的回声、边界、形态、血供、是否有包膜、有无钙化、纵横比等情况。借助超声还可以定位进行细针穿刺细胞学检查，进而明确结节性质。以下超声改变的甲状腺结节恶性率较低：纯囊性结节；由多个小囊泡占据50%以上结节体积、呈海绵状改变的囊实性结节。

思路2：实验室检查在判断甲状腺功能状态方面有重要意义。甲状腺肿可伴有临床型或亚临床型甲减或甲亢。此外，年龄较高患者往往无典型的甲状腺功能亢进症状或临床表现，即沉默型甲状腺功能亢进。

思路3：甲状腺位于气管前方，常向外生长。有时甲状腺肿可以包绕或压迫气管、食管，当颈部空间不足可向下方胸骨后前纵隔生长，成为胸骨后甲状腺肿。该患甲状腺肿物体积较大且偶伴吞咽不适，应在颈部超声基础上进一步检查甲状腺CT，判断甲状腺是否向气管后或胸廓内生长。

> 知识点
>
> #### 甲状腺肿大的压迫症状
>
> 1．气管压迫　出现堵塞感，呼吸不畅，甚至呼吸困难。气管可狭窄、弯曲移位或软化。
> 2．食管压迫　巨大甲状腺肿可伸入气管和食管之间，造成吞咽困难。
> 3．喉返神经压迫　出现声音嘶哑。
> 4．颈交感神经压迫　可出现霍纳综合征（Horner syndrome）（同侧眼球下陷，瞳孔变小，眼上睑下垂）。
> 5．上腔静脉压迫　上腔静脉综合征（单侧面部、颈部或上肢水肿），多由胸骨后甲状腺肿压迫上腔静脉所致。

进一步检验检查结果

实验室检查：血T₃、T₄、促甲状腺激素（thyroid stimulating hormone，TSH）均正常。颈部超声提示：双侧甲状腺内可见多个实性、囊实性结节，右侧较大者约3.2cm×3.3cm，左侧较大者约3.0cm×3.0cm，内回声均匀。余腺体血供正常。甲状腺CT示：甲状腺双侧叶增大，见团块影，边界清晰，中线向下达胸廓入口水平，与周围组织界限清晰，气管轻度右移。

【问题3】患者可以采取何种治疗方式？

结节性甲状腺肿的治疗是一个多学科问题，对不同年龄、不同临床症状和不同影像学表现的患者要采用不同的治疗方式。如结节性甲状腺肿诊断明确且未合并恶变者，外科手术切除需严格把握手术适应证。

思路1：有些青春发育期、妊娠期或绝经期的妇女，由于对甲状腺素的需要量暂时性增高，也可发生轻度弥漫性甲状腺肿，叫作生理性甲状腺肿。这种甲状腺肿大常在成年或妊娠以后自行缩小。

生理性甲状腺肿的治疗方案

1. 青春发育期或妊娠期的生理性甲状腺肿，药物治疗非必需，无须手术治疗。应多食含碘丰富的食物如海带、紫菜等。

2. 25 岁以下的弥漫性单纯性甲状腺肿患者，可给予少量甲状腺素，以缓解甲状腺的增生及肿大。常用左甲状腺素，每日口服 $100\sim150\mu g$，连服 3～12 个月。

思路 2：该患甲状腺 CT 示甲状腺双侧叶增大，见团块影，边界清晰，中线向下达胸廓入口水平，气管轻度右移，应考虑手术治疗。

结节性甲状腺肿手术指征

1. 胸骨后甲状腺肿。
2. 因气管、食管或喉返神经受压引起临床症状者。
3. 巨大甲状腺肿影响工作和生活者。
4. 结节性甲状腺肿继发甲状腺功能亢进者，应按甲亢术前进行严格准备后再行手术。
5. 结节性甲状腺肿疑为或已证实恶变者。

【问题 4】　患者还需做哪些术前准备？

对于具有手术适应证的结节性甲状腺肿患者，术前须评估声带功能及气管受压情况。

结节性甲状腺肿术前特殊检查

1. 喉镜检查，确定声带的功能。一侧喉返神经受压，可能在呼吸或发音时没有明显的临床症状。

2. 胸骨后甲状腺肿，应摄颈部 X 线片。让患者同时咽下显影剂，以确定气管和食管的受压程度，并可确定甲状腺肿在胸骨后的范围。如有严重压迫气管症状存在时，应在 X 线透视下检查气管壁有否软化：让患者闭口捏鼻，同时用力呼气以增加气管内压力和用力吸气以降低气管内压力。如果气管壁有软化，则在呼气时软化的气管段即扩大，在吸气时软化的气管段即变窄。此检查能预知患者术后有无窒息的危险。

手术情况

患者在全麻下行甲状腺全切除术。手术记录如下：患者平卧位，肩部垫高，常规消毒铺巾。在胸骨切迹上约两横指处顺皮纹方向作弧形切口。依次切开皮肤、皮下组织和颈阔肌。用组织钳牵开颈阔肌，在其深面分离皮瓣。切开颈白线直达甲状腺固有被膜。甲状腺右叶体积肿大（5cm×5cm×6cm），甲状腺左叶肿大（5cm×6cm×6cm），可扪及双侧叶多发大小不等结节，最大者直径约 3cm，质韧。分离左叶甲状腺上极，结扎甲状腺上动脉。分离、切断并结扎左甲状腺中静脉。分离甲状腺下极，切断并结扎左甲状腺下极各分支血管。术中发现甲状腺被弥漫性结节占据，无法保留正常腺体，遂切除包括所有结节在内的甲状腺左叶全部腺体，切除时注意保护甲状腺背侧甲状旁腺，并全程显露左侧喉返神经。同法切除右侧全部甲状腺体。术中冷冻切片检查回报双侧结节性甲状腺肿。腔内彻底止血，残腔放置引流管一枚。清点纱布器械无误后，逐层缝合，表皮以皮内缝合法缝合。

【问题5】　手术方式的选择？

手术方式选择应根据结节数量、大小、分布而决定。可行腺叶次全切除术或全切除术。良性甲状腺结节在彻底切除甲状腺结节的同时，应尽量保留正常甲状腺组织。但对于结节弥漫性分布于双侧腺叶，术中难以保留较多正常甲状腺组织者，同时为降低术后复发率可选用全或近全甲状腺切除术。术中应注意保护甲状旁腺和喉返神经。如术中对可疑结节行冷冻切片检查证实为恶性，应按甲状腺癌手术原则处理。

【问题6】　术中注意事项？

一般先处理甲状腺上动、静脉，要紧靠甲状腺上极，分别结扎、切断其前、后血管分支，这样不致损伤喉上神经的外支。接着分别结扎、切断甲状腺中静脉和甲状腺下静脉，然后再处理甲状腺下动脉。处理甲状腺下动脉时要仔细识别，以防喉返神经损伤，同时由于甲状旁腺血供来自甲状腺下动脉分支，故尽量使甲状腺下动脉的分支仍与喉部、气管、咽部、食管的动脉分支相互交通，不致影响残留腺体和甲状旁腺的血液供应。对于甲状腺全切除术，术中应全程显露喉返神经。

术后情况

患者术后恢复好，无发热、声音嘶哑及手足抽搐。术后病理结果回报：双侧结节性甲状腺肿。病理镜下所见：滤泡大小不等，结节样排列。

【问题7】　术后应注意哪些情况？

1. 术后24h内注意引流液颜色、性状、量，以及有无伴随呼吸困难等现象。甲状腺术后出血常常表现为引流量迅速增多、颈部突然增粗、肿胀，局部形成血肿。患者可有不同程度压迫感或呼吸困难。甲状腺手术后出血得不到及时处理可导致患者因窒息死亡。

2. 早期并发症的防治，主要为低血钙性抽搐及喉返神经损伤所致呼吸困难。

【问题8】　甲状腺术后常见并发症有哪些？

知识点

甲状腺手术并发症

1. 术后出血　甲状腺上动脉或较粗静脉的结扎线脱落，以及腺体切面的严重渗血，均是造成术后出血的常见原因。一般发生与术后12～48h内。

2. 喉上神经损伤　喉上神经外支(运动支)损伤可引起环甲肌瘫痪，引起声带松弛、音调降低。喉上神经内支(感觉支)损伤则喉部黏膜感觉丧失，进食特别是饮水时容易误咽导致呛咳。

3. 喉返神经损伤　单侧喉返神经后支损伤可无临床症状，单侧喉返神经前支或全支损伤可引起声音嘶哑。双侧后支损伤可引起呼吸困难甚至窒息，双侧前支或全支损伤可引起失声、呼吸困难。

4. 甲状旁腺功能减退　手术时甲状旁腺误伤或误切，或其血供受损等均可引起甲状旁腺功能减退，发生口周麻木及手足抽搐等。根据甲状旁腺受损的严重程度及恢复的时间可分为暂时性甲状旁腺功能减退和永久性甲状旁腺功能减退。

5. 甲状腺功能减退　多因甲状腺组织切除过多引起，也可因腺体的血供不足引起。

6. 术后复发　复发率为4%～5%，多见于年轻患者，或妊期和闭经女性。结节性甲状腺肿的复发常出现在术后6～10年。

【问题9】　甲状腺术后发生呼吸困难、窒息时如何处理？

甲状腺术后发生呼吸困难、窒息是最危急的并发症，需紧急处理，不同原因引起的呼吸困难处理不同。

知识点

甲状腺术后呼吸困难的常见原因及处理要点

甲状腺术后发生呼吸困难的典型临床表现包括：进行性加重的呼吸困难、情绪紧张、烦躁不安、口唇发绀、出汗等，有时表现为典型的三凹征。常见原因及处理要点包括：

1. 术后出血 根据引流量及切口局部情况迅速做出判断,应果断拆除切口缝线,敞开切口,清除血肿,解除对气管压迫,并紧急再次手术,妥善止血;必要时选择气管插管或气管切开。

2. 喉返神经损伤 双侧喉返神经损伤后治疗困难,多于麻醉苏醒气管拔除后即可发生,应紧急气管插管。关键是预防和避免喉返神经损伤。

3. 气管痉挛 紧急气管切开。

4. 喉头水肿及呼吸道分泌物阻塞 立即给予面罩吸氧、静脉注射地塞米松,降低应激反应。经处理后而呼吸困难不改善时,立即气管切开。

5. 气管软化、塌陷 多为巨大甲状腺肿长期压迫所致,术前及术中采取预防措施如放置气管套管等是关键。

【问题 10】 甲状腺术后低钙血症如何处理?

甲状腺手术最常见的并发症之一,是甲状旁腺功能减退,临床表现为低钙血症。暂时性甲状旁腺功能减退可对症治疗;永久性甲状旁腺功能减退应针对病因进行治疗,应尽力纠正低钙,控制症状,减少并发症;部分患者可试行同种异体甲状旁腺移植。

知识点

甲状腺术后低钙血症处理

甲状腺术后发现血钙降低伴手足麻木或抽搐症状时,处理包括如下:

1. 补充钙剂,提高血钙水平 一般口服补充葡萄糖酸钙 6~12g/d,或相当 1.0~1.5g/d 钙元素量的其他钙剂。急性低血钙出现危象者应行紧急处理:立即静脉缓慢注射 10% 葡萄糖酸钙 10~20ml,控制肌肉痉挛,如仍不能控制则用 10% 葡萄糖酸钙 30ml 加入 5% 葡萄糖 250ml 中静脉滴注(8~10h)。

2. 应用维生素 D 制剂骨化三醇等有利于增加钙元素吸收。

3. 补镁制剂,当血清镁 <0.4mmol/L、出现低镁症状时应立即补充镁剂。血镁纠正后,低血钙症状亦会逐渐好转。

4. 为防止供应甲状旁腺的血管发生痉挛或血栓形成,应给予血管扩张剂,以解除血管痉挛,防止血栓形成。

5. 应增加钙的摄入。

【问题 11】 甲状腺术后随访及替代治疗。

因良性甲状腺疾病接受全或近全甲状腺切除者,术后即应开始口服左甲状腺素(L-T$_4$)替代治疗,此后定期监测甲状腺功能,维持 TSH 水平在正常范围;保留部分甲状腺者,术后也应定期监测甲状腺功能(首次复查时间为术后第 1 个月),如监测中发现甲减,要及时给予 L-T$_4$ 替代治疗。此外,还应定期复查甲状腺彩超以防复发。

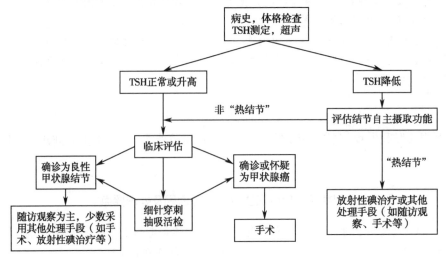

成人甲状腺结节的临床评估和处理流程图

第二节　甲状腺腺瘤

甲状腺腺瘤起源于甲状腺滤泡组织，是最常见的甲状腺良性肿瘤。根据病理形态，一般可分为以下6种类型：①滤泡状腺瘤；②胚胎型腺瘤；③胎儿型腺瘤；④嗜酸性腺瘤；⑤不典型腺瘤；⑥乳头状腺瘤乳头状囊腺瘤。

关键点

1. 甲状腺腺瘤临床表现及诊断要点。
2. 甲状腺腺瘤手术方式。

首次门诊病历摘要

女性，39岁，主因"发现右颈部肿物3个月"就诊。患者3个月前发现右颈部出现一无痛性肿块，约花生米大小。无吞咽不适，无发热、多汗，无声嘶、饮水呛咳等症状。既往体健，无手术史。无家族性遗传性疾病。体格检查：颈部对称，右侧颈部可触及单发肿块，约3.0cm×2.0cm，质韧，边界清，表面光滑，可随吞咽上下活动。血检TSH、T₃、T₄、CAL、TPOAb、TGAb和Tg均正常。甲状腺超声：甲状腺右叶体积增大，腺体内可见4.3cm×2.5cm×3.0cm囊实性包块，边界清，实性为主。周边可见少量血流信号。双侧颈部：皮下组织层次清晰，未见明显异常肿大淋巴结。

【问题1】　该患者可能的诊断是什么？

患者为中年女性，颈部单发肿块，结合超声检查结果，怀疑甲状腺腺瘤。

思路1：甲状腺腺瘤临床多表现为局限于腺叶内的单发肿块，呈圆形或卵圆形，有完整包膜，表面光滑，边界清楚，无压痛，生长缓慢。

知识点

甲状腺腺瘤的临床表现

多见于40岁以下女性。

甲状腺无痛性肿块，早期无症状，个别有吞咽不适或梗死感。

甲状腺内可触及单发圆形或椭圆形结节，少数为多发。表面光滑，界限清楚，与皮肤无粘连，随吞咽上下移动。质地不一，实性者软，囊性者则硬。

部分患者因肿瘤出血而突然增大，出现局部胀痛和压痛，肿瘤增大后可引起邻近器官组织压迫症状。

自主高功能性腺瘤可合并甲亢症状。

发生腺瘤恶变者，肿瘤质硬、固定或出现颈部淋巴结肿大。

思路2：甲状腺腺瘤超声图像特点，"肿块边缘低回声晕环、周边血流信号高"。

【问题2】　进一步应做哪些检查？

思路1：甲状腺腺瘤有引起甲亢（发生率约为20%）和恶变（发生率约为10%）的可能，不同疾病类型的治疗原则并不相同。术前明确诊断对于决定治疗方案至关重要。

思路2：甲状腺腺瘤与结节性甲状腺肿的单发结节在临床上较难鉴别。以下几点可供鉴别参考：①甲状腺腺瘤没有地域性；②甲状腺腺瘤经过数年仍保持单发，单发的甲状腺肿随着时间的延长，可演变为多发结节；③组织学上腺瘤有完整的包膜，与周围正常组织分界明显，而结节性甲状腺肿的单发结节包膜常不完整。

【问题3】　该患下一步应选择何种治疗方式？

临床上甲状腺腺瘤有癌变和引起甲亢的可能，原则上应早期手术，将包括腺瘤在内的甲状腺腺叶切除。若腺瘤较小则应将腺瘤连同其包膜周围1cm范围的正常甲状腺组织整块切除。切除标本应即送冷冻切片检查以判定有无恶变，已恶变者则需按甲状腺癌处理。

手术治疗情况

患者在全麻下行右侧甲状腺腺瘤切除术。手术记录如下：患者平卧位，肩部垫高，常规消毒铺巾。在胸骨切迹上约两横指处顺皮纹方向作弧形切口。依次切开皮肤、皮下组织和颈阔肌。用组织钳牵开颈阔肌，分离皮瓣。切开颈白线直达甲状腺固有被膜。甲状腺右叶体积肿大（5cm×6cm×6cm），可触及明显结节，直径约3cm，质韧，有包膜。峡部及左侧甲状腺正常。分离右叶甲状腺上极，结扎甲状腺上动脉。分离、切断并结扎右甲状腺中静脉。分离甲状腺下极，切断并结扎右甲状腺下极各分支血管，离断峡部，切除包括肿块在内的甲状腺右叶。术中冷冻切片示右侧甲状腺腺瘤囊性变。创腔内彻底止血，残腔放置引流管一枚。清点纱布器械无误后，逐层缝合。表皮以皮内缝合法缝合。

【问题4】 甲状腺腺瘤的手术原则？

临床上对于甲状腺腺瘤的治疗以早期手术治疗为原则。由于其有癌变的可能，且与滤泡状腺癌的主要区别只是有无包膜及血管的侵袭，所以术前及术中病理鉴别比较困难，所以对局限于单侧腺叶者最理想的切除范围是单侧甲状腺腺叶切除术。切除的标本即刻行冷冻切片病理检查，一旦确诊为甲状腺癌，应当按照其处理原则进一步治疗。必要时还要探查同侧腺体周围的淋巴结，发现异常时需作病理切片检查，以防遗漏转移性淋巴结。而对于涉及双侧叶的多发性腺瘤，处理意见尚不统一。有以下几种方法：①行双侧腺叶大部切除术；②对主要病变侧行腺叶切除术，对侧作腺瘤摘除或大部切除；③行甲状腺全切除术。

甲状腺腺叶（峡部）切除（视频）

> **知识点**
>
> **特殊类型甲状腺腺瘤的手术原则**
>
> 1. 高功能腺瘤　本病的特点是无须在 TSH 刺激下即可自主分泌 T_3 或 T_4，并抑制垂体分泌 TSH，使周围正常甲状腺功能受到不同程度的抑制，甚至腺体萎缩。外科手术是治疗高功能腺瘤的首选方法，常用术式为病变侧腺叶次全或近全切除术。
> 2. 腺瘤合并甲状腺癌　手术方式选择原则应以治疗甲状腺癌为主。

【问题5】 该患下一步如何治疗？

甲状腺腺瘤术后处理原则应根据疾病的具体类型决定。单纯甲状腺腺瘤，可参照结节性甲状腺肿术后进行随访，并给予药物替代治疗。甲状腺腺瘤合并甲亢者，需按甲亢处理流程进行术后治疗。腺瘤合并甲状腺癌者，视情况选择性放疗和/或药物抑制治疗。

第三节　甲状腺功能亢进的外科治疗

甲状腺功能亢进症（hyperthyroidism），简称"甲亢"，指各种原因导致甲状腺合成和分泌甲状腺激素过多，致血液循环中甲状腺激素水平升高，临床表现为怕热多汗、多食易饥而体重下降，大便次数增多，心悸乏力等。临床上主要分为原发性甲亢、继发性甲亢和高功能腺瘤三类。

> **关键点**
>
> 1. 甲亢典型临床表现。
> 2. 甲亢实验室诊断要点及特殊检查方式。
> 3. 甲亢的治疗方式选择。
> 4. 原发性甲亢手术指征。
> 5. 术前药物准备。
> 6. 手术方式选择原则。
> 7. 甲状腺危象定义及处理原则。
> 8. 甲亢术后随访。

首次门诊病历摘要

患者女性，38岁，主因"多食、易怒1年，劳累后心慌2个月"就诊。患者3年前无明显诱因感到心慌、易饥，同时怕热多汗、易怒，逐渐出现双眼突出。既往诊断为"甲状腺功能亢进"，口服甲巯咪唑治疗1年，症状缓解后自行停药。近1年上述症状再次出现，患者为求手术治疗入院。体格检查：双侧甲状腺Ⅱ度肿大。甲状腺超声检查回报甲状腺弥漫性肿大。甲状腺功能检查（放射免疫法）：TSH<0.005mU/L↓，T_3 6.21μg/L↑，T_4 261.4μg/L↑。

【问题1】 该患最可能的诊断是什么？

根据患者的主诉、症状、体格检查及辅助检查，应高度怀疑格雷福斯病（Graves disease）（也称 Graves病）。Graves病也称弥漫性甲状腺肿伴功能亢进、毒性弥漫性甲状腺肿、突眼性甲状腺肿等，约占甲亢85%。

> 知识点
>
> ### Graves病诊断标准
>
> 1. 甲状腺毒症所致高代谢的症状和体征。
> 2. 甲状腺弥漫性肿大（体格检查和影像学检查证实），少数病例可以无甲状腺肿大。
> 3. 血清TSH浓度降低，血清甲状腺激素浓度升高。
> 4. 眼球突出和其他浸润性眼征。
> 5. 胫前黏液性水肿。
> 6. 促甲状腺激素受体抗体（thyroid stimulating hormone receptor antibody，TRAb）或促甲状腺激素受体刺激性抗体（thyroid stimulating hormone receptor-stimulating antibody，TSAb）阳性。
> 7. 甲状腺摄^{131}I率（RAIU）增高或核素显像提示甲状腺摄取功能增强。
>
> 以上标准中，前3条为诊断必备条件。部分亚临床甲亢患者可以没有明显症状，血清TSH降低，而甲状腺激素水平正常。少数Graves病患者临床表现不典型以心律失常、周期性麻痹、腹泻或阵发性高血压等为首发症状者易误诊，需结合血清甲状腺激素和TSH测定及其他检查才能明确诊断。
>
> 部分Grave病患者同时伴有高滴度的血清抗甲状腺球蛋白抗体（anti-TgAb）和抗甲状腺过氧化物酶抗体（anti-TPOAb），提示可能并存慢性淋巴细胞性甲状腺炎。

思路：该患高代谢症状和体征；甲状腺弥漫性肿大；血清TT_4、FT_4增高，TSH减低；既往甲亢病史并行抗甲状腺药物治疗，停药后再次出现甲状腺毒症表现。

> 知识点
>
> ### 甲亢血清甲状腺激素
>
> 1. 实验室检测的甲状腺激素主要包括T_4、T_3、FT_4、FT_3和TSH。
> 2. FT_4、FT_3是激素活性形式且其浓度不受血清甲状腺素结合球蛋白（thyroxine binding globulin，TBG）浓度变化影响。故对伴有妊娠、某些风湿性疾病、应用雌激素等能使TBG浓度升高的，或有肝硬化、肾病综合征，以及应用泼尼松等能使TBG浓度降低的甲亢患者，以测定血清FT_4、FT_3较为理想。
> 3. 甲亢时T_3可高于正常4倍左右，而T_4仅为正常的2.5倍，因此T_3测定对甲亢的诊断具有较高的敏感性。
> 4. 甲亢时血液中甲状腺激素增多，抑制垂体的TSH分泌，血清TSH降低。反之则升高。

【问题2】 进一步明确诊断，还可进行何种检查？

思路1：格雷福斯病，体格检查可能出现眼部症状及黏液性水肿。

Graves 病眼征

Graves 病的眼部表现分为两类：一类为单纯性突眼，病因与甲状腺毒症所致的交感神经兴奋性增高有关；另一类为浸润性突眼，又称恶性突眼，为 Graves 病特有的眼征。主要由于眶内和球后组织体积增加、淋巴细胞浸润和水肿所致。

体格检查发现该患存在如下眼征：施特尔瓦格征（Stellwag's sign）（瞬目即眨眼减少）和冯·格雷费征（von Graefe's sign）（眼球下转时上睑不能相应下垂）。双侧胫骨下及足背出现对称性黏液性水肿。

思路 2：甲状腺摄 ^{131}I 率测定可以准确反映甲状腺的功能状态，有助于正确诊断和鉴别甲状腺疾病。正常甲状腺 24h 内摄取的 ^{131}I 量为人体总量的 30%～40%。如果 2h 内甲状腺摄取 ^{131}I 量超过人体总量的 25%，或 24h 内超过人体总量的 50%，且 ^{131}I 摄取高峰提前出现，均可诊断甲亢。

思路 3：甲状腺放射性核素扫描对于诊断甲状腺自主高功能腺瘤有意义。肿瘤区大量核素浓聚，肿瘤区外甲状腺组织和对侧甲状腺无核素浓聚。而 Graves 病甲状腺对核素的摄取分布均匀。

【问题 3】　该患下一步如何处理？

思路 1：甲状腺功能亢进诊断明确者可选择的初始治疗方式有抗甲状腺药物治疗（ATD）、^{131}I 治疗，或手术治疗。该患为内科治疗后甲亢复发，可考虑手术治疗。

Graves 病手术指征

1. 具备以下情况时，可考虑手术治疗　①年龄大于 20 岁的中度以上的 Graves 病；②长期使用抗甲状腺药物疗效不佳或不能坚持服药者，以及不适合或不愿意选择放射性碘治疗，或放射性碘治疗后复发者；③腺体较大或伴有压迫症状或胸骨后甲状腺肿；④伴有可疑癌变的甲状腺结节；⑤妊娠中期或哺乳期妇女；⑥伴有重度眼病的 Graves 病，且病变腺体较大者；⑦儿童和青少年 Graves 病抗甲状腺药物治疗失败者应首选外科治疗；⑧合并须手术治疗的甲状旁腺功能亢进症者。

2. 出现以下情况应尽量避免选择手术　①严重器质性疾病，如有严重心、肺疾患不能耐受手术者；②症状较轻的 Graves 病；③妊娠早期及晚期，此时手术可诱发流产或早产；④既往做过甲状腺手术者，再次手术风险较大；⑤合并恶性突眼，术后有可能加重者。

思路 2：甲亢患者在甲状腺功能未恢复正常（高代谢状况）时进行手术治疗，可诱发甲状腺危象。通过抗甲状腺药物治疗能可预防甲状腺危象的发生。该患既往行抗甲状腺药物治疗有效，因自行停药而甲亢复发，现 T_3、T_4 水平高且甲亢症状明显，手术风险大。综合考虑嘱患者先口服甲巯咪唑进行药物治疗，待甲亢症状缓解时进行手术治疗。

第二次门诊检查记录

该患口服药物 1 个月，再次门诊就诊。自述症状缓解，行甲状腺功能检查示 TSH、T_3、T_4 结果基本正常，但仍有突眼、甲状腺肿大表现。

【问题 4】　该患术前准备应做哪些？

思路 1：术前须进行全身检查，包括心、肺、肾及血液检查，确定有无其他器官疾病。术前基础代谢率的测定必不可少。此外，还应行喉镜、甲状腺 CT、X 线等甲状腺术前常规检查。

知识点

甲亢术前特殊检查

基础代谢率（basal metabolic rate，BMR）是人体在安静休息和空腹状况下测得的单位时间内人体能量消耗水平，其值对协助诊断甲状腺功能异常以及调整治疗药物的剂量有一定意义。目前临床上主要根据脉压、脉率计算 BMR。

1. 基础代谢率常用的计算公式

$$基础代谢率（\%）=（脉率＋脉压）-111$$
$$基础代谢率（\%）=0.75\times[脉率＋（0.74\times脉压）]-72$$

2. 正常值为 ±10%；增高至 +（20%～30%）为轻度甲亢，+（30%～60%）为中度，+60% 以上为重度。

思路 2：在前期口服甲巯咪唑控制基础代谢率的基础上，术前还需口服碘剂。碘可通过抑制蛋白水解酶，减少甲状腺球蛋白的分解，从而抑制甲状腺素的释放。碘剂还能减少甲状腺的血流量，使腺体充血减少，从而缩小变硬。常用碘剂为复方碘化钾（卢戈液）。

知识点

甲亢术前药物准备

1. 按手术计划，提前 2 周开始服卢戈液。每日 3 次，从每次 3 滴开始，逐日每次增加 1 滴，至每次 16 滴为止，以后维持该剂量。

2. 对于常规服用碘剂、合并抗甲状腺药物不能耐受或不起显著作用的患者，可与碘剂合用 β 受体阻滞药（如普萘洛尔）。剂量为每 6h 给药 1 次，口服，每次 20～40mg。一般在 4～7d 后脉率即降至正常水平，手颤、心悸等症状好转，可以施行手术。注意：术前 1～2h 需口服普萘洛尔；术前不用阿托品，以免心动过速；术后需继续口服普萘洛尔 4～7d。

术前一般情况

该患口服碘剂 2 周，现情绪稳定，睡眠良好，脉率 75 次 /min，血压 128/83mmHg，基础代谢率为 9%。拟定全麻下行甲状腺手术。

【问题 5】　该患可选择的手术方式有哪些？

思路：原发性甲亢手术方式包括双侧甲状腺次全切除术、单侧次全切除 + 对侧腺叶全切除术、甲状腺全切除术。继发性甲亢手术方式有别于原发性甲亢。

知识点

继发性甲亢手术方式

1. 毒性结节性甲状腺肿　手术方式主要有三种：①双侧次全切除术；②单侧次全切除 + 对侧全切除术；③甲状腺全切除术。

2. 高功能腺瘤　如术前核素扫描和术中探查能排除多发性肿瘤者，自主性高功能腺瘤的手术以切除肿瘤为主，应尽量保留正常甲状腺组织，以避免术后发生甲状腺功能减退。目前采用的手术方式主要为：①单纯腺瘤切除；②患侧腺叶次全切除术。

3. 甲亢合并甲状腺癌　手术方式选择原则应以治疗甲状腺癌为主。除甲状腺微小乳头状癌外，多数甲亢合并甲状腺癌者选择甲状腺全切除术。并视情况确定甲状腺以外的切除和淋巴结清扫范围。

4. 慢性甲状腺炎合并甲亢　一般不需手术治疗。少数情况下，在未能明确病因诊断或不能排除合并甲状腺癌时须行手术探查。术式选择原则是对可疑结节送冷冻切片检查：明确甲状腺癌时按甲状腺癌手术原则处理；诊断为甲状腺炎时，如有明显气管压迫可切除甲状腺峡部解除对气管的压迫，否则可不做进一步的甲状腺切除。

手术情况

该患术中冷冻切片结果"双侧甲状腺弥漫性病变"，最终选择双侧甲状腺次全切除术。

【问题6】 甲亢手术术中有无特殊处置？

思路：甲亢患者如手术时间超过 1h 后，可常规给予地塞米松 10mg 或氢化可的松 100mg 静脉滴注，不仅可以起到保持内环境稳定和抗水肿作用，而且补充了体内所需激素，预防急性呼吸道窒息和发生甲状腺危象。

返病房时一般情况

患者由手术室返回病房时，一般状态良好。体温 36.7℃，脉率 74 次/min，血压 130/80mmHg，心律齐。颈部切口敷料完整，无渗出。引流管内少量淡血性液体引出。

【问题7】 甲亢术后并发症有哪些？

知识点

甲亢术后并发症

除甲状腺手术常见并发症外，甲亢术后还可能发生以下并发症：

1. 甲状腺危象 常发生于甲亢术后 12~36h 内。发病机制尚未肯定。过去认为甲状腺危象是单纯由于甲状腺激素在血液中过多所致。近年则认为：甲状腺危象与垂体-肾上腺皮质轴应激反应减弱有关。甲亢时肾上腺皮质激素的合成、分泌和分解代谢加速，久之使肾上腺皮质功能减退，而手术创伤的应激可诱发危象。

2. 甲亢术后复发 甲亢复发多在术后 2~5 年。造成复发的常见原因是：未切除的甲状腺峡或锥体叶、腺体切除范围不够残留太多、甲状腺下动脉未予结扎等。

3. 术后恶性突眼 原发性甲亢术后，轻度突眼一般在 1 年内可逐渐好转；但少数病例，眼球突出不但不减退，反而更恶化。

【问题8】 如何判断患者是否出现甲状腺危象？

危象时患者主要表现为：高热（>39℃）、脉快（>120 次/min），同时合并神经、循环及消化系统严重功能紊乱，如烦躁、谵妄、大汗、呕吐、水泻等。为了更加明确甲状腺危象的发生，可参照甲状腺危象诊断量表（Burch-Wartofsky score）（表6-1）进行评分。通常>45 分表明发生了甲状腺危象。

表6-1 甲状腺危象诊断量表

评分标准	分数/分	评分标准	分数/分
1. 体温调节功能障碍		2. 中枢神经系统紊乱表现	
温度/℃		无	0
37.2~37.7	5	轻度（躁动）	10
37.8~38.3	10	中度（躁狂，精神错乱，嗜睡）	20
38.4~38.8	15	严重（癫痫，昏迷）	30
38.9~39.4	20	3. 胃肠功能障碍临床表现	
39.5~39.9	25	无	0
≥40	30	中度（腹泻，恶心呕吐，腹痛）	10
		重度（不明原因黄疸）	20

续表

评分标准	分数 / 分	评分标准	分数 / 分
4. 心血管系统功能紊乱		有	10
心率 / (次•min)$^{-1}$		充血性心力衰竭	
100～109	5	无	0
110～119	10	轻度(足部水肿)	5
120～129	15	中度(颈静脉怒张)	10
130～139	20	严重(肺水肿)	20
≥140	25	5. 诱发因素	
心房颤动		无	0
无	0	有	10

注:总分数>45 分为甲状腺危象;25～45 分为即将发生甲状腺危象;<25 分发生甲状腺危象可能不大。

【问题 9】 发生甲亢危象时如何处理?

出现甲状腺危象前兆和发生甲状腺危象时,应结合患者个体实际情况立即采取综合治疗措施。

知识点

甲亢危象的治疗

1. 迅速抑制甲状腺激素的合成　首选丙基硫氧嘧啶(propylthiouracil,PTU)。首次 PTU 600mg,之后 200～250mg,每 6～8h 1 次,口服给药,待症状缓解后减至一般治疗剂量。

2. 阻止甲状腺激素的释放　在 PTU 应用 1h 后,可服用复方碘溶液 5 滴,每 6～8h 1 次,口服,以后视病情逐渐减量,一般应用 3～7d。

3. 肾上腺素能阻滞剂　一般常规应用普萘洛尔 20～40mg,每 6～8h 1 次,口服。也可应用利血平 1～2mg 口服,用药 4～8h 后甲状腺危象症状有所缓解。

4. 糖皮质激素治疗　氢化可的松 50～100mg 加入 5%～10% 葡萄糖溶液静脉滴注,每 6～8h 1 次,4～5d 可使血清 T_4 水平明显下降。

5. 镇静剂　病情严重者可用人工冬眠疗法,即氯丙嗪、异丙嗪各 50～100mg,哌替啶 50～100mg 加入 5% 葡萄糖液 500～1 000ml 中缓慢静脉滴注。对轻症者可用巴比妥、水合氯醛或氯丙嗪。

6. 积极补液,防治休克　每日补液约 3 000～5 000ml。

7. 吸氧,补充能量。

8. 物理或药物降温。

术后情况

患者术后恢复好,无发热、声音嘶哑及手足抽搐,未出现甲亢危象。术后第四天患者出院。

【问题 10】 该患术后是否随访?

甲亢术后应常规检测血清钙或甲状旁腺激素水平,并根据检测结果补充钙剂和骨化三醇。术前应用 β 受体阻滞剂患者,术后应缓慢减少药物剂量。根据甲状腺激素复查结果,口服左甲状腺素替代治疗。原发性甲亢术后复发者多数症状较术前减轻,多可以非手术治疗(使用抗甲状腺药物或碘剂治疗),仅在出现明显压迫症状时才考虑再次手术。

第四节　甲状腺癌

甲状腺癌是最常见的内分泌恶性肿瘤,约占全身恶性肿瘤的 1%,近年来呈上升趋势。甲状腺癌死亡率低,约占所有肿瘤死亡病例的 0.2%。甲状腺癌的常见病理类型主要有:①乳头状癌;②滤泡状癌;③未分化癌;④髓样癌。其中乳头状癌和滤泡状癌病变均起源于甲状腺滤泡细胞、分化程度高且对放射性核素治疗敏感,所以统称为分化型甲状腺癌,约占所有甲状腺癌的90%以上。本病治疗以外科治疗为主,以放射性核素治疗及内分泌治疗等为辅。

关键点

1. 甲状腺癌的病理学分类。
2. 甲状腺癌的超声及细针吸取(fine-needle aspiration,FNA)技术。
3. 不同病理类型甲状腺癌治疗原则。
4. 甲状腺癌颈部淋巴结手术清扫的范围。
5. 甲状腺癌TNM分期。
6. 甲状腺癌术后^{131}I治疗原则。
7. 甲状腺癌术后TSH抑制治疗原则。
8. 甲状腺癌的术后随访工作。

首次门诊病历摘要

患者男性,57岁,主因"发现甲状腺结节1年,增大明显3个月"就诊。患者1年前体检发现双侧甲状腺多发结节,最大约0.7cm×0.6cm,无明显不适。近3个月结节明显增大,现约2.0cm×1.5cm,为行手术治疗入院。体格检查:右侧甲状腺触及单发质硬结节,边界欠清晰,无压痛。双侧颈部未触及肿大淋巴结。血检甲状腺系列无异常。甲状腺彩超:甲状腺大小正常,右侧叶下极可见2.0cm×1.5cm低回声结节。边界欠清晰,轮廓不规整,内可见强回声斑,结节内见血流信号,余实质回声均匀。左侧多个实性及囊实性结节,较大者约0.6cm×0.8cm,边界欠佳,内见多发点状强回声。

【问题1】 该患可能的诊断是什么?

结合病史、体格检查及甲状腺超声报告,应高度怀疑甲状腺癌。

思路1:随着体检意识的提高、高分辨超声影像技术的发展,临床上微小甲状腺癌患者越来越多,且多无明显临床症状。因此,对于临床上无明显症状、体征的患者不能排除甲状腺癌诊断。

知识点

甲状腺癌临床表现

短时期内出现明显增大的甲状腺结节,质硬,腺体在吞咽时上下移动度减小,多为未分化癌;如果缓慢增长,患者年龄在40岁以下,腺癌的可能较大。颈部淋巴结转移在未分化癌发生很早,在腺癌发生较晚。甲状腺癌远处转移主要发生在肺和骨。髓样癌多有明显家族史,临床上可出现腹泻、心悸、脸面潮红和血钙降低等症状,血清降钙素多增高。

思路2:超声影像、FNAB/FNAC为甲状腺癌重要的诊断手段。

知识点

甲状腺超声恶性结节征象

1. 以下超声征象提示甲状腺癌的可能性大:①实性低回声结节;②结节内血供丰富(TSH正常情况下);③结节形态和边缘不规则、晕圈缺如;④微小钙化、针尖样弥散分布或簇状分布的钙化;⑤纵横比≥1;⑥同时伴有颈部淋巴结超声影像异常,如淋巴结呈圆形、边界不规则或模糊、内部回声不均、内部出现钙化、液化、皮髓质分界不清、淋巴门结构消失等;⑦弹性成像Ⅲ级以上;⑧血流阻力指数(resistance index,RI)≥0.7等。

2. 常规超声多采用甲状腺影像报告及数据系统（thyroid imaging reporting and data system, TI-RADS），根据甲状腺结节超声特征的综合表现进行分类：①0 类，无结节。②1 类，阴性。③2 类，良性。④3 类，可能良性，恶性风险 <5%。⑤4 类，可疑恶性；4A 类，轻度可疑，恶性风险 5%～10%；4B 类，中度可疑，恶性风险 11%～49%；4C 类，高度可疑，恶性风险 50%～85%。⑥5 类，恶性病变，恶性风险 >85%。⑦6 类，经病理证实恶性病变。

【问题2】 为进一步明确结节良恶性，还可进行何种检查？

术前通过细针吸取（FNA）技术对可疑病灶或淋巴结进行组织学或细胞学检查可提高诊断率。随着技术进步及理念的改进，FNA 衍生了多种方法，包括细针穿刺活检（FNAB）、细针穿刺细胞学检查（FNAC）、FNA+ 基因检测、FNA+ 洗脱液检测等。术前 FNA 检查有助于减少不必要的甲状腺手术，并帮助确定恰当的手术方案。

进一步检查情况

术前双侧可疑病灶的 FNAB 检查结果：甲状腺乳头状癌。

【问题3】 手术方式的选择？

思路1：对不同病理类型的甲状腺癌采取的手术方式不同。

1. 乳头状癌　主要术式有单侧腺叶 + 峡部切除、全甲状腺切除，视情况行颈淋巴结清扫术。

2. 滤泡状癌　手术原则与乳头状癌基本相同。此外，由于滤泡状癌具有吸碘功能，即使发生远处转移也应将原发病灶和区域淋巴结清除，其远处转移病灶可留作日后行 ^{131}I 治疗。

3. 髓样癌　如术中冷冻切片可确诊髓样癌，应行全甲状腺切除或近全甲状腺切除，并同期行颈淋巴结清扫术。如甲状腺两腺叶内均有病灶，应行双侧颈淋巴结清扫术。

4. 未分化癌　对于有手术机会的应积极行手术切除，手术方式为根治性全甲状腺切除或扩大根治性全甲状腺切除，并行颈淋巴结清扫术。对于确诊时病灶已广泛侵犯周围组织器官或已有远处转移者往往难以彻底切除，应考虑先辅以放化疗或靶向治疗，待出现根治手术的时机再手术切除。而对于晚期因气管压迫出现呼吸困难者为解除气管压迫可行气管切开术，放置永久性气管套管。

思路2：甲状腺乳头状癌发生颈淋巴结转移率较高，虽然其对生存率的影响目前仍无定论，但对复发率的影响则已被公认。颈淋巴结清扫的范围仍有争议，但最小范围清扫，即对于中央区（Ⅵ区，包括气管前、气管旁、喉前 /Delphian 淋巴结）淋巴结清扫已基本达成共识。颈淋巴结分区见图 6-2。Ⅵ区淋巴结清扫既清扫了甲状腺癌易转移的区域，又有助于临床分期、指导治疗、预测颈淋巴结转移的可能性和减少再次手术的并发症。目前多不主张对临床淋巴结阴性患者做预防性颈淋巴结清扫。临床淋巴结阳性患者可选择根治性颈淋巴结清扫术、扩大根治性颈淋巴结清扫术及改良性颈淋巴结清扫术。理想的淋巴结手术方式应是依据患者淋巴结转移情况进行个体化手术原则。

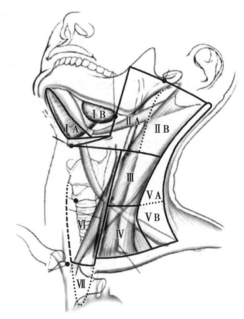

图 6-2　颈淋巴结分区

Ⅰ A. 颏下淋巴结；Ⅰ B. 颌下淋巴结；Ⅱ A. 颈内静脉后缘以前；Ⅱ B. 颈内静脉后缘以后；Ⅲ. 胸锁乳突肌深面，舌骨与环状软骨下缘之间；Ⅳ. 胸锁乳突肌深面，环状软骨以下；Ⅴ A、Ⅴ B. 副神经链组；Ⅵ. 颈前淋巴结；Ⅶ. 胸骨上缘至主动脉弓上缘的上纵隔区。

手术治疗情况

患者在全麻下行甲状腺全切除术 + 双侧中央区淋巴结清扫术。手术记录如下：患者平卧位，肩部垫高，常规消毒铺巾。在胸骨切迹上约两横指处顺皮纹方向作弧形切口。依次切开皮肤、皮下组织和颈阔肌。用组织钳牵开颈阔肌，在其深面分离皮瓣。切开颈白线直达甲状腺固有被膜。甲状腺右叶体积正常

(4cm×3cm×4cm)，可触及一直径约 2cm 结节，质硬。峡部正常。甲状腺左叶正常(2cm×3cm×3cm)，未扪及明显结节。分离右叶甲状腺上极，结扎甲状腺上动脉。分离、切断并结扎右甲状腺中静脉。分离甲状腺下极，切断并结扎右甲状腺下极的各分支血管。切除包括所有结节在内的甲状腺右叶全部腺体，并全程显露右侧喉返神经。同法处理左侧甲状腺并切除峡部。术中冷冻切片回报左侧甲状腺微小乳头状癌。遂清扫双侧中央区淋巴结。创腔内彻底止血，残腔放置引流管一枚。清点纱布器械无误后，逐层缝合。表皮以皮内缝合法缝合。

【问题 4】　双侧甲状腺乳头状癌的手术原则是什么？

思路：该患者术前超声检查提示双侧甲状腺多发结节，双侧均有恶性征象，术前 FNAB 证实甲状腺乳头状癌，术前临床淋巴结转移阴性，故选择行甲状腺全切＋双侧中央区预防性淋巴结清扫术。

术后病理结果

术后第 4 天病理结果回报：(右)甲状腺，乳头状癌(d：2cm)；(左)甲状腺，微小乳头状癌(d：0.5cm)；(左中央区)淋巴结(0/7)未见癌转移。(右中央区)淋巴结(2/8)见癌转移。

【问题 5】　从病理结果中我们能得到什么重要信息？

病理类型为分化型甲状腺癌(differentiated thyroid carcinoma，DTC)，DTC 主要包括乳头状癌和滤泡状癌，TNM 分期为 $T_{1b}N_{1a}M_0$，进一步的临床病理分期为 II 期。

知识点

甲状腺癌的临床分期(表 6-2)

1. T：原发肿瘤　所有的分级可再分为：a 孤立性肿瘤，b 多灶性肿瘤(其中最大者决定分级)。T_x：原发肿瘤不能评估；T_0：没有原发肿瘤证据；T_1：肿瘤最大直径≤2cm，且在甲状腺内；T_{1a}：肿瘤最大径≤1cm，且在甲状腺内；T_{1b}：2cm≥肿瘤最大径 >1cm，且在甲状腺内；T_2：4cm≥肿瘤最大直径 >2cm，且在甲状腺内；T_3：肿瘤最大径 >4cm，且在甲状腺内，或任何肿瘤伴甲状腺外浸润(如累及胸骨甲状腺肌或甲状腺周围软组织)；T_{3a}：肿瘤最大直径 >4cm，局限在甲状腺内的肿瘤；T_{3b}：任何大小的肿瘤伴有明显的侵袭带状肌的腺外侵袭(包括胸骨舌骨肌、胸骨甲状肌、甲状舌骨肌、肩胛舌骨肌)；T_{4a}：适度进展性疾病任何肿瘤浸润超过包膜浸润皮下软组织、喉、气管、食管、喉返神经；T_{4b}：远处转移肿瘤侵犯椎前筋膜或包绕动脉或纵隔血管。

2. N：区域淋巴结　区域淋巴结包括颈中央区、颈侧区和纵隔上淋巴结；N_x 区域淋巴结不能评估；N_0 无证据表明存在区域淋巴结转移；N_{0a} 发现 1 个或多个经细胞学或组织学证实为良性的淋巴结；N_{0b} 无放射学或临床证据表明存在淋巴结转移；N_1 区域淋巴结转移；N_{1a} VI 区转移(气管前、气管旁和喉前 / Delphian 淋巴结)或纵隔上淋巴结(VII 区淋巴结)，包括单侧或双侧转移；N_{1b} 转移至患侧和 / 或对侧 I、II、III、或 V 区淋巴结，或咽后淋巴结。

3. M　M 为远处转移；M_0 为无远处转移；M_1 为有远处转移。

表 6-2　甲状腺癌的临床分期

分期	<55 岁	≥55 岁
I	任何 TNM_0	$T_{1\sim2}N_{0\sim x}M_0$
II	任何 TNM_1	$T_{1\sim2}N_1M_0$
		$T_{3a}/T_{3b}NM_0$
III		$T_{4a}NM_0$
IV A		$T_{4b}NM_0$
IV B		TNM_1
IV C		

【问题 6】　患者下一步的治疗计划是什么？

对于 DTC 的治疗主要包括外科手术、^{131}I 治疗和内分泌治疗。

思路 1：^{131}I 放射治疗对于 DTC 有较好疗效(甲状腺组织和分化型甲状腺癌具有摄取 ^{131}I 的功能，利

用 ^{131}I 放射出的 β 射线的电离辐射生物效应的作用可破坏残余的甲状腺组织和肿瘤细胞）。而 ^{131}I 放射治疗对未分化癌、髓样癌无效。^{131}I 治疗分化型甲状腺癌的目的有：清甲治疗（清除甲状腺癌术后残留的甲状腺组织）或清灶治疗（清除甲状腺转移病灶）。如甲状腺癌灶已清除干净，无转移病灶，可不必常规进行放射治疗。此外，妊娠期、哺乳期、计划短期（6 个月）内妊娠者和无法依从辐射防护指导者，禁忌进行 ^{131}I 清甲治疗。

该患术后甲状腺组织显像提示甲状腺床无残留甲状腺组织，结合手术及病理情况，未进行 ^{131}I 治疗。

思路 2：对于分化型甲状腺癌，甲状腺近全或全切术后均应补充甲状腺素进行内分泌替代治疗；而对于中高危复发风险的患者则需内分泌抑制治疗，通过外源性甲状腺素以抑制内源性 TSH 分泌，从而抑制 TSH 对腺体组织生长的刺激，达到预防疾病复发的目的。对于不同复发风险的患者和患者自身耐受程度来评估 TSH 抑制的水平，即双风险评估。

知识点

分化型甲状腺癌的复发危险度分层

1. 低危组（符合以下任一条件）　①乳头状甲状腺癌包括以下所有条件时：无局部或远处转移；所有肉眼可见的肿瘤被彻底切除；肿瘤未侵犯局部组织或结构；肿瘤非侵袭性病理类型；如果给予 ^{131}I 治疗后第一次全身 RAI 扫描，甲状腺床外无 RAI 转移灶；无血管侵袭；临床淋巴结阴性或 5 个以下的病理淋巴结微转移（淋巴结转移灶最大径<0.2cm）。②甲状腺腺内、囊状滤泡变异的乳头状甲状腺癌。③甲状腺腺内、分化良好的滤泡状甲状腺癌，包膜浸润，无或极少（<4 病灶）血管浸润。④甲状腺内单发或多发的微小乳头状癌，且 V600E BRAF 突变（如已知）。

2. 中危组（符合以下任一条件者）　①肿瘤向甲状腺周围软组织的微浸润；②清甲治疗后行全身 ^{131}I 显像发现有异常放射性碘摄取；③高侵袭性组织学类型；④有血管侵袭的乳头状甲状腺癌；⑤临床淋巴结阳性，或病理学证实的 5 个以上转移灶最大直径均<3cm 的转移淋巴结；⑥局限于甲状腺内直径在 1~4cm 的乳头状甲状腺癌，且 V600E BRAF 突变（如已知）；⑦多灶性微小乳头状癌伴有腺外侵袭，且 V600E BRAF 突变（如已知）。

3. 高危组（符合以下任一条件者）　①肿瘤广泛侵袭甲状腺周围软组织（明显向被膜外侵袭）；②肿瘤未能完整切除；③远处转移；④术后血清甲状腺球蛋白增高提示远处转移；⑤病理 N_1 淋巴结转移且转移病灶最大直径>3cm；⑥滤泡状甲状腺癌伴广泛血管侵袭（>4 处的血管侵袭）。

长期 TSH 抑制治疗可导致亚临床甲亢，引发不适症状和一些不良反应（如心率增快、心房颤动、左心室增大、心肌收缩性增加、舒张功能受损等），以及造成绝经后妇女的骨密度降低。故在行 TSH 抑制治疗时，应评估患者年龄、基础疾病及患者自身耐受度进行 TSH 抑制治疗（表6-3）。

知识点

分化型甲状腺癌 TSH 抑制治疗的原则

表6-3　分化型甲状腺癌 TSH 抑制治疗的原则

TSH 抑制风险增加	低危复发风险	中危复发风险	高危或术后TG持续存在或增高	高危且原发病灶未能彻底切除
未知风险	1	2	3	3
更年期	1	2	2	3
心动过速	1	2	2	3
骨量减少	1	2	2	3
年龄 >60 岁	1	1	2	3
骨质疏松症	1	1	2	3
房颤	1	1	2	2

注："1"为无 TSH 抑制，但 TSH 控制在 0.5~2mU/L。

"2"为轻度 TSH 抑制，TSH 控制在 0.1~0.5mU/L。

"3"为中度或完全抑制，TSH 控制在 0.1mU/L 以下。

该患男性,57岁,既往无其他疾病,属复发危险度中度组。推荐口服 L-T$_4$(左甲状腺素)制剂将 TSH 维持于 0.1~0.5mU/L。

思路3:外放射治疗主要用于未分化型甲状腺癌的综合治疗。

【问题7】 如何做好患者的随访工作?

尽管大多数 DTC 患者预后良好、死亡率较低,但是约30%的 DTC 患者会出现复发或转移,其中多数发生于术后的10年内,术后复发合并远处转移者预后较差。

知识点

分化型甲状腺癌术后随访要点

1. 监控 TSH 抑制治疗的效果。

2. 对已清除全部甲状腺的 DTC 患者,随访血清甲状腺球蛋白(Tg)变化是判别患者是否存在肿瘤残留或复发的重要手段。

3. 未全切除甲状腺的 DTC 患者,术后每6个月检测血清 Tg(同时检测 TgAb)。对 Tg 有持续升高趋势者,应考虑甲状腺组织或肿瘤生长,需结合颈部超声等其他检查进一步明确。

4. DTC 随访期间应定期(间隔3~12个月)进行颈部超声检查。

5. 随访期间对可疑淋巴结可行穿刺活检或穿刺冲洗液 TG 检测。

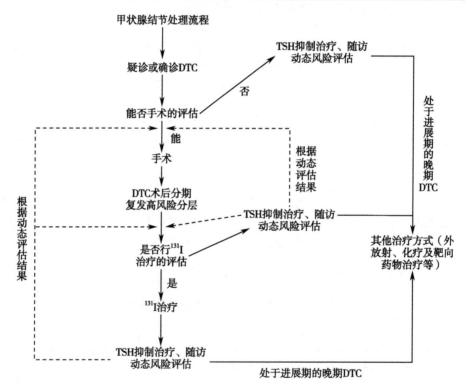

分化型甲状腺癌的临床处理流程图

DTC. 分化型甲状腺癌;TSH. 促甲状腺激素。

第五节　甲状旁腺功能亢进

甲状旁腺功能亢进(hyperparathyroidism,HPT)是指一个或多个甲状旁腺过度活跃分泌过多甲状旁腺激素(parathyroid hormone,PTH)。根据病因不同可分为原发性、继发性、三发性甲状旁腺功能亢进,以原发性最多见。原发性甲状旁腺功能亢进(primary hyperparathyroidism,PHPT)的常见病因为甲状旁腺腺瘤、甲状旁腺增生和甲状旁腺癌。

关键点

1. HPT 定义及分类。
2. HPT 诊断及鉴别诊断。
3. 定位检查方法。
4. HPT 手术指征及术式的选择。
5. 术中处理要点。
6. 术后并发症。

首次门诊病历摘要

患者女性，22岁，主因"膝关节疼痛、消瘦便秘7个月"就诊。患者自诉7个月前出现膝关节疼痛、阵发性逐渐加重致步态不稳。近1个月出现多饮多尿、消瘦便秘。曾于外院诊断为风湿性关节炎，治疗效果不佳，后监测发现血钙、PTH升高，血磷降低。骨盆平片示普遍性骨质疏松，拟诊"甲状旁腺功能亢进"收入院。既往：7个月前诊断为风湿性关节炎，无遗传性疾病史，无手术史。

辅助检查：血钙 3.2mmol/L ↑，血磷 0.7mmol/L ↓，碱性磷酸酶（alkaline phosphatase, ALP）90U/L ↑，肌酐 92.70μmol/L ↑，PTH 1 340ng/L ↑。凝血及其他功能未见明显异常。腹部超声提示肾盂肾盏光点增强。X线片示髂、股骨普遍性脱钙及囊性变，未发现尿路结石。甲状腺超声示左侧下极甲状旁腺位置处见 2.6cm×1.9cm 实性略低回声区；甲状腺CT报告：左侧甲状腺腺体下方类圆形低密度影，约 2.5cm×2cm×2cm 大小。

【问题1】　该患者可能诊断是什么？

根据患者的主诉、症状、影像学检查，应怀疑原发性甲状旁腺功能亢进。

思路1：PHPT 患者可出现骨病变、尿路结石、肾实质钙化、消化道症状、神经认知功能障碍等临床症状。如未能及时诊治，极易发生骨骼变形、病理性骨折、肾实质钙化及肾功能障碍等并发症。该患首发症状以膝关节疼痛、骨痛等为主，后期出现多尿、消瘦便秘。

知识点

原发性甲状旁腺功能亢进的高危人群

1. 反复发作的肾绞痛（肾或输尿管结石）或肾钙盐沉积者。
2. 不明原因的腰腿疼痛、自发性骨折、骨质疏松者（尤其是年轻人）。
3. 长骨骨干、肋骨、颌骨、锁骨巨细胞瘤，特别是多发者。
4. 原因不明的恶心呕吐、久治不愈的消化性溃疡、顽固性便秘和反复发作的胰腺炎。
5. 无法解释的神经精神症状，尤其是伴有口渴、多尿和骨痛者。

思路2：诊断 PHPT 有价值的实验室检查应包括血清钙、磷、碱性磷酸酶、PTH 浓度及尿钙排出量的测定。该患者血钙 3.2mmol/L，PTH 340ng/L，在排除继发性甲状旁腺功能亢进、多发性内分泌肿瘤及三发性甲状旁腺功能亢进之后，应初步诊断为原发性甲状旁腺功能亢进。

思路3：PHPT 影像学检查的目的是明确病变旁腺的位置及数量，为制订手术方案提供证据。常用的甲状旁腺定位诊断影像学检查方法有超声、甲状旁腺核素扫描、CT 及 MRI。

知识点

原发性甲状旁腺功能亢进定位检查方法

1. 超声　超声是首选检查方法。影像表现为甲状腺叶后方或侧方的低回声结节，与邻近组织界限清楚。高分辨率超声显像识别颈部肿大甲状旁腺的准确性约为80%。

2. 甲状腺核素扫描 ^{99m}Tc-甲氧基异丁基异腈(^{99m}Tc-MIBI)显像能确定是单发还是多发甲状旁腺病变，并且能提示病变旁腺位置，为首选术前定位方法。对术后复发和腺瘤的定位更有意义。

3. CT 对颈部及纵隔异位的甲状旁腺病变均有识别作用，并可同时显示甲状腺有无病变。

4. MRI 对PHPT的定位诊断有较高的准确性。甲状旁腺腺瘤在T_1加权图像上多呈低信号，而T_2加权图像上信号较高，近似或高于脂肪信号。

【问题2】 该患治疗方案?

外科手术是PHPT治疗的首选方法。临床症状明显的PHPT，只要无难以耐受麻醉与手术的严重并发症，均应积极手术治疗。PHPT非手术治疗主要包括对抗PTH分泌的治疗、免疫疗法以及对症治疗。

知识点

原发性甲状旁腺功能亢进手术适应证

1. 血清钙>2.75mmol/L或血清游离钙>1.28mmol/L，同时伴有低血磷者。
2. PTH明显增高。
3. 影像学检查有骨病变。
4. 肾功能低下。
5. 尿路结石。
6. 合并消化道病变者。
7. 影像学检查提示甲状旁腺区占位。
8. 临床怀疑癌变。
9. 不能长期随访观察者。

手术治疗情况

患者在全麻下行左侧甲状旁腺腺瘤切除术。手术记录如下：在颈部下1/3处顺皮纹方向切出长约4cm弧形切口。依次切开各层组织，结扎甲状腺中静脉、下静脉，向上、向中线牵拉甲状腺，以显露甲状旁腺。见甲状腺左叶下方有一结节，棕黄色，质中，与周围组织无明显粘连。切除送冷冻切片检查，且切除结节后10min抽血查PTH为134ng/L（肿瘤切除前查PTH为1 200ng/L）。冷冻切片检查病理报告为：甲状旁腺腺瘤。术毕。

【问题3】 PHPT手术方式有哪些?

以往PHPT手术多主张双侧颈部探查以防遗漏病变。随着定位诊断水平的提高，越来越多的PHPT手术选择小切口病变旁腺切除术。目前PHPT手术方式的选择更多取决于甲状旁腺的病理类型。

知识点

原发性甲状旁腺功能亢进手术方式

1. 甲状旁腺腺瘤 切除甲状旁腺腺瘤即可，术中送冷冻切片病理检查。
2. 甲状旁腺增生 甲状旁腺增生的手术方式有2种，甲状旁腺次全切除术和全甲状旁腺切除+自体移植术。①甲状旁腺次全切除术：即切除3个增生较明显的甲状旁腺和1个最接近正常大小甲状旁腺的1/2～3/4，将切除的甲状旁腺组织冷冻保存，以备术后复发或甲状旁腺功能减退时再次手术使用。②甲状旁腺全切除+自体移植术：即切除全部甲状旁腺，选择1个增生较轻的甲状旁腺取其1/4～1/2切成1mm^{3}左右的组织块移植于前臂肱桡肌或胸锁乳突肌内，同时植入标记物，以备术后复发再次手术时定位之用。

3. 甲状旁腺癌根治术　无颈淋巴结转移时，行包括同侧甲状腺及峡部，气管周围淋巴脂肪组织和部分胸腺组织在内的整块切除；有区域颈淋巴结转移时，应行联合根治术。甲状旁腺癌常累及患侧喉返神经，术中可切除受侵犯的神经。如术中肿瘤有残留，可术后补充放疗。

【问题 4】　该患术中检测 PTH 的意义？

PHPT 的病变腺瘤数量可以是 1 个或多个，为了防止病变的腺瘤遗漏，可在术中将切下标本送冷冻切片检查及在切除标本后 5~10min 测定 PTH。如果切除后术中血清免疫反应性甲状旁腺素（iPTH）值下降 50%以上，则表明病变腺瘤切除成功，否则说明仍有病变腺瘤存在。该患切除肿物后采血查 PTH 为 134ng/L（肿瘤切除前查 PTH 为 1 200ng/L），表明手术成功。

【问题 5】　术中甲状旁腺如何探查？

尽管术前定位甲状旁腺的方法很多，但实际手术过程中，有时也很难发现病变的甲状旁腺。此时，应对术野进行有序、全面及彻底的探查。术中应按一定的顺序进行探查，以免漏查；探查时应遵循"四从三仔细"原则，即"从前到后、从上到下、从外到内、从易到难，仔细辨认、仔细解剖、仔细切除"。

术后情况

该患术后第一天开始出现口周、四肢麻木，无抽搐。术后每日查血钙、血磷、血 PTH。术后第 3 天血钙 2.5mmol/L，血磷 0.8mmol/L，碱性磷酸酶 85U/L。术后第 5 天患者主诉麻木好转，已下床活动，生活部分依赖。给予口服维生素 D、葡萄糖酸钙。查血钙 2.0mmol/L，血磷 1.3mmol/L，碱性磷酸酶 80U/L，PTH 42ng/L。患者出院随诊。

【问题 6】　该患术后不良反应的原因？

PHPT 手术成功，一般术后 24h 内血清钙水平降至正常或出现低钙血症，在术后 1 周内最明显。多数患者低钙血症是暂时性的，术后检测血钙逐渐降低，一般术后 4~5d 降到最低，然后逐渐回升。当出现手足麻木或抽搐时，可静脉注射 10% 葡萄糖酸钙 10~20ml，也可用 10% 葡萄糖酸钙 20ml 加入 5% 葡萄糖溶液内缓慢滴注。此外，甲状旁腺功能亢进可影响镁代谢，当补充钙剂不能控制手足抽搐时应考虑低镁血症。

知识点

原发性甲状旁腺功能亢进术后暂时性低血钙原因

1. 骨饥饿和骨修复。
2. 暂时性甲状旁腺功能减退　由于甲状旁腺腺瘤长期处于高分泌状态，使其他正常甲状旁腺功能受抑制。
3. 部分骨骼或肾对甲状旁腺的抵抗作用。

【问题 7】　PHPT 患者术后不良反应有哪些？

PHPT 术后可能出现多种并发症，包括喉返神经损伤、甲状旁腺功能减退、病灶误切、病灶遗漏、术后出血、食管损伤、高血钙持续，以及甲状旁腺癌治疗不当引起的癌症残留或复发转移，其发生主要与术前定位检查和术中处理是否合理密切相关。重视术前、术中处理是预防并发症的关键。

(代文杰)

推 荐 阅 读

[1] 陈孝平，汪建平，赵继宗. 外科学. 9 版. 北京：人民卫生出版社，2018.

[2] 汤钊猷. 现代肿瘤学. 3 版. 上海：复旦大学出版社，2011.

[3] 吴肇汉,秦新裕,丁强. 实用外科学. 4版. 北京:人民卫生出版社,2017.

[4] 中华医学会核医学分会. ^{131}I治疗格雷夫斯甲亢指南(2013版). 标记免疫分析与临床,2013,33(2):83-94.

[5] HAUGEN B R,ALEXANDER E K,BIBLE K C,et al. 2015 American Thyroid Association management guidelines for adult patients with thyroid nodules and differentiated thyroid cancer: the American Thyroid Association Guidelines Task Force on thyroid nodules and differentiated thyroid cancer. Thyroid,2016,26(1):1-133.

[6] ROSS D S,BURCH H B,COOPER D S,et al. 2016 American Thyroid Association Guidelines for Diagnosis and Management of Hyperthyroidism and other causes of Thyrotoxicosis. Thyroid,2016,26:1343-1421.

[7] TOWNSEND C,BEAUCHAMP R D,EVERS B M,et al. Sabiston Textbook of Surgery. 20th ed. Philadelphia: Elsevier,2017.

第七章 乳腺疾病

第一节 急性乳腺炎

急性乳腺炎（acute mastitis）一般指急性哺乳期乳腺炎，是乳腺的急性化脓性感染，患者多是产后哺乳的妇女，尤以初产妇多见，往往发生在产后 3~4 周。乳汁淤积和婴儿吸奶造成乳头皮肤破裂是诱发乳腺炎的危险因素。最常引起感染的微生物是金黄色葡萄球菌。治疗首先需要排空乳汁，有全身症状者使用抗生素治疗，局部脓肿形成后应及时切开引流。最重要的是需要将急性乳腺炎与炎性乳腺癌进行鉴别，避免漏诊、误诊。

> 关键点
>
> 1. 急性乳腺炎的病因。
> 2. 急性乳腺炎的主要临床表现。
> 3. 急性乳腺炎的治疗方式。

首次门诊病历摘要

患者女性，28 岁，因"自觉左乳红肿伴疼痛 5d"来我院门诊就诊。患者 1 个月前顺产一女，现母乳喂养中。5d 前开始感觉左乳红肿发热伴疼痛，逐渐加重，左侧乳汁排泌不畅。伴有乏力，无发热，无寒战。自发病以来患者食欲、睡眠、大小便均正常，体重无明显变化。既往无慢性疾病史。无手术外伤史。无家族遗传病史。体格检查：左乳外上象限表面皮肤红肿，触痛明显，未及明确包块，无波动感。同侧腋窝淋巴结可及 1 枚，轻度肿大，活动度好，有触痛。

【问题 1】 该患者可能的诊断是什么？

根据患者的年龄、主诉、症状、生育情况，应首先考虑急性哺乳期乳腺炎。

思路 1：患者为年轻初产妇，近期患侧乳汁排泌不畅。

> 知识点
>
> **急性乳腺炎的病因**
>
> 1. 乳汁淤积为发病的重要原因，乳汁是富含乳糖的一类培养基，乳汁淤积将有利于入侵细菌的生长繁殖。乳汁淤积的原因有：乳头发育不良（过大、过小或内陷）妨碍哺乳；乳汁过多或婴儿吸乳少，致乳汁不能完全排空；乳管不通，影响排乳。
>
> 2. 细菌沿破损或皲裂的乳头皮肤入侵，是感染的主要途径。婴儿口腔感染，吸乳或含乳头睡眠，致使细菌直接进入乳管，上行至腺小叶也是感染的途径之一。
>
> 3. 多数发生于初产妇，因其缺乏哺乳经验。产后 1 个月内产妇身体虚弱，加之婴儿吸吮力量小，吸乳量小，易发生急性乳腺炎。断奶期由于乳汁排空不充分，也易发生急性乳腺炎。

思路 2：患者主要症状为左侧乳房红肿伴疼痛 5d，无发热、寒战等全身症状。左乳腺局部外上象限有明显的红肿、触痛，伴同侧腋窝淋巴结肿大触痛。符合急性乳腺炎的临床特点。

知识点

急性乳腺炎的主要临床表现

主要症状为患侧乳房肿胀疼痛,局部红肿、发热。随炎症进展,疼痛呈搏动性,可有寒战、高热、脉搏加快。常有患侧淋巴结肿大、压痛,白细胞计数明显增高。一般起初呈蜂窝织炎样表现,数天后可形成脓肿,表浅的脓肿可触及波动,深部的脓肿需穿刺才能确定。脓肿可以是单房性或多房性。脓肿可向外溃破,深部脓肿还可穿至乳房与胸肌间的疏松组织,形成乳房后脓肿。严重感染者可导致乳房组织大块坏死,甚至并发脓毒症。

【问题2】 为进一步明确诊断,需要进行何种检查?

超声检查对急性乳腺炎的诊断、鉴别诊断均有良好的价值,有助于明确乳腺脓肿是否形成,并可在超声引导下对脓腔行重复多点穿刺。抽得的脓液应做细菌培养及药物敏感试验,以指导抗菌药物的使用。同时超声检查还可协助鉴别急性乳腺炎和妊娠哺乳期炎性乳腺癌。当全身感染征象严重时可行血常规、血培养等。

【问题3】 急性乳腺炎常见致病菌有哪些?

按照发生频率排列,引起急性乳腺炎的细菌有:金黄色葡萄球菌、表皮葡萄球菌、链球菌(α、β和非溶血性)、大肠杆菌、假丝酵母菌(罕见)。

【问题4】 该患者进一步需要何种治疗?

急性乳腺炎的治疗原则是消除感染、排空乳汁。

早期呈蜂窝织炎样表现而未形成脓肿之前不宜手术,应用抗菌药可获得良好的结果,因为主要病原菌为金黄色葡萄球菌,可不必等待细菌培养的结果,应用青霉素治疗,或用头孢菌素;若患者对青霉素过敏,则应用红霉素。如治疗后病情无明显改善,则应重复穿刺以证明有无脓肿形成,以后可根据细菌培养结果指导选用抗菌药。因抗菌药物可被分泌至乳汁,故应避免使用四环素、氨基糖苷类、氟喹诺酮类、磺胺类和硝基咪唑类等影响婴儿的抗菌药物,若使用,则应暂停哺乳。

脓肿形成后,主要的治疗措施是及时行脓肿切开引流。手术时要有良好的麻醉。切口应选择放射向切开,以避免损伤乳管而形成乳瘘;乳晕下脓肿应沿乳晕边缘作弧形切口;深部脓肿或乳房后脓肿可沿乳房下缘作弧形切口,经乳房后间隙引流。切开后以手指分离脓肿的多房间隔,以利于引流。脓腔较大时,可在脓腔的最低部位另加切口进行对口引流。

尽管考虑到存在婴儿从已经被细菌污染的母乳中感染的风险,世界卫生组织仍然不推荐在乳腺脓肿的时候停止母乳喂养。因为停止哺乳不仅影响婴儿的喂养,而且提供了乳汁淤积的机会。但患侧乳房应停止哺乳,并以吸乳器吸尽乳汁,促使乳汁通畅排出,局部热敷以利于早期炎症的消散。若感染严重或脓肿引流后并发乳瘘,应停止哺乳。可口服溴隐亭 1.25mg, 2 次/d,服用 7~14d;或己烯雌酚 1~2mg, 3 次/d,共 2~3d;或肌内注射苯甲酸雌二醇,1 次/d,每次 2mg,至乳汁停止分泌为止。

【问题5】 对于哺乳期妇女应如何预防、避免急性乳腺炎的发生?

关键在于避免乳汁淤积,防止乳头损伤,并保持其清洁。应加强孕期卫生宣教,指导产妇经常用温水、肥皂洗净两侧乳头。如有乳头内陷,可经常挤捏、提拉矫正之。要养成定时哺乳、婴儿不含乳头而睡等良好习惯。每次哺乳应将乳汁吸空,如有淤积,可按摩或用吸乳器排尽乳汁;哺乳后应清洗乳头,乳头有破损或皲裂要及时治疗;注意婴儿口腔卫生。

第二节　纤维囊性乳腺病

纤维囊性乳腺病多见于 30~50 岁的妇女,青春期及绝经后则少见,临床上主要表现为乳房疼痛和结节感,疼痛与月经周期有关。其本质既非炎症,又非肿瘤,而是正常结构的排列紊乱,但不是癌前期病变。病因主要与体内雌激素水平升高及雌、孕激素比例失调有关,表现为月经周期的乳腺实质过度增生而复旧不全,在前一周期异常形态的基础上又发生下一周期的变化;同时也可能与婚育、社会、精神及饮食因素有关。纤维囊性乳腺病本身无手术治疗的指征,手术治疗的目的主要是当病灶经过影像学检查、针吸细胞学检查、空芯针病理活检后仍不能排除乳腺癌可能者,应行手术活检明确。药物治疗多以缓解乳房疼痛症状为主,小叶增生本身并不需要治疗。

关键点

1. 纤维囊性乳腺病的主要临床表现。
2. 纤维囊性乳腺病的辅助检查方式选择。
3. 纤维囊性乳腺病的治疗方式。

首次门诊病历摘要

患者女性,32 岁,已婚未孕,因"自觉左乳疼痛不适半年"来我院门诊就诊。患者半年前自觉左乳胀痛不适,月经来潮前 2～3d 开始疼痛,无固定部位,月经来潮后缓解。疼痛时左乳外上似可及一质地较硬结节,大小约直径 2cm;疼痛缓解后肿块似亦消失。无乳头溢液,无乳头、乳房皮肤改变。患者食欲、睡眠、大小便均正常,体重无明显变化。平素月经不规律,经量较多。既往无慢性疾病史。无手术外伤史。无家族遗传病史。

【问题1】 该患者可能的诊断是什么?

根据患者的年龄、主诉、症状,应首先考虑纤维囊性乳腺病。

思路1:纤维囊性乳腺病多见于 30～50 岁的妇女,青春期及绝经后则少见。

思路2:该患者的主要症状是随月经周期变化的乳房疼痛伴结节,月经来潮后缓解。是较为典型的纤维囊性乳腺病的症状,其病程从数周到数年不等。

知识点

纤维囊性乳腺病的主要临床表现

1. 显著周期性乳房疼痛　40% 的患者疼痛与月经周期有关,有时整个月经周期都有疼痛感,常无固定部位,月经来潮后疼痛缓解;因为大多数患者的经期前会经历 2～3d 的乳房闷胀或触痛,为区别正常的乳腺生理性变化过程,显著性周期乳房疼痛定义为一个月经周期中,乳房疼痛症状持续>7d 或者乳房剧烈疼痛;在临床上绝大多数显著性周期乳房疼痛患者可在乳房的外上象限触及结节感或局部增厚感,疼痛与结节具有相同的周期性变化。

2. 非周期性疼痛　大约占乳痛症患者的 27%,和显著性周期乳房疼痛不同,该疼痛往往有固定的位置,以单侧乳房的外上象限或乳晕下居多,两侧乳房同时疼痛较少,大多患者描述为"针刺感""牵拉感"或"烧灼感",月经来潮后疼痛不缓解;临床上触的结节感或局部增厚感较周期性乳房疼痛患者少见。少数纤维囊性乳腺病患者可同时伴有水样或浆液性乳头溢液以及显性乳房肿块。

【问题2】 为进一步明确诊断,需要进行何种检查?

思路1:应重视病史问诊和体格检查。

纤维囊性乳腺病是女性的常见多发病,病变初期可表现在一侧乳房,仅乳房外上象限受累,后发展成多灶性,多数为双侧。自然病史较长,可数月至数年以上。如有正常的妊娠及哺乳史,病情及病程常有显著减轻和延缓。临床的主要症状是乳房疼痛、压痛,乳腺局限增厚或形成包块。疼痛多为胀痛或刺痛,重者向腋下或患侧肩、背甚至上肢放射,影响工作和生活。早期乳房疼痛常有周期性,在月经来潮前 1～2 周开始,而月经开始或经后缓解或消失。疼痛的同时,乳房敏感性增强,触摸、压迫、抖动等均可加重疼痛。至病变后期疼痛的规律性消失。乳房包块可限于一侧或双侧,常为多发性。

体格检查表现为腺体增厚、张力增加,压痛明显,经前加重,随着月经后疼痛的缓解,包块缩小或消失。乳房内可扪及边界不清的条索状或斑片状增厚腺体,有时有形成结节状趋势。少数患者可出现乳头溢液,常为双侧多导管口溢液,可为水样、黄色浆液样、乳样或浑浊性溢液。

约半数左右患者伴有与女性激素功能失调有关的月经不规则、月经提前、痛经、月经过多等妇科病症。

思路2: 对有高危乳腺癌发病因素的患者,肿块形成与乳腺癌难以相区别时,需结合必要的辅助检查进行诊断。纤维囊性乳腺病的辅助检查主要包括影像学检查和病理学检查两类。

影像学检查主要包括超声、钼靶、MRI。病理学检查需要通过穿刺或活检手术取材。

乳腺及引流区淋巴结超声检查结果:双乳腺体明显增厚;回声增多、增强,分布欠均匀;腺体表面不平整;腺管可以有轻度扩张。CDFI:未见明显异常血流信号。诊断:双侧纤维囊性乳腺病。

【问题3】 该患者的下一步治疗方式有哪些?

向患者进行解释,已除外恶性疾病,诊断是纤维囊性乳腺病,即俗称的"乳腺增生",属于正常的乳腺生理变化。患者症状较轻,建议暂不用药,观察2个月。

知识点

纤维囊性乳腺病常用的治疗方法包括

1. 非药物治疗 纤维囊性乳腺病的症状发作很多情况下与患者作息不规律,精神紧张,情绪不佳有关,因为这些诱因有可能影响患者体内性腺激素分泌轴的稳定,从而造成雌、孕激素分泌比例失调,而造成的乳腺疼痛症状会进一步加重患者的思想负担,使得疼痛症状更为明显,从而形成恶性循环。绝大多数这部分患者通过完善影像检查及医生的解释,排除乳腺占位性病变尤其是乳腺癌的可能之后,通过调整作息,放松心情,其乳房疼痛可自行缓解,无须治疗。

2. 药物治疗 目前对纤维囊性乳腺病的治疗缺乏一种特别有效的药物。对于大多数纤维囊性乳腺病乳房疼痛患者,进行相关检查排除乳腺癌之后,经医生解释其症状属于正常乳房的生理变化,消除其因担心患严重疾病的焦虑、紧张情绪之后,大约有85%的患者乳房疼痛可自行缓解,无须治疗;对于小部分患者,经临床医生诊断无恶性病变的情况,仍有乳房的显著性疼痛,可以进行相应治疗。治疗乳房疼痛不推荐使用抗雌激素类药物,因为会带来明显的相关副反应。

活血化瘀类中成药是国内治疗纤维囊性乳腺病最为常用的方法,也有比较明显的治疗效果,但是在应用中要避免长期依赖,症状明显缓解后就可以停药,还要注意避开月经期使用。

3. 手术治疗 纤维囊性乳腺病本身无手术治疗的指征,手术治疗的目的主要是经过影像学检查、针吸细胞学检查或空芯针穿刺病理活检仍不能排除乳腺癌可能时,应对病灶进行活检。对一般药物治疗无效,不随月经周期变化的乳房腺体增厚或包块或经过一段时间治疗后,其他增生性病变已改善而仍有孤立的不消失的乳房肿块时可考虑手术活检。但纤维囊性乳腺病的手术应严格掌握手术指征。

第三节 乳腺纤维腺瘤

乳腺纤维腺瘤(fibroadenoma)是来源于乳腺小叶内纤维组织和腺上皮的良性肿瘤,是乳腺最常见的良性肿瘤。病因尚不明确,可能与体内的性激素水平失衡有关。纤维腺瘤可发生于青春期后任何年龄段的女性,好发于15~35岁的年轻妇女,高发年龄为15~25岁,青春期前和绝经后很少见。绝经后的纤维腺瘤常为绝经前存在的纤维腺瘤未被发觉而遗留下来的。纤维腺瘤以单发居多,多发者占10%~15%。纤维腺瘤病程较长,多数病变缓慢增大或无变化,少数可自然消退或快速增大。临床上最常用的诊断手段为包括超声在内的影像学方法。

关键点

1. 乳腺纤维腺瘤的主要临床表现。
2. 乳腺纤维腺瘤的辅助检查。
3. 乳腺纤维腺瘤的治疗手段和手术方式选择。

患者女性,21岁,未婚未孕,因"自觉左乳肿块1周"来我院门诊就诊。患者1周前洗澡时无意中发现左乳外上一直径1.5cm左右肿块,肿块质地较硬、活动度较大,无压痛,无乳头溢液,无乳房皮肤改变。发病以来,患者食欲、睡眠、大小便均正常,体重无明显变化。平素月经规律正常。既往无慢性疾病史。无手术外伤史。无家族遗传病史。体格检查:左乳外上象限可及一椭圆形结节,1.5cm×1.0cm,表面光滑,边界清晰,质韧,活动度好,无触痛,无乳头溢液。对侧乳腺未及肿物,腋窝淋巴结未及肿大。

【问题1】 该患者可疑的诊断是什么?

根据患者的年龄、主诉、症状,应首先考虑乳腺纤维腺瘤。

思路1:年轻女性,未婚未孕。患者属于乳腺纤维腺瘤的高发人群,应首先考虑。

纤维腺瘤是乳腺最常见的良性肿瘤,好发于15~35岁的年轻妇女,高发年龄为15~25岁。纤维腺瘤的产生肯定和患者体内性激素水平失衡有关,同时患者乳腺组织内性激素受体量或质的异常也在纤维腺瘤的发病过程中起重要作用。妊娠、哺乳有可能使原有的纤维腺瘤增大,停止哺乳可使纤维腺瘤增长中止。绝经后妇女使用激素替代疗法时,也可使原有的纤维腺瘤增大。但是口服避孕药和纤维腺瘤的产生或增长无关。

思路2:乳腺纤维腺瘤常无自觉症状,而是患者无意中触摸到,或在自我检查或普查时被发现,其大小一般不随月经周期变化。

知识点

乳腺纤维腺瘤的主要临床表现

纤维腺瘤发源于小叶,而小叶密集在乳腺边缘部,所以纤维腺瘤多数发生在乳腺边缘及厚实区域。乳晕区较少发生纤维腺瘤,因为乳晕下多为输乳窦和大导管,较少腺叶组织。纤维腺瘤往往呈圆球形或椭圆形。如果某一小区域有多发纤维腺瘤,增大后互相融合成一个瘤体,则常呈结节形。临床发现的纤维腺瘤直径大多数为1~2cm。其一般增大缓慢,Haagensen报道绝大多数纤维腺瘤增大至直径为2~3cm时会停止增长。纤维腺瘤边界清楚,活动度大,有包膜,触诊活动度佳,质韧,与皮肤及胸大肌无粘连,亦不会引起腋淋巴结肿大。纤维腺瘤周围可存在乳腺增生。

【问题2】 为进一步明确诊断,需要进行何种检查?

协助诊断乳腺纤维腺瘤最常用乳腺超声。明确诊断推荐穿刺或活检。

知识点

乳腺纤维腺瘤的辅助检查

1. 超声检查 对实质性和囊性肿块的鉴别诊断尤为准确,是首选检查方式。纤维腺瘤表现为圆形或椭圆形、实性、边界清楚的肿块影。

2. 钼靶摄片 对于35岁以上女性,当肿块不能除外癌诊断时,可在超声基础上,同时行钼靶检查。纤维腺瘤表现为圆形、椭圆形分叶状,密度略高于周围组织的肿块影,肿瘤边界光滑规整,有时可见纤维腺瘤退行变性引起的粗颗粒状钙化。

3. 乳腺磁共振成像(MRI)检查 乳腺MRI软组织分辨率极高且无辐射,当肿块不能除外癌诊断时,也可在超声钼靶基础上,行MRI的检查,特别是对于有家族史的女性有一定优势。

4. 针吸细胞学检查 有助于纤维腺瘤和乳腺癌的鉴别,但不能用于纤维腺瘤和其他良性乳腺疾病的鉴别。

5. 空芯针穿刺 组织学检查,有助于病理诊断,越来越多的用于乳腺微小病变的检查。

乳腺及引流区淋巴结超声检查结果：于左乳2点方向可见一个16mm×10mm团块，水平位生长，呈椭圆形，团块边界清晰，边缘界限清楚，内部呈低回声，分布均匀，未见明显钙化灶，团块后方回声无明显改变，CDFI示团块内未见明显血流信号。双侧腋窝未见明显异常肿大淋巴结。诊断：左侧乳腺实质性结节性病灶，拟US-BI-RADS 3类，请结合临床。

【问题3】　如何解读超声报告以初步估计肿块的良恶性？

思路：该患者左乳结节分类为BI-RADS 3类，首先考虑良性病变。

目前，对于乳腺超声的报告参照美国放射学会的超声BI-RADS分类方法。根据超声表现，评估肿块恶性可能，共分为0～6类。4类以上要进一步排除恶性可能。

【问题4】　如何治疗乳腺纤维腺瘤？

大多数生长缓慢或无变化的纤维腺瘤患者，通过空芯针穿刺活检病理学确诊后可以进行随访观察，医疗卫生经济学成本最低。对于年轻（35岁以下）患者，尤其是25岁以下患者，随访观察法乳腺癌的漏诊率极低。推荐的观察频率为每6个月1次，推荐的检查方法为触诊结合彩色超声。对于>35岁的患者，推荐加入乳腺X线摄影检查作为随访检查手段。

在随访过程中发现肿瘤生长迅速时，建议结束随访观察，接受外科干预。除肿瘤生长迅速外，随访过程中BI-RADS分类由3类升高至4类也是外科干预的指征之一。纤维腺瘤还可能导致乳腺外形改变、乳腺不适感和患者精神压力增大等。因此，是否进行外科干预和实施方法应在充分知情同意的前提下尽可能尊重患者的意愿。

但必须明确的是如果临床对纤维腺瘤的诊断有怀疑时，应及时行切除活检或空芯针穿刺活检。

【问题5】　如何选择手术方式？

手术方式有开放手术和乳腺微创旋切术。开放手术切口大，会遗留手术瘢痕，但是能完整切除病变，送检病理组织量大。微创旋切术优点是切口小（0.3～0.5cm），在B超引导下能完整切除肿瘤而不留明显瘢痕，美容效果显著。其主要并发症是术后血肿，但可逐渐吸收。目前对于适用微创治疗的良性肿块大小仍存在一定争议，一般非乳头乳晕区、直径≤2cm纤维腺瘤均可在B超引导下行微创旋切。

【问题6】　乳腺纤维腺瘤的病理特征？

1. 大体形态　单纯纤维腺瘤的大体形态具有一定的特征，肿瘤多呈圆球形、结节形，肿瘤表面多有微突的分叶，直径多<3cm，肿瘤多有完整的包膜，与周围组织边界清楚。肿瘤质实、富有弹性，切面呈灰白色，部分上皮成分较多的肿瘤可呈浅棕红色，有黏液感。

2. 组织形态　纤维腺瘤起源于乳腺小叶，包含上皮和基质成分，可有不同程度的上皮增生。

【问题7】　乳腺纤维腺瘤的预后如何？

纤维腺瘤完整切除后，很少复发，但同一乳腺不同象限或对侧乳腺可能再发。

【问题8】　乳腺纤维腺瘤会发展成为乳腺癌吗？

纤维腺瘤中的上皮成分癌变风险极低，癌变率为0.12%～0.30%。经手术切除后病理学检查确诊的纤维腺瘤患者乳腺癌的发病风险较普通女性略增高，伴有非典型增生或一级亲属乳腺癌家族史或复杂纤维腺瘤患者，其乳腺癌发病风险高于普通纤维腺瘤患者。因此，建议此类高危纤维腺瘤患者术后仍须定期行乳腺超声或钼靶等影像检查。

（王　殊）

第四节　乳　腺　癌

乳腺癌（breast cancer）是女性最常见的恶性肿瘤，发病率位居第一位并呈逐年上升趋势。乳腺癌首发临床表现以乳房肿块最常见，常呈无痛性、进行性生长，亦可合并乳头溢液。乳头牵拉、回缩、凹陷，乳房橘皮样改变，皮肤溃疡，同侧腋窝淋巴结肿大均是乳腺癌的体征。乳腺癌的早发现、早诊断、早治疗非常重要，钼靶筛查可早期检出乳腺癌病灶，显著降低乳腺癌死亡率。通过乳腺B超、钼靶、MRI的联合检查可进一步提高乳腺癌的检出率。早期乳腺癌治疗是

乳腺癌（病例）

以手术为主,同时联合化疗、靶向治疗、放疗、内分泌治疗等的综合治疗。乳腺癌的综合治疗极大的改善其预后。乳腺及其邻近组织解剖学见图7-1。

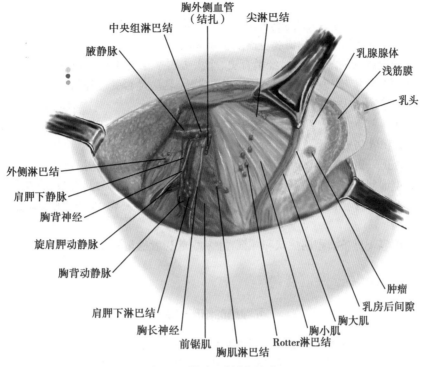

图7-1　乳腺及其邻近组织

关键点

1. 乳腺癌的临床表现。
2. 乳腺癌的辅助检查和意义。
3. 乳腺癌的病理类型。
4. TNM分期及分子分型的含义。
5. 乳腺癌治疗方式的选择。
6. 乳腺癌的随访工作。

首次就诊病例摘要

女性,53岁,已绝经。因"自觉右乳肿块半年,近期增大"来我院门诊就诊。患者半年前无意中发现右乳外上一直径约1cm肿块,近2个月来肿块增大明显,现直径约2.5cm。肿块质地硬、边界不清、活动度差。无压痛、无乳头溢液、无乳头牵拉凹陷。发病以来,患者食欲、睡眠、大小便均正常,体重无明显变化。患者12岁初潮,51岁绝经,既往月经规律,无激素替代治疗史。24岁时生育一女,母乳喂养10个月。既往无慢性疾病史。无手术外伤史。其母亲65岁时患左侧乳腺癌,健在。

【问题1】　该患者的可疑诊断是什么?
根据患者的主诉、症状、体检和家族史,应高度怀疑乳腺癌可能。
思路1:患者为中年女性,53岁。

知识点

乳腺癌是女性最常见的恶性肿瘤,在不同年龄段人群发病率不同。我国乳腺癌发病率最高年龄段是50~54岁,中位发病年龄48.7岁。

思路2:具有比较典型的乳腺癌症状体征。

1. 患者临床表现为无痛性乳腺肿物,病史半年,近2个月有明显增大。体检肿物质地硬、边界不清、活动度差。

2. 该病例没有出现,但是需要关注的体征还有:部分乳腺癌患者会存在乳头单孔或多孔溢液,乳房或乳头表面皮肤变化。另外,腋窝淋巴结的情况也需要重点关注。

思路3:疑似乳腺癌患者的既往史、月经婚育史、个人史和家族史也可为乳腺癌诊断提供一定信息:

1. 既往史　乳腺发育年龄,发育过程中有无异常情况;乳房是否受过外伤,有无炎症、结核、增生或肿瘤病史;有无化疗或胸部放疗史。

2. 月经及婚育史　初潮年龄、月经情况、绝经年龄;生育情况包括初次足月产年龄,生产几胎,曾否哺乳,哺乳时间,是否有积乳病史等。

3. 个人史　是否正采用激素替代治疗或口服避孕药(何种药物、剂量、用药时间长短)。

4. 家族史　着重询问直系亲属中有无恶性肿瘤尤其是乳腺癌患者,对其母亲、外祖母、姐妹、女儿有否乳腺癌病史应予以特别询问。应注意询问家族中哪一级亲属、发病人数、发病年龄、单侧还是双侧乳腺癌,是否健在。

思路4:早期乳腺癌不具备典型的症状和体征,不易引起患者的重视,常通过体检或乳腺筛查发现。

知识点

乳腺癌的临床表现

1. 乳房肿块　乳腺癌最常见的临床表现是患侧乳房出现无痛性、单发的肿块,常常是患者无意中发现。肿块一般质硬,表面不光滑,与周围组织分界不清楚,在乳房内不易被推动。

2. 乳头溢液　非妊娠期从乳头自发流出血性、浆液性、脓性液体或者停止哺乳半年以上仍有乳汁流出者。伴有以下因素为乳腺癌高危人群:①年龄≥40岁;②血性液体;③单侧或单导管溢液;④伴有乳房肿块。

3. 乳头乳晕改变

(1) 乳头牵拉、回缩:邻近乳头或乳晕的肿瘤因侵入乳管使其短缩,可把乳头牵向癌肿一侧,进而使乳头扁平、回缩、凹陷。

(2) 乳头Paget病:表现为乳头皮肤糜烂、破溃、结痂、脱屑、灼痛、瘙痒感。

4. 皮肤改变　若累及Copper韧带,可使其短缩而致肿瘤表面皮肤凹陷,即"酒窝征";肿块增大,如皮下淋巴管被堵塞,引起淋巴回流障碍,出现真皮水肿,皮肤呈"橘皮样"改变;晚期癌细胞沿淋巴管、腺管或纤维组织浸润到皮内并生长,在主癌灶周围的皮肤形成散在分布的质硬结节,形成"皮肤卫星结节";随肿瘤进展可出现肿块破溃,呈"菜花样"改变;炎性乳腺癌患者皮下淋巴管充满癌栓,皮下的癌性淋巴管炎使皮肤呈炎性改变,同时伴有皮肤水肿,特点是发展迅速,预后差。

5. 区域淋巴结　最常见的淋巴结转移部位为同侧腋窝淋巴结,发生率为40%～50%。腋窝淋巴结转移晚期可压迫腋静脉,影响上肢的淋巴回流而致上肢水肿。

【问题2】 为进一步明确诊断,需要进行何种检查?

思路1:应重视外科专科体格检查。

患者取坐位,双臂自然下垂或置于膝上。对于肥胖或乳房较大,或肿块位于乳房深部的患者,在坐位检查后应取卧位检查。充分显露患者的前胸和乳房,观察两侧乳房是否对称,乳头是否在同一水平,有无回缩凹陷;乳头、乳晕有无糜烂,乳房皮肤有无水肿、橘皮样变、炎性表现等。

触诊按乳腺象限或顺时针方向,用指腹进行扪诊。发现肿块,注意肿块部位、数目、大小、形态(形状、边缘)、质地、活动度、有无压痛、挤压乳头有无溢血溢液等。检查腋窝时应注意有无淋巴结肿大,其部位、数目、大小、形态(形状、边缘)、质地、活动度、有无压痛以及与周围组织的关系。检查锁骨上、下淋巴时,让患者放松,从锁骨头开始向上、向外仔细检查。

思路2:患者目前最需要的进一步检查是什么?

对于疑似乳腺癌患者,乳腺钼靶联合 B 超其诊断敏感性率可达 90% 以上,特异性可达 95% 以上。该患者为 53 岁中年女性,右乳肿块怀疑乳腺癌可能,故应行乳腺 B 超以明确肿块大小、了解肿块形态、性质;同时应行乳腺钼靶,明确有无钙化灶、钙化灶范围、性质,协助制订手术方案。

知识点

1. 乳腺钼靶 乳腺 X 线主要用于乳腺癌的筛查和早期诊断,是乳腺疾病最基本和首选的检查方法,尤其在检出以钙化灶为主要表现的乳腺疾病方面有明显优势,建议每侧乳房常规摄 2 个体位,即轴位(CC)和内外斜(MLO)。乳腺 X 线检查对降低 40 岁以上妇女乳腺癌死亡率的作用已经得到了国内外大多数学者的认可,但乳腺 X 线对 40 岁以下及致密乳腺诊断准确性欠佳。不建议对 40 岁以下、无明确乳腺癌高危因素或临床体检未发现异常的妇女进行乳腺 X 线检查。根据美国放射学会基于乳腺影像报告和数据系统(breast imaging reporting and data system,BI-RADS),按照病变可疑性将诊断结果分成 0~6 类评估分类,并明确对应临床处理意见。4 类以上需要明确病理诊断(表 7-1)。

表 7-1 BI-RADS 评价分类标准

0	1	2	3	4	5	6
需进一步影像学评估或同之前钼靶检查对比	阴性	良性	良性可能大	可疑恶性	恶性可能大	病理证实恶性

2. 乳腺 B 超 乳腺超声适用于任何人群的乳腺检查,尤其是不适于钼靶检查的患者,如年轻、妊娠哺乳期患者的初筛。乳腺癌在超声上主要表现为边界不规则,可成锯齿状或蟹足状;多为低回声;内部回声分布不均匀,多无包膜回声,后方回声减低或有衰减;内可有砂砾样钙化或坏死无回声区;垂直位生长;CDFI 示肿物内血流信号增多,多为高阻、高速的动脉血流;弹性成像显示肿块质硬程度。其病灶可疑性判定及处理原则亦遵循美国放射学会制定的 BI-RADS 分类。

3. 乳腺 MRI MRI 检查可作为乳腺临床体检、B 超或 X 线检查发现的疑似病例的补充检查措施,因软组织分辨率极高和无辐射等特点,使其在乳腺检查中具有明显的优势。乳腺 MRI 对乳腺癌的敏感性高达 94%~100%,但价格昂贵。其病灶可疑性判定及处理原则亦遵循美国放射学会制定的 BI-RADS 分类。

第二次门诊病例记录

乳腺 B 超:于右侧乳腺可见一大小约 21mm×14mm 团块,位于 1~2 点方向水平位生长,呈不规则形,边界不清楚,边缘毛刺状,内部呈低回声,分布不均,可见散在细点强回声,后方回声无明显改变,CDFI 示边缘见较丰富血流信号,血管较粗大,走形扭曲。三维超声显示团块边缘呈毛刺状,向周边不规则突起,未显示腺体和库氏韧带有异常聚集征象。双侧腋窝及锁骨上未见明显异常肿大淋巴结。诊断意见:右侧乳腺实质性团块;拟 BI-RADS-US 4C 类,请结合临床。乳腺钼靶示:右乳上部成簇细小钙化,拟 BIRADS 4C 类。

【问题3】 根据患者影像学检查结果,高度怀疑乳腺癌可能,为进一步确诊,需做何种检查?

思路:虽然临床体格检查和影像学检查为乳腺癌的确诊提供了重要依据,但最终确诊需要活检确诊。活检的目的是明确病变的性质、肿瘤分类、组织学分级、预测肿瘤患者的预后和指导临床治疗。目前根据操作方法乳腺活检分为手术活检和穿刺活检。手术活检为肿块完整切除活检;穿刺活检分为粗针穿刺活检(core needle biopsy,CNB)和针吸细胞学检查(fine needle aspiration,FNA)。

知识点

CNB:采用较粗的切割针,一次切割可取得一条圆柱形的组织标本,其准确率>95%。其优点为定位准确,取材量较大,适于行组织学诊断;使用超声、钼靶等影像学引导可进一步增加穿刺的准确率。CNB 不仅能进行组织学病理检查,明确病理类型,判断原位癌或浸润性癌,又可行免疫组化检测,明确激素受体、HER-2 状态和肿瘤增殖情况，为新辅助治疗和转移复发患者提供诊断依据、预后及疗效预测指标。CNB 避免了手术切除活组织检查造成的创伤，已逐步成为乳腺癌诊断的重要方法。乳腺癌 CNB 可能导致针道中检出肿瘤细胞，不增加乳腺癌局部复发，也不影响远期预后，但手术时建议将针道切除。

　　FNA：诊断的敏感性为 72%～99%，特异性为 99%～100%。其优点是操作简单、安全快速、经济方便、无须麻醉和易被患者接受等；其缺点是：仅能提供细胞学诊断，无法鉴别浸润与原位癌，亦无法行免疫组化检查；假阴性率较高；若肿块太小且部位较深，与周围组织分界不清，穿刺时定位不准确。有些癌组织间质丰富，造成穿刺过程中抽取的细胞较少或者不易脱落，给诊断造成一定困难；分化较好的乳腺癌，细胞恶性不明显，易误诊为良性肿块。FNA 目前多用于可疑腋窝淋巴结的诊断。

入院后进一步检查情况

心电图、血常规、肝肾功能、电解质、血糖、凝血功能等均正常。

胸部 CT：两肺未见明显异常；肝右叶钙化灶。

肝胆胰脾 B 超：脂肪肝；胆胰脾未见明显异常。

右乳肿块 CNB 病理：浸润性导管癌；组织学分级Ⅲ级，ER 90% 阳性，PR 50% 阳性，Her-2+++，Ki-67 30%。

【问题4】 乳腺癌的常见病理类型有哪些？

1．非浸润性乳腺癌

导管原位癌（ductal carcinoma in situ，DCIS）

2．普通型浸润性乳腺癌

（1）浸润性导管癌（infiltrating ductal carcinoma，IDC）

（2）浸润性小叶癌（infiltrating lobular carcinoma，ILC）

3．特殊类型浸润性乳腺癌

（1）黏液癌（mucinous carcinoma）

（2）小管癌（tubular carcinoma）

（3）髓样癌（medullary carcinoma）

（4）浸润性微乳头状癌（invasive micropapillary carcinoma）

（5）化生癌（metaplastic carcinoma）

（6）其他

4．少见类型

（1）伴神经内分泌特征的癌（carcinoma with neuroendocrine features）

（2）分泌性癌（secretory carcinoma）

（3）浸润性乳头状癌（invasive papillary carcinoma）

（4）其他

【问题5】 可手术的浸润性乳腺癌术前应进行何种检查？

乳腺癌术前检查包括：病史采集、体格检查、血常规、肝肾功能（包括碱性磷酸酶 ALP）、电解质、凝血功能、心电图、胸片等；遗传性乳腺癌高危患者进行遗传咨询；有生育要求的行生育咨询。对临床分期较晚或出现以下症状或体征时，考虑加做：①骨扫描：如有局限性骨痛症状或 ALP 升高；②腹部 ± 盆腔 CT 或 MRI 检查：如有 ALP 升高、肝功能异常、有腹部症状或异常体征；③胸部 CT 平扫：如有肺部症状。

【问题6】 该患者应选择何种治疗方案？

乳腺癌的治疗是以手术治疗为主的多学科、个体化综合治疗，确定治疗方案需综合考虑肿瘤分期以及肿瘤生物学行为，同时需要结合患者的一般情况及伴随疾病等进行综合考虑。

该患者为早期乳腺癌，暂无远处转移征象，一般状况良好可耐受手术治疗，考虑限期行乳腺癌根治性手术治疗，并根据术后病理及免疫组化情况决定进一步辅助治疗方案。目前，新辅助治疗后再接受手术治疗及后续辅助治疗也是乳腺癌治疗的手段之一。

知识点

保乳手术

绝对禁忌证	相对禁忌证
1．病变广泛或弥漫分布的恶性钙化灶，且难以达到切缘阴性或理想外形。	1．活动性结缔组织病，尤其硬皮病和系统性红斑狼疮或胶原血管疾病者，对放疗耐受性差。
2．肿瘤经局部广泛切除后切缘阳性，再次切除后仍不能保证病理切缘阴性者。	2．同侧乳房既往接受过乳腺或胸部放疗者，需获知放疗剂量及放疗野范围。
3．患者拒绝行保乳手术。	3．肿瘤直径大于 5cm 者。
4．炎性乳腺癌。	4．侵犯乳头。
	5．影像学提示多中心病灶。
	6．已知乳腺癌遗传易感性强，保乳后同侧乳房复发风险增加。

手术治疗情况

患者在全麻下行右乳腺癌保乳＋前哨淋巴结活检术。患者平卧位，患侧上肢外展，麻醉后消毒铺巾。将亚甲蓝注入肿块周围皮下组织并按摩。刀片取右侧腋窝弧形切口约 3cm，电刀逐层切口皮肤、皮下脂肪，直达腋窝，沿腋窝蓝染淋巴管找到第一站蓝染的淋巴结予以切除，送术中冰冻，结果示：前哨淋巴结 4 枚均阴性。再行右乳腺癌保乳术，取右乳外上弧形切口，长约 4cm，切开皮肤及皮下组织，提起皮瓣边缘，电刀于皮下脂肪及腺体间潜行分离，扩大切除肿物及其周围 1cm 以上乳腺组织。标记标本各切缘，送病理提示切缘均阴性。蒸馏水、生理盐水分别冲洗残腔，严密止血，钛夹标记瘤床位置。缝合乳腺及腋窝切口，术毕。

【问题 7】 目前乳腺癌常用的手术方式如何选择？

浸润性乳腺癌由手术有肿瘤原发灶和腋窝淋巴结手术两个部分组成。原发灶处理包括肿瘤扩大切除术（即保乳手术）或乳房切除术；腋窝处理包括前哨淋巴结活检或腋窝淋巴结清扫术。

目前还没有统一的手术方式适合于各种不同类型、不同分期的乳腺癌，故手术方式应根据具体分期、部位、辅助治疗条件、随访条件等决定。目前外科治疗的总体趋势是保证疗效的基础上尽量减少创伤和提高生活质量，针对具有适应证的患者开展保乳和前哨是优选手术方式。但保乳手术和前哨淋巴结活检开展的医疗单位要具备相关的技术和设备条件，以及外科、病理科、影像科、放疗科和内科等的密切合作。

知识点

前哨淋巴结活检术

前哨淋巴结（sentinel lymph node，SLN）是原发肿瘤引流区域淋巴结中的一站特殊淋巴结，是原发肿瘤发生淋巴结转移所必经的第一站淋巴结。前哨淋巴结的存在，说明原发肿瘤区域淋巴结的转移是按可以预测的顺序经淋巴管首先转移至前哨淋巴结，再进一步转移至远端淋巴结。前哨淋巴结作为有效的屏障可以暂时阻止肿瘤细胞在淋巴道的进一步扩散。如果前哨淋巴结无肿瘤转移，理论上原发肿瘤引流区域中其他淋巴结就不会发生肿瘤转移。

前哨淋巴结活检（sentinel lymph node biopsy，SLNB）适用于临床检查腋窝淋巴结阴性的乳腺癌患者。前哨淋巴结阴性的患者可以免除腋窝清扫，从局部控制和远期生存上都是安全可靠的。

术后病理情况

术后病理："右乳癌保乳标本"浸润性导管癌，组织学分级Ⅲ级，肿瘤大小 2.2cm×1.8cm，免疫组化，ER90%+，PR70%+，Her-2+++，Ki-67 50%；前哨淋巴结 0/4。

【问题 8】该病理结果如何指导进一步辅助治疗方案选择?

病理结果是患者最重要的临床材料之一,基本病理包括病灶大小、组织学类型、组织学分级、有无脉管侵犯、病灶切缘、淋巴结等情况。包含着对疾病的最终诊断和分期,指导进一步的治疗。免疫组化结果可以帮助确定分子分型、判断疾病预后,对于某些靶向药物治疗有指导意义。

根据患者病理和免疫组化结果的描述,TNM 分期为 $pT_2N_0M_0$,IIA 期,Luminal B 型。建议按照第八版 AJCC 分期加入预后分期

思路 1:根据肿瘤大小和腋窝淋巴结状态可评估乳腺癌病理分期。

> 知识点
>
> ### 乳腺癌 TNM 分期(表 7-2)
>
> 表 7-2　乳腺癌 TNM 分期
>
> | 分期 | T | N | M |
> |---|---|---|---|
> | 0 | T_{is} | N_0 | M_0 |
> | I A | T_1 | N_0 | M_0 |
> | I B | T_0 | N_{1mi} | M_0 |
> | | T_1 | N_{1mi} | M_0 |
> | II A | T_0 | N_1 | M_0 |
> | | T_1 | N_1 | M_0 |
> | | T_2 | N_0 | M_0 |
> | II B | T_2 | N_1 | M_0 |
> | | T_3 | N_0 | M_0 |
> | III A | T_0 | N_2 | M_0 |
> | | T_1 | N_2 | M_0 |
> | | T_2 | N_2 | M_0 |
> | | T_3 | N_1 | M_0 |
> | | T_3 | N_2 | M_0 |
> | III B | T_4 | N_0 | M_0 |
> | | T_4 | N_1 | M_0 |
> | | T_4 | N_2 | M_0 |
> | III C | 任何 T | N_3 | M_0 |
> | IV | 任何 T | 任何 N | M_1 |

思路 2:根据免疫组化指标,可了解肿瘤生物学特性。

> 知识点
>
> ### 免疫组化的指标及意义
>
> 1. 性激素受体　包括雌激素受体(ER)和孕激素受体(PR)。二者存在于正常乳腺上皮细胞的细胞核内,调节乳腺细胞的生长、分化。其阳性说明细胞分化程度高、恶性程度低,尤其是对内分泌治疗敏感性高。随着细胞分化逐渐变差,ER、PR 的表达逐渐降低,肿瘤细胞对雌激素和孕激素的依赖性随之降低,雌激素和孕激素对肿瘤细胞生长和增殖的调控能力也随之降低。检测 ER、PR 主要用于指导乳腺癌的内分泌治疗,对预后判断也有一定意义。
>
> 2. Her-2(人表皮生长因子受体 -2)　是表皮生长因子家族成员之一,是一种原癌基因,参与调控细胞生长、增殖及肿瘤细胞的分化。在正常乳腺细胞中低表达,而在 20%~30% 的乳腺癌中过度表达。

其阳性的肿瘤侵袭性强,易早期出现转移,生存期缩短,是独立的预后指标。HER-2 状态亦是抗 HER-2 靶向治疗疗效预测因子,HER-2 阳性乳腺癌能从抗 HER-2 靶向治疗中获益。

3．Ki-67 其表达的高低对评价细胞的增殖状态、研究肿瘤的生物学行为、判断其预后有重要意义。Ki-67 高表达与是一种不良预后因子(表 7-3)。

表 7-3 乳腺癌分子分型

分型	Her-2	ER	PR	Ki-67
Luminal A 型	−	+	+高表达	低表达
Luminal B 型(Her-2 阴性)	−	+	任何	高表达
Luminal B 型(Her-2 阳性)	+	+	任何	任何
Her-2 过表达	+	−	−	任何
三阴性	−	−	−	任何

注：1．IHC +++:Her-2 阳性;IHC ++:Her-2 不确定,进一步 FISH;IHC+/−:Her-2 阴性。

2．PR 20% 阳性作为 Luminal A 型和 B 型的临界值。

3．大部分中国专家认为 Ki-67<15% 为低表达;>30% 为高表达。

【问题 9】 患者下一步的治疗计划是什么?

乳腺癌的治疗是以手术为主联合化疗、靶向治疗、内分泌治疗、放疗等的综合治疗。该患者为 IIA 期 $(PT_2N_0M_0)$ 激素受体阳性、Her-2 过表达的浸润性乳腺癌,接受保乳手术。故需要接受辅助化疗、抗 Her-2 治疗、辅助放疗和辅助内分泌治疗。

知识点

1．辅助化疗 对于浸润性乳腺癌患者是否需要辅助化疗以及辅助化疗方案的制定应考虑综合因素,包括肿块大小、临床病理学特征、患者生理条件、基础疾病以及化疗可能获益与由之带来的不良反应等。免疫组织化学检测应常规包括 ER、PR、Her-2 和 Ki-67。

乳腺癌常见的辅助化疗方案以蒽环类或紫杉类或两者联合用药为主,根据乳腺癌的不同分子分型以及患者个人状况选择合适的化疗药物、给药方案。常用的化疗方案有:A(E)C(多柔比星/表柔比星 + 环磷酰胺)、TC(多西他赛 + 环磷酰胺)、A(E)C-T(多柔比星/表柔比星 + 环磷酰胺序贯多西他赛)、FAC(5- 氟尿嘧啶 + 多柔比星 + 环磷酰胺)等。

辅助化疗一般不与内分泌治疗或放疗同时进行,化疗结束后再开始内分泌治疗,放疗与内分泌治疗可先后或同时进行。

2．分子靶向治疗 曲妥珠单抗(trastuzumab,赫赛汀,Herspetin)是最常用的抗 Her-2 靶向治疗药物。Her-2 阳性是指免疫组织化学法 3+,或原位杂交法(in situ hybridization,ISH)阳性;若免疫组织化疗检测为 2+ 者,需进一步做 ISH 明确是否有基因扩增。

曲妥珠单抗 6mg/kg(首次剂量 8mg/kg),每 3 周方案,或 2mg/kg(首次剂量 4mg/kg)每周方案。研究表明,1 年曲妥珠单抗治疗可显著改善 Her-2 阳性乳腺癌患者无病生存和总生存,故已经成为临床治疗常规。曲妥珠单抗有潜在心脏毒性,与蒽环类药物同期使用需谨慎,与非蒽环类化疗、内分泌治疗或放疗都可以同期使用。治疗期间每 3 个月检测一次心脏功能。

3．辅助放疗 如患者需接受辅助化疗,术后放疗应在完成末次化疗后 4 周内开始;个别辅助化疗禁忌证的患者,可以在术后切口愈合,上肢功能恢复后开始术后放疗。其次,左侧患者内乳区放疗适应证需严格掌握,尽可能采用三维治疗技术,降低心脏照射体积,评估心脏照射平均剂量至少低于 8Gy。

(1)乳腺癌保乳术后:所有浸润性乳腺癌保乳手术后的患者均应接受术后放疗。通过全乳放疗都可以降低保乳患者的局部复发率,同时瘤床加量可以在全乳照射的基础上进一步提高局部控制率。根据 CALGB9343 的研究结果,70 岁及以上、病理 I 期、激素受体阳性及切缘阴性的患者鉴于绝对复发率低,全乳放疗后乳房水肿、疼痛等不良反应消退缓慢,可以考虑单纯内分泌治疗而不行放疗。

（2）乳腺癌根治或改良根治术后：具有下列预后因素之一，则符合高危复发，具有术后放疗指征，该放疗指征与具体手术方式无关：①原发肿瘤最大直径大于等于 5cm，或肿瘤侵及乳腺皮肤、胸壁；②腋窝淋巴结转移大于等于 4 枚；③淋巴结转移 1～3 枚的 $T_{1～2}$，目前的资料也支持术后放疗的价值，然而对低危亚组需权衡放疗获益和风险。术后放疗可能在包含以下因素的患者中更有意义：年龄小于等于 40 岁，腋窝淋巴结清扫数目小于 10 枚时转移比例大于 20%，激素受体阴性，Her-2 过表达，组织学分级高，以及脉管阳性等；④$T_{1～2}$ 乳腺单纯切除术，如 SLN 阳性，当不考虑后续腋窝清扫时，推荐术后放疗；如不考虑放疗，则推荐进一步腋窝清扫。

4. 辅助内分泌治疗　辅助内分泌治疗对激素受体 ER 和 / 或 PR 阳性的乳腺癌患者至关重要，主要包括两类药物。一类是选择性雌激素受体调节剂（SERMs），如他莫昔芬（tamoxifen）、托瑞米芬（toremifen，TOR）；另一类是芳香化酶抑制剂（AIs），如阿那曲唑、来曲唑和依西美坦。由于卵巢功能的判断对辅助内分泌治疗方案的选择非常重要，因此化疗之前应了解患者的月经状态，判定患者的卵巢功能状态。绝经的定义：一般是指月经永久性终止，提示卵巢合成的雌激素持续性检查。满足以下条件之一者，都可认为达到绝经状态：①双侧卵巢切除术后；②年龄≥60 岁；③年龄<60 岁，自然停经≥12 个月，在近一年未接受化疗、内分泌或卵巢去势等治疗，FSH 和雌二醇水平在绝经后范围内；④年龄<60 岁正在服用内分泌药物者，FSH 和雌二醇水平连续两次在绝经后范围。

绝经前辅助内分泌治疗 5 年，根据复发风险有 3 种选择，他莫昔芬，卵巢功能抑制联用他莫昔芬，卵巢功能抑制联用芳香化酶抑制剂；绝经后首选芳香化酶抑制剂 5 年，高危患者可延长到 10 年。对于围绝经期女性，不能明确月经状态者，可先使用 TAM2～5 年，再序贯 AI 治疗。芳香化酶抑制剂和卵巢抑制可导致骨密度（bone mineral density，BMD）下降或骨质疏松，因此在使用这些药物前常规推荐 BMD 检测，以后在药物使用过程中，每 6 个月监测 1 次 BMD，并进行 BMD 评分（T-score）。T-score 小于 −2.5，为骨质疏松，可使用双膦酸盐预防骨事件的发生。

【问题 10】　如何做好患者的随访工作？

1. 每 4～6 月进行一次病情随访及体格检查，持续 5 年，此后每 12 个月一次。

2. 每 12～24 个月进行一次乳腺钼靶摄片（接受保乳手术者应在放疗结束后 6 个月行患侧乳腺钼靶摄片一次）。

3. 每 12 个月行一次乳腺 B 超检查。

4. 接受他莫昔芬者，若子宫仍保留，每 12 个月进行一次妇科检查。

5. 绝经后患者应在基线状态及之后定期检测骨密度。

6. 评估辅助内分泌治疗的依从性，并鼓励患者坚持治疗。

7. 选择健康积极的生活方式，控制并保持理想体重。

8. 可根据患者病情酌情加行胸部 CT、腹部 B 超、骨扫描等检查。

推 荐 阅 读

[1] 陈孝平. 外科学. 2 版. 北京：人民卫生出版社，2010.

[2] 齐晓伟，姜军. 2012 年第 4 版《WHO 乳腺肿瘤组织学分类》介绍. 中华乳腺病杂志（电子版），2012，6（05）：6.

[3] 中国抗癌协会乳腺癌专业委员会. 中国抗癌协会乳腺癌诊治指南与规范（2017 年版）. 中国癌症杂志，2017，27（9）：695-759.

[4] 中国临床肿瘤学会指南工作委员会. 中国临床肿瘤协会（CSCO）乳腺癌诊疗指南（2018.V1）. 北京：人民卫生出版社，2018.

[5] BEVERS TB, HELVIE M, BONACCIO E, et al. Breast Cancer Screening and Diagnosis, Version 3.2018, NCCN Clinical Practice Guidelines in Oncology. J Natl Compr Canc Netw，2018，16（11）：1362-1389.

[6] BRAY F, FERLAY J, SOERJOMATARAM Ⅰ, et al. Global cancer statistics 2018: GLOBOCAN estimates of incidence and mortality worldwide for 36 cancers in 185 countries. CA: a cancer journal for clinicians，2018，68（6）：394-424.

第八章 腹部损伤

腹部损伤（abdominal injury）发生率在平时占人体各种损伤的 0.4%～1.8%，因为腹部脏器种类繁多、解剖复杂、生理各异，所以患者发生腹部损伤时的症状、体征不尽相同，及时、准确地判断腹部损伤并给予及时且恰当的治疗，是降低腹部损伤死亡率的关键。

依据损伤是否穿透腹壁及腹腔是否与外界相通，创伤可分为开放性和闭合性两大类。开放性损伤有腹膜破损者为穿透伤（多伴内脏损伤），无腹膜破损者为非穿透伤（偶伴内脏损伤）；闭合性损伤可能仅局限于腹壁，也可同时兼有内脏损伤。开放性损伤诊断常较明确，常见受损内脏依次是肝脏、小肠、胃、结肠、大血管等；闭合性损伤体表无伤口，损伤常见程度依次是脾脏、肾脏、小肠、肝脏、肠系膜等。胰腺、十二指肠、膈、直肠等由于解剖位置较深，故损伤发生率较低。

依据受损伤脏器不同可分为实质脏器损伤和空腔脏器损伤。肝脏、脾脏、胰腺、肾脏等实质器官或大血管损伤主要临床表现为腹腔内或腹膜后出血，严重者可发生休克，腹痛呈持续性，除非有胆汁、胰液等消化液进入腹腔外，腹痛和腹膜刺激征一般不剧烈。胃肠道、胆道等空腔脏器破裂的主要临床表现是腹膜炎，除胃肠道症状及稍后出现的全身性感染的表现外，最为突出的是腹部有腹膜刺激征，其程度因空腔器官内容物不同而异。无论是实质脏器还是空腔脏器的损伤，均可出现相应特定部位的放射痛。

第一节 腹部实质脏器损伤

关键点

1. 接诊腹部创伤患者要有全局观念。
2. 腹部实质脏器损伤的诊断。
3. 正确评价实验室检验和辅助检查结果。
4. 严格掌握剖腹探查指征。
5. 腹部实质脏器损伤的手术治疗。
6. 腹部损伤的术后并发症。

一、肝脏损伤

急诊入院病历摘要

患者男性，56 岁，环卫工人，主因"车祸伤后 2h"由急诊入院。路边作业时被私家车撞倒，以右侧身体先着地，伤后患者神志尚清，否认头痛、昏迷，自述右侧胸腹部、四肢多处疼痛难忍，活动受限，至我院急诊。入院体格检查：T 36.1℃，R 24 次 /min，P 125 次 /min，BP 86/53mmHg。右侧胸腹部有皮肤软组织挫伤痕并局部淤血肿胀，未见明显开放性伤口，右胸壁疼痛随呼吸运动加重，右侧胸壁压痛（+），右侧肺呼吸音较左侧减弱。心律齐，各瓣膜区未闻及病理性杂音。腹部平坦，上腹部腹肌稍紧张，右上腹压痛（+），反跳痛（-），肝区叩击痛（+），移动性浊音（+），肠鸣音 5～6 次 /min。查胸部正位片示右侧 6～8 肋多发性肋骨骨折合并右侧胸腔积液，腹部超声检查提示腹腔中量暗性液区，肝区为著。

【问题 1】 接诊该创伤患者,应从哪些方面进行全身评估?

该伤者伤后 2h,否认头痛、昏迷,神志尚清,体格检查合作,呼吸尚稳定,故可暂时除外气道阻塞、呼吸障碍,患者体表未见明显伤口或活动性出血区域,但在接诊时无法除外是否存在胸、腹腔内的隐性失血。只有在排除危及生命的失血性休克的情况下,方可考虑其他需要的辅助检查、检验,以达到确定性诊断。

思路:患者右侧身体着地,可见皮肤软组织挫伤,目前生命体征尚平稳,影像学检查阳性。

【问题 2】 是否合并腹部内脏损伤?

接诊伤者,必须做到:①了解受伤史,包括受伤时间、致伤条件、受伤至就诊之间的伤情变化和就诊前的处理;②重视基本生命体征的观察,包括体温、血压、呼吸、脉搏的测定,注意有无合并休克征象;③全面而有重点的体格检查,包括腹膜刺激征的程度和范围、是否有肝浊音界改变或移动性浊音、肠鸣音情况、直肠指检是否有阳性发现等;④必要的实验室检查,包括血象的动态变化,血、尿淀粉酶升高与否和血尿等。

该伤者的特点如下:老年男性,急性病程,主因车祸伤右侧躯体先落地后 2h 入院,主要表现为右侧胸腹部疼痛,活动受限。生命体征:体温偏低(36.1℃),心率过速(125 次/min),血压偏低(86/53mmHg),是低血容量性休克的代偿表现,应怀疑有无急性失血。入院体格检查:右侧胸腹部皮肤可见挫伤并局部淤血肿胀,右侧胸壁压痛(+),疼痛随呼吸加重,右侧肺呼吸音较左侧低,上腹部腹肌稍紧张,右上腹压痛(+),肝区叩击痛(+),移动性浊音(+),肠鸣音活跃。

实质脏器损伤出血的腹膜刺激征不典型;移动性浊音是腹腔内出血的有力证据,但往往是晚期大量腹腔积液的表现,肠鸣音活跃考虑肠道内可能存在血块刺激肠道蠕动,若活跃的肠鸣音突然减弱,则还需注意腹膜炎的风险。

辅助检查:胸部 X 线检查发现右侧第 6~8 肋骨骨折。右侧下位肋骨骨折应高度怀疑肝脏损伤。腹部超声提示腹腔暗性液区,肝区为著,提示肝脏出血可能。

故考虑伤者有腹部脏器损伤,肝脏外伤可能性大。

思路:腹部体格检查结果和腹部影像学检查大多可以提示患者内脏损伤部位、程度。

知识点

腹部脏器损伤的判断

多数伤者根据临床表现即可确定是否存在内脏损伤,如发现下列情况之一者,应考虑有腹内脏器损伤:①早期出现休克;②持续性甚至进行性加重腹痛伴恶心、呕吐等消化道症状者;③有固定的腹部压痛和肌紧张;④有气腹表现者(空腔脏器损伤);⑤腹部出现移动性浊音;⑥有便血、呕血或尿血;⑦直肠指诊发现前壁压痛或波动感,或指套染血。

以下表现对于判断哪一类脏器损伤有一定价值:①有恶心、呕吐、便血、气腹者多为胃肠道损伤;②有排尿困难、血尿、外阴或会阴部牵涉痛者,提示泌尿系统脏器损伤;③有膈面腹膜刺激,表现为同侧肩部牵涉痛,提示上腹脏器损伤,其中尤以肝和脾的破裂为多见;④有下位肋骨骨折者,提示有肝或脾破裂的可能;⑤有骨盆骨折者,提示有直肠、膀胱、尿道损伤的可能。

【问题 3】 为确定诊断和评估损伤程度需哪些进一步检查?

通过对该伤者详细的病史采集和体检,基本可以确定存在肝破裂损伤并腹腔内出血,低血容量性休克(代偿期)、多发性肋骨骨折等诊断。在严密监测生命体征和输液、止血等支持治疗同时,为进一步确定诊断、评估损伤程度和选择治疗方案,急诊进行血常规、凝血功能、血型、肝肾功能、血尿淀粉酶,以及相关微生物学排查等实验室检验和腹部超声检查。在伤者生命体征平稳的前提下,可进行胸部 CT 平扫和腹部 CT 平扫+增强检查。

检验检查既是诊断和判断伤情的需要,也是剖腹探查的必要术前准备。辅助检查措施包括:①诊断性腹腔穿刺术和腹腔灌洗术;②X 线检查,最常用的是胸片及立卧位腹部平片;③超声检查,腹部超声是腹部钝性损伤患者的首选检查,但对空腔脏器的诊断效果不佳;④腹部 CT,能清晰地显示实质器官的损伤部位及范围;⑤磁共振成像(MRI),对血管损伤和某些特殊部位的血肿如十二指肠壁间血肿有较高的诊断价值,其他方面并不优于 CT。

思路：评估病情程度除患者主诉与临床医生观察外，还应注意以下问题。①疑诊器官损伤时的特征性体征、典型影像学检查；②检验检查既是诊断和判断伤情的需要，也是剖腹探查的必要术前准备。

知识点

剖腹探查的指征

剖腹探查的指征包括：①腹痛和腹膜刺激征有进行性加重或范围扩大者；②肠鸣音逐渐减弱、消失或出现明显腹胀者；③全身情况有恶化趋势，出现口渴、烦躁、脉率增快或体温及白细胞计数上升者，或红细胞计数进行性下降者；④膈下可见游离气体者；⑤血压由稳定转为不稳定甚至下降者；⑥消化道出血者；⑦积极救治休克而情况不见好转或继续恶化者；⑧直肠指诊有明显触痛感者。

对于已确诊或高度怀疑腹内脏器损伤者，原则是做好紧急术前准备，力争早期手术。如已伴发其他损伤，应首先处理对生命有直接威胁的合并症，已发生休克的内出血伤者要积极抢救，必要时可在抗休克的同时迅速剖腹探查止血。

患者进一步辅助检查结果回报：WBC $14.4×10^9/L$，Hb 108g/L，ALT 420U/L，淀粉酶（amylase，AMY）281U/L。胸部 CT 结合急诊 X 线片诊断右侧第 6～8 肋骨骨折，右侧胸腔少量积液。腹部超声检查提示右侧胸腔积液 1.6cm、膈下肝脏表面积液约 3cm、肝肾隐窝积液 3cm、右侧髂窝积液 2cm，右侧肝内回声不均，肝实质内有不均匀强回声团，不伴声影。超声引导下右侧髂窝穿刺抽出不凝固血性液。腹部 CT 提示肝脏右叶不规则低密度灶（图 8-1）。考虑肝脏裂伤，决定急诊手术探查。

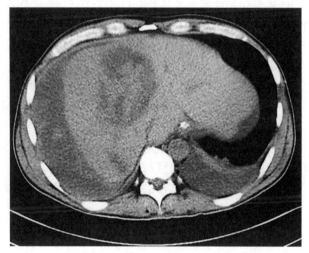

图 8-1　腹部 CT

全麻后，常规消毒铺巾，取上腹正中切口探查，腹腔积血及血块达 2 500ml，肝脏不规则挫裂伤，最长处约 6cm，肝实质裂伤深 5cm，肝右静脉无损伤，腹腔探查未见其他脏器损伤。清除血肿及损伤活肝组织、肝脏断面止血、大网膜填塞缝合修复，右侧膈下及肝下间隙分别放置多孔腹腔引流管引流。术中输红细胞悬液 6U，新鲜冰冻血浆 800ml。

【问题4】　肝损伤的手术治疗原则是什么？

处理肝损伤手术治疗的基本要求是彻底清创、确切止血、消除胆汁溢漏和建立通畅的引流，手术目的是紧急止血、清除血肿和损伤失活的肝组织、预防再出血和胆瘘等并发症，根据肝损伤部位和程度选择相应的手术方式。

肝损伤手术方法包括：填塞止血、缝合止血、肝脏部分切除和肝脏血管损伤修复；合并大胆管损伤还需要胆道修复和引流。无论采用哪种手术方式，在术野或肝周应留置多孔腹腔引流，以引出渗出的血液和胆汁。

思路：手术原则主要以止血、清创、通畅引流以及清除积液为主。

知识点

如果伤者生理状况差，确定性处理措施复杂，则应采用损伤控制技术（damage control technique，DCT），积极进行肝周填塞和快速外科止血，并暂时性关闭腹腔，待伤者情况稳定后再二期手术处理。

手术后给予抗生素预防感染、输液营养支持，术后第 2 天开始逐渐恢复饮食，术后第 7 天腹部切口拆线，切口一期愈合。

【问题5】 肝损伤手术后有哪些并发症?

肝损伤手术后并发症通常有:

1. 感染　腹腔感染包括肝周脓肿和肝脓肿,多与引流不畅或引流管拔除过早有关,肝内脓肿形成也可与肝损伤较深、坏死组织清除不彻底相关。可在超声或 CT 引导下穿刺置管引流处理治愈,大多不需要二次手术。

2. 胆瘘　术中遗漏肝创面较大胆管分支或遗留失活肝组织坏死脱落后均可形成术后胆汁溢漏,形成胆瘘,保持引流通畅多能在 1～2 个月后自愈。

3. 术后出血　术后早期出血可由于术中止血不彻底或凝血功能障碍所致,需根据临床观察区别对待。

4. 胆道出血　发生在伤后数天至数周内,多源于肝损伤处坏死、液化或感染造成血管与胆管的沟通,临床表现为周期性上腹痛、黄疸或呕血、黑便。可首选放射介入血管造影检查并行选择性动脉栓塞治疗,效果确切。

思路:肝脏术后常见并发症包括以下两类。①腹腔脏器手术术后共有的并发症;②肝脏术后特有的并发症。

二、脾脏损伤

脾脏是腹腔脏器中最易受损的器官之一。脾损伤(spleen injury)的发生率在腹部创伤中可高达 40%～50%,有慢性病变的脾脏更容易破裂。

【问题1】 脾脏损伤的如何分类?

脾破裂的分类

病理解剖脾破裂分为 3 类:

1. 包膜下脾破裂　脾脏实质挫伤而包膜未破裂,可形成脾脏包膜下血肿。

2. 中央型脾破裂　脾脏实质深部挫裂伤,在脾脏实质内形成血肿。

3. 真性脾破裂　脾脏实质和包膜均破裂,形成腹腔内出血。

临床上所见的脾脏破裂,约 85% 为真性破裂。

思路:脾脏破裂严重程度关键看脾破裂后导致的出血严重程度。

知识点

包膜下和中央型破裂因包膜完整,临床上无明显出血征象,发现后可经卧床休息观察,保守治疗血肿吸收痊愈。但包膜下血肿有时可在某些微弱外力的作用下,而突发转变成迟发性真性破裂,一般发生在伤后 2 周至数月内。

【问题2】 脾脏损伤的处理原则?

根据外伤史和腹腔出血临床表现,结合腹部超声或 CT 检查,参考前述肝脏损伤诊断的临床思路,诊断脾脏损伤并不复杂。

知识点

脾脏损伤的处理

对脾脏损伤的处理应坚持"抢救生命第一,保留脾脏第二"的原则。

处理方法包括:①生命体征平稳的包膜下、中央型脾破裂和表浅局限的真性破裂,无其他腹腔脏器合并伤者,可在严密观察的条件下行非手术治疗;②观察中如发现继续出血或发现有其他脏器损伤,应立即中转手术;③保留脾脏手术有生物胶黏合止血、物理凝固止血、单纯缝合修补、脾破裂捆扎、脾动脉结扎及部分脾切除等;④脾中心部碎裂,脾门撕裂或有大量失活组织,缝合不能有效止血,高龄及多发伤严重者需迅速施行全脾切除术;⑤在野战条件下或因病理性肿大发生的脾破裂,应行脾切除术;⑥一旦发生延迟性脾破裂一般应行脾切除。

三、胰腺损伤

胰腺位于上腹部腹膜后深处,受伤机会相对较少,占腹部损伤的 1%～2%,多因上腹部外力和脊柱之间形成的挤压所致。胰腺损伤后发生胰瘘或胰瘘,损伤死亡率约 20%。

急诊入院病历摘要

患者男性,34 岁,司机,因"在高速遭车祸致腹部外伤 6h"由急诊入院。伤后觉上腹正中部位疼痛剧烈伴腹胀,合并牵涉性肩背部刺痛,伴恶心呕吐,呕吐物为胃内容物,无血性物。神清,患者躁动。体格检查:P 120 次/min,BP 155/80mmHg,面色苍白,双肺呼吸音清晰,未闻及干湿啰音,腹部平,上腹部腹肌紧张,体格检查欠配合,上腹正中及偏右侧压痛明显,余腹轻度压痛,移动性浊音(+),肠鸣音 1 次/min。

【问题 1】 如何判断损伤深度和部位?

患者出现明显的腹膜刺激征象,合并肠鸣音减弱或消失,应首先考虑消化液进入腹腔所致,结合患者车祸伤病史、胃内容物未见血性物体,应首先考虑胰腺损伤或者肝脏外伤后较大胆管破裂,胰液或胆汁进入腹腔可能。

【问题 2】 为明确诊断,需要进一步进行哪些检查?

思路:对于上腹部创伤患者,无论体征是否明显,都应考虑到胰腺损伤的可能性。

> **知识点**
>
> 血淀粉酶和腹腔穿刺淀粉酶升高对诊断胰腺损伤有一定参考价值,但应注意血、尿淀粉酶升高的时间窗和达峰时间,对于上消化道穿孔的患者,其血液和腹腔穿刺淀粉酶也会升高,应加以鉴别。急诊腹部超声、腹部 CT 平扫或核磁均可用于确定胰腺质地是否均匀,轮廓是否清晰完整,以及胰周积血、积液情况,因此急诊发现胰腺损伤的难度并不大。但应注意的是,单纯的胰腺钝性损伤可仅有少量胰液外漏,或部分胰液渗漏仅限于网膜囊内,所致腹膜刺激征不明显。
>
> 高度怀疑或诊断为胰腺损伤者,应立即手术治疗。

【问题 3】 胰腺损伤的手术原则是什么?

手术目的是止血、清创、控制胰液外渗及处理合并伤。包膜完整的胰腺挫伤,放置局部引流。胰体部分裂伤而主胰管未断者,行褥式缝合修补。胰颈、体、尾部的严重挫裂伤或横断伤,行胰腺近端缝合、远端切除术。胰头损伤合并十二指肠破裂者,可施行十二指肠憩室化手术。只有在胰头严重毁损确实无法修复时才施行胰头十二指肠切除。充分有效的腹腔和胰周引流是保证手术效果和预防术后并发症的重要措施,引流管务必保持通畅,术后可通过引流液淀粉酶检测动态监测腹腔内渗出情况。目前就术后是否放置引流管与何时拔出引流管,国内外尚无统一标准,对于病情较复杂的患者,可适当延长拔管时间。

【问题 4】 胰腺损伤手术后并发症和注意事项有哪些?

思路:胰腺损伤术后并发症包括以下两类。①胰腺内外分泌功能受损及其后果;②腹腔手术常见的术后并发症。

> **知识点**
>
> #### 胰腺损伤手术后并发症和注意事项
>
> 胰瘘是胰腺切除术后最常见的并发症,其继发的腹腔感染和消化液腐蚀血管导致出血是导致患者死亡的重要原因。
>
> 尽管目前对于生长抑素及其类似物在预防胰瘘上的作用尚有争议,但因其可以抑制胰液的分泌,故为多数医学中心所建议使用。
>
> 对于术后引流管的管理应动态监测引流量、性状及淀粉酶浓度,适时调整引流管位置以确保引流

通畅,防止腹腔积液。

　　此外,及时纠正贫血和低蛋白血症亦对胰瘘具有一定的预防作用。

　　总体而言,胰腺切除术后需要注意的有:①密切观察术后体温、血压、腹腔引流性状和量,并动态监测引流液淀粉酶水平;②应用生长抑素或生长抑素衍生物抑制胰液分泌;③预防性应用抗生素;④胃肠减压,视胃肠道功能恢复状态,渐进性恢复饮食;⑤适当补充胰酶制剂。

小 结

　　接诊腹部创伤患者的全局观念指的是接诊患者时既不能顾此失彼,又不能因小失大。对于诊断不明的患者,应合理使用相关性大的实验室检验和影像学检查,不能盲目大而全。临床医生要严格掌握剖腹探查指征,清楚常见实质脏器损伤的临床表现、影像学检查,才能做到有的放矢地对症治疗。

第二节　小　肠　外　伤

　　小肠在腹腔内占据的位置最大、分布面广、相对表浅,且缺少骨骼的保护,因此容易受到外伤。小肠损伤率在开放性损伤中占25%～30%,在闭合性损伤中占15%～20%。外伤造成小肠破裂、穿孔,临床表现为急性腹膜炎。确诊有腹膜炎或腹腔活动出血的病例,需剖腹探查。怀疑有小肠损伤的病例,术中探查胃肠道务必做到按一定顺序进行全面、仔细检查,以免漏诊。手术方式依据伤情不同可选择修补、肠段切除或肠造口术。

　　关键点

　　1. 小肠外伤的病因和分类。

　　2. 小肠外伤的临床表现。

　　3. 小肠外伤的早期诊断。

　　4. 小肠外伤的检查手段。

　　5. 小肠外伤的鉴别诊断。

　　6. 小肠外伤的术前确诊。

　　7. 小肠外伤的手术探查指征。

　　8. 小肠外伤的治疗方法。

　　9. 小肠外伤行肠切除术的适应证。

　　10. 小肠外伤手术时的注意事项。

　　急诊病历摘要

　　患者男性,30岁。主因"左中腹部刀刺伤3h"来我院急诊就诊。伤者3h前在路边与人口角,被尖刀刺伤左中腹部。左侧腹部疼痛,为持续性绞痛,伤口周围较重,无放射痛,半坐位可减轻,平卧时加重,伴恶心,无呕吐,有心慌、憋气、低热,有少量排气,无排便。发病以来,食欲差,无饮食,无小便,前1d有大便。既往体健,无消化道溃疡病史。否认胆石症、传染病史,否认药物过敏史。吸烟史10年,20支/d。不嗜酒。无腹部手术史。个人史、婚育史、家族史无特殊。体格检查:T 37.2℃,P 99次/min,R 25次/min,BP 100/70mmHg。急性病容,痛苦貌,巩膜无黄染。心、肺体格检查(-)。左侧中腹部见一伤口,长约2cm,有少许大网膜外露,左侧腹拒按,左侧腹广泛压痛,反跳痛、肌紧张(+),以伤口部为著。闭孔内肌实验(-),墨菲征(-)。腹式呼吸减弱。肠鸣音约3次/min。

　　【问题1】 通过上述问诊和体格检查,该伤者可疑的诊断是什么?

　　根据伤者的主诉、病史、症状和体征,可诊断腹部开放性损伤,急性腹膜炎,胃肠道可疑破裂伤的可能。

　　思路1:青年男性,急性病程。有开放性腹部外伤,无休克表现。

知识点

小肠外伤的病因和分类

小肠外伤性损害一般分为闭合性、开放性和医源性肠损伤。

1. 闭合性肠损伤 损伤可由直接或间接暴力（如腹部钝器伤、高处坠落或突然减速等）形成。将小肠挤压于腰椎体而破裂并不少见。腹部受挤压后，肠管内容物急骤上下移动，上至十二指肠悬韧带，下到回盲部，形成高压闭袢性肠段，此时穿孔多发生于小肠上下端70cm范围内。当暴力突然施加于充满液体的小肠或爆震引起腔内压力骤升时，可发生这些部位破裂，甚至断裂。直接暴力致伤常发生在饱餐后，破裂穿孔多发生在远离受暴力挤压部位肠内容充盈肠段的小肠侧壁。

2. 开放性肠损伤 主要为锐器致伤，如枪弹伤、弹片或弹珠伤、锐器伤。开放性小肠外伤一定有异物进入或经过腹腔，有可能是单次单创口受伤，也可能多次多创口受伤，受损害的肠管可以远离创口部位，常可造成多发的肠破裂或复合性损伤，尤其是子弹伤，可在腹腔内跳跃损伤。

3. 医源性小肠外伤 也时有发生，常见的原因包括：①手术分离粘连时有意无意地损伤正常或水肿的肠管；②腹腔穿刺时刺伤胀气或高度充盈的肠管；③内镜操作的意外损伤；④施行人工流产时误伤小肠发生肠穿孔或肠破裂，也有时损伤空回肠血管形成血肿等；⑤目前腹腔镜技术得到了广泛的应用，在术中应用电刀或超声刀时，存在其热效应无意中损伤邻近肠管的情况，由于其损伤的隐蔽性，不易术中发现。

思路2：腹部外伤后腹痛，持续绞痛，但以伤口周围为著，有少许大网膜外露，心率稍快，血压稍低。伴恶心、无呕吐。

知识点

小肠外伤的临床表现

由于见到网膜外露，可以确定腹部开放性损伤，但疼痛以伤口周围突出，应想到有腹壁损伤的疼痛可能，但也不能轻易除外内脏损伤。

小肠外伤的临床表现取决于损伤的程度、受伤的时间，以及是否伴有其他脏器损伤。

肠壁挫伤或血肿一般在受伤初期可有轻度或局限性腹膜刺激症状，伤者全身无明显改变，随着血肿的吸收或挫伤炎症的修复，腹部体征可以消失，但也可因病理变化加重造成肠壁坏死、穿孔，引起腹膜炎。

肠破裂、穿孔时，肠内容物外溢，腹膜受消化液的刺激，伤者可表现为剧烈的腹痛，伴有恶心、呕吐。体格检查可见伤者面色苍白、皮肤厥冷、脉搏微弱、呼吸急促、血压下降。可有全腹压痛、反跳痛、腹肌紧张、移动性浊音阳性及肠鸣音消失，随着受伤时间的推移，感染中毒症状加重。随着消化液被腹腔渗出液稀释，疼痛症状会减轻，但随着后续腹腔内感染，疼痛会进一步加重。

小肠破裂后只有部分患者有气腹，即使无气腹表现也不能否定小肠穿孔的诊断。有部分患者由于小肠损伤后裂口不大或受食物残渣、纤维蛋白素或突出的黏膜堵塞可能在几小时或十几小时内无明确的腹膜炎表现，称为症状隐匿期，应注意观察腹部体征的变化。

小肠外伤可合并有腹内实质脏器破裂，造成出血及休克，也可合并多器官和组织损伤，应强调认真了解伤情，做出明确诊断。

思路3：体格检查提示急性腹膜炎的表现，左侧腹压痛、反跳痛、肌紧张，以中腹部为著。腹式呼吸减弱。

知识点

急性腹膜炎

1. 症状 主要的临床表现为剧烈腹痛，呈持续性，可伴有恶心、呕吐胃内容物；有高热，严重时可有感染性休克。

2. 体检 腹部压痛、肌紧张和反跳痛是腹膜炎的标志性体征，尤以原发病灶所在部位最为明显，若有胃肠或胆囊穿孔可引起"木板样"强直；叩诊胃肠胀气时呈鼓音，腹腔积液较多时移动性浊音（+）；听诊肠鸣音减弱或消失；直肠指检，盆腔有感染或脓肿形成时直肠前窝饱满，可及触痛。

3. 辅助检查 实验室检查中，白细胞计数及中性粒细胞比例增高；病情险恶或机体反应能力低下者，白细胞计数不增高，仅中性粒细胞比例增高。影像学检查立位腹部平片、超声、CT，以及腹腔穿刺等，也有助于判断病因。

思路4：根据上述的临床症状和体征，不难做出腹部开放性损伤及腹膜炎的初步诊断，由于距离损伤时间较短，右侧腹部症状不明显，但已经开始形成弥漫性腹膜炎，胃肠道的损伤也可以明确诊断。但对于怀疑有小肠穿孔的病例，还应根据受伤部位和伤情，反复检查腹部体征及动态观察，综合分析，注意症状隐匿期的小肠破裂，合理应用各种辅助检查手段，以期达到小肠损伤尤其是闭合性损伤早期诊断的目的。

知识点

小肠外伤早期诊断的关键

1. 重视询问受伤机制、注意局部体征。
2. 有专人负责动态观察，及时发现病情变化。
3. 选择有效的影像学检查手段。
4. 合理应用腹腔穿刺技术。

急诊进一步检查情况

常规检查：WBC $9.7×10^9$/L，LY 21.3%，MO 2.6%，N 0.76，Hb 149g/L，PLT $273×10^9$/L。肝肾功能及电解质正常。血清淀粉酶：93U/L（正常值<125U/L）。尿常规（-）。

ECG：窦性心律，心电图正常。

胸部X线和立位腹部平片检查：双肺未见明显异常，膈下未见状游离气体影。腹部可见肠管内少量积气，未见明显长宽液气平。

腹部超声：肝、胆、胰、脾、双肾等实质脏器未见明显异常，腹腔可见积液。

腹腔穿刺：于左下腹反麦氏点行诊断性腹腔穿刺，抽出黄绿色小肠液样积液。

【问题2】 开放性小肠外伤为进一步明确诊断，需要进行哪些检查？

开放性小肠外伤的检查手段包括各种实验室检查、影像学检查、腹腔穿刺和腹腔灌洗，甚至剖腹探查，开放性腹部损伤原则上可以早期即行剖腹探查术。

思路1：首先应重视实验室检查。血常规常提示白细胞增多，伴大量出血时红细胞减少，血红蛋白、血细胞比容下降。另外，根据病史和临床表现，再结合血、尿常规和血生化等常规检查，还可以与其他外科常见急腹症进行初步的鉴别诊断。

知识点

小肠外伤的鉴别诊断

1. 胰腺损伤或急性胰腺炎 可突发上腹痛，伴呕吐及腹膜刺激征。但通常为左上腹痛，向腰背部放射。血清淀粉酶常明显升高，立位腹部平片无膈下游离气体。

2. 胃和十二指肠损伤或溃疡穿孔 由于化学性刺激，腹膜炎出现较早。溃疡穿孔者常有溃疡病史。

3. 单纯腹壁损伤 腹壁破损引起局限性腹部疼痛，也可有腹壁肌肉损伤，腹肌内血管破裂进入腹腔，引起腹痛。此类疼痛均较局限。

4. 结肠外伤 以开放性损伤为主，不易与小肠外伤鉴别，多在手术探查时明确诊断。

5. 肝破裂或脾破裂 红细胞减少，血红蛋白、血细胞比容下降，常有失血性休克表现，腹腔穿刺可抽出不凝血。虽小肠外伤伴有系膜血管破裂时也有失血的表现，但腹部超声和CT检查有助于鉴别诊断。

6. 腹壁下动脉及腹腔内血管损伤 会引起腹腔内积血，腹腔积液，轻度腹膜炎体征，如为较大血管损伤，常有失血性休克表现。

思路2：胸部X线和/或立位腹部平片出现膈下游离气体或侧腹部游离气体是诊断小肠闭合性损伤合并穿孔的最有力的证据，但阳性率仅为30%，膈下游离气体阴性不能除外小肠破裂，对于开放性小肠损伤更是作用有限。超声对腹部损伤的诊断亦有重要作用，超声对人体没有损害，且使用方便，可以反复在床旁进行，也可指导具体的穿刺部位行介入诊断。超声检查可见腹腔积液，或者显示血肿部位的肠管壁增厚及液性暗区，周围显示强光团反射，伴不稳定性声影，可同时探查到气体。腹腔穿刺和腹腔灌洗术可抽出黄绿色小肠内容物，或血性混浊液体，但穿刺阴性不能完全排除诊断。其他检查包括CT和选择性动脉造影等，也有助于诊断和鉴别诊断。

知识点

腹腔穿刺对小肠外伤的诊断意义

腹腔穿刺术是腹部损伤和急腹症常用的辅助诊断或确诊手段之一，对小肠破裂的确诊率达70%～90%。穿刺部位只要不损伤胆囊、膀胱、粘连在腹壁上的肠管，原则上可以选择在腹部任何部位，一般常在下腹部的一侧或两侧，也可根据受伤的机制选择在上腹部或平脐的两侧。穿刺时要选择有足够长度和适当口径的注射针头，针头过细影响腹腔内容物的流出，过粗无疑将增加腹腔损伤的机会，针头的角度要钝，针管要能提供一定的负压。若抽出混浊、脓性液体，肉眼可见肠内容物或镜检白细胞超过$5×10^8/L$，即可作出诊断。

思路3：开放性小肠损伤有腹壁的破裂口，结合有无内脏的脱出，以及有无胃肠道内容物、混浊液从伤口流出等，术前即可明确诊断。然而也有部分患者如闭合性小肠外伤一样难于术前作出诊断，有时需剖腹探查确定诊断。无论小肠外伤术前是否获得确诊，一旦腹膜炎或腹腔内出血诊断确立后，应立即选择剖腹探查术。更积极一些的观点为，一旦确定伤口与腹腔相通，应即刻剖腹探查。

知识点

小肠外伤术前确诊的依据

1. 有腹部伤口与腹腔相通或有直接/间接的暴力外伤史，作用部位主要位于腹部。
2. 有自发腹痛且持续存在。
3. 腹痛位置固定或范围逐渐扩大。
4. 有腹膜刺激征。
5. 随诊发现腹部症状加重但无内出血征。
6. 有膈下游离气体征。
7. 局限性小肠气液平。
8. 超声有局部液性暗区或游离腹腔内有气体影。
9. 腹腔穿刺有积液。
10. 有感染性休克表现。

急诊手术治疗和术后情况
伤者于急诊处置室无菌纱布覆盖伤口，并经破伤风抗毒素皮试阴性后，肌内注射破伤风抗毒素1 500单位,后收入基本外科,在全麻下急诊行剖腹探查、空肠穿孔修补、胃穿孔修补术,腹腔冲洗引流术。

手术过程记录如下:麻醉成功,常规消毒铺巾,先行纱布封闭刀刺伤口,取左侧中上腹旁正中切口,长约20cm。逐层切入腹腔,依次探查胃、十二指肠、胆道、胰、空肠、回肠、结肠、直肠、膀胱等空腔器官,之后检查肝、脾,最后探查盆腔脏器和腹膜后脏器。探查时见腹盆腔内黄绿色小肠液样物约500ml,以左上腹为主,并见大网膜有一破口,表面附着凝血块,去除血块,下有活动性出血,一号丝线结扎止血。分别于胃前壁、胃后壁,以及十二指肠悬韧带下方50cm处空肠见直径均约为1.0cm破口,空肠破口表面覆有凝血块,并见有小肠液溢出,其余各器官未见明显异常。穿孔处胃肠黏膜光滑,无溃疡和肿瘤,考虑均为外伤所致,胃部伤口为对穿伤。清理穿孔周围血凝块及肠液,将胃肠穿孔用1号线间断全层缝合后,再用1号线间断内翻缝合浆肌层,修补满意,肠腔通畅。之后按顺序分别探查肝、胃、十二指肠、小肠、胰腺、脾脏、阑尾、结肠、盆腔脏器。由腹腔内侧缝合刀刺伤所致的腹膜破口。分别用大量稀释碘附盐水和生理盐水反复冲洗腹盆腔后,严密止血,分别于右侧膈下、左侧脾窝和盆腔各放置一引流管自两侧腹壁戳孔引出,固定引流管后,查无活动性出血,清点器械、敷料无误后,逐层关腹。敷料覆盖保护后,稍延长刀刺伤口,清创腹壁伤口,逐层缝合,放置腹壁纱布条引流并固定在伤口上,纱布覆盖。手术顺利,放置腹带。术中出血约100ml,未输血。术后伤者麻醉清醒后安返病房。

伤者术后恢复良好,无发热,腹腔引流液为淡血性液体,由60ml/d,逐渐减少至5ml/d,术后第7天拔除腹腔各引流管。刀刺伤口引流少许淡血性液体,术后36h拔除。胃肠减压量100~500ml/d,术后第3天排气,术后第五天拔除鼻胃管,术后第6天少量进水,酌情逐渐过渡到流食半量、流食和半流食。伤口术后第3天换药、第9天拆线,无其他并发症,于术后第10天出院。

知识点

腹部开放性损伤急诊室处理

1. 破伤风的免疫 主动免疫,幼儿接种后,破伤风保护抗体随年龄增长而逐渐下降,在成人中仅约60%的人具有保护性抗体。故成人没有加强主动免疫的伤者需要被动免疫,一般采用破伤风抗毒素TAT 1 000~2 000单位一次注射,可以维持保护期约10d,注射前需要皮试,皮试阳性者改为脱敏注射法分次给药。也可用破伤风免疫球蛋白500~1 000单位肌内注射,可以维持3~4周。

2. 腹部伤口小肠脱出的处理 如为较多肠管脱出,肠系膜血管容易嵌顿扭转,导致小肠绞窄坏死,应及时还纳腹腔,包扎伤口;如为较少肠管或部分大网膜脱出,为防止污染腹腔,不需还纳,需用容器保护外露内脏固定,待手术治疗,在急诊室可用无菌盆及无菌敷料保护固定。

【问题3】 小肠外伤的手术探查指征有哪些?

1. 有腹膜炎体征,或开始不明显但随着时间的进展腹膜炎加重,肠鸣音逐渐减弱或消失。
2. 腹腔穿刺或腹腔灌洗检查阳性。
3. 腹部平片发现有气腹者。
4. 来院时病期已较晚者、有典型受伤史者,以及呈现腹胀、休克者,应积极准备创造条件进行手术探查。
5. 开放性腹部损伤。

知识点

小肠外伤术前的注意事项

1. 进行有效的液体复苏。
2. 保持有效的胃肠减压,放置尿管记录尿量。
3. 尽早使用抗生素,针对肠道细菌选用广谱抗生素。
4. 麻醉前准备。
5. 监测生命体征,警惕合并活动性出血损伤。

【问题4】 小肠外伤的治疗方法有哪些?

一般治疗包括禁食水,留置胃管行胃肠减压,补液,积极防治休克,尽早使用抗生素等。

小肠破裂的诊断一旦确定,应立即手术治疗。术中首先应控制肠系膜血管大出血和其他威胁生命的脏器出血。然后对整个小肠及系膜进行系统细致的探查,系膜血肿即使不大也应切开检查,以免遗漏靠近系膜缘的穿孔。手术方式包括:①肠修补术,边缘整齐的裂伤,可用丝线(或可吸收线)做横向两层内翻缝合。边缘组织碾碎及血运障碍者,应行清创,证实创缘血供良好后,再行缝合修补。②肠切除吻合术,在肠切除吻合过程中为了防止吻合口瘘和肠管裂开,应注意断端的血液循环,防止局部血供障碍,认真处理肠壁和肠系膜的出血点,防止吻合口及系膜血肿形成。③肠造口术,空肠回肠穿孔超过36~48h,肠段挫伤或腹腔污染特别严重的,尤其术中不允许肠切除吻合时可考虑外置造口,待术后机体恢复,腹腔条件好转再行造口还纳。肠造口术将造成消化道内容物的流失,应尽量避免在空肠破裂处造口。④腹腔冲洗术:腹腔污染严重者除彻底清除污染物和液体外,应使用5 000~8 000ml温生理盐水反复冲洗腹腔。

知识点

小肠外伤行肠切除术的适应证

1. 裂口较大或裂口边缘部肠壁组织挫伤严重者。
2. 小段肠管多处破裂者。
3. 肠管大部分或完全断裂者。
4. 肠管严重挫伤、血供障碍者。
5. 肠壁内或系膜缘有大血肿者。
6. 肠系膜损伤影响肠壁血液循环者。

【问题5】 小肠外伤手术时的注意事项有哪些?

1. 空回肠损伤常合并有腹腔或其他部位的复合伤,在处理小肠损伤之前应首先进行活动性出血的处理、抢救休克、纠正水和电解质紊乱。

2. 对肠管探查要有规律性地进行,防止不必要地增加副损伤和遗漏病情,要对已发现的损伤进行标记和制止肠内容物继续外溢,防止缺乏整体计划在探查过程中的随机处理,先处理污染重的破损。探查时注意有凝血块部位,一般提示有活动性出血可能。胃肠的开放性损伤多有对穿伤可能,尤其要探查胃部的后壁及胰腺。

3. 对损伤部位要有明确记录,切除肠管时必须记录保留肠管的长度,防止切除的范围过大。缝合或修补后要检查管腔的通畅性,胃部的前后壁修补也要检查。

4. 手术方式以穿孔修补或破裂肠段切除为原则,并注意对合并损伤的及时处理。

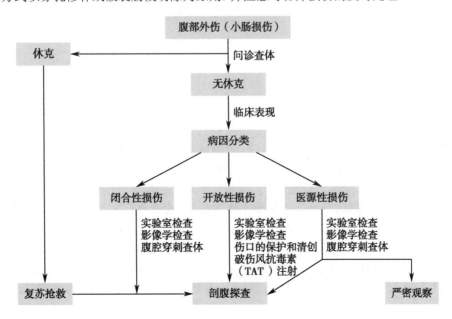

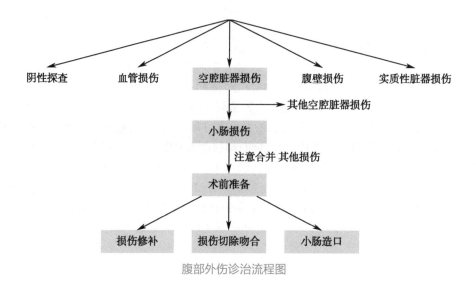

腹部外伤诊治流程图

5. 腹壁损伤的处理：剖腹探查切口要另选切口，切忌原伤口进入；外伤伤口要彻底清创放置引流，并注意隔离保护手术切口。

第三节 结 肠 外 伤

结肠外伤是较常见的腹内脏器损伤，在穿透性腹部损伤中发生率位列第2位，仅次于小肠。绝大部分为开放性损伤，闭合性损伤极少。结肠外伤有以下特点：①结肠壁薄，血供及愈合能力差；②结肠内充满粪便，含有大量细菌，破入腹腔后易造成严重感染；③结肠腔内压力高，术后常因肠胀气而致缝合处或吻合口破裂；④升、降结肠较固定，后壁位于腹膜外，伤后易漏诊而致严重的腹膜后感染；⑤单独结肠损伤少，常合并其他脏器损伤，穿透伤可发生在任何部位。

关键点

1. 结肠外伤的原因。
2. 结肠外伤的临床表现。
3. 结肠外伤的分类。
4. 结肠外伤的诊断方法。
5. 结肠外伤的处理原则。
6. 结肠外伤手术治疗的注意事项。
7. 手术探查判定结肠外伤的方法。
8. 结肠外伤的手术方式。
9. 结肠外伤术后盆腔脓肿的诊断和治疗。

急诊入院病历摘要

患者女性，15岁，主因"发现结肠多发息肉1年，结肠镜下部分息肉切除术后2d，腹痛1d"急诊收入院。患者于入院前1年因"反复便血"发现结肠多发息肉，当时诊断为"家族性结肠息肉病"。近1年来仍反复便血，于2d前在门诊复查结肠镜：全结肠弥漫分布几百枚大小不等息肉，将部分息肉予电套圈切除，其中1枚送检。其余结肠黏膜光滑，无糜烂、溃疡及新生物。操作完成后患者自觉左上腹部隐痛，但尚能耐受，未予重视，遂返家中并恢复正常饮食。入院前1d，患者突发持续性剧烈腹痛，伴腹胀、恶心、呕吐，发热，体温最高达39.2℃，经物理降温后体温略下降，但腹痛不缓解，并出现心慌、出冷汗，为进一步诊治急诊收入院。

起病以来，食欲尚可，近1d肛门停止排气、排便，小便减少。既往体健。否认传染病及药物过敏史。无腹部手术及外伤史。个人史无特殊。未婚未育。家族中母亲体健，父亲患结肠多发息肉，已行全结肠切除术。体格检查：T 38.5℃，P 157 次 /min，R 22 次 /min，BP 76/47mmHg。急性病容，痛苦貌，被动体位。巩膜无黄染，发育正常，四肢发凉。心动过速，律齐。肺部体格检查（-）。腹部较膨隆，未见胃肠型及蠕动波；全腹紧张，全腹压痛（+），以左上腹为著，反跳痛（+），肝脾触诊不满意，移动性浊音（+）。腹式呼吸减弱，肠鸣音减弱。

【问题1】 通过上述问诊和体格检查，该患者可疑的诊断是什么？
根据患者的主诉、病史、症状和体征，高度怀疑医源性结肠外伤合并结肠穿孔的可能。
思路1：年轻女性，急性病程。2d 前有结肠镜检查史及镜下结肠息肉切除史。

知识点

结肠外伤的原因

大多为开放性损伤所致，医源性损伤及延迟性结肠穿孔亦不少见。

1. 开放性损伤（约90%） 多为锐器所致。在战时以刀、剑刺伤，枪弹及炮弹的击伤为主；非战时常因腹部被刀、钉、木刺等刺伤所致。

2. 闭合性损伤 多为直接撞击、碾压、挤压等钝性暴力所致。来自前方的直接暴力常损伤表浅的横结肠及乙状结肠，侧腹、胁腹部损伤常致升、降结肠损伤；挤压伤则常致管径大的盲肠破裂。

3. 医源性损伤 主要有：①结肠镜检查损伤，结肠镜下行息肉摘除术时所致，无蒂息肉摘除穿孔率高于有蒂息肉；②钡灌肠损伤，多发生在肠套叠钡灌肠复位中；③手术损伤，如脾切除损伤结肠脾曲，胃大部切除损伤结肠中动脉致结肠缺血坏死等；④化学性损伤，多由于诊断和治疗的疏忽造成，如误用高浓度石炭酸（苯酚）灌肠等。

4. 继发于血管损伤的结肠延期穿孔 极少数腹部轻微钝性伤，合并系膜血管损伤，因血运障碍，发生结肠坏死、穿孔。但结肠穿孔并不立即发生，文献报告有伤后 9d 才发生穿孔者。此类伤多见于横结肠和乙状结肠。

思路2：患者行结肠镜下结肠息肉切除术后，自觉左上腹隐痛，开始症状较轻，恢复饮食后症状突然加重，并出现急性弥漫性腹膜炎的表现。

知识点

结肠外伤的临床表现

与小肠损伤等一样，结肠外伤属于空腔脏器损伤，但由于结肠内容物流动性小且对腹膜化学刺激小，因此结肠外伤相比于其他空腔脏器损伤的症状轻，体征发展慢，早期易被忽略。结肠外伤临床表现主要取决于损伤的程度、部位、伤后就诊时间，以及是否有合并脏器损伤等。

结肠外伤后常表现为腹痛、恶心、呕吐等腹膜炎症状。穿透性结肠外伤主要表现为伤后腹痛或从开放伤口流出粪样肠内容物。非穿透性结肠外伤的临床表现复杂，虽大部分患者伴有腹痛，但如左半结肠损伤者，因内容物干固不易进入腹腔，对腹膜刺激小且晚，可不出现腹痛。迟发性结肠穿孔的患者，腹痛症状一度好转后又再出现。腹膜外结肠损伤早期，腹痛可不明显。腹膜后隙感染明显时，侧腹壁或后腰部有压痛，并可触及皮下气肿。低位结肠损伤可便血或果酱样便。晚期可因腹膜炎发生而出现发热。当合并其他脏器损伤时，早期即可有休克表现。

结肠镜所造成的结肠穿孔最易发生的部位是直乙交界处和结肠肝、脾曲处。因行结肠镜检查的患者多已进行肠道准备，肠腔内较干净，穿孔后腹腔污染较轻，但亦不应延误诊断。检查过程中如大量气体或肠内容物进入腹腔，患者可突然剧烈腹痛，随之出现其他腹膜炎表现。钡灌肠造成的结肠穿孔可因带有大量细菌的钡剂进入腹腔造成严重后果。钡剂与腹内脏器的浆膜面紧粘在一起，术中不易清除干净，可引起腹腔感染及肠粘连，患者一般状态欠佳，透视下可见钡剂进入腹腔。

思路 3：患者急诊入院时自诉心慌、出冷汗，体格检查四肢发凉，测量 T 38.5℃，P 157 次 /min，BP 76/47mmHg，已有感染性休克的表现。

急诊入院进一步检查情况

常规检查：WBC $18.5×10^9$/L，淋巴细胞百分比 7.9%，MO 4.3%，中性粒细胞百分比 87.5%，Hb 114g/L，PLT $283×10^9$/L。肝肾功能及电解质正常。血清淀粉酶：105U/L（正常值＜125U/L）。尿常规（－）。

ECG：窦性心律，心动过速。

胸部 X 线和立位腹部平片检查：双肺未见明显异常，双侧膈下可见游离气体影。腹部可见小肠肠腔内积气，并可见数个液气平。

腹部超声：肝、胆、胰、脾、双肾等实质脏器未见明显异常，腹腔积液，并可探及气体影。

超声引导下腹腔穿刺：于右下腹麦氏点行诊断性腹腔穿刺，抽出混有粪便臭味的浑浊液体。

【问题 2】 结肠外伤的诊断方法有哪些？

结肠外伤需根据病史、临床表现、实验室检查、影像学检查，诊断性腹腔穿刺或腹腔灌洗术甚至腹腔镜等进行诊断和鉴别诊断。对于不易判断的闭合性腹部损伤或易漏诊的腹膜外结肠损伤，及时的剖腹探查可以明确诊断，但仍应注意合并其他脏器伤的可能。

思路 1：首先应重视病史和临床表现。实验室检查血白细胞增多，严重出血时红细胞减少，血红蛋白、血细胞比容下降。

知识点

结肠外伤的临床特点

1. 有腹部钝性或锐性暴力史、结肠镜检查史或腹、盆腔手术史。
2. 腹痛、恶心、呕吐等细菌性腹膜炎表现及全身感染中毒表现。
3. 黑便或便血，肛门指检可有血迹。
4. 腹式呼吸减弱或消失，严重腹胀。

思路 2：超声可见腹腔积液。腹腔穿刺抽出混有粪便臭味的浑浊液体（或血性液）。加之 X 线检查见膈下游离气体。结肠外伤的诊断已可确立。还可 CT 检查侧腹部或背部损伤的患者，三重对照（经静脉、口服、直肠给予造影剂）的 CT 扫描可明确被掩盖的损伤。但疑有结肠外伤者一般不宜行肠道造影。

思路 3：剖腹探查术可确定诊断。腹腔镜检查能直接发现腹内脏器损伤情况，可发现结肠外伤的部位、程度及与周围脏器的关系，早期诊断准确率可在 90% 以上。

急诊手术治疗情况

患者禁食水，留置胃管行胃肠减压，补充液体扩充血容量，经静脉使用广谱抗生素，积极治疗纠正休克，完善各项术前检查后全麻下急诊行剖腹探查术。手术过程记录如下：取左侧经腹直肌切口，长约 18cm。逐层切入腹腔，探查见腹盆腔内大量粪样物及脓性渗出，约 600ml，并附脓苔，以左中上腹为著，并见大网膜向该处聚集。吸净积液，清理脓苔，松解腹腔内粘连。于横结肠近脾曲对系膜侧见一横梭形穿孔，最大径 1.0～1.5cm，其周围覆有脓苔，并见有肠内容物流出，其余结直肠未见穿孔。穿孔处附近结肠黏膜仍可见多个直径约 0.5cm 小息肉。清理穿孔周围脓苔及肠内容物，剪除穿孔四周坏死和欠新鲜肠壁组织，标本送检。双层间断内翻缝合修补横结肠穿孔，修补满意，吻合口通畅。修补后开始进行腹腔探查，分别探查肝脏、胆囊、胃、十二指肠、盆腔脏器，均为（－）。从十二指肠悬韧带开始仔细探查全小肠及结直肠，小肠及结直肠肠壁充血、水肿较明显。小肠未见穿孔，全结直肠内可扪及多发小息肉，但未扪及体积较大的息肉。因腹腔污染重，肠壁充血水肿明显，遂行保护性回肠末端袢式造口术。

另取右下腹经腹直肌切口，长约 5cm，逐层切开进入腹腔，将距回盲部约 15cm 末段回肠向体外提拉，顺利将一段长约5cm的末段回肠提出体外行造口术。用一塑料管通过回肠系膜将该段回肠固定于体外,并剪一段硅胶引流管套于塑料管两端加固。于造口两端逐层缝合切口,并固定造口肠段。造口满意,血运良好,无张力。予油纱和棉垫覆盖造口。分别用大量稀释碘附盐水和生理盐水反复冲洗腹腔及盆腔,直至冲洗液清亮。严密止血,分别于左侧脾窝吻合口旁和盆腔各放置一引流管,自左侧腹壁戳孔引出。查无活动性出血,理顺肠走行,清点器械、敷料无误后,逐层关腹,术毕。手术顺利,术中出血约100ml,未输血。术后患者麻醉未醒带气管插管安返ICU。

【问题3】 结肠外伤手术治疗的注意事项有哪些?

1. 疑有结肠外伤或已确诊者,应积极行剖腹探查手术。

2. 决定行剖腹探查手术后,应尽快经静脉给予广谱抗生素,应覆盖肠道革兰氏阴性菌和厌氧菌。

3. 视患者全身状况与基础疾病、腹腔感染严重程度,以及是否有合并伤等,决定行一期修复或一期切除吻合术,或选用结肠外置、造口等二期手术。

4. 术中彻底清除漏出的结肠内容物,用大量生理盐水冲洗腹腔、盆腔。

5. 盆腔及修补吻合处附近放置引流,防止脓肿形成;术后继续应用广谱抗生素,并予补液、营养支持治疗。

知识点

结肠外伤的处理原则

结肠外伤的处理原则为做好术前准备、早期手术、清除坏死肠段、彻底冲洗腹腔,以及充分引流。有文献指出,除出现严重休克情况,术前不提倡过度补充晶体液,因其可致肠系膜及肠壁水肿并增加吻合口瘘风险。对疑有结肠外伤的患者,反复观察病情至关重要,建议由有经验的医师3~4h检查一次。

结肠外伤的处理与小肠外伤有所不同,因其破裂后所致腹腔感染常较重且结肠血供差,愈合慢,除少数裂口小、腹腔污染轻、全身情况良好的患者可考虑一期修补或一期切除吻合(限于右半结肠)外,大部分患者应先采用肠造口术或肠外置术处理,待患者情况好转后,二期再行手术关闭瘘口。近年来,随着损伤控制外科的发展,施行一期修补或切除吻合的病例逐渐增多。对较严重的损伤一期修复后,可行近端结肠(或回肠)造口术,确保肠内容物不进入远端,从而减少吻合口瘘的发生。此外,穿透性腹部损伤指数(PATI)、结肠损伤评分(CIS)等量化方法也可指导医师进行手术方式选择。

【问题4】 手术中如何探查判定结肠外伤?

开放性及医源性结肠外伤术中容易判定。闭合性腹部损伤行剖腹探查时,应想到有无结肠外伤。根据腹腔内渗液性质怀疑有无空腔脏器破裂,当胃十二指肠及小肠未发现破裂时,应仔细检查结肠。有顺序地从盲肠开始,检查升结肠、横结肠、降结肠及乙状结肠。早期的腹膜外结肠损伤容易遗漏,当升结肠、降结肠的后腹膜处有血肿时,应打开侧腹膜,仔细检查腹膜外结肠。小肠外伤与结肠外伤不易鉴别,开放性腹部损伤时,两者可同时发生,而且常为多发损伤,手术应仔细探查,防止遗漏。

【问题5】 结肠外伤具体的手术方式有哪些?

1. 一期缝合修补 具有创伤小、不需二次手术、经济、对伤员心理影响小等优点。但未经肠道准备的结肠修补术,有发生瘘的可能,因此要严格控制手术指征。手术方法:剪除破裂口边缘的坏死组织,以1号不吸收线做全层间断缝合,再间断缝合浆肌层。尤其适合于肠系膜对侧裂口<2cm者。

2. 一期切除吻合 此式的适应证与一期缝合修补术基本相同,只是当结肠伤口较大,缝合修补有困难,行缝合修补后有导致缝合口漏或肠道狭窄可能时,或相距很近的结肠有多个裂伤,应行一期切除吻合术,尤其适合于右半结肠,无合并其他内脏损伤的患者。

3. 损伤肠管缝合修补加外置 损伤的结肠一期缝合修补后外置,于术后6~14d,待缝合修补处愈合后行二期手术将其还纳入腹腔,因未切断肠管,还纳较容易。本式适用于怀疑缝合修补不可靠或原打算做肠外置的病例,有文献报告可使59%的患者避免了结肠造口。但此方法的效果尚有争议,其缺点是外置修补处容易裂开,术后外置肠段的护理也较麻烦。

4. 肠段切除、两端造口或近端造口、远端封闭 在复合损伤,尤其是左半结肠受损更重,肠段缺血坏死,腹腔污染明显的情况下,此法是理想的方法。将损伤肠段切除后,两侧断端行肠造口术。若远端不能提出腹外造口时,可将远端残端封闭。

5.结肠镜肠穿孔的治疗　出现明显腹膜炎表现时必须行急诊剖腹探查,以免延误引起严重并发症。因多数结肠镜检查时结肠清洁,若在病变或接近病变肠段穿孔,在患者一般情况好时,可切除肠段作一期吻合。若在正常肠段穿孔可做一期缝合修补穿孔。如果患者一般情况不允许或者腹腔污染较重,可考虑在缝合修补或切除吻合近端肠管做保护性造口,二期行造口还纳术。

术后情况

患者术后继续抗感染治疗,体温波动于37～38.2℃之间。术后第三天胃肠减压量由350ml/d减少至5ml/d,开放回肠袢式造口,术后第四天造口排气排便后拔除鼻胃管,并开始少量进水,酌情逐渐过渡到流食半量、流食和半流食。腹盆腔引流液为淡血性液体,术后第8天引流量由400ml/d减少至5ml/d,拔除各引流管。术后第10天开始每日发热,体温38.2℃～38.4℃,血白细胞升高。超声提示:子宫右后方及左卵巢旁见数个混合回声,形态不规则,边界模糊,考虑盆腔脓肿可能性大。经多科会诊,予以抗感染、理疗等,并行CT引导下盆腔脓肿穿刺引流并置管后好转。术后第14天拆线后于切口下段探及一2cm×2cm无效腔伴脓性渗出,考虑切口感染,予清创并加强换药后切口逐渐愈合。患者于术后第30天出院。

术后病理结果回报:结肠黏膜显急性及慢性炎,部分黏膜上皮缺失。

患者出院后恢复良好,拒绝行全结肠切除术,于术后5个月执意行回肠造口还纳术,手术顺利,术后在消化内科和普通外科门诊随诊。

【问题6】　结肠外伤术后盆腔脓肿如何诊断和治疗?

1.盆腔脓肿的诊断

(1)症状:可有典型的直肠或膀胱刺激症状,如里急后重、大便频而量少、有黏液便、尿频、排尿困难等,伴体温升高。

(2)体检:腹部多无阳性发现,直肠指检可发现肛管括约肌松弛,在直肠前壁触及直肠腔膨出,有触痛,有时有波动感。

(3)实验室检查:白细胞计数及中性粒细胞比例增高。

(4)辅助检查:腹部超声、经直肠超声、CT可帮助明确盆腔脓肿的诊断并协助判断脓肿大小及位置。

(5)后穹窿穿刺:已婚女性患者可行阴道检查或诊断性后穹窿穿刺。

2.盆腔脓肿的治疗

(1)非手术治疗:脓肿较小或脓肿尚未形成时,可静脉用抗生素或行温盐水灌肠、理疗等。

(2)手术治疗:①脓肿形成且局限者可经直肠或阴道后穹窿切开引流:直肠指诊了解脓肿的位置后,在肛门镜直视下穿刺抽出脓液,用尖刀切一小口,以止血钳扩大切开排脓,然后用手指探查脓腔,分开其内的间隔,最后放置引流管引流或术后每日用手指扩张引流口通畅引流。术后继续使用抗生素、热水坐浴及理疗等。②近年来,由于超声和CT技术的广泛应用,局限的单房盆腔脓肿的治疗也可经皮、经直肠或阴道穿刺置管引流。优点是手术创伤小,可在局麻下施行,一般不会污染游离腹腔,引流效果好等。③经前腹壁切口进行引流:腹腔、盆腔有多发性脓肿,或并发粘连性肠梗阻时,可用此法。

小　　结

结肠外伤是较常见的腹部损伤,以开放性损伤为主,闭合性损伤少见,常见于战时、腹部受到较大暴力、结肠镜检查后等。患者常有腹痛、腹胀、恶心、呕吐等空腔脏器损伤症状,腹膜后感染时可出现腰痛等较为特异的症状。但由于结肠内容物流动性及刺激性小,患者上述症状可不甚明显。实验室及影像学检查可见白细胞增高(以中性粒细胞增多为主)、立位腹部平片见膈下游离气体等。对于此类患者,早期发现、早期诊断、早期治疗尤为关键。疑有结肠外伤或已明确诊断者,应积极行剖腹探查术,视患者情况决定行一期修复或切除吻合术或行结肠外置造口,二期修补术,并应在术中密切探查有无其他脏器、血管合并伤。术后对患者生命体征和症状进行密切观察,妥善护理,减少盆腔脓肿发生的可能。

第四节 腹膜后血肿

腹膜后血肿为腰腹部损伤的常见并发症,占 10%～40%。由于其解剖位置深,且多合并有腹盆腔、腹膜后脏器的损伤,致其伤情容易被掩盖,若不及时诊断和治疗将酿成严重后果,是腹部严重创伤急救中一个比较棘手的危重症。因其常合并严重复合伤、失血性休克等,死亡率可达 35%～42%。

腹膜后间隙位于腹膜与腹横筋膜之间,上起横膈,向下与盆腔腹膜外的间隙相通。其解剖特点是部位深在,间隙大,组织疏松,且局限能力差。在损伤发生后,比如血管外伤出血、腹腔内各脏器、腹膜后间隙器官损伤以及骨盆骨折等,出血易扩散,形成较大血肿,且表现隐匿,增加了诊断和处理的复杂性和困难性。

关键点

1. 腹膜后血肿的病因。
2. 腹膜后血肿的临床表现。
3. 腹膜后血肿的诊断。
4. 腹膜后血肿的辅助检查。
5. 腹膜后血肿的分型。
6. 腹膜后血肿的手术探查指征。
7. 腹膜后血肿的治疗措施。
8. 腹膜后血肿的治疗原则。
9. 腹膜后血肿治疗的注意事项。

急诊入院病历摘要

患者女性,31 岁,主因"胸腹部外伤 5d,腹痛、腹胀、乏力 1d"急诊收入院。伤者 5d 前被人打伤胸、腹部,伤后感胸、腹部疼痛,无胸闷、气短,无呕血、便血。曾入当地医院行胸腹部 CT 检查提示:左侧第 7、8 肋骨骨折,肝、脾、双肾周围混杂密度影,肝、脾损伤不除外,胰腺模糊,双侧肾上腺显示不清,胰腺损伤不除外,腹盆腔积液。血常规检查:WBC $17.47×10^9/L$, N 81.3%, Hb 106g/L。拟诊"左侧第 7、8 肋骨骨折、腹部闭合性损伤、肝破裂怀疑、腹盆腔积液",行保守治疗,给予心电监护、补液、止血等对症治疗,定时复查腹部超声检测腹盆腔积液变化情况,检测血常规 Hb 维持在 80g/L 左右,生命体征较平稳,腹痛逐渐减轻。2d 前赴当地上级医院复查腹部增强 CT 提示肝破裂、腹盆腔积液;血常规检查示 Hb 80g/L。考虑腹盆腔积液量不多,血红蛋白相对稳定,建议回当地医院继续保守治疗。近 1d 来,伤者感觉腹痛、放射至腰背部,并有腹胀、腹部膨隆,伴乏力、心慌。复查腹部超声提示腹盆腔积液较前增多;血常规示:WBC $11.99×10^9/L$, N 62.9%, Hb 34g/L。予以输血后为求进一步诊治急诊转来收入我院。

发病以来,食欲缺乏,精神、睡眠差,近 1d 停止排气排便,小便减少,体重无明显变化。既往:自幼皮肤易发生青紫,查血小板、血红蛋白属正常低限,未治疗。6 年前曾行剖宫产术。否认传染病及药物过敏史。无烟酒嗜好。个人史、婚育史、家族史无特殊。体格检查:T 36.8℃,P 130 次/min,R 24 次/min,BP 80/50mmHg。发育正常,卧床,神志尚清,体格检查合作,贫血面容,全身皮肤、巩膜无黄染,结膜苍白,浅表淋巴结未及肿大。腰肋部可见瘀斑。心脏体格检查(−),胸廓无畸形,左侧第 7、8 肋骨压痛阳性,胸廓挤压试验阳性。腹部膨隆,无胃肠型及蠕动波。腹软,右上腹压痛,无反跳痛及肌紧张,全腹未扪及包块,肝脾肋下未及。腹部叩诊呈浊音,移动性浊音阳性。墨菲征(−)。肝区叩击痛阳性。肠鸣音减弱。入院诊断:腹部闭合性损伤,肝破裂,腹盆腔积液,创伤性腹膜后血肿? 左侧第 7、8 肋骨骨折。

【问题 1】 该伤者为何怀疑存在腹膜后血肿?

思路 1:青年女性,急性病程。有明确腹部闭合性外伤史,并发肝脏破裂。既往自幼皮肤易发生青紫,查血小板、血红蛋白属正常低限。

腹膜后血肿的病因

1. 闭合性损伤及开放性损伤均可以致腹膜后血肿。

2. 开放性损伤所致腹膜后血肿常见于刀刺伤、火器伤和异物击伤，往往伴有腹腔内、腹膜后脏器及血管损伤。

3. 闭合性损伤所致腹膜后血肿情况较为复杂，可因直接或间接暴力造成，多由高处坠落、挤压、车祸等所致腹膜后脏器（如肾、膀胱、十二指肠和胰腺等）损伤、骨盆或下段脊柱骨折和腹膜后血管损伤引起。其中，最常见的原因是骨盆及脊柱骨折（50%～60%），血液可在腹膜后间隙广泛扩散，严重者积血可达 3 000～4 000ml。亦有部分服用抗凝药物患者、行肾脏透析患者、经腹主动脉等行侵入性治疗患者可出现自发的腹膜后血肿，应引起重视。

思路2：该伤者除了腹痛且放射至腰背部外，最突出的表现为腹腔内出血所致的失血性休克，而且体格检查可见贫血面容、腰肋部瘀斑。

腹膜后血肿的临床表现

腹膜后血肿的临床表现并不恒定，且随出血程度、血肿范围等有较大差异。其表现常因腹痛、腹胀、肠鸣音减弱等而被掩盖，腹膜后出血也多在探查手术中发现。除部分伤者可有腰肋部瘀斑（格雷•特纳征，Grey Turner sign）外，其余表现多无特异性。腹痛是最常见的症状，部分患者有腹胀和腰背痛。主要表现有内出血征象和肠麻痹，合并失血性休克者约占 1/3，伴尿路损伤者常有血尿。血肿巨大或伴有渗入腹膜腔者可有腹肌紧张和反跳痛、肠鸣音减弱或消失。血肿进入盆腔后可有里急后重，并可于直肠指检时触及骶前区伴波动感的隆起。腹部大血管（腹主动脉及下腔静脉）损伤引起的腹膜后血肿，90% 以上由穿透伤所致。可表现为伤口大量出血，进行性腹胀和重度休克，病情迅速恶化，患者多在现场或转运中死亡，送抵医院经抢救后的死亡率亦高达 70%。

思路3：该伤者出现腹胀、腹部膨隆，停止排气排便，腹部听诊肠鸣音减弱等麻痹性肠梗阻的表现，可能由腹膜后血肿继发所致，原因有以下几个方面：①血液可因后腹膜破损或渗出，流入腹腔内而出现腹膜刺激症状引起肠麻痹；②腹膜后血肿直接压迫胃肠道或刺激、压迫腹膜后的内脏神经，引起肠麻痹；③骨折（如骨盆骨折）伤者多卧床，致肠蠕动减慢，或外伤后进食过早过多，加重胃肠负担。

急诊入院后进一步检查情况

常规检查：WBC 17.76×10^9/L，LY 9.2%，MO 4.0%，N 86.5%，Hb 55g/L，PLT 125×10^9/L。肝肾功能及电解质：ALT 100U/L，TBIL 22.6μmol/L，DBIL 5.6μmol/L，K^+ 3.1mmol/L，Na^+ 133mmol/L，Cl^- 97mmol/L，Cr 54μmol/L，Urea 2.46mmol/L，其余（-）。血清淀粉酶：78U/L（正常值＜125U/L）。尿常规（-）。凝血功能：PT 13.4s，PT 71.2%，INR 1.15，APTT 22.0s，Fbg 2.97g/L。

ECG：窦性心律，心动过速。

胸部 X 线检查：左侧第 7、8 肋骨骨折，双肺未见明显异常。

立位腹部平片检查：双膈下未见游离气体。腹部可见肠腔内积气，并可见数个液气平。

腹部 B 超：肝右叶可见范围约 2.9cm ×2.2cm 稍强回声区，形态规则，边界欠清。胆囊大小约 5.6cm×2.3cm，壁不厚，囊内未见明显结石。肝内外胆管未见扩张。胰腺不厚，回声均匀。脾不大，回声尚均。双肾位置形态大小正常，双侧输尿管未见扩张。腹腔积液，主要位于肝周及下腹部，最深约 9cm。腹膜后结构紊乱，可见混杂密度影。肝破裂，腹膜后血肿怀疑。

超声引导下腹腔穿刺：于右下腹麦氏点行诊断性腹腔穿刺，抽出鲜红色不凝血。

【问题2】 腹膜后血肿如何避免误诊、早期诊断、及时处理?

因为腹膜后血肿的临床症状不具特殊性,而且大多合并腹内脏器损伤,极易被脏器损伤的临床症状所掩盖,腹膜后血肿在临床上误诊率较高,造成其病情更加复杂,处理起来十分困难,倘若处理不当将导致伤者死亡。因此,避免误诊、早期诊断、及时处理至关重要。

思路1:首先,当发生腹盆腔创伤时,需加强对存在腹膜后血肿的重视程度,及时诊断,避免误诊和漏诊。

知识点

腹膜后血肿的诊断

凡有腹痛、腹胀和腰背痛、失血性休克、腹肌紧张和反跳痛、肠鸣音减弱或消失、脊柱和骨盆创伤,均应考虑腹膜后血肿的可能。X线检查,可从脊柱或骨盆骨折、腰大肌阴影模糊或消失和肾影异常等征象,提示腹膜后血肿的可能。超声和CT检查常能提供可靠的诊断依据。

腹膜后血肿也常伴有腹膜刺激征(肠麻痹、压痛和反跳痛、肌紧张等),这给确定有无腹腔内脏器损伤带来困难。不伴大血管或重要脏器伤的单纯腹膜后血肿,腹膜刺激征出现较晚且轻微,抗休克治疗后多能奏效。诊断性腹腔穿刺常可与腹腔内出血鉴别,但穿刺不宜过深,以免刺入腹膜后血肿内,以致误认为腹腔内出血而行剖腹探查。若诊断不能肯定,严密观察是绝对必要的。

思路2:其次,重视各项辅助检查结果,结合病史和临床表现,争取在早期做出明确的诊断。

知识点

腹膜后血肿的辅助检查

1. 化验检查初期白细胞稍高或正常,红细胞及血红蛋白可减低,后期白细胞明显增高,中性粒细胞增高。胰腺损伤时,血清淀粉酶及尿淀粉酶均增高。肾挫裂伤时可出现血尿、蛋白尿。

2. 普通X线检查或双重对比造影可以揭示能导致后腹膜腔出血的一些病变,如骨折、腹主动脉瘤、泌尿系统或胃肠道疾病、腰大肌轮廓不清及边缘部分中断等。

3. 超声能发现血肿及腹主动脉瘤,但血肿与脓肿及其他液体积聚(如尿液)的鉴别常有一定的困难。

4. CT检查能较清楚地显示出血、血肿与其他组织的关系,当增强扫描时衰减值增加,是活动性出血的证据。

5. 血管造影(DSA)和同位素扫描能提示出血的位置。

6. 超声或CT引导下穿刺抽吸可以明确诊断。

思路3:最后,将腹膜后血肿进行分型,根据不同类型的血肿以及合并症采取相应的治疗措施。

知识点

腹膜后血肿的分型

腹膜后血肿可划分为下列四种类型(Henao分型):

1. 上腹部及中央型　血肿位于中腹,上下边界分别为横膈与骨盆上缘,侧方到腰肌内缘。该型血肿又分A、B型,其中,A型常并发腹主动脉、下腔静脉、门静脉等大血管损伤;B型常合并胰、十二指肠、肝、脾等破裂出血,并发胰及十二指肠周围血肿等。

2. 肋腹型　血肿处于直肠与腰肌侧方,上下边界分别为膈肌与髂嵴下方。肋腹型腹膜后血肿最常见的原因是肾损伤,其次是结肠损伤。

3. 盆腔(骨盆)型　血肿仅位于盆腔内,侧方位于髂嵴内。盆腔型腹膜后血肿主要因骨盆骨折所致。

4. 复合型　血肿范围广,囊括以上至少两种。

急诊手术治疗和术后情况

伤者禁食水，留置胃管行胃肠减压，输血、快速补充液体扩充血容量，积极治疗纠正休克，经静脉预防性使用广谱抗生素，完善各项术前检查后，于入院当天在全麻下急诊行剖腹探查，粘连松解，肝多发破裂修补，腹膜后探查止血引流术。手术过程简述如下：取右侧经腹直肌切口，长约20cm。逐层切入腹腔，探查见腹腔内大量不凝血，约2 500ml。见右肝Ⅷ段和左肝外侧叶共3处裂口，分别予以缝合修补，修补满意。术中阻断肝门13min。继续探查全腹腔，可见十二指肠侧腹膜、小肠起始部系膜根部可见较大腹膜后血肿；打开胃结肠韧带探查胰腺，可见胰头颈部上缘少许血肿。打开十二指肠侧腹膜，分离疏松结缔组织，探查十二指肠无明显破裂，向十二指肠水平部游离，在横结肠下方打开小肠起始部系膜，使两侧相通。清理腹膜后血肿，严密结扎及电凝止血后，仔细检查不再有活动性出血。分别于右肝后、肝下、腹膜后放置引流管各一根。清点器械、敷料无误后，逐层关腹，术毕。

手术顺利，清理腹腔内不凝血及血块约2 500ml。自体血回输1 050ml，输注红细胞悬液4个单位，新鲜血浆1 200ml。术后伤者麻醉未醒带气管插管安返ICU。

伤者术后恢复良好，顺利脱机拔除气管插管后转回普通病房。予以抗感染、保肝、对症、支持等治疗。无发热，腹腔和腹膜后引流液为淡血性液体，由350ml/d减少至5ml/d，于术后第7天拔除各引流管。胃肠减压量由380ml/d减少至50ml/d，于术后第3天排气后拔除鼻胃管，开始少量进水，酌情逐渐过渡到流食半量、流食和半流食。伤口愈合良好，无手术并发症，于术后第7天拆线后康复出院。

【问题3】 腹膜后血肿的手术探查指征该如何掌握？

由于腹膜后血肿常合并腹腔脏器损伤，术前不易诊断明确时，剖腹探查指征应适当放宽，以免贻误病情和治疗。单纯的腹膜后血肿且血流动力学稳定，可在严密状态下行非手术治疗。病情不稳定者应积极剖腹探查。应当综合考虑伤者的全身情况、有无腹盆腔其他脏器合并伤，腹膜后血肿发生的部位、类型、进展速度等决定是否手术。对于腹部损伤诊断已明确且合并有腹盆腔脏器严重损伤者应尽快行剖腹探查手术，术中根据探查情况对腹膜后血肿行进一步处理。对于术前尚无明确依据判断是否合并腹盆腔脏器损伤的腹膜后血肿伤者，腹膜后血肿的定位和动态观察就显得尤为重要。因为稳定型腹膜后血肿多由于腹膜后挫伤，一般不需要手术探查血肿，扩张型腹膜后血肿多见于严重的血管及实质脏器损伤，而搏动型则见于动脉血管损伤出血，后两种腹膜后血肿是需要积极手术探查的。另外，不同部位或类型的腹膜后血肿各具特征性，术中是否探查后腹膜依具体情况而定。

> 知识点
>
> ### 腹膜后血肿的病理特点
>
> 由于腹膜后为疏松组织，出血发作多为突然性，血肿迅速广泛浸润形成巨大血肿。全身反应可有血压下降，甚至休克。腹膜后组织受压，血肿可沿腹后壁及肠系膜间弥散，也可向腹腔内穿破。如出血为缓慢发生，或自行停止，则可形成包裹性或局限性血肿，最后中心发生液化或纤维化、机化，较小的血肿能被吸收。应警惕血肿继发感染的可能。

【问题4】 腹膜后血肿的治疗措施有哪些？

腹膜后血肿的治疗应遵循腹部损伤的总原则，但对各种类型和部位血肿的处理，应有所不同。

穿透性腹部损伤并发腹膜后血肿，在处理腹腔脏器伤后，应进一步探查血肿，因该类损伤常累及腹膜后脏器和大血管。上腹部腹膜后血肿常是腹膜后十二指肠或胰腺损伤的特征，应选择科赫尔切口（Kocher approach），向左翻起十二指肠及胰头，探查十二指肠第1、2段，切断十二指肠悬韧带，进一步探查十二指肠第3、4段及全胰腺。对稳定型肾周围血肿不伴休克及大量血尿者，可予非手术治疗。必要时静脉肾盂造影明确诊断，若仍不能确诊或出血不止，肾动脉造影不失为诊断肾动脉及肾损伤的精确方法，且可兼行栓塞治疗，控制出血。非手术治疗无效者，应手术探查。首先控制肾蒂再切开筋膜，仔细探明肾损伤程度后酌情处理。腰椎骨折所致的腹膜后血肿，宜以非手术治疗，有时因血肿巨大破入腹腔，腹部有移动性浊音，腹腔穿刺阳性,而难与腹内脏器伤区别时,可按腹内脏器伤处理。单纯骨盆骨折所致的腹膜后血肿,出血一般可自行停止,手术探查多无必要。若经积极抗休克治疗,循环仍不稳定,血肿继续增大,可考虑结扎一侧或双侧髂内动脉。若手术发现血肿局限于盆腔而又不再扩大,无须切开,以免引起严重而难以控制的出血。

大血管损伤性腹膜后血肿,在探查血管前应做好充分准备,包括输血、血管阻断和修复吻合等。为了良好的显露,可沿左侧结肠旁沟无血管区切开侧腹膜,将降结肠、脾、胃、胰体尾部及左肾一并向右侧翻起。采用胸腹联合切口,可良好显露降主动脉下端和肾以上的主动脉。迅速探明血管损伤情况后,阻断裂口近远端的血流,进行修补。穿透伤常贯穿血管的前后壁,如无法将血管翻转,可先通过前壁裂口修补后壁,然后修补前壁裂口。如主动脉壁缺损无法修补,宜行血管移植。下腔静脉单纯裂伤可予缝合修补。若缺损较大,尤其是肾静脉水平以上的损伤,宜用血管补片修复。如下腔静脉损伤广泛,上述方法不适用,可行血管移植或下腔静脉结扎。位于肾静脉水平以下的严重损伤或伴有复合伤者,多主张下腔静脉结扎,既能达到止血,又可预防肺梗死。而位于肾静脉水平以上的则不宜采用结扎的方法,因结扎这一部位的下腔静脉,常可引起致命的后果。

知识点

腹膜后血肿的治疗原则

大多数血流动力学稳定患者可通过补液、输血等保守治疗方法予以处理。而病情不稳定者需要外科手段进行干预。开放手术由于被认为可能打破腹膜后血肿自身对于血管破损处的"填塞"效应,已经不作为血流动力学稳定患者的治疗首选。

1. 保守治疗包括防治休克和感染,适用于:①实时超声检查血肿局限不再继续扩大者;②一般情况好,症状轻者;③脉搏、血压、体温正常者;④血白细胞正常者。

2. 血肿继续扩大,经积极液体复苏后病情不稳定,甚至恶化者应选择剖腹探查。少数严重腹膜后血肿患者可出现腹腔室间隔综合征(abdominal compartment syndrome, ACS),此时更应积极行剖腹探查。探查时,应尽力寻找并控制出血点,无法控制时,可用纱条填塞,静脉出血者常可因此停止出血。填塞的纱条应在术后4~7d逐渐取出,以免引起感染。

3. 应尽可能明确血肿来源,术中发现上腹部或结肠旁的腹膜后血肿,应积极切开探查,以除外有关脏器损伤。但应注意随意剥离血肿可能造成的出血风险。

4. 血管介入性治疗手段如动脉栓塞,破裂血管置放支架等同样可以根据适应证进行选择。

【问题5】 腹膜后血肿治疗的注意事项有哪些?

腹膜后血肿无论采取何种治疗方法,在治疗的同时均应严密监测生命体征、尿量及性状、红细胞计数及血红蛋白,以及全身情况观察,随时调整治疗方案,积极抗休克,预防感染等治疗。当出现血流动力学不稳定表现抑或是腹腔室间隔综合征等时应积极手术探查,并尽量减少并发症及多器官功能衰竭的发生的可能。

小　结

外伤性腹膜后血肿多系腹膜后脏器损伤、骨盆或脊柱骨折、腹膜后血管损伤造成。患者临床表现常不典型,少数可出现格雷•特纳征(Grey Turner sign)等特征性改变。超声,腹部CT等可有助于该病诊断。治疗方面,除积极防治休克及感染外,根据患者生命体征及血肿是否稳定等因素决定剖腹探查术指征。注意感染是腹膜后血肿最严重并发症,术中填塞纱条应及时取出。

(林国乐)

推 荐 阅 读

[1] 赵玉沛,邱辉忠. 北京协和医院医疗诊疗常规—普通外科诊疗常规. 2版. 北京:人民卫生出版社,2012.

[2] 陈翔，吴静. 湘雅临床技能培训教程. 北京：高等教育出版社，2016.

[3] 陈孝平，汪建平，赵继宗. 外科学. 9 版. 北京：人民卫生出版社，2018.

[4] 王吉甫. 胃肠外科学. 北京：人民卫生出版社，2000.

[5] 王宇. 普通外科学高级教程. 北京：人民军医出版社，2013.

[6] 吴孟超，吴在德. 黄家驷外科学. 8 版. 北京：人民卫生出版社，2020.

[7] 张连阳. 结直肠损伤救治的进展与陷阱. 世界华人消化杂志，2018（18）：1083-1088.

[8] 赵玉沛. 重视胰腺外科术后胰瘘预防及处理. 中国实用外科杂志，2015，35（8）：805-807.

[9] 郑通标，彭海峰，段君英. 创伤性腹膜后血肿的诊断和治疗. 中国普通外科杂志，2002，11（12）：719～721.

[10] CHAN Y，MORALES J，REIDY J，et al. Management of spontaneous and iatrogenic retroperitoneal haemorrhage：Conservative management，endovascular intervention or open surgery?.International Journal of Clinical Practice，2008，62（10）：1604-1613.

[11] CHEONG J Y，KESHAVA A. Management of colorectal trauma: a review. ANZ Journal of Surgery，2017.

[12] GERARD M. DOHERTY. Current surgical diagnosis &Treatment. 13th ed. The McGraw-Hill Companies，2015

[13] HATCH Q，CAUSEY M，MARTIN M，et al. Outcomes after colon trauma in the 21st century: an analysis of the U.S. National Trauma Data Bank. Journal of Surgical Research，2013，179（2）：187-187.

[14] QANADLI S D，HAJJAM M E，MIGNON F，et al. Life-threatening spontaneous psoas haematoma treated by transcatheter arterial embolization. European Radiology，1999，9（6）：1231-1234.

[15] SHAZI B，BRUCE J L，LAING G L，et al. The management of colonic trauma in the damage control era. The Annals of The Royal College of Surgeons of England，2017，99（1）：76-81.

[16] VILKE G M，KASS P. Retroperitoneal Hematoma After Femoral Arterial Catheterization. Journal of Emergency Medicine，2015.

第九章 腹 外 疝

第一节 腹 股 沟 疝

腹股沟疝是指腹腔内的器官或组织通过腹股沟区域的腹壁缺损（先天的或后天形成），向体表突起的结构。典型的腹股沟疝包括疝环（颈）、疝囊、疝内容物和疝被盖等结构。腹股沟疝（inguinal hernia）是临床最多见的腹外疝类型，其中斜疝较直疝更多见。

> 关键点
>
> 1. 腹股沟疝的诊断要点。
> 2. 手术是腹股沟斜疝的主要治疗手段，术式多选择无张力疝修补术。

> 首次急诊病历摘要
>
> 患者男性，73 岁，因"右侧腹股沟可复性肿块 1 年"来门诊就诊。患者 1 年前无意中发现右侧腹股沟区有一肿块，无明显疼痛，有时出现坠胀感，活动后加重。肿块在站立或活动后增大，平卧休息时减小或消失。肿块逐渐增大并进入阴囊。发病以来患者精神食欲正常，体重无明显变化，有习惯性便秘，小便正常。专科体检：右侧腹股沟区站立时可扪及肿块大小 10cm×7cm，肿块呈梨形，部分进入阴囊，质软，无压痛，平卧回纳肿块后用手压住内环口站立位肿块不突出，松手后肿块逐渐突出，外环扩大明显，咳嗽冲击感明显，对侧腹股沟区未扪及明显肿块。既往：高血压病史，口服拜新同，血压控制良好。无吸烟及慢性咳嗽史，无外伤手术史。无家族遗传病史。

【问题 1】 该患者可疑的诊断是什么？

根据患者的主诉及典型症状、专科体检和既往史可诊断为腹股沟斜疝。

思路 1：老年男性，属于腹股沟斜疝好发者，且习惯性便秘导致腹内压增高易发生疝。腹股沟区可复性肿块为腹外疝特征性临床表现。

> 知识点
>
> ### 腹股沟斜疝
>
> 腹股沟斜疝好发于老年男性，但儿童及青壮年亦可见，特别是儿童由于先天发育缺陷较为多见。腹股沟斜疝男性较多，男女比为 15∶1。

思路 2：要与腹股沟区各种良恶性肿瘤、肿大淋巴结相鉴别，问诊体检时应了解肿块是否为可复性肿块，有无体重下降等消耗性症状。

> 知识点
>
> ### 腹股沟斜疝临床表现
>
> 腹股沟区可复性肿块为腹股沟疝特征性临床表现。腹股沟斜疝肿块起初较小，通过内环进入腹股

沟管,伴有轻微坠胀感。随着内环口逐渐增大松弛,肿块可进入阴囊变大。

易复性疝患者一般仅有轻度坠胀感。肿块呈梨形,可进入阴囊或阴唇。在站立、咳嗽或排便用力时肿块突出增大,平卧时肿块可全部或部分回纳入腹腔。斜疝按压内环口嘱患者咳嗽肿块不突出,难复性疝和滑疝不能完全回纳腹腔。部分病例除坠胀感外可出现排便困难,腹胀等不完全肠梗阻症状。

嵌顿疝及绞窄性疝肿块不能用手还纳入腹腔,常伴腹股沟区剧烈疼痛、腹部绞痛、腹胀、肛门停止排便排气等完全肠梗阻症状。

思路3: 问诊时应注意患者既往史。

知识点

腹股沟疝病因

产生腹股沟疝的病因尚未完全清楚,但与性别、年龄、家族史有关,总体归纳为以下几方面:

(1)腹股沟疝多发于男性、老年人。

(2)先天因素:如鞘状突未闭、腹股沟管发育短等情况。在遗传基因上虽无确切的证据,但相关研究表明:有腹股沟疝者,其后代发病率可增加数倍之多。

(3)后天因素:机体的生长发育、营养代谢,如慢性肝病、腹水、肾病等及各种引起腹股沟区域腹壁的组织(细胞外基质)胶原代谢或其成分改变,还与长期吸烟,有下腹部手术史等有关。

【问题2】 腹股沟斜疝专科体检有哪些特点及注意事项?

患者站立位:可见腹股沟区肿块突出,走动或咳嗽后肿块逐渐增大,早期为椭圆形,后期为带蒂的梨形,可降至阴囊,手按肿块嘱患者咳嗽,可有肿块膨胀冲击感。

患者平卧位:用手将肿块推向腹腔,肿块向腹腔回纳消失。回纳后用手指通过阴囊皮肤进入浅环,可触及扩大浅环,嘱患者咳嗽手指有冲击感。如疝内容物若为肠管,回纳时可闻及咕噜声。

斜疝按压内环口再站立:嘱患者站立并咳嗽,肿块不再突出。移去手指肿块逐渐突出增大。

肿块多无明显压痛,但嵌顿难复时多有明显压痛,听诊可闻及肠鸣音亢进。

知识点

腹股沟斜疝与直疝的鉴别诊断(表9-1)

表9-1 腹股沟斜疝与直疝的鉴别诊断

因素	斜疝	直疝
发病年龄	儿童、青壮年及老年均可发病	多见于老年
突出途径	腹股沟管,可进阴囊	直疝三角,一般不进阴囊(极少数较大直疝仍可进入阴囊)
疝外形	椭圆或梨形	半球形
回纳后压住内环	不再突出	仍突出
精索与疝解剖关系	疝囊与精索关系密切,精索于疝囊后方	疝囊与精索分离,关系不密切,精索于疝囊前外方
疝囊颈与腹壁下动脉关系	疝囊颈于腹壁下动脉外侧	疝囊颈于腹壁下动脉内侧
嵌顿	易出现	不易出现

知识点

腹股沟斜疝与其他疾病鉴别诊断

1. 鞘膜积液　其阴囊肿块透光试验阳性是特征性的临床表现。

2. 精索囊肿或睾丸下降不全　肿块位于腹股沟管或精索睾丸行径,边界清晰。前者有囊性感,张力高,阴囊内可扪到同侧睾丸;后者质坚韧,为实质感,阴囊内同侧睾丸缺如。

3. 股疝　多发生于中老年妇女,肿块由卵圆窝突出,易嵌顿,位于腹股沟韧带下方,体型肥胖的妇女不易发现。

4. 子宫圆韧带囊肿　肿块位于女性腹股沟管,呈圆形或椭圆形,有囊性感,边界清楚,张力高,其上端不伸入腹腔。可与疝同时并存。

入院后进一步检查情况

患者进行如下检查:①常规检查,血常规、尿常规、肝肾功能电解质正常。②胸片,心肺未见明显异常。③心电图,正常心电图。④腹股沟肿块及前列腺超声,可见腹壁缺损位于腹壁下动脉外侧,咳嗽时小肠由此缺损向腹股沟区突出或回入腹腔。

临床诊断:右侧腹股沟斜疝。

【问题3】　入院后常规检查应该关注哪些项目?

腹股沟疝患者入院后除做好术前心肺肝肾常规检查外,还应了解患者是否合并前列腺增生、习惯性便秘、COPD 等疾病。长期排尿排便困难,长期慢性咳嗽是导致腹股沟疝的高危因素,需对相关疾病进行治疗,否则容易出现疝术后复发或对侧疝再发。

【问题4】　该患者采用何种治疗方法?

虽然无症状的腹股沟疝可临床观察,但手术治疗是腹股沟疝唯一的治愈手段。腹股沟疝术式较多,各有利弊,应根据患者具体情况选择合适的手术方式。

传统疝手术方式包括:单纯疝囊高位结扎术,主要用于儿童腹股沟疝修补;疝修补术包括 Bassini 法、Halsted 法、McVay 法及 Shouldice 法,主要用于嵌顿疝或肠坏死患者的急诊手术;经济状况较差时也可考虑传统修补。但传统修补术患者术后疼痛较明显、恢复较慢、复发率较高。

开放无张力疝修补术,包括平片无张力疝修补术,即 Lichtenstein 手术、疝环充填式无张力疝修补术即 Rutkow 网塞手术、各种腹膜前无张力修补术如 Stoppa、Kugel 手术,绝大多数成年腹股沟疝患者均适用。腔镜无张力疝修补包括 Transabdominal Preperitoneal Endoscopic Hernioplasty(TAPP)、Total Extraperitoneal Endoscopic Hernioplasty(TEP)、Laparoscopic Intraperitoneal Onlay Mesh(IPOM)以及单纯疝环缝合法。开放前入路修补后复发疝、较大阴囊疝一般采用 TAPP。TEP 适用于大多数腹股沟疝修补,因不进入腹腔,对腹腔内器官干扰较轻,推荐为首选;但对较大阴囊疝或复发疝难度较大。IPOM 极少用于腹股沟修补,一般仅用于多次复发疝或者合并切口疝。腔镜疝修补术对于中青年患者,尤其是双侧腹股沟疝和复发疝具有较大优势;对于高龄特别是合并症较重的患者,多采用局麻或腰麻下开放无张力疝修补。

腹股沟疝修补术
(视频)

TEP 直疝修补
(视频)

该患者属于单侧腹股沟疝,年龄较大可选择平片进行 Lichtenstein 修补术。

手术治疗情况

患者腰麻后行 Lichtenstein 修补术,手术过程记录如下。取右侧腹股沟韧带中点上方 2cm 处与耻骨结节连线做长约 6cm 切口(即内外环连线)。逐层切开皮肤、皮下组织及筋膜直至腹外斜肌腱膜。斜行切开腹外斜肌腱膜并打开外环口,注意保护髂腹股沟神经及髂腹下神经(神经解剖见图 9-1)。钝锐性分离相结合游离精索,用导尿管悬提精索,充分显露腹股沟管后壁见直疝三角区腹横筋膜完整。纵行切开提睾肌找到疝囊,疝囊颈位于腹壁下动脉外侧,证实为腹股沟斜疝。分离和横断疝囊,远端疝囊旷置,近端高位游离后缝合结扎,保护输精管和精索血管。用3-0普里灵线缝合腹横筋膜,以缩小明显扩大的内环口。将轻量型大网孔平片置于精索后方,充分展平。平片头端平铺,超过耻骨结节1.5cm,采用单股的不吸收缝线(2-0普理灵)与耻骨结节缝合2针,外下侧间断连续缝合于腹股沟韧带,内上侧间断缝合于弓状缘联合腱、外下腹直肌前鞘,平片尾端适当修剪绕过精索燕尾交叉缝合于腹股沟韧带。彻底止血,探查无误后逐层关闭切口。

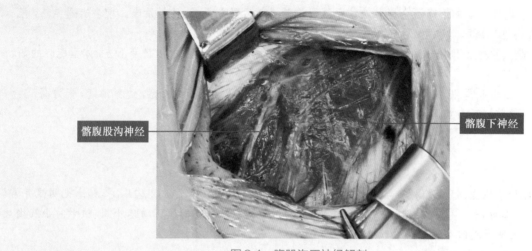

髂腹股沟神经　　　　　　　　　　　　　　　　　　　　　　　髂腹下神经

图9-1 腹股沟区神经解剖

【问题5】 术中如何预防神经损伤?

该手术区域需要保护的神经为髂腹下神经及髂腹股沟神经,一旦发生神经损伤可导致疼痛,影响生活质量。在切开腹外斜肌腱膜时应注意不要切开过深,部分神经常紧贴腹外斜肌腱膜,易损伤。在放置平片时,不要牵拉压迫神经,固定补片时不要缝合神经。出血时避免大块结扎止血。

【问题6】 术中还有何要点需要注意?

注意保护输精管特别是年轻患者,输精管为白色条索状结构,质硬,术中仔细操作避免出血,一般不易损伤。

术中彻底止血避免术后出血渗血,可以使用电刀凝固止血,但对较大血管仍建议结扎或缝扎以可靠止血。在分离疝囊时如发生精索血管出血时,应避免大块结扎以免造成精索血运障碍导致睾丸炎或萎缩。术前服用抗凝或抗血小板药物者一般建议术前停药一周。渗出较多患者切口内需放置闭式引流,手术部位可放置沙袋压迫。

【问题7】 直疝患者如何行疝修补?

直疝患者将疝囊还纳腹腔,单股不可吸收线关闭直疝疝环缺损。平片放置同斜疝修补。手术需探查精索是否合并斜疝,如并存小的斜疝,需高位结扎斜疝疝囊,一同修补,减少复发。

【问题8】 腔镜腹股沟无张力疝修补的原理,优缺点是什么?

腹腔镜腹股沟疝修补术是一种后入路修补术。在腔镜下分离腹膜前间隙包括内侧的 Retzius 间隙(位于膀胱与耻骨联合之间)以及外侧的 Bogros 间隙。补片通过腹膜前间隙放置于肌耻骨孔,可同时覆盖直疝、斜疝、股疝的发生区域(图9-2)。与开放疝修补相比其优点在于术后疼痛及异物感轻,特别是对双侧疝及复发疝更具有优势。但是其费用偏高,对患者一般身体健康状况要求较高,外科医师需要相应的专科培训、学习曲线较长。

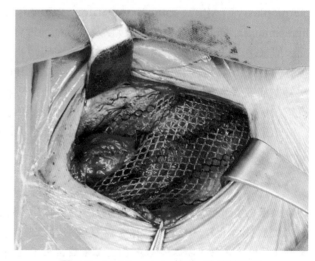

图9-2 Lichtenstein 修补,补片放置后

知识点

腹股沟管:腹股沟管成年人长度为4～5cm,由两口四壁组成。腹股沟管内口为深环,外口为浅环。其前壁有皮肤、皮下组织及腹外斜肌腱膜组成,但外侧1/3有腹内斜肌覆盖;后壁为腹横筋膜,其内侧1/3有腹股沟镰;上壁有弓状下缘及部分联合腱;下壁有腹股沟韧带及腔隙韧带。男性精索及女性腹股沟韧带由此通过。

直疝三角(Hesselbach triangle):直疝三角外侧边为腹壁下动脉,内侧边为腹直肌外侧缘,底边为腹股沟韧带。此区缺乏完整的腹肌覆盖,而且腹横筋膜较薄,故易发生疝。

肌耻骨孔:即包括股疝、斜疝、直疝发生的同一薄弱区域。其内界为腹直肌外侧缘,外侧为髂腰肌,上界为腹横筋膜和腹内斜肌,下界为骨盆的耻骨边缘。

【问题9】 嵌顿疝与绞窄疝处理原则?

嵌顿疝若患者不能耐受手术且嵌顿时间在4h内,局部无明显压痛,腹部无压痛、反跳痛,无明显肠坏死征象可首先手法复位。否则,应急诊手术治疗。如术中肠管活性好,无坏死可考虑一期行无张力疝修补。如出现肠绞窄、肠坏死患者应切除坏死肠管一期吻合,仅行疝囊高位结扎术,不行无张力疝修补术。

【问题10】 术中探查肠管时有哪些注意事项?

如疝囊内肠管较多,应考虑有逆行性嵌顿可能,除探查疝囊内肠管外还应探查腹腔内肠管;少数嵌顿疝因麻醉作用肠管回纳入腹腔,术中也应探查腹腔肠管有无坏死;对可疑肠管应耐心观察,以免肠管还纳入腹腔后发生坏死。

【问题11】 复发疝手术原则?

复发疝手术治疗需尽量避开前次手术创伤所造成的解剖不清和手术难度增加等因素。如前次手术为常规开放手术,复发后再次手术可采用后入路或腹腔镜手术修补(建议TAPP手术)。前次手术为腔镜手术,复发后可采用前入路开放手术。

知识点

Bassini腹股沟疝修补术(加强后壁),适用于对人工材料相容性较差、或者经济条件较差的患者。斜疝手术方法:可选用局麻或腰麻,患者取平卧位,取髂前上棘与耻骨结节连线中点上2cm处与耻骨结节连线作斜行切口,逐层切开皮肤、浅筋膜、腹外斜肌腱膜外至腹股沟管浅环,内至腹股沟管深环,仔细分离以免损伤神经。游离精索,纵行切开提睾肌,延精索分离疝囊至内环口,注意保护精索血管及输精管。高位结扎疝囊,然后提起精索,在精索后方将弓状下缘联合腱缝合至腹股沟韧带上,最低一针应同时缝合在耻骨结节的韧带上,以免下角遗漏空隙。精索置于腹内斜肌与腹外斜肌腱膜之间。逐层关闭切口。

术后情况

患者术后恢复好,无发热,无疼痛。切口无红肿,无渗液,周围皮肤无青紫,阴囊无肿大。术后第一天可下床行走,疼痛轻微,拔出导尿管后可自行排小便。术后第二天下午出院。

【问题12】 腹股沟疝患者术后应注意哪些情况?

1. 患者切口情况,有无红肿,有无出血、渗液,局部皮肤、阴囊及大腿内侧有无出血。

有无术后长期慢性疼痛。术后慢性疼痛一般为术中损伤或缝扎神经引起,少数为补片卡压精索引起,局部封闭治疗常可缓解疼痛,严重者须再次手术探查。

2. 一般无须使用抗生素,但对糖尿病、免疫力低下、合并症较多的患者需使用抗生素。

3. 有无补片感染。急性感染患者,少数抗感染能力较好的补片行切口换药可到达治愈目的,多数需再次手术取出补片,慢性感染常需再次手术取出补片才能治愈。

4. 有无复发。一般术后3个月内禁止重体力活动。一般至少随访1年。

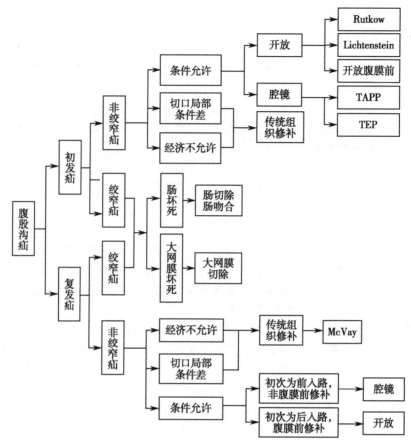

腹股沟疝诊断流程图

Rutkow. 疝环充填式无张力疝修补术；Lichtenstein. 平片无张力疝修补术；TAPP、TEP. 腔镜无张力疝修补的两种方法；
McVay. 疝修补术的方法之一。

第二节 股 疝

疝囊通过股环经股管向卵圆窝突出的疝为股疝（femoral hernia），多见于中老年女性。股疝的诊疗经过通常包括以下环节：①详细询问患者病史；注重专科体检有助于疾病诊断；②诊断明确后应尽快手术治疗；③术中应注意疝内容物是否嵌顿、绞窄、坏死，根据术中情况选择是否行无张力修补术。

首次急诊病历摘要

女性，59 岁。因"发现右侧大腿根部肿块伴胀痛 3h"来我院急诊就诊。患者 3h 前发现右侧大腿根部肿块伴疼痛不适，为持续性胀痛，疼痛能忍受。无发热，无恶心呕吐，无腹痛腹胀，肛门排气正常。患者自起病以来精神较差，未进食水，小便一次。

专科体检：患者右侧大腿根部腹股沟韧带下方触及大小 2cm×2cm 肿块，边界清，质中，压痛明显，平卧后不能完全回纳肿块。腹软，无明显压痛、反跳痛，肠鸣音正常。既往史：COPD 病史 5 年，无吸烟史，无外伤手术史，无家族遗传病史。

【问题 1】 该患者可疑的诊断是什么？

根据患者主诉，症状、专科检查、既往病史可诊断为股疝嵌顿可能。股疝常表现为腹股沟韧带下方卵圆窝处有一半球形肿块，肿块较小，平卧休息时可减小或消失，由于疝环较小咳嗽冲击感常不明显。易复性疝常无明显症状，少数患者可在久站或咳嗽时患侧有胀痛感。

思路 1：老年女性，患者属于股疝好发者。股疝发病率占腹外疝的 3%～5%，40 岁以上女性多见。

思路 2：问诊时应注意询问患者是否伴腹胀，腹痛；是否伴恶心呕吐；肛门是否停止排气排便等肠梗阻表现。由于股疝疝环口狭小,易发生嵌顿,如疝内容为大网膜可表现为局部疼痛不适,如肠管嵌顿则可表现为急性肠梗阻症状,甚至掩盖局部症状。

【问题2】 股疝患者专科体格检查应注意哪些要点?

思路:重点检测右大腿根部有无肿块及肿块大小,肿块是否可复,有无压痛,肿块基底位于腹股沟韧带之上或之下?有无腹部压痛、反跳痛、腹肌紧张,肠鸣音是否正常。

知识点

股疝患者体征

常可在腹股沟韧带下方卵圆窝处触及半球形肿块,肿块较小,边界清,一般质软,可伴触痛,部分患者平卧休息后疝内容物有时不能完全还纳。如肠管嵌顿,可表现为局部红肿,明显压痛,腹部压痛,肠鸣音亢进,肠坏死时可出现反跳痛,腹肌紧张等急腹症表现。

【问题3】 进行何种辅助检查可协助诊断?

腹股沟区肿块超声检查,若出现急腹症须行腹部CT检查了解是否出现肠坏死可能。

辅助检查

该患者超声检查:可见腹股沟区实性不均质肿块 2cm×3cm,肿块内未见肠管,按压探头肿块不能完全回纳腹腔,超声诊断:腹股沟区肿块,股疝可能?

急查CT:肿块沿大隐静脉走行,与腹腔相连,提示为股疝。

【问题4】 股疝诊断要点是什么?

1. 隐静脉裂孔区域突然出现的肿块,直径一般2～3cm。
2. 肿块常为不可复性,伴或不伴疼痛。
3. 影像学检查肿块边界清晰,包膜与腹腔相连,可包含肠管等内容物。
4. 肿块较大时可向腹股沟韧带的内上方延伸。

知识点

股疝的鉴别诊断

1. 腹股沟斜疝 腹股沟斜疝位于腹股沟韧带上方,股疝位于腹股沟韧带下方,用手指探查浅环是否扩大有助于两者的鉴别,斜疝浅环常扩大。

2. 大隐静脉曲张 大隐静脉曲张时卵圆窝处有结节样膨大的大隐静脉在站立或咳嗽时增大,平卧时消失,易误诊。大隐静脉曲张时手指压迫股静脉近端可使结节增大,同时伴有下肢静脉曲张易于鉴别。

【问题5】 下一步治疗方案是什么?

该患者目前诊断为:嵌顿性股疝,疝内容物为大网膜,为解除疼痛及防治大网膜缺血坏死应急诊手术治疗。

急诊入院进一步检查情况

急诊查血常规、肝肾功能、凝血功能无异常。

床边心电图未见明显异常。

【问题6】 该患者选择何种手术方式?

股疝手术方式可分为组织修补法和无张力疝修补。组织修补法将还纳疝内容物高位结扎疝囊,用不可吸收线将后方的耻骨梳韧带和联合肌腱间断缝合关闭股环。无张力疝修补可采用网塞充填式修补或腹膜前无张力疝修补。腹膜前无张力修补术又分为开放修补和腔镜修补术。若患者疝内容物无绞窄坏死、医生技术条件允许可首选腹膜前修补术。该患者可选择开放腹膜前修补术。

手术治疗情况

患者在硬膜外麻醉下行股疝无张力修补术。手术过程记录如下：麻醉满意后，患者取平卧位，常规消毒铺巾。取腹股沟韧带中点上方 2cm 处与耻骨结节连线做长约 6cm 切口（即内外环连线）。逐层切开皮肤、皮下组织、腹外斜肌腱膜。在靠近耻骨结节处游离子宫圆韧带并用导尿管悬吊，完全暴露腹股沟管后壁。切开腹横筋膜见疝囊通过股环口进入股管。轻柔拉回并切开疝囊，见疝内容物为大网膜，大网膜轻度充血水肿，无坏死，将大网膜还纳腹腔，切除疝囊并高位缝闭。从腹直肌鞘后层与腹膜之间的平面先用手指向下钝性分出腹膜前间隙，游离扩大，充分显露 Retzius 间隙和 Bogros 间隙，内侧过中线，下方过耻骨结节和耻骨梳韧带，外侧接近髂前上棘，从内环口向腹膜分离子宫圆韧带 4～5cm。选用重量型腹膜前补片，将补片置入腹膜前间隙完全覆盖肌耻骨孔，补片可不必固定。关闭腹横筋膜彻底止血，清点器械纱布无误后逐层关闭腹外斜肌腱膜，皮下组织及皮肤。

【问题 7】 手术麻醉方式如何选择？

因术前很难准确判断嵌顿疝内容物的活力，一般选择硬膜外麻醉或全麻，便于术中探查或者肠切除等，如高度怀疑肠管坏死可直接行气管插管全身麻醉。

【问题 8】 难复性或嵌顿疝疝囊如何处理？

如果疝内容物不多，疝体积较小常可通过股环直接将疝囊拉回，但此时仍有必要切开疝囊探查其内容物是否坏死，如无缺血坏死则可一期行无张力疝修补术，如已缺血坏死处理原则同腹股沟斜疝，仅高位结扎，缝合缩小股环。如果疝内容物较多，疝囊体积较大则需在腹股沟韧带下面游离疝囊直至疝囊颈，通过牵拉，推挤将疝囊拉回股环上方。如疝囊张力较高仍不能拖回，可切断部分腹股沟韧带解除嵌顿。

【问题 9】 如术中探查发现肠管缺血坏死需作肠切除时切口如何选择？

可将切口上端向上延伸做纵行切口进入腹腔探查。

【问题 10】 股疝腹膜前无张力修补术如何选择适合的补片？

一般选择重量型补片、3D 成型补片或具有记忆环的补片，这些类型补片可不必固定，同时又可避免补片移位造成疝复发。

【问题 11】 股疝修补的注意要点？

1. 切开腹横筋膜时避免过深以防直接切开腹膜进入腹腔。

2. 充分游离腹膜前间隙并通过内环口向腹膜方向游离足够长度（5cm 左右）的精索或子宫圆韧带以便补片可充分展平。

3. 补片应充分展平，完全覆盖肌耻骨孔可同时预防直疝、斜疝的发生。

【问题 12】 传统组织缝合修补如何进行？

McVay 是最常用的传统组织缝合修补法。需打开腹横筋膜，显露耻骨梳韧带。从股环口拖回疝囊并切开疝囊探查疝内容物活性，如肠管缺血坏死需做肠切除术，局部情况良好行疝囊结扎。在精索深面，将联合肌腱缝合于耻骨梳韧带上关闭股环。缝合时注意保护深面的股静脉。逐层关闭腹外斜肌腱膜、浅筋膜、皮肤。

术后情况

患者术后恢复好，无发热，无疼痛。切口无红肿，无渗液，周围皮肤无青紫。腹软，无压痛、反跳痛，肠鸣音正常。术后第一天可下床行走，无明显疼痛不适，拔出导尿管后可自行排小便。术后第二天患者出院。

【问题 13】 股疝患者术后应注意哪些情况？

1. 股疝常易嵌顿，应注意患者术后肠道功能，腹部体征。

2.其他注意事项同腹股沟斜疝术后。

【问题14】 股疝患者如何进行术后随访?

1.术后1周随访切口愈合情况。

2.至少随访1年。

3.术后注意合并症(同腹股沟斜疝)。

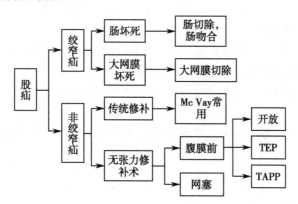

股疝诊治流程图

McVay.疝修补术的方法之一; TEP、TAPP.腔镜无张力疝修补的两种方法。

第三节 切 口 疝

切口疝(incisional hernia)是由于原手术的腹壁切口筋膜和/或肌层未能完全愈合,在腹内压力的作用下而形成的腹外疝,其疝囊可有完整或不完整的腹膜上皮细胞。一般见于前腹壁切口。切口疝是腹部开放手术的常见并发症之一,其发生率在2%~11%之间。腹壁直切口发生率高于横切口,以经腹直肌切口最常见,其次为正中切口和旁正中切口。

切口疝的诊疗经过通常包括以下环节:

(1)详细询问患者病史,注重专科体检。

(2)CT检查有助于术前评估及术式选择。

(3)注重合并症特别是心肺疾病的处理。

关键点

1.腹壁切口疝需注意手术时机的选择。

2.巨大腹壁切口疝需重视患者腹内压的围术期处理,包括腹内压力训练,心肺功能改善等。

3.腹壁切口疝术式选择。

首次急诊病历摘要

患者,女,55岁。因"结肠癌术后6年,腹壁肿块进行性增大4年"来我院门诊就诊。患者6年前因升结肠癌行右半结肠癌根治术,术后切口红肿渗液,经抗感染换药,对症支持治疗切口愈合。于4年前发现腹壁切口处有包块突出,并逐渐增大,肿块于站立、咳嗽时增大,平卧休息后减小。伴腹胀及轻微疼痛,偶有排便困难,但能自行缓解。未行任何治疗,为明确诊断来我院。发病以来,精神食欲正常,体重未见明显变化,小便正常。既往:糖尿病史行口服降糖药物治疗。无吸烟史。

【问题1】 该患者可疑的诊断是什么?

根据患者主诉,症状,既往手术史应考虑切口疝可能。

思路1:患者有腹部手术史,术后出现腹壁肿块,肿块站立时增大,平卧时减小,应高度怀疑切口疝。问诊时应注意患者是否有发生切口疝的高危因素。

知识点

切口疝的诱因

（1）无法改变或不易改变的因素，包括患者的年龄、体重、营养状况及是否患有基础疾病等。如高龄、营养不良、糖尿病、肥胖、长期使用类固醇激素、免疫功能低下及长期吸烟史等都与切口疝发病相关。

（2）使用不当的切口缝合关闭技术和/或缝合材料。

（3）术后切局部并发的血肿、感染或皮下脂肪液化、无菌性坏死和继发性感染等，其中切口感染所致腹壁组织破坏引起的腹壁疝可达50%左右。

（4）术后早期的腹胀和突然间的腹内压增高，如麻痹性肠梗阻和剧烈的咳嗽等。

思路2：问诊时注意患者腹壁肿块平卧时是否可完全或部分还纳。患者有无疼痛，腹胀，排便等症状。平卧时有无呼吸困难。

知识点

切口疝的疝囊容积可对全身产生影响

1. 呼吸和循环系统由于腹壁缺损巨大，呼吸时腹肌和膈肌均作用受限。腹部巨大的突起使膈肌下移，腹腔内脏向外移位，影响胸膜腔内压和肺活量，可使回心血量减少，心、肺的储备功能均会进一步降低。

2. 嵌顿是切口疝常见并发症，完全嵌顿患者可出现腹部胀痛，肛门停止排便排气等机械性肠梗阻症状。

【问题2】 为进一步明确诊断，需要进行何种检查？

思路：外科专科体格检查。

重点检查患者肿块位置，质地，边界，肿块大小，是否可完全或部分还纳。切口疝患者一般肿块质地较软，推压肿块时常可听见肠蠕动的咕噜声，疝环边界可以清晰的扪及，肿块可部分或完全回纳。疝囊嵌顿时肿块触及较硬，触痛明显，肿块不能还纳，腹部听诊常可闻及肠鸣音亢进。

知识点

切口疝根据大小分类

（1）小切口疝：腹壁缺损最大径（距离）<4cm。

（2）中切口疝：腹壁缺损最大径（距离）4cm×8cm。

（3）大切口疝：腹壁缺损最大径（距离）8cm×12cm。

（4）巨大切口疝：腹壁缺损最大距离 >12cm 或疝囊容积与腹腔容积的比值 >20%（不论其腹壁缺损最大距离为多少）。

知识点

依据腹壁缺损部位分类

（1）前腹壁中央区域（中线或近中线处）切口疝[包括脐上、下切口疝，经（绕）脐上下切口疝]。

（2）前腹壁边缘区域切口疝（剑突下、耻骨上、肋缘下和近腹股沟区切口疝等）。

（3）侧腹壁和背部（肋髂间和腰部切口疝）。

【问题3】 需注意哪些鉴别诊断?

1. 与腹壁恶性肿瘤相鉴别,可表现为突出腹壁肿块,肿块持续存在,生长速度较快,病史较短,可无腹壁手术史,腹壁无缺损。

2. 腹壁脓肿多有红肿热痛,可有波动感,病程短,可有发热,白细胞增高等全身表现,B超可见液性暗区,穿刺可见脓液。

入院后进一步诊疗情况

常规检查:血常规、肝肾功能、电解质正常。空腹血糖9.8mmol/L。

心电图及心脏超声检查无明显异常。

肺功能,血气分析正常。

胸部X线检查未见明显异常。

腹部CT(图9-3、图9-4):结肠术后,肠管及系膜组织从右侧腹部切口疝出,盆腔未见明显异常肿块影,子宫附件区无特殊,未见明显病灶,膀胱充盈可;盆腔未见明显肿大淋巴结,盆腔未见明显积液。CT诊断:结肠癌术后,右侧腹壁切口疝。

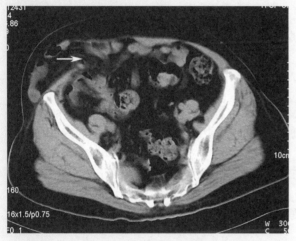

图9-3 切口疝疝环缺损

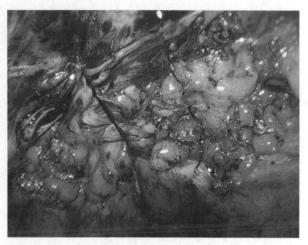

图9-4 缝合关闭切口疝疝环

【问题4】 入院后常规检查应注意哪些项目?

血常规、肝肾功能检测了解患者一般营养状况是否有贫血、低蛋白血症等。血糖检测是否合并糖尿病,如患者血糖较高需严格控制血糖并于术前预防性使用抗生素以防止补片、切口感染。心肺功能检查了解患者是否合并心肺功能不全,如患者合并心肺疾病应先改善心肺功能再行切口疝修补术,因为疝囊内容物回纳后腹壁缺损关闭导致腹内压升高,可能进一步加重患者心肺功能负担。

对于高龄、糖尿病、免疫功能低下患者术前预防性抗生素的使用可明显减低术后补片感染及切口感染的发生。

【问题5】 影像学检查的选择?

典型的切口疝病史及体征即可诊断,超声、CT及MRI对于较小的隐匿疝具有诊断价值,CT及MRI同时可评估疝的位置、大小、疝内容物与腹腔内脏的关系,可测量疝囊容积与腹腔容积的比例及了解是否存在腹腔肿瘤复发转移等。

知识点

腹腔间室综合征

腹腔间室综合征(abdominal compartment syndrome,ACS)指对于巨大切口疝,特别是疝容积与腹腔容积的比值大于15%的巨大切口疝,当疝内容物回纳腹腔后易造成腹内高压继而导致的心血管、肺、肾、腹腔内脏、腹壁和颅脑等功能障碍或衰竭的综合征。以腹内高压、呼吸窘迫、少尿或无尿为特征,可危及生命。

【问题6】 该患者应选择何种治疗方法?

腹壁切口疝一旦出现,不能自愈,由于腹内压的存在,切口疝有随着病程和年龄的增加而增大的趋势。因此,所有切口疝患者均需采取积极的治疗措施(包括手术或非手术方法)。经过手术风险评估,适合手术治疗的患者,推荐择期手术;存在手术风险,推荐经适当的术前准备,如肺功能锻炼,腹腔容量扩充(造人工气腹)等,再择期手术;不宜手术或暂不宜手术的患者推荐采用腹带限制切口疝的增大和发展。

该患者可选择手术治疗。

思路1:无手术禁忌证。

知识点

手术禁忌证

1. 腹壁或腹腔内存在感染灶的患者。
2. 腹腔恶性疾病,考虑有肿瘤复发、转移或播散的患者。
3. 切口疝患者原有的基础疾病无法控制,或存在重要器官功能障碍者。

思路2:手术时机的选择。

1. 对无感染的初发切口疝和复发切口疝患者,建议在切口愈合后,经过一段时间的临床观察随访(3个月或更长的时间);对有切口感染的患者,建议在感染彻底治愈、切口愈合后,经过一段时间观察(一般为6个月或更长时间)。

2. 对曾用补片材料修补,出现过感染的复发切口疝患者,应在感染治愈、切口愈合后,经过3个月或更长时间观察再行修补。

3. 因病情需要急诊手术时,应遵循"个体化治疗"原则,腹腔镜手术不是急症手术禁忌,补片材料的使用应慎重,术后感染的风险需要考虑。

思路3:手术方式的选择。

1. 小切口疝可选择单纯缝合修补,不吸收缝线,以长期维持张力和强度;中切口疝及以上者需加用补片修补,单纯缝合修补复发率较高。

2. 根据补片放置部位不同又可分为腹壁肌前放置(onlay)、腹壁肌间放置(inlay)、肌后放置(sublay)、腹腔内紧贴腹膜放置(underlay、IPOM)。IPOM术式补片置于腹腔内紧贴腹膜,靠近腹腔一侧的补片须具有防粘连特性以避免补片对腹腔脏器的侵蚀,腹腔镜切口疝修补多采用这一术式。

思路4:术前准备包括哪些内容?

1. 严密监测患者心肺功能,对于心肺功能不全者要充分治疗基础疾病改善心肺功能,吸烟者术前至少2周戒烟。

2. 对于巨大切口疝,特别是疝容积超过腹腔容积20%患者术前2～3周应进行腹腔压力训练,包括腹带包扎或制造人工气腹同时监测患者肺功能(血气分析,肺功能检测)。

手术治疗情况

患者取仰卧位,全麻气管插管成功后,留置导尿,常规消毒铺巾。取右侧疝囊薄弱处做长约7cm纵行切口,逐层切开皮肤、皮下组织。打开并仔细分离疝囊,至疝囊颈部即疝环边缘,术中见:腹壁中线右侧6cm大小的切口疝,见小肠肠管及大网膜疝入疝囊,并轻度与腹壁粘连。仔细分离与疝囊粘连的腹腔内组织,注意保护肠管,将疝内容物完全推回腹腔。切除多余疝囊组织。2-0prolene线间断全层缝合关闭腹膜和疝环2针。肌层表面(onlay)置入直径15cm×15cm大小平补片,平片展平,边缘与腹壁肌筋膜层2-0prolene线做间断缝合(间隔2cm左右)。止血彻底,清点纱布器械无误。切口内补片上方置闭式引流管,逐层关闭腹壁皮肤伤口。

【问题7】 分离粘连时如何避免肠管损伤?

由于超声刀或电刀分离粘连时可能导致肠管热损伤,术中不能及时发现造成术后肠瘘。可用剪刀分离粘连,应注意钝性锐性分离相结合,尽量贴近腹壁,"宁伤腹壁不伤肠管"。分离出血时可以在视野清晰情况下电刀或超声刀凝闭。

术前应进行必需的肠道准备,如术中发生肠道损伤可将降低术后感染发生率。

【问题8】 巨大切口疝关闭疝环中线应注意什么?

巨大切口疝由于关闭疝环中线减小了腹腔容积,易发生腹腔间室综合征,需行腹壁组织结构分离技术(component separation technique,CST)进行腹壁减张扩容,切除大网膜等减容。

知识点

组织结构分离技术

组织结构分离技术(component separation technique,CST)指对于巨大腹壁缺损患者在半月线外侧纵向切开腹外斜肌腱膜,向外分离腹外斜肌,内移腹内斜肌—腹横肌—腹直肌,可一期缝合腹壁中央区宽达20cm的缺损。其应用基础为,在不损伤肌肉的神经支配和血供的情况下,通过分离移行肌肉层来扩大腹壁表面,用于修补和重建腹壁缺损,减少ACS。

侧方腹横肌释放技术

侧方腹横肌释放技术(transversus abdominis release,TAR)通过切断部分腹横肌,从而释放出较大的空间和容积的方法。这些方法的基础上往往还须用修补材料辅以加强修补。

【问题9】 术中肠损伤如何处理?

术中小肠损伤,如损伤较小,腹腔无明显污染,可修补肠管,一期补片修补切口疝,此时优先选择抗感染能力较强的大网孔轻质补片或生物补片进行修补。如术中发生结肠损伤不可再放置人工材料修补。

【问题10】 补片放置、固定时注意要点?

补片超过疝环边缘与腹壁重合至少3cm,如为腹腔镜修补补片固定须全层悬吊加枪钉固定相结合,以放置补片移位术后复发;放置补片时应降低气腹压力便于补片固定。开放修补时补片应与腹壁做全层贯穿缝合避免补片移位,将缝线结扎于皮下肌筋膜层之上避免缝线暴露;采用单股不可吸收线固定以减少感染概率,缝线间距不可大于3cm。耻骨上切口疝补片下缘应放置于耻骨后Retzius间隙,并将补片固定于两侧Cooper韧带之上。

术后情况

患者术后恢复好,无气急胸闷,无呼吸困难,无发热。腹平软,无压痛,肠鸣音正常,腹壁切口无红肿,渗液。术后第二天排气嘱患者流质饮食,腹带包扎,下床少量活动。术后第四天患者出院。

【问题11】 切口疝修补术后应注意哪些问题?

1.患者生命体征,术后引流量及引流液体颜色,有无术后出血。保证闭式引流的无菌封闭环境及引流通畅,引流管的去除需根据引流量及引流时间而定。

2.患者腹壁体征,有无迟发性肠道损伤。胃肠道功能恢复情况,有无肠梗阻发生。

3.患者心肺功能,切口疝修补术后缩小了腹腔容积,腹腔压力增加是否严重影响患者心肺功能。

4.患者切口情况,特别是开放切口疝修补需仔细观察有无切口感染迹象,如切口出血,红肿,渗液需及时抗感染治疗,并行切口分泌物培养及血培养。如发生补片感染,需再次手术取出补片。

5.术后加用腹带包扎最少3个月以上以确保切口完全愈合,术后2~3d可下床活动,但3~6个月内应避免重体力劳动。

6.重视合并症的治疗,包括营养支持,避免慢性咳嗽、长期便秘、小便困难等,以降低腹内压防止术后复发。

【问题12】 如何做好患者随访工作?

患者术后1个月门诊随访,主要随访切口一般情况,是否有切口感染、延迟愈合、切口疝复发、肠梗阻等。术后3个月行腹部CT检查,通过影像学证据证实有无复发、浆液肿、补片膨出等。

> **知识拓展**
>
> ### 造口旁疝
>
> 造口旁疝(parastomal hernia)是造口术后常见的并发症,远期高达10%～70%,结肠造口术后发生率高于回肠造口术后。其手术适应证为经常性肠梗阻以及影响到患者的生活质量。造口旁疝也分为开放和腔镜两个路径,开放术式包括直接缝合与补片修补,腔镜术式主要有Keyhole、Sugarbaker及sandwich等术式。Keyhole将补片按肠管尺寸开口,肠管套于补片之中,然后将补片固定于腹壁之上。Sugarbaker直接将补片覆盖于肠管之上,补片用于闭合腹壁缺损,并包裹6～7cm肠管,然后固定于腹壁之上。Sandwich将Keyhole与Sugarbaker相结合进行修补。

【问题】 如何预防造口旁疝手术污染问题?
1. 术前积极肠道准备,清洁灌肠。
2. 预防性抗生素使用。
3. 术中常规使用手术切口无菌保护膜覆盖封闭造口肠管。
4. 首选腹腔镜术式。

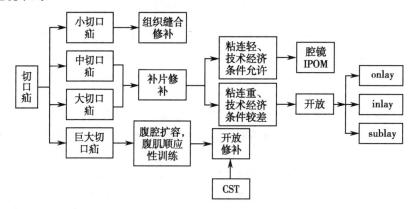

切口疝诊治流程图

IPOM. 腔镜无张力疝修补的方法之一; onlay. 腹壁肌前放置; inlay. 腹壁肌间放置;
sublay. 肌后放置; CST. 腹壁组织结构分离技术。

第四节 脐 疝

脐疝(umbilical hernia)分为小儿脐疝和成人脐疝。小儿脐疝为脐环先天闭合不全或脐环薄弱在腹内压力增大的情况下发生。小儿脐疝多数为易复性疝,疝环较小,但不易嵌顿。患儿2周岁以内多可自行闭锁,2周岁后疝环较大仍不能闭锁者才考虑手术修补。成人脐疝多见于中年女性患者,肝硬化腹腔积液易并发脐疝。疝环较小时易发生嵌顿,应及时手术。

> **首次急诊病历摘要**
>
> 患者,女,60岁。因“脐部可复性肿物3年”。患者3年前起脐部凸起,形成半球形肿物,开始如枣大小,逐渐加重,现接近鸡蛋大小。站立式凸出,伴脐部轻微疼痛不适,平卧时基本可还纳。不伴有腹痛腹胀,恶心呕吐等症状。未发生过肿物嵌顿不能还纳的情况。发病以来,精神食欲可,二便如常,体重无明显变化。既往:有“肝病”10余年,具体不详。无慢性咳嗽及便秘。婚育史:孕3产3。

【问题1】 该患者可能的诊断是什么?
根据病史描述,考虑脐疝可能大。

思路 1：患者有高危因素。老年女性，多次经产，伴有"肝病"，暂不能除外肝硬化腹腔积液的可能性。脐疝的好发因素包括：中年经产妇、孕妇、肝硬化、腹腔积液患者。

思路 2：重视脐疝的体格检查。脐疝顾名思义，发生在脐部，疝出的形态多为半球形（图 9-5）。除非嵌顿，一般质地柔软，嘱患者平卧，或轻推可使还纳，肿块基本能完全消失。较大的脐疝还纳后可触及质地坚韧的疝环。另外，肝硬化、腹腔积液是脐疝的好发因素，同时也为手术治疗带来困难，所以体格检查时应特别关注肝硬化的相关特殊体征：如肝掌、蜘蛛痣、脾大、腹壁静脉曲张、腹腔积液征（移动性浊音、液波震颤）等。

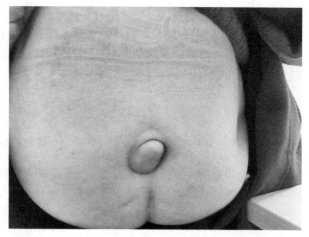

图 9-5　脐疝

思路 3：鉴别诊断，脐疝需与脐部肿物、脐炎鉴别。脐部可能出现的肿瘤，包括脂肪瘤，胃肠道癌的种植转移。肿瘤性肿物不能还纳，不会随体位变小。脐炎在儿童，尤其婴儿多见，偶尔也发生在成人，表现为脐部红肿疼痛，有脓性渗出物，伴有发热、畏寒等全身症状。

【问题 2】　患者进一步需要什么检查？

通过典型的病史，结合细致的体格检查，常可确定脐疝的诊断。有条件时，可行局部的 B 超或 CT 检查协助诊断。其他检查包括常规术前项目。

【问题 3】　患者治疗方法是什么？

成人脐疝主要靠手术治疗。脐疝手术修补的原则是切除疝囊，缝合疝环；必要时可重叠缝合疝环两旁的组织。手术时应注意保留脐眼，以免对患者（特别是小儿）产生心理上的影响。

知识点

小儿脐疝治疗方法

2 岁以内的脐疝多能自行闭锁。因此，除了嵌顿或穿破等紧急情况外，在小儿 2 岁之前可采取非手术疗法。满 2 岁后，如脐环直径还大于 1.5cm，则可手术治疗。原则上，5 岁以上儿童的脐疝均应采取手术治疗。

非手术疗法的原则是在回纳疝块后，用一大于脐环的、外包纱布的硬币或小木片抵住脐环，然后用胶布或绷带加以固定勿使移动。6 个月以内的婴儿采用此法治疗，疗效较好。

入院后检查及手术情况

患者入院后进行常规检查。超声检查结果：脐部凸出肿物为肠管组织，平卧还纳后消失。局部腹壁可见相应部位的腹壁肌层缺损。诊断脐疝。超声检查还提示：肝硬化、无明显腹腔积液。其他常规术前检查未见明显异常。

患者于全麻下行脐疝修补术。沿疝边缘弧形切口，切开皮肤、皮下组织后见疝囊，沿其游离至疝环，探查疝环直径约 4cm。切除多余疝囊。疝环处缝合腹膜。丝线将疝环处腱性组织互相重叠缝合，关闭缺损。清点器械敷料无误，逐层关闭伤口。

【问题 4】　脐疝修补术的注意事项包括哪些？

小儿脐疝修补常采用全身麻醉，切除多余疝囊，用不可吸收线做全层筋膜水平褥式缝合关闭疝环，脐眼加压包扎。

成人脐疝修补可使用组织缝合修补法。切除疝囊，缝合疝环；必要时可重叠缝合疝环两旁的组织。手术时应注意保留脐眼，以免对患者产生心理上的影响。

现多采用补片修补法。补片修补可包括网塞修补法即将外瓣于腹膜前间隙展开,内瓣剪短充填缝合于疝环内;腹膜前平片修补法即将平片平铺于腹膜前间隙超过脐环边缘 5~6cm;IPOM 修补法即利用腔镜技术从腹腔内将补片固定于腹壁之上,这种补片靠近腹腔一侧需为防粘连材料,这种修补法最符合力学原理,但常费用较高。

知识点

其他特殊类型疝

（1）部分肠壁嵌顿疝（Richter 疝）:嵌顿的内容物仅为部分肠壁,即使出现嵌顿或发生了绞窄,但可无肠梗阻的临床表现。

（2）小肠憩室嵌顿疝（Littre 疝）:嵌顿的疝内容物是小肠憩室（通常为 Meckel 憩室）。此类疝亦易发生绞窄。

（3）逆行性肠袢嵌顿疝（Maydl 疝）:有两个或更多的肠袢进入疝囊,其间的肠袢位于腹腔如"W"状,位于疝囊内的肠袢血运可以正常,但腹腔内的肠袢可能有坏死,需要做全面的检查。

（4）阑尾嵌顿疝（Amyand 疝）:疝内容物为阑尾,因阑尾常可并发炎症、坏死和化脓而影响修补。

（樊友本　邓先兆）

推 荐 阅 读

[1] 陈孝平,汪建平,赵继宗. 外科学. 9 版. 北京:人民卫生出版社,2018.

[2] 钱礼,郑树森,张启瑜,等. 腹壁外科学. 北京:人民卫生出版社,2006.

[3] 中华医学会外科学分会疝和腹壁外科学组,中国医师协会外科医师分会疝和腹壁外科医师委员会. 成人腹股沟疝诊断和治疗指南（2018 年版）,中华外科杂志,2018(7):495-498.

[4] 中华医学会外科学分会疝和腹壁外科学组,中国医师协会外科医师分会疝和腹壁外科医师委员会. 腹壁切口疝诊断和治疗指南（2018 年版）,中华外科杂志,2018(7):499-502.

[5] DAHLSTRAND U,WOLLERT S,NORDIN P,et al. Emergency femoral hernia repair: a study based on a national register. Ann Surg,2009,249(4):672-676.

[6] DROESER RA,DELL-KUSTER S,KURMANN A,et al. Long-term Follow-up of a Randomized Controlled Trial of Lichtenstein's Operation Versus Mesh Plug Repair for Inguinal Hernia. Ann Surg,2014,259(5):966-972.

[7] EKER HH,HANSSON BM,BUUNEN M,et al. Laparoscopic vs. open incisional hernia repair: a randomized clinical trial. JAMA Surg,2013,148(3):259-263.

[8] FITZGIBBONS RJ Jr,GIOBBIE-HURDER A,GIBBS JO,et al. Watchful waiting vs repair of inguinal hernia in minimally symptomatic men: a randomized clinical trial. JAMA,2006,295(3):285-292.

[9] FITZGIBBONS RJ Jr,RAMANAN B,ARYA S,et al. Long-term results of a randomized controlled trial of a nonoperative strategy（watchful waiting）for men with minimally symptomatic inguinal hernias. Ann Surg,2013,258(3):508-515.

[10] JENSEN KK,BACKER V,JORGENSEN L et al. Abdominal wall reconstruction for large incisional hernia restores expiratory lung function.Surgery,2017,161(2):517-524.

[11] KINGSNORTH A,LEBLANC K. Hernias: inguinal and incisional. Lancet,2003,362(9395):1561-1571.

[12] KROESE LF,SNEIDERS D,KLEINRENSINK GJ.et al. Comparing different modalities for the diagnosis of incisional hernia: a systematic review. Hernia,2018,22(2):229-242.

[13] V-ROGMARK P,PETERSSON U,BRINGMAN S,et al. Short-term outcomes for open and laparoscopic midline incisional hernia repair: a randomized multicenter controlled trial: the ProLOVE（prospective randomized trial on open versus laparoscopic operation of ventral eventrations）trial. Ann Surg,2013,258(1):37-45.

第十章　腹膜、网膜、腹膜后间隙疾病

第一节　急性腹膜炎

急性腹膜炎（acute peritonitis）是常见的外科急腹症，是腹膜的壁层和/或脏层因各种原因受到刺激或损害而发生的急性炎症反应。根据发病机制，分为原发性腹膜炎和继发性腹膜炎，其中绝大多数为继发性。急性腹膜炎通常是腹部外科疾病的严重并发症，病情多较严重，要引起重视。

> 关键点
>
> 1. 急性腹膜炎的病因。
> 2. 急性腹膜炎的病理生理。
> 3. 急性腹膜炎的主要临床表现。
> 4. 急性腹膜炎的治疗方式。

一、继发性腹膜炎

继发性腹膜炎（secondary peritonitis）是腹膜受到来自腹腔内感染病灶、炎症渗出，以及胃肠道内容物的直接刺激和损害而发生的急性炎症，也可以由腹部外伤和手术并发症造成。引起继发性腹膜炎的细菌主要是胃肠道内的常驻菌群，以大肠埃希菌最为多见。

> 首次急诊病历摘要
>
> 患者男性，38 岁，主因"突发上腹痛 6h，伴恶心、呕吐"来急诊科就诊。患者 6h 前进食后突发上腹痛，呈刀割样疼痛，伴恶心，呕吐，呕吐物为胃内容物，伴发热，出冷汗。患者自发病以来，精神状态欠佳，未进食，小便色深黄，未排大便。既往十二指肠溃疡病史 1 年。

【问题 1】　该患者可能的诊断是什么？

由于病因不同，腹膜炎的症状可以是突然发生的，也可以是逐渐出现的。

思路 1：起病情况。有无进食油腻食物、暴饮暴食、过度劳累等诱因，以便与急性胆囊炎、急性胰腺炎鉴别。

思路 2：腹痛的部位。腹痛的部位多代表病变发生的部位，同时还应注意有无牵涉痛。

思路 3：腹痛的性质。绞痛多为空腔脏器痉挛或梗阻、刀割样疼痛多为空腔脏器穿孔、隐痛或钝痛多为内脏性疼痛。

思路 4：腹痛的程度。炎症性疼痛相对较轻，胆道或肠管梗阻的绞痛较剧烈，溃疡病穿孔的腹痛非常剧烈。

思路 5：伴随症状。有无呕吐及呕吐物的性质，有无寒战、高热、黄疸。

> 知识点
>
> **急性腹膜炎的症状**
>
> 1. 腹痛　是最主要的表现。疼痛一般很剧烈，难以忍受，深呼吸、咳嗽、转动身体时加剧。疼痛从原发病变部位开始，随着炎症扩散波及全腹。

2. 恶心、呕吐　腹膜受到刺激可引起反射性的恶心、呕吐。

3. 感染中毒症状　因毒素吸收，患者可出现高热、脉快、血压低等休克表现。

【问题2】 体检时要注意哪些特殊表现和体征？

思路1：注意观察患者的表情和特殊体位。腹膜炎患者表情痛苦，多采取被动的屈曲体位，不愿变换体位。

思路2：腹部体检时的特殊体征。腹膜受到刺激，腹式呼吸减弱或消失。腹部压痛、腹肌紧张和反跳痛是腹膜炎的标志性体征，尤以原发病灶所在部位最为明显。腹胀加重是病情恶化的重要标志。腹腔内积液较多时可叩诊出移动性浊音。听诊肠鸣音减弱或消失。

> 知识点
>
> **急性腹膜炎的体征**
>
> 1. 患者表情痛苦，屈曲体位，不敢移动。
> 2. 腹部体征　腹式呼吸减弱或消失，腹部压痛、腹肌紧张和反跳痛是腹膜炎的标志性体征。

进一步体格检查

体格检查结果：T 37.8℃，P 100 次/min，R 21 次/min，BP 115/70mmHg；皮肤巩膜无黄染；腹式呼吸减弱，腹部稍膨隆；全腹部压痛、反跳痛及腹肌紧张；肝浊音界消失，移动性浊音可疑；肠鸣音减弱。

腹腔穿刺术
（视频）

【问题3】 患者需要做哪些检查？

急诊情况下，首先要明确是否存在空腔脏器穿孔，可以完善立位腹部平片检查。超声可以显示出腹腔内有不等量的液体，超声引导下的腹腔穿刺抽液或腹腔灌洗可帮助鉴别液体的性质。CT对腹腔内实质性脏器病变的诊断帮助较大，对评估腹腔内液体量也有一定的帮助。

进一步检查检验

检查结果：血常规提示白细胞计数升高（13.5×10⁹/L）；肝肾功、血、尿淀粉酶未见异常；立位腹部平片提示膈下未见明显游离气体；诊断性腹腔穿刺：穿刺抽出液含食物残渣。

【问题4】 患者应选择何种治疗方法？

急性腹膜炎有保守治疗和外科手术治疗两类方式。绝大多数继发性腹膜炎需要及时手术治疗。保守治疗主要适合病情较轻，或病程较长超过24h，且腹部体征已减轻或有减轻趋势，或伴有严重心、肺等脏器疾患不能耐受手术的患者。保守治疗包括取半卧位，禁食水、放置胃管，持续胃肠减压，输液保持体液和酸碱平衡，抗感染治疗等。

手术治疗情况

术中探查见十二指肠球部前壁穿孔，大小约 0.5cm×0.5cm，腹腔污染重，遂行穿孔修补，腹腔冲洗，引流术。

【问题5】 手术注意事项。

思路1：原发病的处理。手术切口应根据原发病变的脏器所在的部位而定。

思路2：彻底清洁腹腔。脓液多积聚在原发病灶附近、膈下、两侧结肠旁沟和盆腔内，用吸引器吸净脓液后用生理盐水冲洗腹腔至清洁。

思路3：充分引流。在病灶附近及最低位放置引流管，把腹腔内的残留液和渗出液排出体外，以减轻腹腔感染和防止术后发生腹腔脓肿。

思路 4：如何选择腹腔镜进行手术？

腹腔镜手术对原因不明的急性弥漫性腹膜炎诊治方面具有优势，在腹腔镜手术技术成熟的医院，胃十二指肠穿孔修补、胆囊切除、阑尾切除等已成为常规手术。

本病例立位腹部平片未见膈下游离气体，可能与穿孔部位或发病早期消化道气体进入腹腔量少，以及游离气体不明显有关。临床中不能一味追求典型及特征性的表现，应结合病史随时观察病情变化。

二、原发性腹膜炎

原发性腹膜炎（primary peritonitis）又称为自发性腹膜炎，即腹腔内无原发病灶。细菌进入腹腔的途径一般为：血行播散、上行性感染、直接扩散。致病菌多为溶血性链球菌、肺炎双球菌或大肠埃希菌。

首次急诊病历摘要

患者女性，55 岁，主因"发热伴腹痛、腹胀 4d"来急诊科就诊。患者 4d 前先出现发热，为持续性发热，体温最高 38.8℃，此后出现腹痛、为持续性胀痛，开始部位不明确，很快蔓延至全腹，伴腹胀、恶心，无呕吐。既往：肝硬化病史 5 年，无呕血、黑便病史。

【问题 1】　该患者可能的诊断是什么？

思路 1：发热和腹痛的顺序对诊断有一定的意义。如先有发热，由呼吸道感染、胃肠炎、原发性腹膜炎等疾病引起腹痛可能性大；如先有腹痛，由腹腔内脏器炎症改变引起腹痛可能性大。

思路 2：腹痛的部位。中上腹痛多见于胃十二指肠和胰腺疾病；右上腹痛多见于肝胆系统疾病；右下腹痛多见于急性阑尾炎；左下腹痛多见于结肠疾病；脐周疼痛多见于小肠疾病；中下腹疼痛多见于盆腔炎；弥漫性疼痛多见于急性腹膜炎。

思路 3：腹痛的性质。阵发性绞痛多见于空腔脏器疼痛，如肠痉挛、胆绞痛；刀割样疼痛多见于上消化道穿孔；广泛剧烈疼痛多为弥漫性腹膜炎。

思路 4：既往病史。肝硬化的病因，有无肝炎病史。有无腹部手术史，有无急慢性阑尾炎，胆囊结石，消化性溃疡，盆腔炎等病史。

> **知识点**
>
> 原发性腹膜炎多见于肾病综合征、肝硬化腹水等免疫功能减退的患者，以及曾行脾切除术的儿童、近期有上呼吸道感染者。

【问题 2】　体检时要注意哪些特殊表现和体征？

腹部压痛、腹肌紧张和反跳痛是腹膜炎的标志性体征。原发性腹膜炎患者由于原发慢性病，体质弱，有时腹部体征不明显；叩诊多有移动性浊音；听诊肠鸣音减弱或消失。

体格检查

体格检查结果：①一般状况，慢性肝病面容，中度营养不良，颈部可见蜘蛛痣，有肝掌。②腹部检查，腹部膨隆，全腹压痛，伴反跳痛，腹肌紧张，肝脏肋下未及，脾脏肋下 3 指；移动性浊音阳性；肠鸣音减弱。

【问题 3】　患者需要做哪些检查？

首先要排除引起继发性腹膜炎的疾病。腹腔穿刺对诊断很有帮助。腹腔穿刺液混浊、无臭味、镜检有大量白细胞，涂片革兰氏染色发现阳性球菌有助于原发性腹膜炎的诊断。腹腔穿刺腹水培养为链球菌、肺炎双球菌或革兰氏阳性菌则基本可以肯定是原发性腹膜炎。

进一步检查

腹腔穿刺检查结果：腹水穿刺液混浊，无臭味，未见胆汁、胃肠内容物或食物残渣。腹水常规：腹水 WBC $0.8×10^9$/L，多核白细胞 38%。腹水细菌涂片检查可见革兰氏染色阳性球菌。细菌培养：肺炎双球菌生长。

【问题4】 患者应选择何种治疗方法?

确诊原发性腹膜炎后可采用非手术治疗,包括选用广谱抗生素控制感染、输液及支持治疗。如非手术疗法效果不佳,病情逐渐恶化或不能排除继发性腹膜炎时,应剖腹探查。

治疗结果

经抗感染、营养支持、输注新鲜冰冻血浆等治疗后,患者腹痛明显减轻,腹胀有所缓解,腹膜炎体征消失后转入消化内科继续治疗。

肝硬化腹水患者腹膜炎的典型体征往往不明显,腹腔内有无原发感染灶是区别原发性腹膜炎和继发性腹膜炎的关键。对于原发性腹膜炎,早期诊断是获得良好治疗效果的关键。

第二节 腹 腔 脓 肿

腹腔脓肿(abdominal abscess)指感染的液体积聚于腹腔内的间隙,被肠管、内脏、网膜或肠系膜等粘连包裹。腹腔脓肿可分为膈下脓肿、盆腔脓肿和肠间脓肿。一般继发于化脓性腹膜炎或是腹部污染或感染性手术。

关键点

1. 腹腔脓肿的病因。
2. 腹腔脓肿的临床表现。
3. 腹腔脓肿的治疗原则。

一、膈下脓肿

脓液积聚在一侧或两侧的膈肌下与横结肠及其系膜的间隙内者称为膈下脓肿。

门诊病历摘要

患者男性,50岁,主因"腹痛腹泻2周伴右上腹红肿疼痛7d"就诊。患者2周前发生全腹部疼痛,伴有呕吐,经过治疗后,腹痛局限在右上腹部。7d前右上腹局部隆起发红,伴有疼痛及发热。

【问题1】 该患者可能的诊断是什么?

思路:临床上右上腹红肿疼痛多见于胸壁结核,急性胆囊炎,肝脓肿向前腹壁溃破,膈下脓肿。患者的既往病史对于明确原发病的诊断有重要意义。同时2周前患者有全腹痛的症状要予以考虑。

追问病史

患者2周前空腹时发生上腹痛,迅速遍及全腹,疼痛剧烈,伴有呕吐,呕吐物为胃内容物。在当地医院经过保守治疗后,腹痛局限在右上腹部。7d前上腹部隆起,局部疼痛,伴局部皮肤发红,体温最高39℃。在当地医院行脓肿切开引流术。既往有十二指肠溃疡病史。

知识点

膈下脓肿的病因

1. 弥漫性腹膜炎。

2．手术后并发症。

3．邻近脏器的化脓性感染。

膈下脓肿的症状

1．全身症状　发热，初为弛张热，脓肿形成后呈持续性高热。

2．局部症状　脓肿部位可有持续性钝痛，深呼吸时加剧。脓肿刺激膈肌可引起呃逆。

体格检查

体格检查结果：神志清楚，中度营养不良；右上腹部略膨隆，局部皮肤发红；右季肋部饱满，局部皮温高，有压痛。

【问题2】　患者需要做哪些检查？

思路：①血常规，判断感染的类型和程度，有无血液系统疾病等。②立位腹部平片，有无横膈运动减弱或消失，横膈抬高，膈下游离气体等。③腹部彩超，超声可显示脓腔的大小、部位、深度，还可以在超声引导下做穿刺抽脓或穿刺置管引流。

辅助检查

检查结果：血常规提示白细胞计数升高（16.5×10⁹/L）；立位腹部平片提示右侧肋膈角变钝，右膈下有气液平面，腹壁皮下积气；诊断性腹腔穿刺：超声提示右侧胸腔积液，右侧膈下积液。

【问题3】　患者应采取何种治疗？

既往膈下脓肿主要采用手术治疗。近年来，经皮穿刺置管引流术取得了较好的效果。同时要加强输液、营养等支持治疗和抗生素的应用。

治疗结果

患者根据细菌培养结果调整抗生素，在超声引导下放置引流管。术后11d拔除脓腔引流管，术后2周出院。

此患者最初全腹疼痛，根据病情表现符合消化道穿孔，但未能及时有效治疗。炎症局限形成膈下脓肿。应该积极抗感染治疗同时综合评估脓肿部位、大小、引流途径是否方便，尽早引流。

二、盆腔脓肿

盆腔处于腹腔的最低位，腹腔内的炎性渗出物或脓液积聚于此形成的脓肿。

门诊病历摘要

患者女性，27岁，主因"下腹部胀痛伴发热1个月，排尿困难4d"就诊。患者1个月前劳累后出现下腹部胀痛，以左侧为著，疼痛为间歇性，向腰骶部放射，伴食欲减退，无呕吐。伴有发热，间断性，体温最高达38℃，不伴寒战。自服头孢菌素1周，无缓解。10d前出现肛门坠胀感，伴大便不成形及便不尽，无腹泻。4d前出现排尿困难，下蹲明显，伴尿急、尿频、尿不尽感。外院超声：盆腔囊性肿物直径约10cm。

【问题1】　该患者可能的诊断是什么？

盆腔脓肿是由化脓性细菌及其他病原体引起的盆腔感染，妇科盆腔脓肿好发于生育期妇女，多由急性盆腔炎发展而来。不洁性交史、剖腹及宫腔手术史、邻近器官感染史都是女性盆腔脓肿的诱因。

> 知识点
>
> ### 盆腔脓肿的病因
>
> 1. 急性盆腔炎。
> 2. 剖腹和宫腔手术。
> 3. 邻近器官感染。

体格检查

体格检查结果：腹部平坦，腹软，左下腹可触及质韧肿物，约 5cm×6cm 大小，边界不清，活动度差，局部压痛阳性，无反跳痛和肌紧张。直肠指检：截石位直肠左前壁可触及直肠黏膜增厚，肠腔外可及肿物，压痛阳性。双合诊：阴道后穹窿饱满，有波动感，宫颈举痛阳性。

【问题 2】 患者需要做哪些检查？

思路：①血常规，判断感染的类型和程度，有无血液系统疾病等；②盆腔 CT，可以确定脓肿的大小，形态及与周围的关系，对回盲部肿瘤、阑尾肿瘤、卵巢肿瘤等疾病也有一定的鉴别意义。

辅助检查

检查结果：血常规提示白细胞计数升高（$12.5×10^9$/L）；盆腔 CT：盆腔囊性肿物，大小约 8cm×6cm，边界较清楚。

【问题 3】 患者应采取何种治疗？

盆腔脓肿较小时，可以采用非手术治疗，包括：应用抗生素、坐浴、温盐水灌肠等。脓肿较大时，可以采用手术引流，包括：经后穹窿切开引流、手术切除脓肿、超声引导下置管引流等。

治疗结果

手术切除囊肿，盆腔放置引流管，术后抗感染治疗，1 周复查盆腔超声后拔除引流管。

妇科盆腔脓肿好发于育龄期妇女，多由急性盆腔炎发展而来。不洁性交史、剖腹及宫腔手术、邻近器官感染史都是女性盆腔脓肿的诱因。盆腔感染通常是混合感染，但以厌氧菌为主。

三、腹腔内其他脓肿

腹腔内感染性液体积聚在其他间隙形成的脓肿。如化脓性阑尾炎渗出液积聚在盲肠外下方的右下腹脓肿。脓液被包裹在肠管、肠系膜和网膜之间的肠间脓肿。

首次急诊病历摘要

患者男性，55 岁，主因"右下腹痛 2 个月，加重 3d"急诊就诊。患者 2 个月前发生右下腹痛，伴腹胀，排气排便减少。1 个月前触及右下腹肿物，在当地医院诊断为"右下腹肿物，不全肠梗阻"，给予对症治疗。3d 前出现腹痛加重，伴发热，停止排便，由急诊收入院。既往：慢性阑尾炎病史 2 年。

【问题 1】 该患者可能的诊断是什么？

思路 1：患者右下腹疼痛，右下腹肿物，伴不全肠梗阻症状，应考虑以下几种疾病：回盲部肿瘤、回盲部结核、回盲部非特异性炎性肿物、阑尾周围脓肿。既往史和详细的现病史对于鉴别诊断很重要。

继续追问病史

患者 2 个月前无明显诱因出现右下腹痛,呈持续性胀痛,不向其他部位放射,伴食欲减退、腹胀、排气排便减少,无发热。1 个月前发现右下腹有一包块,在地方医院诊断为"右下腹肿物,不全肠梗阻",按肠梗阻保守治疗 1 周,症状缓解后出院。3d 前腹痛加重,伴呕吐胃内容物。伴寒战发热,体温最高达 39.5℃。既往慢性阑尾炎病史,否认结核病史。

思路 2:患者中老年男性,腹痛伴寒战高热,右下腹肿物,既往慢性阑尾炎病史,考虑阑尾周围脓肿,麻痹性肠梗阻可能性大。

体格检查

体格检查结果:T 39.8℃,P 110 次/min。腹部饱满,全腹压痛,以右下腹为著,有局限性肌紧张。右下腹触及一肿物约 7cm 大小,有压痛,边界不清;肠鸣音弱。

【问题 2】　该患者应完善哪些检查?

腹部超声能够显示腹腔内占位的大小、形态,同时还可以在超声引导下穿刺以明确诊断,并且实施抽液、置管引流等操作。腹部 CT 可以鉴别回盲部肿瘤、肠套叠、阑尾肿瘤、卵巢肿瘤等疾病。

辅助检查

检查结果:①超声,腹腔肠管扩张,右下腹盲肠内下方囊实性肿物,腔内可见气液平面。②CT,右下腹囊实性肿物大小 5cm×7cm,中心为含气液性低密度,有气液平面,囊壁呈环形强化,边界不清。

【问题 3】　该如何治疗?

肠间脓肿的引流途径有超声引导下经皮穿刺置管引流和手术切开引流两种。

治疗结果

患者开腹探查证实为阑尾周围脓肿,在脓腔内取出粪石,彻底冲洗脓腔,放置引流。术后 1 周恢复饮食后拔除引流管。

肠间脓肿是化脓性腹膜炎和腹部手术后常见的并发症之一。因脓肿包裹在大网膜、肠系膜及肠管间,症状体征不典型,早期诊断困难。治疗时要重视有效的引流和针对全身状态的综合治疗。

第三节　腹膜、网膜和腹膜后肿瘤

门诊病历摘要

患者男性,52 岁,主因"消瘦 4 个月,发现腹腔肿物 1 个月"门诊就诊。

【问题 1】　该患者可能的诊断是什么?

思路 1:患者发现腹腔肿物的同时伴有消瘦,考虑肿物恶性的可能性大。腹腔肿物的来源可能有以下四种:①结肠恶性肿瘤;②腹膜后恶性肿瘤;③淋巴瘤;④腹腔其他脏器来源的肿瘤。一般腹腔肿物的位置为病变的位置所在,结肠肿瘤多有消化道症状,便血、排便困难、结肠梗阻等;淋巴瘤多表现在全身器官,而不仅仅局限于某个器官。

思路 2:除常规体格检查外,应以腹部包块为中心进行详细的体格检查。注意以下几点:

1. 部位与质地　某些位置的包块常来源于该部位的脏器,包块若为实质性,其质地柔韧或坚硬,常见于肿瘤或炎性肿块。包块若为囊性,则质地柔软,多见于囊肿、脓肿。

2. 大小及轮廓形态　触诊应注意包块的大小,且应注意其形状、轮廓、边缘和表面情况。规则圆形且表面光滑的包块多为良性;不规则、表面凹凸不平且坚硬者,多为恶性肿瘤、炎性肿物或结核性包块。

3. 移动度　移动度较大的肿物多为带蒂的肿物或腹腔内脏器(如胃、肠或肠系膜)肿物。移动度差的肿物多为局部炎性包块或脓肿及腹膜后的肿瘤。

体格检查

体格检查结果:腹部平坦,未见胃肠型及蠕动波,无腹壁静脉曲张。全腹软,无压痛、反跳痛及肌紧张,深触诊于左上腹可触及一大小约 10cm×6cm×4cm 肿物,质硬,无触痛,活动度差。肠鸣音正常。

【问题2】 该患者应完善哪些检查?

思路:结合病史和腹部体格检查,考虑患者诊断为腹膜后肿瘤。原发性腹膜后肿瘤的诊断应关注三个方面:肿瘤定位、肿瘤定性,以及肿瘤与周围脏器和大血管的关系。CT 对原发性腹膜后肿瘤定位诊断可靠,对肿瘤良恶性鉴别有帮助。

辅助检查

检查结果:CT 检查示,左肾前方、脾脏内侧占位性病变,病灶与胰尾部、左肾上腺、脾动静脉分界不清,考虑间叶组织来源可能性大。

【问题3】 该如何治疗?

对大多数原发性腹膜和腹膜后肿瘤而言,手术治疗是其首选的治疗方法。

治疗方法

患者行开腹肿物切除联合胰体尾、脾及左肾上腺切除术。

腹膜后肿瘤起病隐匿,临床表现不特异,影像检查对于诊断和术前准备,确定手术范围有重要作用。手术切除是最主要的治疗手段。

(修典荣)

推 荐 阅 读

[1] 陈孝平,汪建平. 外科学. 8 版. 北京:人民卫生出版社,2014.

[2] 姜洪池. 普通外科疾病临床诊疗思维. 北京:人民卫生出版社,2012.

[3] 吴孟超,吴在德. 黄家驷外科学. 8 版. 北京:人民卫生出版社,2020.

[4] CREMONINI C, BERTOLUCCI A, TARTAGLIA D, et al. Acute abdomen caused by greater omentum torsion: A case report and review of the literature.Ulus Travma Acil Cerrahi Derg, 2016, 22(4): 391-394.

第十一章 胃十二指肠疾病

第一节 急性胃十二指肠溃疡穿孔

急性穿孔是胃十二指肠溃疡的常见并发症。它起病急，变化快，病情重，需要紧急处理。急性十二指肠溃疡穿孔多发生在球部前壁，胃溃疡穿孔多见于胃小弯。溃疡穿孔后酸性的胃内容物流入腹腔，引起化学性腹膜炎。腹膜受到刺激产生剧烈腹痛和渗出。6~8h后细菌开始繁殖，逐渐形成化脓性腹膜炎。常见病菌为大肠杆菌、链球菌。大量液体丢失加上细菌毒素吸收，可以造成休克。胃十二指肠后壁溃疡穿孔，可在局部导致粘连包裹，形成慢性穿透性溃疡。溃疡穿孔后患者常表现为突发上腹部剧痛，呈"刀割样"，腹痛很快蔓延至全腹。典型的"板状腹"体征和立位腹部 X 线检查见右膈下游离气体可以确定"穿孔"诊断。胃十二指肠穿孔可以根据特定病情选择保守治疗或外科手术治疗。

> 关键点
>
> 1. 患者一般有消化性溃疡的既往史。
> 2. 溃疡穿孔的病理基础是消化性溃疡。
> 3. 溃疡穿孔的典型病史是突发上腹部刀割样疼痛，迅速蔓延至全腹部。
> 4. 溃疡穿孔 X 线检查的典型特征是膈下游离气体。
> 5. 溃疡穿孔的治疗包括内科保守治疗和外科手术治疗。
> 6. 了解和掌握内科保守治疗的适应证。
> 7. 外科手术治疗主要采取穿孔修补术。
> 8. 穿孔修补术后需要进行溃疡病的正规药物治疗。

急诊病历摘要

患者，男性，28 岁，报社编辑，近一年时有空腹胃痛史，进餐能缓解，就诊当天下午 4 时许突发上腹部剧痛，呈"刀割样"，腹痛很快波及全腹。患者既往体健，无其他疾病。无服用阿司匹林等非甾体抗炎药或皮质激素病史。由于工作原因，日常作息和饮食不规律。

【问题 1】 该患者可疑的诊断是什么？

思路 1：青年男性，有上腹部空腹疼痛，进餐后可以缓解病史。就诊当天下午突发上腹部剧痛，呈"刀割样"，腹痛很快波及全腹。病史典型，为急性弥漫性腹膜炎，病因诊断应该考虑十二指肠溃疡急性穿孔。

> 知识点
>
> ### 胃十二指肠溃疡穿孔的症状
>
> 胃十二指肠溃疡好发于青壮年男性。上腹部空腹疼痛，进餐后缓解是十二指肠溃疡典型表现。上腹部突发剧痛，呈"刀割样"，腹痛很快波及全腹。

思路 2：溃疡病穿孔常有诱发因素。问诊时需要了解。如患者最近有无劳累和饮食作息不规律等诱发因素。该患者由于职业特点，具有以上危险因素。

思路3：问诊时应注意患者有无特殊服药史，如阿司匹林等非甾体抗炎药或糖皮质激素用药史，这些药物也可以诱发溃疡穿孔。

思路4：问诊时应特别注意既往史、个人史、家族史的收集。溃疡穿孔者一般以前有溃疡病史，如十二指肠溃疡通常有上腹部空腹时疼痛病史，进餐后可以缓解。而胃溃疡通常表现为饱腹时疼痛。某些职业容易造成精神紧张、经常夜班等，这些从业者常常是溃疡病的高发人群。

思路5：对于门诊就诊的患者，应当及早明确溃疡病诊断，进行正规药物治疗，以免日后发生穿孔、出血和梗阻等并发症。现在内科药物治疗疗效确切，多数溃疡病可以通过药物治愈。

【问题2】 体检时需要注意哪些特殊表现和体征?

溃疡穿孔时患者表情痛苦，一般取屈曲体位，不敢移动。腹部体检可见腹式呼吸减弱或消失，触诊时全腹压痛，但以穿孔处最重。腹肌紧张呈"板状腹"，反跳痛明显。听诊肠鸣音减弱或消失。叩诊肝浊音界缩小或消失，有移动性浊音。

思路1：注意观察患者的特殊体位。

溃疡穿孔时疼痛剧烈，患者的表情痛苦。由于化学性腹膜炎的强烈刺激，患者一般取屈曲体位，不敢移动，双腿不敢伸直。

思路2：腹部体检时的特殊体征。

溃疡穿孔的腹部体征比较特殊。典型体征：由于腹膜受到强烈的化学性刺激，腹式呼吸减弱或消失。全腹压痛，但以穿孔处最重。腹肌紧张呈"板状腹"。反跳痛明显。肝浊音界缩小或消失，有时可闻及移动性浊音。听诊肠鸣音减弱或消失。

知识点

胃十二指肠溃疡穿孔的全身表现和腹部体征

1. 全身表现 溃疡穿孔时疼痛剧烈，患者表情痛苦。由于化学性腹膜炎的强烈刺激，患者一般取屈曲体位，不敢移动。

2. 腹部体征 腹式呼吸减弱或消失，全腹压痛，腹肌紧张呈"板状"，反跳痛明显。肠鸣音减弱或消失。

【问题3】 患者目前最需要的检查是什么?

思路：在急诊情况下，首先要明确是否存在空腔脏器穿孔，至于是否是溃疡病引起可以放在其后考虑。对怀疑穿孔的病例，胃镜是禁忌。急需的检查是立位腹部平片检查（图11-1，图11-2）。

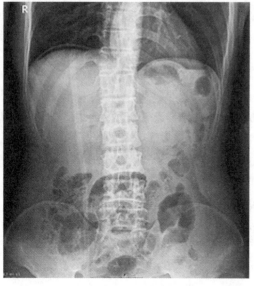

图11-1 立位腹部平片，可见右膈下游离气体

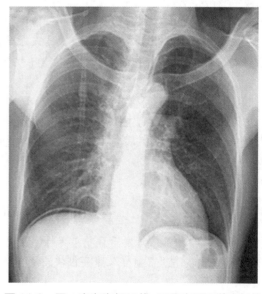

图11-2 同一患者胸部X线，可见右膈下游离气体

知识点

腹部X线检查的意义

诊断腹部空腔脏器穿孔首选的方法是X线检查。在立位腹部平片可见膈下新月形的游离气体,随着体位变动,游离气体的形态和位置可以变化。这与空腔脏器腔内的气体有明显区别。

【问题4】 诊断和鉴别诊断。

思路1:既往有典型溃疡病病史,突发上腹部"刀割样"剧痛,加上典型的"板状腹"腹部体征和X线检查的膈下游离气体,可以确定诊断。

思路2:高龄、体弱以及空腹小穿孔的临床表现和腹部体征可以不典型,需要详细询问病史和仔细体格检查进行鉴别。

思路3:鉴别诊断需要除外下列疾病。

1. 急性胆囊炎　患者通常有胆结石病史,腹部体征局限于右上腹。偶可扪及肿大胆囊。腹痛不如溃疡穿孔剧烈。超声检查可见胆囊结石,胆囊壁增厚、模糊、双边征等表现。

2. 急性胰腺炎　常有暴饮、暴食史。腹痛常位于上腹偏左,向后背放射,并随着胰腺炎的病程逐渐加重。血、尿淀粉酶升高,CT平扫检查可见胰腺肿胀,周围有渗出。

3. 急性阑尾炎　十二指肠球部溃疡穿孔,肠内容物沿着右结肠旁沟下行至右下腹,可产生类似于"转移性右下腹疼痛"症状。但是急性阑尾炎腹痛不如溃疡穿孔剧烈,且腹部体征局限于右下腹,无"板样腹"体征和膈下游离气体。

4. 胃癌穿孔　胃癌穿孔与溃疡穿孔的鉴别主要依据患者的既往史以及就诊时的全身情况和局部体征。溃疡病患者通常表现为空腹痛,好发于青壮年。胃癌患者腹痛多在饱腹情况下发生。且胃癌患者由于肿瘤消耗,通常表现为消瘦,面色灰暗或苍白。溃疡患者一般除表现为痛苦面容外,没有肿瘤患者的消耗型体型。在体检时胃癌患者偶尔可以扪及上腹部肿块。消化性溃疡穿孔病例特别是胃溃疡穿孔患者在术中应仔细观察病变性质,常规进行组织活检,以除外胃癌可能。

知识点

胃十二指肠溃疡好发部位

胃溃疡多见于胃小弯侧,而十二指肠溃疡多见于十二指肠球部前壁。这些有助于术中及时发现穿孔部位。

【问题5】 该患者应选择何种治疗方法?

溃疡病穿孔有保守治疗和外科手术治疗两类方式。保守治疗主要适合患者年轻,空腹穿孔,穿孔时间短,腹膜炎程度轻、范围局限,腹腔污染不严重的患者。保守治疗包括取半卧体位,禁食水、放置胃管,持续胃肠减压,输液保持体液和酸碱平衡,抗感染治疗等。但大多数患者仍然需要选择手术治疗。

手术治疗情况

患者在全麻下行上腹部正中切口进腹。探查腹腔渗出及污染情况,在十二指肠球部前壁发现溃疡穿孔,直径约0.3cm。穿孔处见少许脓苔。周围的胃组织轻度水肿。局部有大网膜粘连。松解大网膜,在溃疡穿孔处取组织送冰冻快速病理检查,确认为溃疡炎症病变后,在穿孔近侧沿胃纵轴进针,贯穿全层,从穿孔处的远侧出针。共缝合3针。吸尽腹腔渗液,温盐水冲洗腹腔后,逐层关腹。

【问题6】 手术方式的选择?

手术治疗包括穿孔修补术、胃大部切除术和穿孔修补+迷走神经切断术。首选穿孔修补术。如合并其他并发症,可以选择胃大部切除术,它可以一次性解决穿孔和溃疡两个问题。但对于穿孔时间长,腹腔感染严重,组织明显水肿的病例,不宜行胃大部切除术。

思路1: 穿孔修补术的步骤。

在溃疡穿孔处一侧沿胃纵轴进针,贯穿全层,从穿孔处的另一侧出针。缝合的针数视溃疡穿孔的大小决定,一般为3针左右。穿孔修补术后患者需要进行正规的抗溃疡药物治疗。

思路2: 穿孔修补术的注意事项。①对溃疡有怀疑恶变者要取穿孔处组织做病理检查;②缝针贯穿全层胃壁时,不要缝到对面胃壁;③穿孔处胃壁水肿明显,打结时要松紧适度,以免缝线切割组织。必要时可先覆盖大网膜,再结扎缝线可防止组织切割。

思路3: 如何选择腹腔镜进行手术?

穿孔时间短,估计腹腔污染轻微者可选择腹腔镜方式;穿孔时间长,估计腹腔污染重者应选择开腹方式。

知识点

胃十二指肠溃疡穿孔首选穿孔修补术的原因

这是因为近年来药物的进展,胃十二指肠溃疡可以通过药物治愈。因此首选创伤相对比较小的穿孔修补术,而不选择以前比较盛行的胃大部切除术。因为后者的手术范围大,术后对患者的生理扰乱也大。

术后恢复情况

患者术后恢复好,无发热。胃肠减压量100~200ml/d,术后第3天排气,拔除鼻胃管并嘱饮水。术后第4天起给予流食,逐渐过渡到半流食。术后第7天拆线出院。

【问题7】 出院医嘱应包含什么?

出院医嘱中最重要的一条就是未获得病理学诊断的患者应在6周后进行上消化道内镜检查。如证实为消化性溃疡的患者去消化内科门诊进行正规的抗溃疡病药物治疗。

第二节 胃十二指肠溃疡大出血

因胃或十二指肠溃疡引起呕血、大量柏油样黑便,导致红细胞计数、血红蛋白和血细胞比容下降,患者心率加快、血压下降,甚至出现休克症状的疾病称为胃十二指肠溃疡大出血。

出血原因为溃疡基底因炎症腐蚀到血管,导致其破裂出血。通常多为动脉性出血。十二指肠溃疡出血多位于球部后壁,胃溃疡出血多位于小弯侧。

关键点

1. 胃十二指肠溃疡大出血的病理基础是消化性溃疡;患者一般有消化性溃疡的既往病史。
2. 胃十二指肠溃疡出血的临床表现与出血量及速度相关。
3. 胃十二指肠溃疡大出血患者常见的症状体征。
4. 胃十二指肠溃疡出血的诊断主要方式是胃镜,部分病例还可以在胃镜下治疗。
5. 胃十二指肠溃疡出血保守治疗和外科治疗的适应证。
6. 外科手术治疗主要采取出血部位的贯穿缝扎术或胃大部切除术。

急诊病例摘要

患者,男性,38岁,主因"头晕、心慌、乏力伴黑便3h"到急诊。当天下午4时许觉头晕,眼前发黑,伴心慌、乏力。同时感觉腹胀,排便呈柏油状,即来医院急诊。发病以来无呕血,无晕厥。既往史:近一年时有上腹痛史,进餐后不能缓解,否认肝炎史。

【问题1】 该患者可疑的诊断是什么?

思路1:青年男性,以"头晕、心慌、乏力、黑便"为主要表现,提示有消化道出血的可能。排便为柏油样,高度怀疑上消化道出血。结合既往有上腹部疼痛,进餐后不能缓解病史,应怀疑消化性溃疡出血。

思路2:上消化道出血最常见的病因是急性胃十二指肠溃疡伴出血。同时应与门静脉高压食管 - 胃底静脉曲张破裂出血、胃癌出血和应激性溃疡出血鉴别。因此在问诊时应了解有无肝炎、手术或创伤、体重下降、消瘦乏力等病史。体检时应注意腹部有无相关体征,如腹壁浅静脉是否曲张,有无蜘蛛痣、移动性浊音等。

知识点

胃十二指肠溃疡出血的临床表现与出血量及出血速度相关。

出血量少者可仅有黑便。出血量大且速度快者可伴呕血,色泽红。便血色泽可由黑色转呈紫色,便血前有头晕,眼前发黑,心慌、乏力。

出血更甚者可出现晕厥和休克症状。短期内出血超过 800ml,患者可表现为烦躁不安、脉搏细速、呼吸急促、四肢湿冷。

出血时患者通常无明显腹部体征。由于肠腔内积血,刺激肠蠕动增加,肠鸣音增强。

红细胞计数、血红蛋白值和血细胞比容的连续检测可帮助评估出血量和速度。但是在出血早期,血液没有稀释,上述指标可能不出现明显降低。

【问题2】 为进一步明确诊断,需要进行何种检查?

思路1:胃十二指肠溃疡出血的腹部体征。

胃十二指肠溃疡出血一般无特征性的腹部体征。由于肠腔内积血,刺激肠蠕动增加,肠鸣音增强。

思路2:患者目前最需要的检查是什么?

胃镜检查可明确出血部位和原因,是急性上消化道出血的首选辅助检查。胃镜还可以根据出血情况进行治疗,止血方法包括:①电凝止血;②喷洒药物止血;③血管夹或圈套止血。胃镜的缺点是视野容易受出血影响,特别是有血块时,不易吸出,影响操作,对操作者技术要求较高。部分动脉性出血的病例可进行选择性动脉造影检查,在明确出血部位后进行超选择血管栓塞止血。

知识点

电子胃镜

随着近代医学和器械设备的进步,胃镜已不仅作为诊断手段,也可进行多种治疗操作。

早期胃镜或肠镜都由光导纤维传导图像,故也称为"纤维胃镜"或"纤维肠镜"。随着电子和图像技术的发展,胃镜前端已经通过摄像镜头获取图像,分辨率和清晰度都大幅度提高,节省了大量的空间,镜身明显变细,为进行治疗的设备进出提供空间。因此现在应该称为"电子(视)胃镜"或"电子(视)肠镜",而不再称"纤维胃镜"或"纤维肠镜"了。

急诊胃镜检查情况

食管、贲门、胃底胃体黏膜色泽正常,未见溃疡与异常隆起,胃窦小弯侧有一直径约 0.8cm 溃疡,表面有血块覆盖。去除血块后,见溃疡基底见一小动脉喷血。在内镜下用血管夹夹闭出血的动脉。观察无再出血,尽可能吸出胃内积血后退镜。胃镜操作过程顺利(图 11-3,图 11-4)。

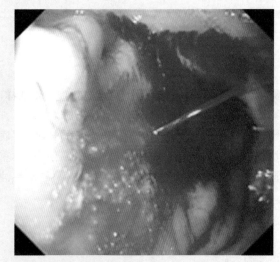

图 11-3 胃镜检查,可见有小动脉喷血

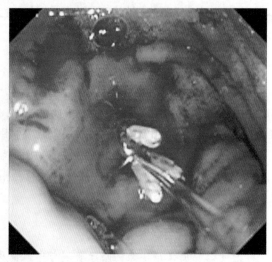

图 11-4 内镜下血管夹止血后出血停止

【问题3】 如果胃镜未能有效止血,是否选择手术治疗?

思路1:约10%胃十二指肠溃疡出血患者保守治疗无效需行手术。手术治疗的适应证:①经积极保守治疗无效者;②出血速度快,短期内出现休克症状者;③高龄患者伴有动脉硬化,出血自行停止可能性小者;④地处偏远,无血库或血源者;⑤经过保守治疗出血已停止,但短期内再次出血者。

思路2:手术方式:①出血部位的贯穿缝扎术。十二指肠球部后壁溃疡出血,可以切开球部前壁,胃溃疡可以切开胃前壁,贯穿缝扎溃疡止血。高龄体弱难于耐受长时间手术者,可采用此法。②胃大部切除术。

【问题4】 胃十二指肠溃疡大出血行胃镜或手术治疗前是否需要进行术前准备?

思路1:胃十二指肠溃疡大出血需要进行快速、有期限的支持性治疗,并积极观察有无出血情况加重的迹象。

思路2:如何进行术前准备?

术前准备应该包括:

1. 补充血容量 快速输入平衡盐溶液补充血容量,同时进行输血配型试验。监测生命体征,包括心率、血压、尿量、周围循环等,维持良好的呼吸和肾脏功能。有条件时可放置中心静脉导管测定中心静脉压,指导补液量和速度。晶胶体比例以3:1为宜。当出血量在全身血容量20%以内时,可输注羟乙基淀粉、右旋糖酐或其他血浆代用品;出血量更大时可输注全血、浓缩红细胞,维持血细胞比容不低于30%。

2. 禁食水,放置胃管吸出残血,冲洗胃腔,直至胃液变清,以便观察后续出血情况。也可经胃管注入200ml含8mg去甲肾上腺素的生理盐水溶液,并夹管。每4~6h可重复。

3. 药物治疗静脉或肌内注射凝血酶。静脉输注 H_2 受体阻断剂或质子泵抑制药以抑制胃酸。静脉应用生长抑素类制剂。

【问题5】 出血停止后是否需要进一步治疗?

胃镜止血或贯穿缝扎溃疡止血后,只是止住出血,未治疗溃疡本身。因此患者出院后还需要进行正规的溃疡病内科药物治疗。因此出院医嘱中必须明确地告诉患者去消化科门诊进行进一步的抗溃疡病药物治疗。

第三节 胃十二指肠溃疡瘢痕性幽门梗阻

胃十二指肠溃疡瘢痕性幽门梗阻见于胃幽门、幽门管或十二指肠球部溃疡反复发作,形成瘢痕狭窄。通常伴有幽门痉挛和水肿。溃疡引起幽门梗阻的原因有痉挛、水肿和瘢痕,通常三者同时存在。在溃疡瘢痕尚未狭窄至足以影响胃的流出道时,待痉挛和炎症水肿消退后,症状是可逆的。但当瘢痕引致严重狭窄时,则需手术介入。

关键点

1．胃十二指肠溃疡瘢痕性幽门梗阻的病理基础是消化性溃疡。患者一般有消化性溃疡的既往病史。
2．幽门梗阻的典型表现是上腹部疼痛伴呕吐，呕吐为宿食，有腐败酸臭味，不含胆汁。
3．体检时上腹部可见胃型，冲击上腹部可闻"振水声"。
4．了解和掌握幽门梗阻的内科保守治疗的适应证和措施。
5．外科手术治疗主要采取胃大部切除术。

首次门诊病例摘要

　　患者，男性，29岁，近5年来经常有上腹部疼痛史，多见于空腹时，进餐后腹痛能缓解。就诊前一周起患者觉进餐后上腹部饱胀、不适，偶尔伴上腹部痛，阵发性，数小时后能够逐渐缓解，腹痛不适时伴有嗳气、恶心。就诊前两天起患者出现上腹部腹痛，伴呕吐。呕吐物为宿食，有腐败酸臭味，不含胆汁。患者因为腹痛呕吐而拒进食。患者自觉尿量减少，色泽变深。

【问题1】　该患者可能的诊断是什么？

　　思路1：青年男性，有上腹部空腹疼痛进餐后缓解病史。这是十二指肠溃疡典型表现。就诊前一周起进餐后上腹部饱胀、不适，伴上腹部阵发性痛，腹痛时伴有嗳气、恶心。就诊前两天起呕吐，呕吐物为宿食，有腐败酸臭味，不含胆汁。根据这些表现应该推断可能是十二指肠溃疡伴幽门梗阻。

知识点

胃十二指肠溃疡幽门梗阻的临床表现

　　幽门梗阻是胃十二指肠溃疡常见并发症。患者初期症状表现为上腹部胀痛和不适，阵发性上腹部痛，同时伴有嗳气、恶心。随着症状加重，出现腹痛和呕吐，呕吐物为宿食，有腐败酸臭味，不含胆汁。当出现脱水时，可见皮肤干燥、皱缩、弹性降低，眼眶凹陷。尿量减少，尿液浓缩，色泽变深。

　　思路2：梗阻部位的确定：如果梗阻位于十二指肠乳头开口以远部位，那么呕吐物应该含胆汁。不含胆汁说明梗阻部位在十二指肠乳头开口的近端。呕吐物为宿食，伴腐臭味，说明食物潴留在胃，在胃酸等化学物质的作用下产生了腐败反应，提示胃的流出道梗阻。

【问题2】　选择何种辅助检查？

　　根据患者有溃疡病史、典型的幽门梗阻症状和临床表现，多可确定诊断。一般不需要特殊的辅助检查。放置胃管可以吸出大量胃液，含宿食和腐败酸臭味即可证实诊断。但有时胃内宿食堵塞胃管，很难吸出胃内容物，不能据此否定诊断。

知识点

幽门梗阻的特殊体征

　　幽门梗阻时，由于呕吐和患者拒食，摄入减少，造成体液丧失补充不足，在体检时可见患者呈脱水貌，包括眼眶凹陷，皮肤弹性差。腹部检查可见胃型，振水音阳性。

【问题3】　应与哪些疾病鉴别？

　　鉴别诊断首先要区分是水肿性还是瘢痕性幽门梗阻。前者可以在水肿消退后通过正规的消化性溃疡药物治疗获得治愈，以避免手术。主要鉴别方法就是行胃肠减压，高渗盐水洗胃，补充水和电解质，维持酸碱平衡和营养等保守措施，观察患者症状能否缓解。

　　其次要鉴别梗阻是否为胃十二指肠降部或胰头部的肿瘤压迫所致。通过内镜超声或CT、磁共振可以明确这类肿块性病变。如果选用胃肠造影检查，一般不选用钡剂，宜选用水溶性造影剂，因为钡剂很难通过胃管吸出体外。

住院治疗记录

患者入院后先行保守治疗，放置胃管，进行胃减压和引流，并进行高渗温盐水洗胃，以减轻胃壁水肿。同时补充液体、电解质，维持酸碱平衡和营养。患者经过一周治疗后全身情况有改善。腹部检查上腹部平坦，胃型消失。上腹部未闻振水音。胃引流液腐臭味消失，但每天的胃引流量仍>800ml。

【问题4】 幽门梗阻的治疗

思路1：幽门梗阻通常先行保守治疗，放置胃管，进行胃减压和引流。有时胃内固体食物会堵塞胃管，所以要经常冲洗胃管，保持胃管通畅。由于幽门梗阻时胃壁水肿，需进行高渗温盐水洗胃，以减轻胃壁水肿。同时补充液体、电解质，维持酸碱平衡和营养。

思路2：如果保守治疗后症状未缓解，表明此时多为瘢痕性梗阻，需要考虑手术治疗。手术治疗的目的是解除梗阻、消除病因，因此首选胃大部切除术。该患者在进行保守治疗后，胃内容物被引流吸出，胃的水肿和张力得到恢复，但是胃管引流量降低不明显，考虑患者幽门梗阻为瘢痕性因素为主，因此宜考虑选择手术治疗。

思路3：幽门梗阻手术必须进行必要的术前准备，包括全身情况准备和局部准备。全身情况准备包括补充液体、电解质，维持酸碱平衡和营养。必要时要纠正贫血。局部处理包括放置胃管，进行胃减压和引流。同时需进行高渗温盐水洗胃，以减轻胃壁水肿。

手术治疗情况

患者全麻下上腹部正中切口进腹。探查腹腔和盆腔，未见肿瘤。幽门和十二指肠球部交界处组织增厚伴水肿，有大网膜粘连，考虑十二指肠溃疡伴幽门梗阻诊断明确，决定行胃大部切除术，在胃大弯侧分离大网膜血管，保留大网膜血管弓。近端至胃网膜左动脉的最下第一个垂直分支，远端至十二指肠球部远侧端。分离小网膜，近端至胃左动脉第一降支，远端至十二指肠球部远侧端。在十二指肠球部远侧离断球部，远端双层缝合关闭。然后在上述血管分离水平离断胃，移除切下标本。小弯侧胃断端双层缝合关闭，大弯侧与Treitz韧带以远8cm的空肠（结肠前），行端侧吻合。吻合口径为3.5cm。近端对小弯。检查吻合口通畅，局部放置乳胶引流管，检查腹腔无活动性出血，吸尽腹腔渗液，逐层关腹。

【问题5】 胃大部切除术应该注意的问题？

思路1：切除的范围：应切除远端2/3～3/4胃组织并包括幽门、近胃侧部分十二指肠球部。此手术切除了含有大量壁细胞和主细胞的远端胃体，降低了胃酸和胃蛋白酶的分泌；切除了胃窦就减少了G细胞分泌的促胃液素，从而降低了胃酸分泌；好发溃疡的部位也一并切除。

知识点

胃大部切除术的解剖标志

胃大部切除术的胃切断线的解剖标志是小弯侧胃左动脉第一降支至大弯侧胃网膜左动脉的最下第一个垂直分支的连线，按此连线可以切除60%的远端胃组织（图11-5）。

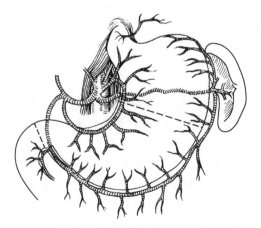

图11-5　胃大部切除的范围

思路2：重建胃肠连续性：可根据术中情况选择毕（Billroth）Ⅰ式或毕（Billroth）Ⅱ式。也可采用胃空肠Roux-en-Y术式。

毕Ⅰ式是胃与十二指肠吻合[参见人民卫生出版社《外科学》（第8版）第358页，图34-6]，它比较符合原来的生理状况，但要注意吻合口不得有张力。如果吻合口张力大，应选择毕Ⅱ式或Roux-en-Y术式。

毕Ⅱ式为十二指肠断端缝闭，胃和空肠吻合，又分为结肠后[参见人民卫生出版社《外科学》（第8版）第358页，图34-7（1）～（2）]和结肠前方式[参见人民卫生出版社《外科学》（第8版）第358页，图34-7（3）～（4）]。结肠前方式将空肠袢直接于结肠前方提到胃断端做吻合。结肠后方式即在横结肠系膜打孔，将空肠袢经此孔从结肠后提到胃断端做吻合。吻合口径一般为3～4cm，过大易发生倾倒综合征，过小影响胃排空。Treitz韧带到吻合口的空肠袢长度，一般结肠前方式为8～10cm。结肠后方式为6～8cm。胃和空肠吻合时，近端空肠置于胃小弯侧抑或大弯侧可根据术中情况和习惯决定，但应高于远端空肠，这样有利于排空。

胃空肠Roux-en-Y术式[参见人民卫生出版社《外科学》（第8版）第359页，图34-8]是胃大部切除后，十二指肠断端关闭，取Treitz韧带以远10～15cm空肠横断，远断端与残胃吻合，近断端与距前胃肠吻合口45～60cm的远断端空肠侧行端侧或端端吻合。此术式可防止胆、胰液流入残胃导致的反流性胃炎。

【问题6】如何评价手术疗效？

思路1：评价标准：胃切除术的疗效评定可参照Visick标准，分为四级：Ⅰ级，术后恢复良好，无明显症状。Ⅱ级，偶有腹部不适或腹泻等消化道症状，通过饮食调整可以改善，不影响日常生活。Ⅲ级，有轻到中度倾倒综合征或反流性胃炎症状，需要药物治疗。可坚持工作，能正常生活。Ⅳ级，有明显并发症或溃疡复发，无法正常工作和生活。

思路2：如何避免溃疡的复发：胃大部切除术后溃疡复发率为2%～5%。溃疡复发多与术中胃组织切除范围不够恰当有关，因此必须严格评定术中胃组织的切除范围。

手术后情况

患者术后恢复好，无发热，腹腔引流液为淡血性液体，100～200ml，逐渐减少，术后第3天拔除腹腔引流管。胃肠减压量100～250ml/d，术后第3天肛门排气后拔除鼻胃管，并嘱饮水。分别于术后第5、第6、第7天给予流食半量、流食和半流食。术后第7天排便，腹部切口拆线后出院。

【问题7】胃大部切除术后常见并发症。

胃十二指肠溃疡手术后早期并发症多与术中操作不当或术前准备不足有关；术后远期并发症多因手术导致的解剖、生理改变对机体的扰乱所致。

知识点

胃大部切除术后早期并发症

1. 术后出血　包括胃肠道腔内出血和腹腔内出血。前者包括胃或十二指肠残端出血、吻合口出血等。腹腔内出血多为胃周围结扎血管或网膜血管结扎线松脱出血。胃肠道腔内出血可以通过内镜检查明确出血部位，通过喷洒止血粉，上血管夹等保守措施止血。如果出血无明显缓解应再次手术止血。腹腔内出血可以通过腹腔穿刺抽得不凝血或腹腔引流管引流液性状明确诊断。

2. 术后胃瘫　术后胃瘫是胃手术后以胃排空障碍为主的综合征。也见于胰腺手术和其他腹部手术，包括妇科手术。胃瘫通常发生在术后2～3d，多发生在饮食由禁食改为流质或流质改为半流质时。患者出现恶心、呕吐，呕吐物多呈绿色。需放置胃管进行引流、胃减压。一般胃管需要放置1～2周，时间长者可达月余。由于长期禁食和胃肠液丢失，如不及时补充调整，可导致脱水、水电解质与酸碱紊乱和营养障碍。胃管引流量减少，引流液由绿转黄、转清是胃瘫缓解的标志。辅助用药宜选用可静脉滴注的制剂，如甲氧氯普胺和红霉素。红霉素用于治疗胃瘫的剂量是1mg/kg，一日两次静脉滴注。

3. 术后胃肠壁缺血坏死、吻合口破裂或瘘　术后胃肠壁缺血坏死多见于高选择性迷走神经切断术，由于离断了胃小弯的血供，导致小弯胃壁缺血坏死。胃大部切除术需注意适当保留残胃大弯的胃短血管。十二指肠残端或空肠袢的血供不足也会引起肠壁缺血坏死，造成吻合口破裂或肠瘘。发现胃肠壁坏死应立即禁食，放置胃管进行胃肠减压，并严密观察。一旦发生坏死穿孔，出现腹膜炎体征应立即手术探查并进行相应处理。

4. 十二指肠残端破裂　见于十二指肠残端处理不当或毕Ⅱ式输入袢梗阻。患者上腹部剧烈疼痛，伴发热。腹部检查有腹膜刺激体征，腹腔穿刺可得腹腔液含胆汁。一旦确诊立即手术。术中应尽量关闭十二指肠残端，并行十二指肠造瘘和腹腔引流。如因输入袢梗阻所致需同时解除输入袢梗阻。

5. 术后梗阻

(1) 毕Ⅱ式吻合术后可能会发生输入袢梗阻和输出袢梗阻：急性输入袢梗阻由于梗阻近端为十二指肠残端，因此是一种闭袢性梗阻，易发生肠绞窄。患者表现为上腹部剧烈腹痛伴呕吐。呕吐物不含胆汁。上腹部常可扪及包块。输出袢梗阻多见于术后肠粘连或结肠后方式系膜压迫肠管所致。患者表现为上腹部饱胀不适，严重时有呕吐，呕吐物含胆汁。

(2) 吻合口梗阻多见于吻合口过小或吻合时内翻过多，加上术后吻合口水肿所致。处理方法是胃肠减压，消除水肿。经保守治疗后症状通常可以缓解，如保守方法失败，需要再次手术。

知识点

胃大部切除术后远期并发症

1. 倾倒综合征(dumping syndrome)　胃大部切除术后，由于失去了幽门的节制功能，导致胃内容物排空过快，产生一系列临床症状，称为倾倒综合征，多见于毕Ⅱ式。根据进食后出现症状的时间，分为早期和晚期两种类型。①早期倾倒综合征：进食后半小时出现心悸、出冷汗、乏力、面色苍白等短暂血容量不足的相应表现。并伴有恶心和呕吐、腹部绞痛和腹泻。发生机制可能与高渗性胃内容物快速进入肠道导致肠道内分泌细胞大量分泌血管活性物质有关。保守治疗为调整饮食，少食多餐，避免过甜的高渗食品。症状重者可采用生长抑素治疗。手术宜慎重。②晚期倾倒综合征：发生在进食后2~4h。主要表现为头晕、面色苍白、出冷汗、乏力、脉搏细数。发生机制为食物进入肠道后刺激胰岛素大量分泌，继而导致反应性低血糖，故又称为低血糖综合征。治疗应采用饮食调整，减缓碳水化合物的吸收，严重病例可采用皮下注射生长抑素。③碱性反流性胃炎：碱性肠液反流至残胃，导致胃黏膜充血、水肿、糜烂，破坏了胃黏膜屏障。临床表现为胸骨后或上腹部烧灼痛，呕吐物含胆汁，体重下降。一般抑酸剂无效。多采用保护胃黏膜、抑酸、调节胃动力等综合措施。

2. 溃疡复发　胃大部切除术未能切除足够胃组织或迷走神经切断不完全均可造成溃疡复发。应先进行溃疡的正规保守治疗。如出现并发症则选用适当的处置方法。

3. 营养性并发症　胃大部切除术后由于残胃容量减少，消化吸收功能影响，患者常出现上腹部饱胀、贫血、消瘦等症状。治疗应采取调节饮食，少食多餐，选用高蛋白、低脂肪饮食，补充维生素，铁剂和微量元素。

4. 残胃癌　因良性疾病行胃大部切除术后5年以上，残胃出现原发癌称为残胃癌。发生率约2%。多数患者残胃癌发生在前次因良性病变行胃大部切除术后10年以上。发生原因可能与残胃黏膜萎缩有关。临床症状为进食后饱胀伴贫血、体重下降。胃镜检查可以确定诊断。

第四节　胃　　癌

胃癌(gastric carcinoma)是常见的恶性肿瘤，在我国消化道恶性肿瘤中占第二位。确切病因不十分明确。胃癌的临床表现不典型，常出现上腹部不适，进食后饱胀恶心等非特异性的上消化道症状，易被忽视；进展期可有消瘦、体重下降。并可能出现消化道出血、穿孔和幽门梗阻等并发症。胃癌的早期诊断是提高治愈率的关键。最有效的诊断方式是纤维胃镜检查。胃癌的治疗是以手术为主的综合治疗。根治性手术的原则为彻底切除胃癌原发灶，按照手术方式清除胃周区域淋巴结，重建消化道。D_2淋巴结清扫的胃切除术是进展期胃癌的标准治疗方式。化疗是胃癌重要的治疗方式,进展期胃癌根治术后无论有无淋巴结转移均需化疗,常选用多种化疗药联合应用。

关键点

1. 可能引起胃癌的慢性疾患和癌前病变。
2. 早期胃癌的定义及形态分型。
3. 进展期胃癌 Borrmann 分型法及皮革胃的概念。
4. 胃的区域淋巴结分组,胃癌的淋巴结的分站转移和跳跃式转移。
5. TNM 分期的含义。
6. 胃癌临床症状的不典型性。
7. 胃癌易感人群的筛查。
8. 纤维胃镜和 X 线钡餐造影各自的特点。
9. 胃癌根治术胃切除的范围和淋巴结清扫的范围。
10. 胃癌常见的手术方式。
11. 辅助治疗在胃癌治疗中的作用。
12. 胃癌的术后随访工作。

首次门诊病历摘要

男性,59 岁。主因"上腹部隐痛不适伴食欲减退 3 个月"来我院门诊就诊。患者 3 个月来感觉上腹正中剑突下方疼痛,为持续性隐痛,偶有反酸和嗳气症状。无进食哽咽感,无腹胀,无呕吐。按"胃炎"服用"胃黏膜保护剂"治疗,效果不佳。症状于近日有所加重。发病以来,食欲减退明显,体重下降 5kg,大小便正常。既往:10 年前因间断上腹痛于外院行胃镜检查诊断为"慢性胃炎",行幽门螺杆菌检查(+),未行规律药物治疗,后未复查。吸烟史 20 余年,10 支 /d。无手术外伤史。其父健在,其母 12 年前因"胃癌"去世。

【问题 1】 通过上述问诊,该患者可疑的诊断是什么?
根据患者的主诉、症状、既往史和个人史,应高度怀疑胃癌(gastric carcinoma)可能。
思路 1:中年男性,慢性病程。患者为胃癌的好发人群,应引起重视。

知识点

胃癌是最常见的恶性肿瘤,在我国消化道恶性肿瘤中居第二位,好发年龄在 50 岁以上,男女发病率之比约为 2:1。

思路 2:非特异性的上消化道症状是胃癌最常见的临床症状,要与胃十二指肠良性溃疡的症状相鉴别。问诊时还应特别注意询问有无食欲减退、体重下降等消耗症状,对恶性疾病的诊断具有提示作用。

知识点

胃癌的临床表现

早期胃癌多数患者无明显症状,有时出现上腹部不适,进食后饱胀、恶心等非特异性上消化道症状。随着病情发展,患者出现上腹疼痛加重、食欲下降、乏力、消瘦、体重减轻。部分患者可出现类似十二指肠溃疡的症状,按慢性胃炎和十二指肠溃疡治疗,症状可暂时缓解,易被忽视。胃十二指肠良性溃疡的疼痛通常具有规律性,而胃癌的疼痛缺乏规律性。

思路 3:问诊时应注意的几个特殊症状,如腹胀、呕吐、大便颜色有无便血等,需警惕特殊部位的胃癌可能引起的症状或合并症。

知识点

胃癌的特殊表现

贲门胃底癌可出现胸骨后疼痛和进食梗咽感；幽门附近的胃癌生长到一定程度，可导致幽门部分或完全性梗阻而发生呕吐，呕吐物多为隔夜宿食和胃液；肿瘤破溃或侵犯胃周血管可有呕血、黑便等消化道出血症状；也有可能发生急性穿孔。

思路4：问诊时应特别注意既往史、个人史、家族史的收集。胃癌的病因尚不明确，可能与地域环境因素、饮食生活因素、幽门螺杆菌（HP）感染、癌前病变、遗传和基因因素相关。该患者有幽门螺杆菌感染史，吸烟史，家族史，均为胃癌的易感因素。

知识点

胃癌的病因

1. 地域环境 我国的西北与东部发病率高于南方地区。日本及东南亚发病率高，欧美国家低。

2. 饮食生活因素 长期食用熏烤、盐腌食品的人群发病率高，与亚硝酸盐、真菌毒素、多环芳烃化合物含量高有关。缺乏新鲜蔬菜与水果与发病也有一定关系。吸烟者的胃癌发病风险较不吸烟者高50%。

3. 幽门螺杆菌（HP）感染 幽门螺杆菌感染也是引发胃癌的主要因素之一。
(1) 促进胃黏膜上皮过度增殖。
(2) 诱导胃黏膜细胞凋亡。
(3) 代谢产物直接转化胃黏膜。
(4) DNA转换到黏膜细胞中致癌。
(5) 诱发同种生物毒性炎症反应。

4. 慢性疾患和癌前病变 易发生胃癌的胃疾病包括胃息肉、慢性萎缩性胃炎及胃部分切除后的残胃。胃腺瘤的癌变率在10%～20%，直径超过2cm时癌变机会加大。萎缩性胃炎常伴有肠上皮化生或黏膜上皮异型增生，可发生癌变。胃大部切除术后残胃黏膜发生慢性炎症改变，可能在术后15～25年发展为残胃癌。

5. 遗传 胃癌患者有血缘关系的亲属其胃癌发病率较对照组高4倍，其一级亲属患胃癌的比例显著高于二、三级亲属。胃黏膜的癌变可能涉及多种癌基因、抑癌基因的改变。

思路5：对于门诊就诊的患者，应当如何筛选出胃癌的高危人群？
胃癌诊断的早晚与治疗的效果密切相关。早期诊断是提高治愈率的关键。但由于早期胃癌无特异性症状，容易被患者和医务人员所忽视，国内早期胃癌占胃癌住院患者的比例还不到10%。因此对门诊就医的患者，应特别注意其是否具有易感因素，并进一步采用有效手段进行检查以确诊。

知识点

胃癌的普查原则

①40岁以上，既往无胃病史而出现上述消化道症状者，或已有溃疡病史但症状和疼痛规律明显改变者；②有胃癌家族病史者；③有胃癌前期病变者，如萎缩性胃炎、胃溃疡、胃息肉、胃大部切除病史者；④有原因不明的消化道慢性失血或短期内体重明显减轻者。

【问题2】 为进一步明确诊断，需要进行何种检查？
思路1：应重视外科专科体格检查。

重点检查有无贫血、腹部情况，有无腹部压痛，有无腹部包块。早期患者多无明显体征，晚期患者可出现上腹部质硬固定的包块，且边界不清，活动度差。如出现腹水，可表现为移动性浊音阳性。应注意锁骨上淋巴结情况，尤其是左锁骨上淋巴结是否肿大。应常规进行肛门指诊，部分患者可于直肠前凹扪及肿块。

知识点

胃癌患者的体征

1. 淋巴转移是胃癌的主要转移途径，胃癌的淋巴结转移通常是循序逐步渐进，但也可发生跳跃式淋巴转移。终末期胃癌可经胸导管向左锁骨上淋巴结转移（Virchow's sentinel node）；或经肝圆韧带转移至脐部。

2. 胃癌可发生腹膜种植转移，当胃癌组织浸润至浆膜外后，肿瘤细胞脱落并种植在腹膜和脏器浆膜上，形成转移结节。直肠前凹的转移癌，直肠指检可以发现。癌细胞腹膜广泛播散时，可出现大量癌性腹水。

思路 2：患者目前最需要的检查是什么？纤维胃镜检查，必要时使用超声内镜检查。纤维胃镜的特点是能够直接观察胃黏膜病变的部位和范围，并可以对可疑病灶取小块组织作病理学检查，是诊断胃癌的最有效方法。为提高诊断率，应对可疑病变组织活检 4~6 处，且不应集中一点取材。

知识点

超声内镜的作用

采用带超声探头的纤维胃镜，对病变区域进行超声探测成像，获取胃壁各层次和胃周围邻近脏器超声图像，可了解肿瘤在胃壁内的浸润深度以及向壁外浸润和淋巴结转移情况，有助于胃癌的术前临床分期，以及决定病变是否适合进行内镜下切除。

第二次门诊记录

纤维胃镜检查结果（图 11-6）：食道、贲门、胃底胃体黏膜色泽正常，未见溃疡与异常隆起，胃窦小弯侧可见一 2.5cm×2cm 溃疡型病变（箭头），周围黏膜隆起水肿，溃疡面渗出，质脆，取活检 5 块送病理检查。超声内镜提示该病变侵及胃壁肌层达浆膜层。胃小弯侧可探及数个肿大淋巴结。幽门未累及，十二指肠球部未见异常。病理结果：（胃窦部）腺型胃组织中有异型细胞浸润，符合中分化腺癌。

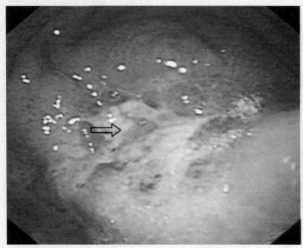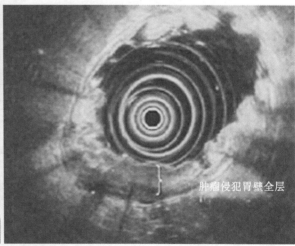

肿瘤侵犯胃壁全层

图 11-6　胃癌胃镜及超声内镜图像
箭头示溃疡型病变。

【问题3】 病灶发生在胃的哪个部位?

思路:发生在胃窦小弯侧,应该掌握胃的解剖结构和胃癌的好发部位(图11-7)。

知识点

胃癌好发部位

依次为胃窦(约占一半)、胃底贲门(约占1/3)、胃体和全胃;胃小弯多于胃大弯。

图 11-7　胃癌的好发部位

【问题4】 患者的病变是否属于早期胃癌?

早期胃癌的定义:病变仅限于黏膜或黏膜下层,不论病灶大小或有无淋巴结转移。进展期胃癌的定义:癌组织浸润深度超过黏膜下层的胃癌。内镜检查中可通过超声内镜明确病变浸润深度。该患者属于进展期胃癌。

知识点

早期胃癌的形态分型

Ⅰ型为隆起型,癌灶突向胃腔;Ⅱ型表浅型,癌灶比较平坦没有明显的隆起与凹陷;Ⅲ型凹陷型,为较深的溃疡。Ⅱ型还可以分为三个亚型,即Ⅱa浅表隆起型、Ⅱb浅表平坦型和Ⅱc浅表凹陷型(图11-8)。

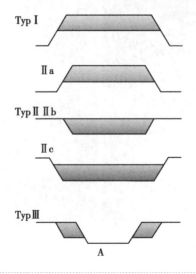

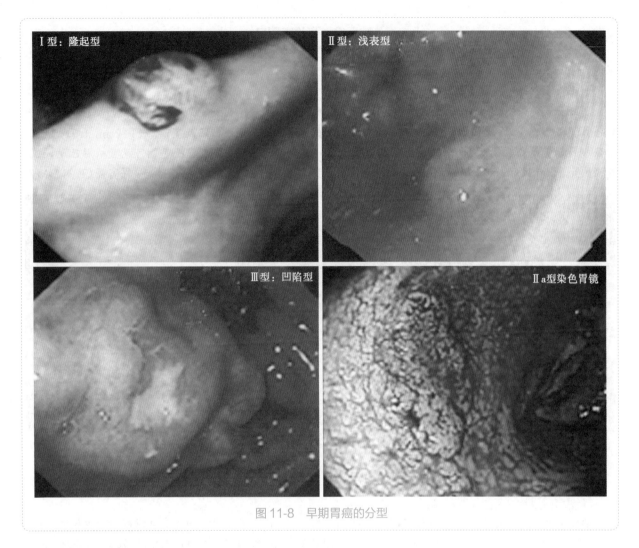

I型：隆起型

II型：浅表型

III型：凹陷型

IIa型染色胃镜

图 11-8 早期胃癌的分型

【问题5】 该患者属于进展型胃癌的哪一种大体病理类型？

进展期胃癌按 Borrmann 分型法分四型（图 11-9）：I型（息肉型，也叫肿块型）为边界清楚突入胃腔的块状癌灶；II型（局限溃疡型）为边界清楚并略隆起的溃疡状癌灶；III型（溃疡浸润型）为边界模糊不清的溃疡，癌灶向周围浸润；IV型（弥漫浸润型）癌肿沿胃壁各层全周性浸润生长，边界不清。若全胃受累胃腔缩窄、胃壁僵硬如革囊状，称皮革胃，恶性度极高，发生转移早。该患者属于III型（溃疡浸润型）。

【问题6】 患者的病理组织类型是哪种？

属于腺癌，胃癌绝大部分为腺癌。特别需要注意的类型是黏液腺癌和印戒细胞癌，提示病变恶性程度高。

【问题7】 患者下一步应当如何处理？

患者进展期胃癌诊断明确，应收入普通外科病房，进行进一步检查，以确定治疗方案。

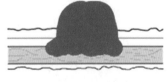

Borrmann I 肿块型

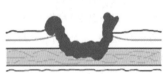

Borrmann II 溃疡局限型

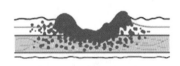

Borrmann III 溃疡浸润型

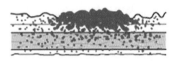

Borrmann IV 弥漫浸润型
（皮革胃）

图 11-9 进展期胃癌分型

入院后进一步检查情况

常规检查：WBC 5.7×10^9/L，Hb 98g/L，ALB 35gl/L，电解质正常，CEA 12.3ng/mL，CA19-9 25.6U/mL，便潜血（+）。

胸部 X 线检查：双肺未见转移灶。

腹部增强 CT（图 11-10）：胃窦部小弯侧胃壁增厚性改变，可见强化，胃壁僵硬，胃腔略变窄，长度约 3.5cm，累及胃壁全层，浆膜面毛糙，与肌层分界不清，胃角处黏膜可见一凹陷改变，基底宽 2cm，表面欠光整，增强期表面可见强化，幽门和十二指肠球部未见受累。胃周脂肪层清晰，沿胃小弯侧可见数枚淋巴结，最大直径 1.3cm。肝脏形态正常，实质内未见异常密度灶。腹盆腔未见积液征象。临床诊断：胃窦癌（$T_{4a}N_{1\sim2}M_0$）

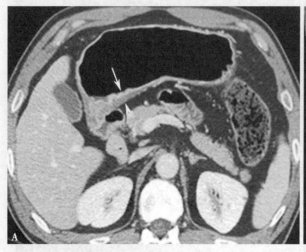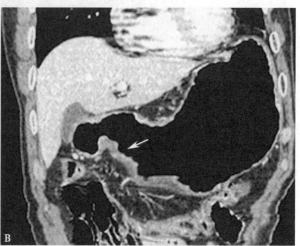

图 11-10 胃癌腹部 CT 表现
A. 冠状位；B. 矢状位。

【问题8】 入院后的常规检查应关注哪些项目？

胃癌患者入院后需进行系统检查，了解患者的一般情况，并为患者做好术前准备。血常规中应注意血红蛋白水平，有无贫血，贫血是否与潜在的消化道出血有关（便潜血）。如贫血程度重（<90g/L），可考虑术前输血以改善贫血。通过血清白蛋白水平了解患者的营养状况，血清白蛋白过低可能影响手术效果及术后恢复，应予以术前补充。术前有电解质异常者应及时纠正。癌胚抗原（CEA）、CA19-9 等肿瘤标志物在部分胃癌患者中可见升高。

知识点

肿瘤标志物的检测意义

癌胚抗原（CEA）在 40%～50% 的胃癌病例中升高，其他肿瘤标志物（CA19-9、CA12-5、CA724）等，也有可能在胃癌病例中出现不同程度的升高，但并无筛查或诊断价值。在判断治疗效果和术后随访时有一定意义，如术前升高的患者在术后是否下降到正常；术后复查时如果出现持续性升高则提示有复发及转移可能。

【问题9】 影像学检查的选择？

上消化道造影是诊断胃癌的常用方法，其缺点是不如胃镜直观且不能取活检进行组织学检查。近年来随着纤维胃镜技术的发展，上消化道造影在临床上运用较少，但其对胃上部癌是否侵犯食管或远端胃癌是否累及十二指肠具有诊断价值。如贲门癌有时会累及食道下段，行上消化道造影可明确累及食道的长度，以决定是否需要胸腹联合手术以达到根治切除的效果。

胸部 X 线检查可以提示有无肺部的远处转移。对术前分期有帮助。如怀疑有转移病变，可进一步性胸部 CT 以明确。

腹部增强 CT 可作为目前胃癌术前分期的首选方法。阅片时应关注胃癌病变范围，侵犯胃壁的深度、局部淋巴结转移情况和有无肝脏、腹膜及盆腔的远处转移,对病变作出初步的分期。

知识点

胃癌的 TNM 分期

T 代表原发肿瘤浸润胃壁的深度。T_1:肿瘤侵及固有层、黏膜肌层或黏膜下层;T_2:肿瘤浸润至固有肌层;T_3:肿瘤穿透浆膜下结缔组织而未侵犯腹膜脏层或邻近邻近结构;T_{4a}:肿瘤侵犯浆膜;T_{4b}:肿瘤侵犯邻近邻近结构。N 表示局部淋巴结的转移情况。N_0:无淋巴结转移(受检淋巴结个数≥15);N_1:1~2 个区域淋巴结转移;N_2:3~6 个区域淋巴结转移;N_3:7 个及 7 个以上区域淋巴结转移(N_{3a}:7~15 个区域淋巴结有转移;N_{3b}:16 个及 16 个以上区域淋巴结有转移)。M 则代表肿瘤远处转移的情况 M_0:无远处转移;M_1:有远处转移。

【问题 10】 该患者应选择何种治疗方法?

目前胃癌的治疗强调多学科团队(multidisciplinary team,MDT)合作的综合治疗,确定治疗方案的基础则为胃癌的临床和病理分期,同时需结合一般状况及伴随疾病等进行考虑。通常需要外科、肿瘤化疗科、医学影像科、病理科等多学科会诊制定治疗方案。

早期胃癌不伴淋巴结转移者,直径小于 2cm 的无溃疡表现的分化型黏膜内癌,可考虑内镜下治疗,如内镜黏膜下剥离术(EMR)和内镜黏膜下层剥离术(ESD);如内镜切除困难,应施行 D1 胃切除术,可行腹腔镜或开腹胃部分切除术。术后无须进行辅助放疗或化疗;

局部进展期胃癌或伴有淋巴结转移的早期胃癌应采取以手术为主的综合治疗手段,根据肿瘤侵犯深度及是否伴有淋巴结转移可考虑直接进行根治性手术,或术前先进行新辅助化疗,再根据肿瘤的反应进行根治性手术,成功实施根治性手术的局部进展期胃癌需根据术后病理分期决定辅助治疗的方案。

转移性胃癌在没有合并症的情况下应采取以化疗为主的综合治疗,如出现梗阻、穿孔、出血等并发症则实施姑息性手术,如胃切除术,胃空肠吻合术、空肠造口、穿孔修补术等。

该患者属于局部进展胃癌,没有远处转移或腹膜转移迹象,一般状况可耐受手术,应考虑限期实施胃癌根治性手术,并根据术后病理分期情况决定辅助治疗方案。

手术治疗情况

患者在全麻下行开腹探查胃癌根治术。手术过程记录如下:上腹部正中切口由剑突至脐左水平,逐层进腹。探查腹腔无腹水,肝脏腹膜及盆腔等无转移性结节。肿瘤位于胃角,约 2cm×3cm 大小,浆膜无肉眼侵犯,网膜、腹腔干、脾动脉、肝总动脉旁及脾门均未及明显肿大淋巴结。拟行根治性胃大部切除术。在横结肠上缘分离横结肠系膜前叶,分离胰腺前被膜至胰腺上缘,根部切断胃网膜右静脉、动脉,清扫 No.6;肝下切断肝胃韧带和肝十二指肠韧带前腹膜,清扫 No.12a。根部处理胃右静脉,清扫 No.(5),距离肿瘤 6m,幽门以远 2cm 切断十二指肠,沿肝总动脉分离清扫 No.8a,处理胃冠状静脉后游离胃左动脉、脾动脉和腹腔干,根部切断胃左动脉,清扫 No.7、No.9、No.11p,游离贲门右,清扫 No.1,切除小弯侧系膜,胃网膜左右动脉交界以左处理胃大弯血管弓,清扫 4sb、4d。直线切开缝合器切断并封闭胃体,小弯侧距肿瘤 6cm,距贲门 5cm。胃体残端大弯侧与 Treitz 韧带远端 15cm 空肠,于结肠前行 Billroth Ⅱ式胃空肠吻合。腹腔彻底止血,留置引流管,关腹。病理标本肉眼所见:胃角溃疡性病变,质硬质脆,似浸透胃壁全层,大小为 3cm×2cm。距十二指肠切缘 5cm,距胃切缘 6cm。

【问题 11】 术中如何判断肿瘤能否根治性切除?

手术中进入腹腔的探查很重要。病变的位置,与周围组织脏器及重要血管的关系,有无术前未发现的肝脏转移或腹盆腔种植转移,需要进行仔细评估。腹盆腔种植转移常发生在大网膜,腹膜或肠系膜上,病变小但分布广泛,术前影像学检查往往无法准确诊断,一旦在术中发现,意味着已无根治性切除的可能。如肿瘤与邻近脏器,如肝脏、脾脏、胰腺、结肠、肾上腺等有浸润表现,应可考虑行联合脏器切除的胃癌根治术。该患者经术中探查,具备根治性切除的条件。

【问题 12】 根治性胃癌切除术应掌握哪些原则?

原则为彻底切除胃癌原发灶,清除胃周围的淋巴结,重建消化道。目前公认的胃癌根治手术的标准术式是 D2 淋巴结清扫的胃切除术。

（1）常用的胃切除术和胃切除范围：全胃切除术（total gastrectomy）包括贲门和幽门的全胃切除；远端胃切除术（distal gastrectomy）包括幽门的胃切除术，保留贲门，标准手术为切除胃的 2/3 以上；近端胃切除术（proximal gastrectomy）包括贲门的胃切除术，保留幽门。

胃切断线要求距肿瘤肉眼边缘 5cm 以上；远侧部癌应切除十二指肠第一部 3～4cm，近侧部癌应切除食管下端 3～4cm。

（2）淋巴结清扫：淋巴结清扫范围以 D（Dissection）表示，依据不同的胃切除术式系统地规定了淋巴结清扫的范围。D 级标准可分为 D1 和 D2 手术（表 11-1）。

表 11-1 D 级标准的手术分类

手术类别	全胃切除术	远端胃切除术
D0 手术	淋巴结清扫未达到 D1 手术	
D1 手术	NO.1～7	NO.1, 3, 4, 5, 6, 7
D2 手术	D1+NO.8a, 9, 10, 11p, 11d, 12a	D1+NO.8a, 9, 11p, 12a

知识点

胃的区域淋巴结

通常将胃引流的淋巴结分为 16 组（图 11-11）。①贲门右，②贲门左，③胃小弯，④胃大弯，⑤幽门上，⑥幽门下，⑦胃左动脉旁，⑧肝总动脉旁（动脉前方表示为⑧a，动脉后方表示为⑧p），⑨腹腔动脉旁，⑩脾门，⑪脾动脉旁（脾动脉近侧为⑪p，脾动脉远侧为⑪d），⑫肝十二指肠韧带（沿肝动脉为⑫a，沿门静脉为⑫b），⑬胰头后，⑭肠系膜上血管旁，⑮结肠中血管旁，⑯腹主动脉旁。胃癌的淋巴结转移通常是循序逐步渐进，即先由原发部位经淋巴网向胃周淋巴结转移（1-6 组），继之癌细胞随支配胃的血管，沿血管周围淋巴结向心性转移，并可向更远重要血管周围转移（7-16 组）。

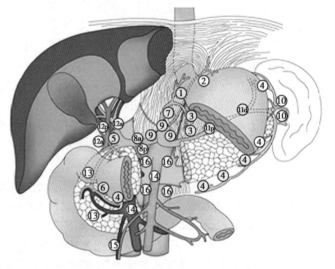

图 11-11 胃癌淋巴结分组
①贲门右；②贲门左；③胃小弯；④胃大弯；⑤幽门上；⑥幽门下；⑦胃左动脉旁；⑧肝总动脉旁（动脉前方表示为⑧a，动脉后方表示为⑧p）；⑨腹腔动脉旁；⑩脾门；⑪脾动脉旁（脾动脉近侧为⑪p，脾动脉远侧为⑪d）；⑫肝十二指肠韧带（沿肝动脉为⑫a，沿门静脉为⑫b）；⑬胰头后；⑭肠系膜上血管旁；⑮结肠中血管旁；⑯腹主动脉旁。

【问题 13】 手术方式的选择？

该患者属于局部进展期胃癌。局部进展期胃癌的标准治疗是 D2 淋巴结清扫的胃切除术。手术方式根据肿瘤所在的部位而有所不同选择。以该患者为例，病变位于胃窦，属于胃远端癌，可行根治性远端胃大部切除，切除胃的 3/4～4/5，幽门下 3～4cm 切断十二指肠，距癌边缘至少 5cm 切断胃，按照 D2 标准清扫淋巴结，切除大网膜、网膜囊；消化道重建可选 Billroth Ⅰ式胃十二指肠吻合或 Billroth Ⅱ式胃空肠吻合。

胃体与胃近端癌可行根治性全胃切除，消化道重建常行食管空肠 Roux-en-Y 吻合。近端胃癌也可选用根治性近端胃切除，胃食管吻合。

扩大的胃癌根治术适用胃癌侵及邻近组织或脏器，如包括胰体、尾及脾的根治性胃大部切除或全胃切除；有肝、结肠等邻近脏器浸润可行联合脏器切除术。

术后情况

患者术后恢复好，无发热，腹腔引流液为淡血性液体 100～200ml，逐渐减少，术后第四天拔除腹腔引流管。胃肠减压量 100～250ml/d，术后第 3 天排气，术后第 4 天拔除鼻胃管并嘱饮水。分别于术后第 5、第 6、第 7 天给予流食半量、流食和半流食。术后第 7 天排便。

术后病理结果回报：远端胃切除标本：胃角小弯侧溃疡性中 - 低分化腺癌（moderately to poorly differentiated adenocarcinoma），肿瘤大小 2.5cm×1.5cm×0.9cm，浸润胃壁全层达外膜，未突破浆膜层，可见脉管癌栓及神经侵犯，手术两断端净。淋巴结：（小弯侧 NO.3）3/17，（幽门上 NO.5）2/3，（肝动脉周围 NO.8）1/1 可见转移癌；（大弯侧 NO.4）0/5，（幽门下 NO.6）0/2，（贲门右 NO.1）0/3，（胃左动脉周围 NO.7）0/1，（腹腔动脉周围 NO.9）0/1 及网膜组织内未见癌。免疫组化：p53（-），ki67 70%～90%，HER-2（-），CD44（-），bcl-2（-），EGFR（++），CEA（+），CA19-9（+）。

【问题 14】 胃癌根治术后应注意患者哪些情况？

1. 患者生命体征，术后 24h 注意引流管颜色，有无腹腔出血。

2. 患者液体补充：应考虑纠正电解质紊乱，维持出入量平衡，营养维持、负氮平衡等。

3. 控制感染，发现可疑感染：检测体温。如出现体温高，应结合血常规等检查除外可能存在的感染，如常见的如肺部、泌尿系、导管相关的感染。与手术相关的应注意伤口感染和腹腔感染。腹腔感染可能由于吻合口漏或十二指肠残端漏，应观察腹腔引流的颜色、性状和引流量，必要时可行病原学培养，并应用敏感抗生素。严重时不排除再次手术可能。拔出引流管后的腹腔感染不易发现，可行 B 超或 CT 以明确。

4. 观察胃肠道功能恢复情况：观察患者每日胃肠减压量，有无主诉腹胀，肠鸣音恢复情况和排气与否，胃肠道功能恢复后可拔除鼻胃管，并循序渐进的恢复饮食。毕Ⅱ式吻合可出现输入袢、输出袢梗阻或胃排空障碍。必要时可行上消化道造影以明确，并根据具体情况进行相应处理。

【问题 15】 从病理结果中我们能得到什么重要信息？

病理结果是患者最重要的临床材料之一。包含着对疾病的最终诊断，准确的临床病理分期和下一步治疗方向。应注意病变的大体类型、分化程度、组织类型、病变范围、浸润深度。淋巴结清扫范围，数量和阳性淋巴结的数目。免疫组化结果可以帮助确定组织类型、判断疾病预后，对某些靶向药物治疗有指导意义。

根据该患者病理结果的描述，TNM 分期为 $T_{4a}N_2M_0$，进一步的临床病理分期为 ⅢB 期。

知识点

不同 TNM 划分的胃癌临床病理分期（表 11-2）

表 11-2　不同 TNM 划分的胃癌临床病理分期

分期	N_0	N_1	N_2	N_3
T_1	ⅠA	ⅠB	ⅡA	ⅡB
T_2	ⅠB	ⅡA	ⅡB	ⅢA
T_3	ⅡA	ⅡB	ⅢA	ⅢB
T_{4a}	ⅡB	ⅢA	ⅢB	ⅢC
T_{4b}	ⅢB	ⅢB	ⅢC	ⅢC
M_1	Ⅳ			

【问题 16】 患者下一步的治疗计划是什么？

目前胃癌的治疗强调综合治疗。对于进展期胃癌，除进行手术切除外，还应进行化疗。该患者选择了 XELOX 方案：奥沙利铂 130mg/m²，D1；卡培他滨每次 1 000mg/m²，b.i.d.×14d，每三周重复。共 8～12 次。

> 知识点
>
> **胃癌常用的化疗方案**
>
> 顺铂联合氟尿嘧啶类药物：CF 方案（顺铂 /5FU），XP（顺铂 / 卡培他滨），SP（顺铂 /S-1）。
>
> 奥沙利铂联合氟尿嘧啶类药物：FOLFOX（奥沙利铂 /CF/5FU），XELOX（奥沙利铂 / 卡培他滨），SOX（奥沙利铂 /S-1）。
>
> 紫杉烷类联合氟尿嘧啶类药物：紫杉醇或多西紫杉醇联合 5-FU 或卡培他滨或 S-1。
>
> ECF 方案（表阿霉素 / 顺铂 /5FU）及其改良方案（奥沙利铂代替顺铂和 / 或卡培它滨代替 5FU）。

其他辅助治疗还包括放射治疗，免疫治疗、靶向治疗、中医中药治疗等。近年来对于 HER-2 蛋白经免疫组化或 FISH 检测为阳性的患者，给予曲妥珠单抗联合化疗取得了不错的疗效。

【问题 17】 如何做好患者的随访工作？

胃癌的预后与其的病理分期、部位、组织类型、生物学行为以及治疗措施有关。Ⅰ期胃癌的 5 年生存率为 82%～95%，Ⅱ期为 55%，Ⅲ期为 15%～30%，而Ⅳ期仅 2%。肿瘤的复发和转移直接影响患者生存期。因此，应对患者进行严格的随访。通常术后两年内，每 3 个月门诊复查一次，复查的内容包括血常规、生化检查、肿瘤标志物，胸片、B 超，必要时可行腹部增强 CT 及内镜检查。术后 2～5 年，可每半年复查一次，5 年之后可每年复查一次，终生随诊。

第五节 胃肠间质瘤

胃肠间质瘤（gastrointestinal stromal tumors，GIST）是消化道最常见的间叶源性肿瘤，60%～70% 发生在胃，20%～30% 发生在小肠。其分子生物学特点是 c-kit 基因发生突变，c-kit 基因编码 KIT 蛋白（CD117），是重要的诊断标志物。临床表现与肿瘤的部位、大小和生长方式有关，可有上腹部不适等消化道症状，瘤体较大可扪及腹部肿块，肿瘤浸润到胃肠道腔内常有消化道出血。内镜和超声内镜下可见黏膜下肿块。CT 有助于明确肿块部位以及有无转移。组织标本镜下可见典型梭形细胞表现，免疫组化检测显示 CD117 和 DOG1 过度表达，配合基因检测有助于确诊。GIST 应视为具有恶性潜能的肿瘤，肿瘤危险程度与肿瘤部位、大小、细胞有丝分裂指数（核分裂相）相关。首选手术治疗，手术争取彻底完整切除，术中应避免肿瘤破裂。靶向治疗药物，如甲磺酸伊马替尼具有良好的疗效，可以控制中高危险度的 GIST 术后复发，也可以用于术前辅助治疗及治疗不能切除或术后复发转移的 GIST。

门诊病历摘要

女性，29 岁。主因"间断上腹痛 1 个月，胃镜发现黏膜下占位 2d"来我院门诊就诊。患者 1 个月来感觉上腹正中隐痛，为间歇性隐痛，偶有反酸和嗳气症状。无进食哽咽感，无呕吐，大小便正常。1 周前就诊于我院门诊，常规体格检查和专科体格检查未见明显异常。便潜血（+）；血红蛋白：98g/L，肿瘤标志物正常。行胃镜检查提示胃大弯黏膜下隆起肿物，直径约 3cm，表面光滑，顶部中央凹陷或呈溃疡样，上覆盖白苔及血痂，触之易出血；内镜超声提示肿物起源于胃壁肌层，呈突向腔外、边界清楚的低回声。门诊以胃占位；胃间质瘤？收入院。既往体健，无手术外伤史。无家族遗传病史及类似病史。

【问题 1】 该患者诊断思路？

患者为青年女性，临床表现为上腹正中隐痛，并伴有非特异性的消化道症状，便潜血阳性伴轻度贫血，尽管不是胃肿瘤（胃癌）的好发年龄，但也应该考虑消化道疾病，因此决定行胃镜检查，并获得阳性发现。

【问题 2】 胃镜检查提示的"间质瘤"的概念；胃肠间质瘤的定义和背景知识

思路 1：胃肠间质瘤的来源。

胃肠间质瘤是消化道最常见的间叶源性肿瘤，即来源于胃肠间充质细胞，而胃癌、结肠癌来源于胃肠上皮细胞。

知识点

胃肠间叶细胞

胃肠间叶细胞又称间充质细胞，源于中胚层，广泛存在于胃肠道管壁的各层组织中，包括黏膜层、黏膜下层、肌层、浆膜层及其系膜。间叶细胞有多项分化潜能，可以进一步分化为纤维母细胞、肌纤维母细胞、脂肪细胞、血管内皮细胞和滑膜细胞等。

思路2：对胃肠间质瘤的认识过程。

1940—1960年，由于医学发展的局限性，种类繁多、形态复杂的胃肠道间叶来源的肿瘤被误认为平滑肌瘤或神经源性肿瘤。20世纪80年代通过电镜和免疫组化技术发现，此类肿瘤的抗原表达和超微结构既无平滑肌分化又无神经源性分化，而是一种非定向分化的间质瘤，1998年，Hirota等发现胃肠间质瘤特异性表达c-kit酪氨酸激酶受体，可用CD117单克隆抗体检测，为诊断GIST确定了标准。

知识点

*c-kit*基因突变

*c-kit*是一种原癌基因，位于人染色体4q12～13.编码KIT受体蛋白，是一种酪氨酸激酶受体，导致酪氨酸激酶受体持续活化，刺激肿瘤细胞的持续增殖和抗凋亡信号的失控，利于肿瘤形成。GIST的*c-kit*基因突变率>85%。

思路3：胃肠间质瘤的定义

是一组独立起源于胃肠道间质干细胞的肿瘤，病理学上可见梭形细胞表现，免疫组化过度表达CD117和DOG-1，属于消化道间叶性肿瘤。

思路4：胃肠间质瘤的流行病学特点

胃肠间质瘤占消化道肿瘤的1%～3%，从儿童至老年发病年龄范围广泛，无性别差异，75%发生在50岁以上人群。可发生在整个消化道，其中60%～70%发生在胃，20%～30%发生在小肠，10%发生在结直肠，也可发生在食管、网膜和肠系膜等部位。

入院后进一步检查情况

常规检查：WBC 5.7×10⁹/L，HB 98g/L。ALB 35gl/L，电解质正常。CEA 3.3ng/mL，便潜血(+)。

胸部X线检查：双肺未见明显异常。

腹部增强CT：胃体部大弯侧可见突向胃腔内椭圆形软组织肿物，直径约3.5cm，肿物密度较均匀，局部可见坏死。增强可见明显强化，胃周未见明显肿大淋巴结。肝脏形态正常，实质内未见异常密度灶。腹盆腔未见积液征象。临床诊断：胃占位，胃间质瘤可能性大。

【问题3】 应关注患者哪些临床表现？

患者有上腹隐痛等上消化道非特异性症状，血红蛋白：98g/L，便潜血(+)，说明有消化道慢性失血，与胃肠间质瘤的常见症状相符。

知识点

胃肠间质瘤的临床表现

胃肠间质瘤的临床表现与肿瘤的部位、大小和生长方式有关。瘤体小时症状不明显，可有上腹部不适或类似溃疡病的消化道症状；瘤体较大或发展较快时可扪及腹部肿块。肿瘤浸润到胃肠道腔内可出现急性或慢性消化道出血，引起贫血表现；十二指肠间质瘤可压迫胆总管引起梗阻性黄疸。

【问题4】 胃肠间质瘤在内镜下的特点?

患者胃镜及超声内镜的表现与 GIST 的特点相一致(图 11-12)。GIST 在内镜下常表现为黏膜下肿物,与胃癌及胃淋巴瘤不同的是,胃黏膜相对完整,有时肿物顶端可有中心溃疡,是导致出血的原因。超声内镜可明确肿物的来源,胃肠间质瘤主要位于肌层内。

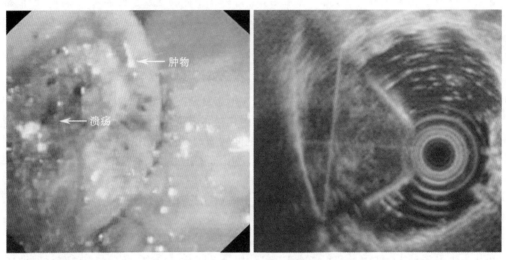

图 11-12　胃肠间质瘤内镜及超声内镜表现

【问题5】 还应该对患者进行哪些检查?

对可疑胃肠间质瘤的患者,有必要进行腹部增强 CT 的检查,可以明确肿瘤的部位、大小、形态、与周围脏器的关系和有无远处转移。特别是对常规内镜无法达到的部位(如小肠),CT 检查更具有决定性的作用。根据 CT 的表现,可以确定手术切除的方式和手术切除的范围。胃肠间质瘤在 CT 中通常表现为向腔内、腔外或同时向腔内外突出的圆形或类圆形软组织肿块,可呈分叶状。大者可出现坏死,囊性变及出血。增强多呈明显强化,有时可见周围器官组织受侵(图 11-13)。

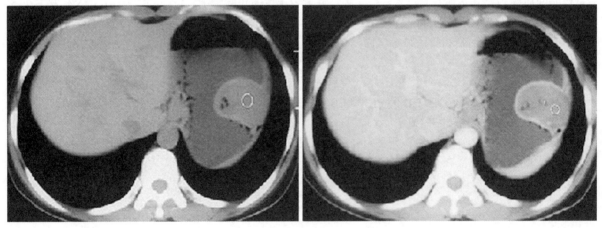

图 11-13　胃肠间质瘤的 CT 表现

【问题6】 能否在患者手术前获得病理学诊断?

胃肠间质瘤的病理学诊断,需要结合光学镜下的组织病理学特点和免疫组织化学的结果。光学镜下肿瘤细胞大多为梭形细胞或由梭形细胞和上皮样细胞混合组成。免疫组织化学染色可见 CD117 和 DOG1 染色阳性,如果免疫组化结果不确定,可进一步采用基因检测以明确诊断。然而,由于 GIST 为黏膜下肿瘤,内镜活检时较难获取黏膜下的病变组织,病理诊断阳性率不高(与胃癌不同,胃癌为黏膜受损,容易取到肿瘤组织)。而且,内镜下活检或经皮穿刺活检容易导致间质瘤破裂,造成肿瘤播散。因此,术前活检应慎重,仅对无法手术必须获得病理学证据的患者实施,并且尽量采用经消化道腔内活检的方式。该患者可以手术切除,无须进行术前活检。

【问题7】 如何判断胃肠间质瘤的"良恶性"?

GIST 均应视为具有恶性潜能的肿瘤,因此不应简单用"良恶性"来表述。目前使用"危险度"来代表肿瘤复发和转移的风险程度(表 11-3)。胃肠间质瘤的危险度与肿瘤部位、大小、细胞有丝分裂指数(核分裂相)、肿瘤有无破裂相关。

表 11-3　胃肠间质瘤的危险度分级

肿瘤大小 /cm	核分裂 /50HPF	原发肿瘤部位	危险度分级
<2.0	≤5	任意	极低
	6～10	任意	中
2.1～5.0	≤5	任意	低
	6～10	胃	中
		非胃	高
5.1～10.0	≤5	胃	中
		非胃	高
	6～10	任意	高
>10	>10	任意	高
任意	任意	肿瘤破裂	高

【问题8】 该患者应采用何种治疗方法?

外科手术治疗是 GIST 的唯一根治手段,也是无转移病灶时的标准首选治疗。该患者肿瘤位于胃体大弯侧,病变局限,应采用手术治疗。

手术治疗及术后情况

患者在全麻下行开腹探查 + 胃部分切除术。手术过程记录如下:上腹部正中切口由剑突至脐上,逐层进腹。探查肝脏、腹膜及盆腔等无转移性结节。肿瘤位于胃体大弯侧,向胃腔内生长,大小约 3.5cm×3cm,质硬,浆膜尚完整。胃周及腹膜后未及明显肿大淋巴结。拟行胃部分切除术。切开胃结肠韧带,游离胃大弯侧。切断肿瘤周围血管弓。距肿瘤边缘 2cm 切开胃壁各层,完整切除肿物及周围正常胃壁。间断全层缝合胃壁切口,浆肌层间断缝合以加固。彻底止血,逐层关腹。病理标本肉眼所见:胃大弯隆起型肿物,向腔内生长,质硬质脆,肿物表面可见溃疡及血痂形成。肿瘤大小为 3cm×3cm。肿瘤距切缘 >2cm。

患者术后恢复好,术后第 3 天排气,拔除鼻胃管并嘱饮水。术后第 4 天进流食,术后第 6 天出院,嘱两周后门诊复查。

术后9d病理回报(图 11-14):(胃体)梭形细胞肿瘤,大小 3.5cm×3cm×2cm,细胞呈束状或编制状,核分裂像 1～2 个 /50HPF(总面积 5mm²)。肿瘤位于肌层至浆膜下,局部伴退变,出血及坏死。标本切缘及基底均净。胃周组织可见淋巴结 3 枚,未见肿瘤转移。免疫组化:CD117+++,CD34+++,Dog-1+++,SMA-,S-100-,Ki-67 10%。综上:结合形态及免疫组化:胃肠间质瘤,生物学行为呈低危险度。

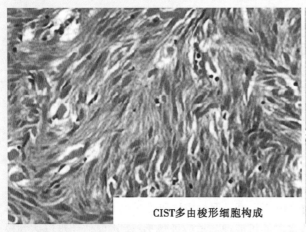

CIST多由梭形细胞构成

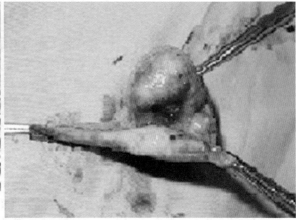

图 11-14　胃肠间质瘤的病理

153

【问题9】 胃肠间质瘤的手术原则是什么？

手术原则要求完整切除（en bloc）、保证切缘阴性并极力避免肿瘤破裂。手术范围应根据影像学资料、肿瘤发生部位、术中探查结果及患者身体状况等选择，手术应争取 R0 切除，并在保证 R0 切除的条件下，尽可能多的保留其他脏器的功能。肿瘤直径<5cm 者，切缘应≥2cm；肿瘤直径>5cm 或具有危险度高者，切缘可适当扩大。GIST 以血行转移为主，淋巴转移 <5%，不需要常规进行淋巴清扫。原发在胃的 GIST，可行胃楔行切除、胃大部或全胃切除术；原发小肠的 GIST，可行小肠部分切除；食管、十二指肠和直肠原发病灶，局部切除或楔行切除有困难，应适当扩大切除；侵及邻近的器官的肿瘤可行联合脏器切除。

【问题10】 可否行腹腔镜手术或内镜下切除？

腹腔镜手术容易引起肿瘤破裂和导致腹腔种植，应慎重使用。如果胃间质瘤直径小于或等于 5cm，可以考虑在有经验的中心进行腹腔镜切除。对于大于 5cm 的胃间质瘤或恶性程度相对较高的小肠及直肠间质瘤，原则上不推荐进行腹腔镜手术。

由于胃间质瘤在胃壁内并无明确边界，常发生于胃壁肌层或以下，单纯的黏膜下剥离或剜除无法保证肿瘤的完全切除。切除过深可造成胃壁穿孔等并发症，因此目前尚不建议使用内镜手术治疗胃间质瘤。

【问题11】 如何解读患者的病理报告？

病理报告应该规范和细致，必须准确地描述原发部位、肿瘤大小、核分裂像和肿瘤破裂，还要记录其他提示恶性的指标，包括切缘情况、危险度评估、免疫组化检测以及与预后相关的其他病理参考指标。从该患者的病理报告中，肿瘤由梭形细胞组成，CD117 和 DOG-1 均为强阳性，满足胃肠间质瘤的诊断标准。肿瘤的部位是胃，肿瘤大小在 2～5cm 范围内，核分裂象 1～2 个 /50HPF，由表 11-3，该肿瘤属于低危险度。

出院后情况

患者术后两周携病理结果门诊复查，无明显不适，进食正常，大小便正常。患者咨询：该病的预后如何，如何进行随访？有必要进行辅助治疗吗？需不需要服用"靶向药物"？

【问题12】 如何对患者进行随访？

术后随访的患者：GIST 手术后最常见的转移部位是腹膜和肝脏，故推荐进行腹、盆腔增强 CT 或 MRI 扫描作为常规随访项目。①中、高危患者应该每 3 个月进行 CT 或 MRI 检查，持续 3 年，然后每 6 个月 1 次，直至满 5 年；②低危患者应每 6 个月进行 CT 或 MRI 检查，持续 5 年；③由于肺部和骨骼转移的发生率相对较低，建议至少每年 1 次胸部 X 线检查，在出现相关症状情况下推荐进行骨扫描。

【问题13】 胃肠间质瘤的辅助治疗有哪些？

胃肠间质瘤很少应用放疗与化疗，GIST 具有很高的放射抵抗性，而邻近脏器更容易受损，多药联合化疗的反应率也仅有 10%～15%。

目前证明对 GIST 治疗有效的是分子靶向药物：目前一线治疗药物为甲磺酸伊马替尼（Imatinib）。推荐剂量为 400mg/d。若治疗效果不佳，可使用其他靶向药物，如舒尼替尼和瑞戈非尼。

知识点

分子靶向治疗的理论基础

c-kit 原癌基因突变导致 KIT 酪氨酸激酶活化，是 GIST 形成的关键步骤。因此酪氨酸激酶抑制剂应该可以治疗 GIST。研究发现甲磺酸伊马替尼通过与 ATP 竞争性结合酪氨酸激酶催化部位的核苷酸结合位点，使激酶不能发挥催化活性，导致底物的酪氨酸残基不能被磷酸化而不能与下游的效应分子进一步作用，从而导致细胞增殖受抑，诱导细胞凋亡。

【问题14】 什么情况下考虑使用分子靶向治疗？

1. 术前治疗　作用在于减小肿瘤体积，降低临床分期；缩小手术范围，避免不必要的联合脏器切除，降低手术风险，同时增加根治性切除机会；对于特殊部位的肿瘤，可以保护重要脏器的结构和功能；对于瘤体巨大，术中破裂出血风险较大的患者，可以减少医源性播散的可能性。适应证包括：①术前估计难以达到根治切除；②肿瘤体积巨大（大于 10cm），术中易出血、破裂，可能造成医源性播散；③特殊部位的肿瘤（如胃食管结合部、十二指肠、低位直肠等),手术易损害重要脏器的功能;④肿瘤虽可以切除,但估计手术风险较大,术后复发率、死亡率较高;⑤估计需要进行多脏器联合切除手术。

2. 术后辅助治疗　GIST 患者推荐继续使用靶向药物预防复发,但服药的时间没有完全定论。推荐中高危组在完全手术切除后至少服用格列卫 12 个月。靶向治疗前应行基因检测,根据检测结果指导靶向药物选择。高危者可延长用药时间,可至 3 年。本患者属低危险度组,术后不需要服用药物治疗。

3. 转移复发或不可切除 GIST 的治疗:伊马替尼是转移复发或不可切除 GIST 的一线治疗药物。有研究表明,伊马替尼治疗转移复发 GIST 的客观疗效高,并且能够明显地改善患者的生存期。

（刘玉村）

第十二章 小 肠 疾 病

第一节 肠 梗 阻

肠梗阻（intestinal obstruction）是临床常见的急腹症之一，诊治延误可致病情加重，甚至肠坏死、肠穿孔、腹膜炎，尽早正确处置非常必要。但由于其病因复杂、病情发展变化快、临床表现多样，给诊断、治疗带来困难。根据梗阻发生的原因，将肠梗阻分为 3 类：机械性肠梗阻、动力性肠梗阻及血运性肠梗阻。不同病因引起的肠梗阻，临床表现、治疗方式也不尽相同。

关键点

1. 肠梗阻的病因。
2. 肠梗阻的主要分类。
3. 肠梗阻的病理生理改变。
4. 肠梗阻的临床表现。
5. 肠梗阻的诊断思路。
6. 肠梗阻的非手术治疗原则。
7. 肠梗阻的手术时机与手术治疗原则。

一、机械性肠梗阻

机械性肠梗阻是因各种因素使肠腔变小或完全阻塞致肠腔内容物通过受阻，为临床最常见的类型。

急诊病历摘要

女性，68 岁。主因"胃大部分切除毕 - I 氏吻合术后 3 个月，腹胀、腹痛 3d"就诊。患者 3 个月前因胃窦巨大溃疡于我院行胃大部分切除毕 - I 氏吻合术。术后 3 个月内间断出现进食后腹部不适，时有隐痛不适，时有腹胀腹痛，脐周为著，禁食后可缓解，近 1 个月因进食后感不适，进食量逐渐减少。3d 前患者进食后出现腹痛、腹胀明显，为阵发性绞痛，伴呕吐进食食物，并停止排气排便。患者自发病以来精神较差，饮食差，睡眠一般，大便如上述，尿量少，体重下降 5kg。体格检查：神志清、精神较差、皮肤口唇干燥，眼眶稍凹陷，腹部膨隆，腹正中可见陈旧性手术瘢痕，腹部可见肠型，全腹轻压痛，以上腹部为著，无反跳痛，无肌紧张，未触及明显包块。Murphy 征阴性，肝脾未触及，肝浊音界存在，移动性浊音阴性，双侧肾区无叩痛，可闻及高调肠鸣音及气过水声。双侧腹股沟区未见明显异常。

【问题 1】 初步诊断是什么？
根据患者的病史及临床表现，初步诊断考虑为急性肠梗阻，机械性肠梗阻可能性大。
思路 1：突发的腹痛、腹胀、呕吐、停止排气排便，符合急性肠梗阻的临床表现。
肠梗阻的主要临床表现包括：
1. 腹痛   由于梗阻近端肠内容物不能向远端运行，肠管强烈蠕动所致。呈阵发性剧烈绞痛。在腹痛发作时，患者自觉有肠蠕动感，且有肠鸣，有时还可出现移动性包块。
2. 腹胀   腹胀的发生往往在腹痛之后。腹壁较薄的患者，常显示梗阻部位近端肠管的膨胀而出现肠型。高位小肠梗阻常表现为上腹，尤其是上腹中部饱胀；低位小肠梗阻为全腹性胀气，以中腹部为明显；低位结肠梗阻呈全腹性广泛胀气，如果回盲瓣关闭良好，梗阻以上肠袢可形成闭袢，腹周膨胀显著，闭袢肠梗阻可出现局限性腹胀。

3. 呕吐　高位小肠梗阻出现较早，在梗阻后早期即可发生，呕吐较频繁。早期呕吐物为食物或胃液，其后为胃液、十二指肠和胆汁。低位小肠梗阻的呕吐出现较晚，主要为积蓄在肠内并经发酵、腐败呈粪样带臭味的肠内容物。结肠梗阻少有呕吐。

4. 停止排气排便　完全性肠梗阻，停止排气排便是主要症状。在梗阻发生的早期，梗阻部位以下肠内积存的气体或粪便可以排出，可能会误认为肠道通畅，在询问病史时应注意。

思路2：患者初步考虑急性肠梗阻，因患者为老年女性，既往行胃大部分切除毕-Ⅰ氏吻合术手术史，考虑粘连性肠梗阻可能性大，需进一步检查明确。

【问题2】 为进一步明确诊断，需要进行哪些检查？

思路1：首先应明确患者生命体征是否稳定，是否存在主要脏器的功能障碍。完善血常规、血生化、凝血功能等基础相关检查。

知识点

急性肠梗阻的病理生理改变

1. 局部变化　梗阻近端肠蠕动增强，以克服肠内容物通过障碍；肠腔因气体和液体的积存而膨胀。液体主要来自胃肠道分泌液；气体大部分是咽下的空气，部分由血液弥散至肠腔以及肠道内容物经细菌分解发酵而产生。急性完全性梗阻时，肠管迅速膨胀，肠壁变薄，肠腔压力不断升高。最初表现为静脉回流受阻，肠壁充血、水肿，继而出现动脉血运受阻。最后，肠管可因缺血、坏死而破溃、穿孔。

2. 全身变化　①水、电解质和酸碱失衡：肠梗阻时，吸收功能障碍，胃肠道分泌的液体不能被吸收入全身循环而积存在腹腔，导致体液在第三间隙的丢失。随着液体和电解质的丢失，出现水、电解质紊乱和酸碱失衡。②血容量下降：肠膨胀可影响肠壁血运，渗出大量血浆至肠腔和腹腔内。③休克：严重脱水、血容量减少、电解质紊乱、酸碱平衡失调、细菌感染、中毒等多种因素作用下，可引起休克。④呼吸和心脏功能障碍：腹压增高，横膈上升，影响肺内气体交换；血容量不足可使下腔静脉回流量减少，心排血量减少。

思路2：为了进一步明确梗阻部位和程度，初步判断可能的病因以及鉴别诊断，应行立位腹部平片或腹部CT检查。

1. 腹部平片　可显示肠袢胀气，空肠黏膜的环状皱襞在肠腔充气时呈鱼骨刺样，结肠可显示结肠袋。肠腔充气的肠袢是在梗阻以上的部位，小肠完全梗阻时，结肠将不显示。典型的X线表现是出现多个肠袢内含有气液面，呈阶梯状。腹部平片提供的价值有限，敏感性和特异性较低，不能发现腹膜炎或肠绞窄的更早期征象，不能提供有助于区分肠梗阻各种病因的解剖学信息。

2. 腹部CT　CT扫描在预测绞窄和急诊手术的必要性方面有很大作用，尽管CT不能直接发现粘连，但可以通过排除其他原因来准确区分肠梗阻的病因。CT扫描有助于区分完全性肠梗阻，并有助于决定选择非手术治疗还是手术治疗（图12-1）。

3. 水溶性造影剂　使用水溶性造影剂可以准确预测手术的需要并减少住院时间。口服水溶性造影剂如碘海醇等有积极的疏通治疗作用，有时可减少手术的需要。如果口服造影剂24h后行X线检查造影剂未到达结肠，则高度提示非手术治疗的失败。

4. 超声和磁共振　超声依赖于操作者，经验丰富的超声医师可以提供比普通X线更多的信息。在不愿暴露于辐射的情况下超声检查颇具价值，例如在怀孕的患者中。如果需要进一步确认肠梗阻的诊断，可以用MRI来补充超声以获得更多的解剖学信息。

【问题3】 肠梗阻属于单纯性还是绞窄性？

患者间断性腹胀腹痛3个月，加重3d，阵发性绞痛，伴呕吐胃内容物、停止排气排便，但体格检查未见腹膜炎体征，一般情况良好，无休克表现，同时结合患者影像学检查资料，未见腹腔积液积气，未见明显炎症渗出征象，综合考虑患者为单纯性肠梗阻。

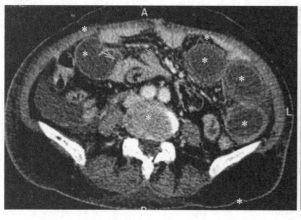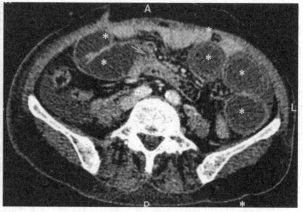

图 12-1　患者的腹部增强 CT

CT 增强横断面回肠"卡压带"(红 *),扩张小肠近端成"鸟嘴征"(绿短箭),扩张积液小肠肠管(白 *),部分分层状强化,可见肠系膜血管聚集征。

【问题 4】　肠梗阻部位属于高位小肠梗阻还是低位小肠梗阻?

患者呕吐频繁,呕吐物为胃内容物;腹胀腹痛以上腹部为著,同时结合腹部 CT 可见原手术区域下方,可见近端小肠扩张,近端小肠成"鸟嘴征",可见疑似"卡压带"。综合考虑患者应属于高位肠梗阻。

知识点

梗阻部位的鉴别诊断（表 12-1）

表 12-1　梗阻部位的鉴别诊断

梗阻部位	症状	体征	影像学改变
高位小肠	呕吐频繁、呕吐物为胃内容物、胆汁、胃液等,腹胀、腹痛较轻	压痛以上腹为主,偶见胃型	X 线可见上腹有较大的空场袢,呈鱼刺状
低位小肠	腹胀、腹痛明显,呕吐发生时间较晚,量少,可呕出粪渣样物质	可见肠型及蠕动波,腹部膨隆较为明显	全小肠大量梯状平面
结肠	腹胀、腹痛明显,可呕出粪渣样物质	压痛常固定,可见肠型及蠕动波	结肠扩张明显
乙状结肠扭转	腹胀、腹痛重	下腹膨隆明显,且不对称	结肠大量扩张,起始于左下腹,钡剂灌肠呈"杯状"

【问题 5】　肠梗阻程度是完全性还是不完全性?

完全性肠梗阻呕吐频繁,如为低位梗阻则为明显全腹胀,停止排气排便,立位腹部平片可见梗阻部位近端肠袢明显充气、扩张,梗阻部位远端小肠结肠内无气体;不完全性肠梗阻呕吐与腹胀均较轻,立位腹部平片所见肠袢充气、扩张都较完全梗阻者轻,梗阻部位远端的小肠和结肠内可见气体存在。患者腹胀及呕吐较为明显,存在停止排气排便的情况,腹部 CT 可见梗阻部位近端肠袢明显充气扩张,考虑患者完全性肠梗阻的可能。

【问题 6】　该患者肠梗阻可能的病因是什么?

患者既往曾有腹部手术病史,术后 3 个月间断有不全性肠梗阻发作,本次急性发作呈机械性小肠梗阻特点。结合患者腹部增强 CT 检查可见手术区域下方近端小肠扩张,呈"鸟嘴征",可见疑似"卡压带",所以考虑患者病因为术后肠管与周围脏器粘连所致,粘连性肠梗阻的可能性较大。

知识点

肠梗阻的病因分类

1. 机械性梗阻　机械性因素引起肠腔狭小或不通,致使肠内容物不能通过,是临床上最常见的梗阻类型。常见的原因包括：①肠外因素，如粘连、疝嵌顿、肿瘤压迫等；②肠壁因素，如肠套叠、肠扭转、先天性畸形等；③肠腔内因素，如蛔虫梗阻、异物、粪块、胆石堵塞等。

2. 动力性肠梗阻　由于神经抑制或毒素刺激致肠壁平滑肌运动紊乱，但无器质性肠腔狭小。分为麻痹性和痉挛性。麻痹性较常见，多发生于腹腔手术后，腹部创伤或弥漫性腹膜炎患者；痉挛性肠梗阻较少见，可发生于急性肠炎、肠道功能紊乱或慢性铅中毒患者。

3. 血运性肠梗阻　由于肠系膜血管栓塞或血栓形成，使肠管血运障碍，肠管失去蠕动能力，肠内容物停止运行，类似于动力性肠梗阻。但其可能迅速继发肠绞窄，需要积极处理。

知识点

粘连性肠梗阻的病因分型

粘连性肠梗阻是肠梗阻最常见的一种类型，占肠梗阻的 40%～60%。一般发生于小肠，引起结肠梗阻者少见，主要分为三型：

1. 先天性粘连　不常见，约占 5%，如卵黄管退化不全，在脐与回肠之间形成粘连带；或由于胎粪性腹膜炎而引起，在腹腔内形成广泛的粘连等。

2. 炎症后粘连　占 10%～20%，由于既往腹腔内脏器发生过无症状的炎症，或是症状性炎症经非手术治疗，如阑尾炎、肠憩室炎、盆腔炎、胆囊炎等。

3. 手术后粘连　约占 80%，是最常见的粘连性肠梗阻类型。手术后粘连是外科手术一个主要的尚未解决的问题，发生于 50%～100% 的腹部外科手术后。粘连通常形成于网膜、小肠和大肠、腹壁和腹内其他器官之间。

【问题7】　该患者目前应如何初步处理？

患者急性机械性肠梗阻诊断较为明确，可先采取急性肠梗阻的基础治疗，缓解患者症状；同时积极术前准备。

1. 胃肠减压　多采用鼻胃管减压，持续负压吸引。目的是减少胃肠道积存的气体、液体，减轻肠腔膨胀，有利于肠壁血液循环的恢复和减轻肠壁水肿，从而缓解梗阻。胃肠减压还可以减轻腹内压，改善因膈肌抬高所致的呼吸循环障碍。抽出的引流液也可以帮助鉴别梗阻部位和有无绞窄。尤其是针对高位肠梗阻患者，缓解腹胀效果明显，同时留置胃管可避免患者大量呕吐发生误吸。

2. 灌肠治疗　可采用甘油灌肠剂或大量生理盐水灌肠，灌肠治疗主要针对低位肠梗阻，尤其是低位的结肠梗阻效果明显，可有效帮助患者排除粪便，减轻腹胀，降低腹压。

3. 纠正水、电解质紊乱和酸碱失衡　根据出入量情况补充液量，初期应以晶体液为主；依据电解质丢失的情况补充电解质。治疗过程中，必须监测尿量，以及中心静脉压。

4. 抗感染　肠穿孔或肠道菌群移位可导致较为严重的感染，应根据肠道细菌的分布特点预防性使用抗生素，应同时针对需氧菌及厌氧菌。

5. 抑制胃肠道液体分泌　适当使用制酸甚至生长抑素等药物，有助于减少胃肠道内液体的分泌量，减轻梗阻症状。

6. 其他对症治疗　解痉、镇静、镇痛等。

急诊入院 24h 记录

患者入院后予以胃肠减压、补液、抑制胃酸分泌等基础治疗，治疗后腹痛较前加重，为持续性绞痛，无明显缓解，肛门停止排便排气。生命体征：T 37.7℃，P 115 次/min，R 22 次/min，BP 86/58mmHg。腹部体格检查：腹膨隆，左上腹可见肠型，全腹压痛、反跳痛，以左上腹为著，肠鸣音未闻及。实验室检查结果：WBC 17.54×10⁹/L，N 88%，ALB 32g/L，K^+ 3.42mmol/L，Na^+ 139.2mmol/L。动脉血气（面罩吸氧 5L/min）：pH 7.354，PO_2 69mmol/L，PCO_2 37mmol/L。复查腹部消化道碘水造影结果：动态观察见造影剂至上段小肠后难以通过，分别于 2h、6h 后复查，中、上腹可见多个"阶梯"状气液平。考虑小肠高位完全性梗阻（图 12-2）。

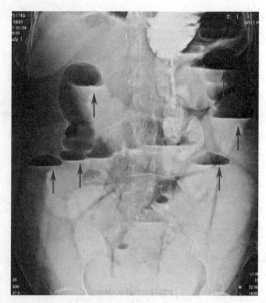

图 12-2 患者入院 24h 消化道碘水造影

小肠碘水造影，多短小阶梯状液平（红箭头）。

【问题 8】 肠梗阻患者手术时机应如何把握？

患者保守治疗无明显缓解，行小肠碘水造影未疏通，且出现肠绞窄及感染中毒性休克表现，应在积极抗休克治疗的同时，立即行手术治疗。

手术指征：1. 在 24～48h 的非手术治疗过程中未见效果　①加重的腹痛、腹胀或压痛；②胃肠减压抽吸物由不臭变为臭味，或变为血性。

2. 绞窄性肠梗阻。

3. 完全性肠梗阻。

4. 肠扭转（保守治疗无效）。

5. 疝嵌顿（保守治疗无效）。

6. 肠套叠（通过气钡灌肠等治疗无效）（肠套叠保守治疗后反复发作）。

手术治疗情况

患者于入院后第二天在全麻下行开腹探查术。手术过程记录如下：麻醉成功后，仰卧位，常规消毒铺巾。取腹正中切口，切开腹白线，确认腹膜，避免损伤腹腔脏器，切开腹膜。见腹腔内小肠扩张，肠壁变薄，沿小肠探查，发现腹腔内大量粘连条索，其中一处粘连条索自小肠肠壁粘连至原切口下方，导致部分小肠疝入，形成内疝，疝入之小肠扩张明显，肠壁已呈紫黑色，部分小肠浆膜层破损，肠壁失去张力和蠕动能力，肠管扩大，对刺激无收缩反应。分离粘连索条，进行肠减压后切除此段坏死肠祥作一期吻合。再次探查自十二指肠起至回盲部，全部小肠顺畅，无破损，无缺血。于小肠吻合口处留置一根引流管自左下腹穿出固定。逐层关腹。麻醉满意，手术顺利，术后返回病房。

【问题 9】 手术注意要点？

1. 如何让判断肠管活力？如果在解除梗阻原因后出现下列表现，则表明肠管已无生机：①肠壁呈紫黑色并已塌陷；②肠壁失去张力和蠕动能力，肠管扩大，对刺激无收缩反应；③相应的肠系膜终末小动脉无搏动；④在肠系膜血管根部注射 1% 普鲁卡因或酚妥拉明以缓解血管痉挛，将肠管放回腹腔，观察 15～30min，如仍不能判断有无生机，可重复一次；最后确认无生机后方可考虑切除。

2. 若肠管坏死如何处理？①若肠管失去活力、坏死，并观察肠管活力无法恢复后，需切除坏死小肠。②术中若见小肠断端水肿严重，或肠管内粪便多，术中腹腔污染严重，则需行预防性小肠造瘘术，避免形成吻合口瘘。

3. 术中防止复发措施？①清除手套上的滑石粉,不遗留线头、纤维、切除的组织异物于腹腔内,减少肉芽组织的产生。②不做大块的组织结扎,减少缺血的组织。③注意无菌操作,减少炎性渗出。④保护肠管浆膜面,防止损伤。⑤清除腹腔内的积血、积液。⑥及时治疗腹腔内的炎性病变,防止炎症扩散。

术后情况

患者术后拔出气管插管安全返回病房。术后第48小时给予少量流质饮食,术后第7天出院。

【问题10】　术后处理重点,以及主要观察指标是什么?

1. 患者高龄、腹部多次手术病史、急诊手术后、术前出现感染中毒性休克表现,围术期出现感染性休克风险较高,术后早期应密切观察生命体征和心肺脑等重要脏器功能。

2. 术前存在重度腹腔感染,术后需加强抗菌药物,应联合应用覆盖厌氧菌的广谱抗菌药物。

3. 注意引流量和引流液的性质,时刻关注两者的变化。

4. 早期给予可尝试给予肠内营养,并逐渐过渡至正常饮食。

5. 观察肠鸣音的变化,注意肛门排气的时间。

6. 术后早期活动,促进肠蠕动及早恢复。

二、动力性肠梗阻

动力性肠梗阻是由于神经反射或毒素刺激引起肠壁肌肉功能紊乱,使肠蠕动丧失或者肠管痉挛,以致肠内容物不能正常运行,但无器质性的肠管狭窄。分为麻痹性和痉挛性,麻痹性肠梗阻较常见,多发生于腹腔手术后,腹部创伤或弥漫性腹膜炎、腹膜后血肿患者;痉挛性肠梗阻较少见,可发生于急性肠炎、肠道功能紊乱或慢性铅中毒患者。

为急诊病历摘要

男性,45岁。主因"上腹疼痛4h"就诊。在急诊行相关检查,以"消化道穿孔"收住院,急诊行"剖腹探查:胃窦穿孔修补术",手术顺利,术中见胃窦前壁穿孔,腹腔内有约50ml脓液,予大量生理盐水冲洗腹腔,并放置引流。既往痛风病史,长期服用激素类药物。术后第5天,患者自诉腹痛、腹胀,为持续性疼痛,伴恶心,无呕吐,肛门未排便排气。体格检查:腹膨隆,未见肠型及蠕动波,手术切口愈合良好,切口外敷料未见渗血渗液,全腹轻压痛,手术切口处为甚,无明显反跳痛及肌紧张,肠鸣音未闻及,腹腔引流通畅,引流液较少,呈淡血性。

【问题1】　该患者的初步诊断是什么?

根据患者的主诉、症状、既往史和体格检查结果,初步诊断为急性肠梗阻,动力性肠梗阻可能性大。

思路1:患者中年男性,5天前因"胃窦穿孔"行"剖腹探查术",有腹腔内感染,术后出现腹痛、腹胀,伴恶心,术后未排气、排便,肠鸣音未闻及,符合急性肠梗阻的临床表现。

思路2:患者腹部手术后第5天,术前因"胃穿孔"致腹腔内严重感染,术中缝合及清洗对消化道牵拉等影响较大,患者麻痹性肠梗阻可能性大,仍需进一步检查明确诊断。

【问题2】　为进一步明确诊断,需要进行哪些检查?

思路1:首先应明确患者的生命体征是否稳定,是否存在主要脏器的功能障碍,有无水、电解质及酸碱平衡紊乱。除了常规检查之外,需要行生化、电解质以及动脉血气分析等相关检查。

思路2:为了进一步明确诊断、梗阻部位和程度,初步判断可能的病因以及鉴别诊断,应行立位腹部平片和CT检查。

知识点

肠梗阻影像学检查的选择比较

腹部X线:腹部X线是最常用的方法,患者首选站立正位、侧位,若患者站立困难,亦可采用仰卧前后位、仰卧水平侧位、侧卧水平正位等。①站立正侧位能清楚显示肠管内的气液面,对肠梗阻的诊断有较高价值;②仰卧前后位和侧卧水平正位亦可显示腹腔内及肠管内气液面,并可对腹部的其他改变进行评估,包括肠内积气、积气肠管的分布位置等,同样有助于肠梗阻的诊断。

腹部 CT 检查:①扫描范围上至横膈,下达盆腔,以全面了解全腹的异常表现。②增强检查,主要用于检查腹内脏器损伤及腹腔脓肿,也用于了解肠梗阻时有无血供障碍;另外,年龄较大或有腹部肿瘤史的患者也可作为首选检查。③必要时行 CTA 检查了解腹部血管情况,有助于术前诊断及手术过程中对重要血管的判断。

造影检查:①钡剂或空气灌肠检查,主要用于回盲部肠套叠、乙状结肠扭转、结肠癌所致梗阻及先天性肠旋转不良等;对肠套叠和乙状结肠扭转,部分病例还可通过灌肠进行复位。②上消化道造影,钡餐检查,主要用于先天性幽门肥厚、十二指肠梗阻等;口服含碘对比剂可用于胃肠道穿孔及肠梗阻等检查。

术后第 5 天病程记录

检测患者生命体征:T 36.8℃,P 86 次/min,R 20 次/min,BP 131/85mmHg。急查各项实验室检查结果:WBC $9.52×10^9$/L,N 78%,ALB 35.3g/L,K^+ 3.05mmol/L,Na^+ 141.5mmol/L。动脉血气:pH 7.421,SPO_2 93%,PO_2 79mmol/L,PCO_2 32mmol/L。立位腹部平片(图 12-3):两膈光滑,膈下未见明确游离气体影,腹部可见多发阶梯状气液平面,腹部肠管积气扩张,双侧腹脂线清晰。考虑为肠梗阻。

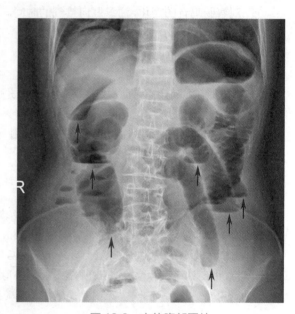

图 12-3 立位腹部平片
箭头示阶梯状气液平面。

【问题 3】 该患者的肠梗阻是机械性的还是动力性的?

患者肠鸣音消失,无明显阵发性绞痛,立位腹部平片显示部分小肠、结肠扩张,腹部 CT 未见明显肠壁增厚及狭窄;结合病史,患者术前腹腔感染严重,手术过程中对肠管牵拉等影响较大,考虑为动力性肠梗阻。

表 12-2 机械性肠梗阻和动力性肠梗阻的区别

因素	机械性肠梗阻	动力性肠梗阻
病因	机械性因素(肠外因素、肠壁因素、肠腔内因素)	神经抑制或毒素刺激,无器质性肠腔狭小
腹痛性质	阵发性绞痛(可发展为剧烈的持续性疼痛)	持续性胀痛或不适
肠鸣音	高亢,可伴有气过水声或高调金属音	减弱或消失
呕吐情况	高位呕吐较早且频繁;低位初为胃内容物,后期为粪样肠内容物	多呈溢出性
腹胀情况	高位腹胀不明显,偶可见胃型;低位腹胀显著,遍及全腹,偶可见肠型及蠕动波	腹胀显著且均匀,遍及全腹
腹部平片表现	限于梗阻以上的部分肠管胀气	大、小肠全部充气扩张

【问题4】 该患者是否存在绞窄性肠梗阻?

该病例腹痛较轻,无腹膜炎表现,一般情况可,无休克表现。X线未见腹腔内器质性病变,考虑为单纯性肠梗阻,而非绞窄性肠梗阻。

【问题5】 该患者的肠梗阻部位属于高位小肠梗阻还是低位小肠梗阻?

患者表现为持续性腹胀腹痛,有恶心,但无呕吐,结合病史及立位腹部平片等影像学的表现,考虑为低位小肠梗阻。

【问题6】 该患者是完全性梗阻还是不完全性梗阻?

患者术后肛门未恢复排气、排便,立位腹部平片可见梗阻部位近端肠祥明显充气扩张,考虑完全性肠梗阻的可能。

【问题7】 该患者肠梗阻可能的病因是什么?

患者5d前行腹部手术,且术前腹腔内感染重,手术操作对肠管牵拉影响较大,术后复查血液生化指标提示 K^+ 3.05mmol/L,本次发作呈现动力性肠梗阻特点。据此推断,动力性肠梗阻的可能性较大。

知识点

动力性肠梗阻的病因分型

麻痹性肠梗阻:较常见于腹部手术中的机械性刺激,术中因肠管及其系膜受牵拉刺激后,蠕动功能暂时丧失,或肠壁有不协调的蠕动存在,但未形成将肠内容物推送的节律时,患者术后常出现腹部胀气,有时还会出现腹痛。一般术后2~3d,肠蠕动恢复正常的节律,肠道气液能顺利排出体外,则腹胀、腹痛亦随之消失。另外,腹腔内的炎症刺激引起麻痹性肠梗阻也较常见,各种原因所致的腹膜炎,尤其是弥漫性腹膜炎,常发生肠麻痹乃至腹膨胀。加之神经反射性刺激,胸腹部或脊柱、中枢神经的损伤,腹膜后病变,肠系膜病变等也可引起肠麻痹乃至腹膨胀。

痉挛性肠梗阻:是指肠壁肌肉因痉挛性收缩而致肠内容物运行不畅的一类疾病,多见于小肠。临床上极为少见。患者均有明显的腹绞痛,以脐周明显,小肠梗阻者有恶心、呕吐,结肠梗阻者有便秘,甚至停止排便、排气;阻塞较久者在腹部常可见肠型或能扣及坚硬的索条状物。本病多见于神经质的女性,以中年人居多。病因多为肠腔内因素,如肠腔内的异物、寄生虫、炎症、刺激性食物、肠壁溃疡及血运障碍等,另外还有神经方面因素或食物中毒等。

【问题8】 该患者目前应如何初步处理?

思路1:患者急性动力性肠梗阻诊断较为明确,应首先采取急性肠梗阻的基础治疗,同时积极完善术前准备。

1. 补充体液及电解质 肠梗阻患者入院后需禁食水,水电解质均需通过静脉供给,临床上应该根据生理需要量、继续损失量及累计损失量来计算得到相关数值。

(1)对于体液丢失严重者,应先以晶体扩容,然后以胶体维持患者的水平衡;对于创伤不大、生命体征稳定、无体液额外损失者,在禁食状态下只需补充生理需要量即可。针对患者的血生化检测结果,判断患者是否存在低钾血症、低钠血症、低蛋白血症,然后给予针对性治疗。

(2)该患者入院前即存在低钾血症,低钾亦是引起肠蠕动减慢的一个重要因素,是肠梗阻发生的重要病因,所以,应积极补充钾;补钾的途径可经口服或静脉,针对肠梗阻患者,因需要禁食,则采用静脉输注的方式。补钾的注意事项:①见尿补钾原则,尿量>40ml/h再补钾;②静滴浓度<0.3%,不能静脉推注;③静滴速度<1.5g/h;④每日补钾量不超过15g,可以口服补钾。

(3)当患者血液生化检测结果提示低钠血症时,则宜输注高渗盐水纠正;存在低蛋白血症时,输注人血白蛋白改善全身情况。

2. 营养支持治疗 肠梗阻患者入院后需要禁食,纠正营养不良,维持正常的生理需要,完全肠外营养(total parenteral nutrition, TPN)是必不可少的。应用TPN治疗能很快达到所需热量、蛋白质量及比例,能短时间纠正营养不良,患者容易接受;同时,TPN可调节补液配方,纠正体液丢失、电解质紊乱,能避免可能出现的肠内营养(enteral nutrition, EN)并发症。另外,TPN治疗可有效减少胃肠道分泌,缓解患者腹胀、腹痛,使胃肠道得到充分休息,提高患者的依从性。但在TPN支持过程中应掌握下列基本原则:①TPN的成分和特殊营养素的摄入,必须根据患者的需求和代谢能力进行周密计划;②TPN必须完全,即包括所有必需的营养素(氨基酸、碳水化合物、脂肪、水、电解质、维生素及微量元素),必须按需求量提供。临床上可将TPN所包含的物质统一配比后加入"三升袋"中输注,避免了反复的更换输液器,避免感染和减轻患者的经济负担,同时减少医务人员的工作量。

在肠梗阻患者肠道疏通后,由于长时间禁食,肠功能完全恢复尚需要一定时间,这时肠内营养制剂显得尤为重要。肠梗阻患者的营养支持治疗应从完全肠外营养慢慢向肠内营养过度,肠内营养治疗应从流质饮食开始,但常见的流质饮食(如饮用水、果汁、粥等)难以满足患者的日常需要,所以,还需辅以一定量的肠外营养补充。临床上亦可给予患者肠内营养制剂补充患者所需,肠内营养具有符合人体生理结构、促进胃肠功能恢复、价格低廉、耐受性强等优点。待患者胃肠功能完全恢复后,可增加进食量、改变食物种类至正常。

3. 抑制胃肠道液体分泌　胃肠道每天的基础分泌量会加重患者腹痛、腹胀症状,虽已予胃肠减压,但是胃肠道的保护不容忽视,特别是针对胃黏膜的保护,临床上常常予PPI抑制剂(如奥美拉唑、兰索拉唑、泮托拉唑等)抑制胃酸分泌,患者恢复排便排气后可给予铝镁加、谷氨酰胺等保护胃肠道黏膜,有助于患者胃肠道功能的恢复。

4. 解痉、止痛　肠梗阻患者因消化道堵塞,食物及消化液不能顺利下行,致肠腔扩张,往往腹痛较剧烈,呈阵发性绞痛。在明确诊断后即应积极解痉、止痛治疗,减轻患者痛苦。临床应用较多的解痉药物有间苯三酚、山莨菪碱等;止疼药物种类繁多,且作用机制复杂,在患者剧烈腹痛时可肌内注射地佐辛、曲马多等短效止疼针;若患者疼痛持续不缓解或间隔时间缩短、疼痛加重时,可请疼痛科会诊,指导镇痛用药。

5. 病因治疗　对病因尚不明确的动力性肠梗阻,只能采取保守治疗,恢复消化道的通畅性;病因明确者,应在保守治疗的同时积极治疗原发病。

思路2:患者目前无肠绞窄和休克表现,无明显腹膜炎征象,病情相对稳定,可以暂时不进行手术治疗。

术后第8天病程记录

患者给予留置鼻胃管、胃肠减压,充分补液、维持水电解质平衡、营养支持等治疗,同时动态监测患者血常规、血生化,监测尿量,经过3d的保守治疗,患者诉腹痛较前缓解,肛门排气排便,大便量较少。治疗后生命体征和实验室检查结果如下:T 37.0℃,P 83次/min,R 19次/min,BP 124/80mmHg。WBC 5.21×10^9/L,N 65%,ALB 35.3g/L,K^+ 4.15mmol/L,Na^+ 141.5mmol/L。体格检查未见明显阳性体征,肠鸣音4次/min。

【问题9】 该患者出院后处理的重点,以及主要观察指标是什么?

1. 患者既往有痛风病史,行腹部手术时间尚短,嘱患者应注意休息、加强营养,应至风湿免疫科随诊,同时口服药物抗溃疡治疗,定期复查胃镜,密切观察生命体征和心肺脑等重要脏器功能。

2. 注意饮食,以流质饮食(如肠内营养制剂)开始,待胃肠部分功能恢复后,可逐渐过渡至正常饮食。

3. 观察肠鸣音的变化,注意肛门排气的时间。

4. 注意原发病的治疗,尽可能加强活动,保持大便通畅。

三、血运性肠梗阻

血运性肠梗阻,由于肠系膜血管栓塞或血栓形成,使肠管血运障碍,肠失去蠕动能力,肠腔虽无阻塞,但肠内容物停止运行,故亦可归纳于动力性肠梗阻之中。同时,血运性肠梗阻的病因是由肠系膜血管栓塞或血栓形成产生,所以,我们将在肠系膜缺血性疾病中讲述。

第二节　肠系膜血管疾病

一、肠系膜缺血性疾病

肠系膜缺血性疾病(mesenteric ischemia disease)虽较少见,但随着人口老龄化的进展,近年来发病率

肠系膜上动脉夹层(病例)

呈上升趋势。主要病因是肠系膜血管急性血液循环障碍，导致肠管缺血坏死，临床上常表现为血运性肠梗阻。主要分为以下四类：①肠系膜上动脉栓塞（mesenteric arterial embolism），是最常见的肠系膜缺血性疾病病因，约占50%，栓子多来源于心脏，也可来自主动脉壁脱落的粥样斑块；②肠系膜上动脉血栓形成（mesenteric arterial thrombosis）；③肠系膜上静脉血栓形成（mesenteric venous thrombosis）；④非肠系膜血管阻塞性缺血（nonocclusive mesenteric ischemia）。

关键点

1. 肠系膜缺血疾病的分类及其特点。
2. 肠系膜缺血疾病的临床表现及鉴别。
3. 肠系膜缺血疾病的危险因素。
4. 肠系膜缺血性疾病的辅助检查。
5. 肠管缺血坏死的临床表现。
6. 肠管缺血坏死在CT影像中的表现。
7. 肠系膜缺血性疾病的治疗。
8. 术中如何判断肠管活力。
9. 肠系膜缺血性疾病术后治疗。

急诊病例摘要

患者袁某，女性，68岁，主因"突发腹部剧烈绞痛伴恶心呕吐6h"入院。患者6h前无明显诱因出现持续脐周剧烈绞痛，伴腹胀、恶心呕吐，呕吐物为胃内容物，呕吐后腹痛、腹胀无缓解，自发病起无排便排气。自行服用止痛药后腹痛无缓解，患者无发热、反酸嗳气及血尿。既往：高血压10年，心房纤颤7年，因胃溃疡停用阿司匹林3个月。无手术外伤史。体格检查：神清合作，急性痛苦面容，皮肤黏膜未见黄染，口唇无发绀，心率92次/min，心律不齐，各瓣膜区未闻及杂音，腹部平坦，脐周压痛、反跳痛明显，叩诊鼓音，肝浊音界存在，肝肾区无叩痛，移动性浊音阴性，肠鸣音消失。

【问题1】 患者的初步诊断是什么？

思路1：患者老年女性，急性病程。突发持续脐周剧烈绞痛，伴腹胀、伴恶心呕吐，呕吐物为胃内容物，呕吐后腹痛、腹胀无缓解，自发病起无排便排气，且一般止痛药无效，考虑患者为急性肠梗阻。

思路2：患者既往有高血压病史10年，房颤7年，停用阿司匹林3个月。体格检查腹部体征轻，与腹痛程度不一致，应高度怀疑肠系膜动脉栓塞症引起的血运性肠梗阻。

知识点

不同类型肠系膜缺血性疾病的鉴别诊断

1. *肠系膜上动脉栓塞* 一般发病急骤，剧烈腹痛是肠系膜上动脉栓塞大多数患者的早期症状，难以用一般药物所缓解，可呈局限或全腹痛。恶心、呕吐频繁，呕吐物多为血性。"症状重、体征轻"是该病的临床特点，发病早期腹痛剧烈，但全身改变不明显，腹部平坦、柔软，可有轻度压痛，肠鸣音正常或活跃。随着病情进展，肠黏膜缺血、坏死脱落，部分患者可出现腹泻，排出暗红色血便。

2. *肠系膜上动脉血栓形成* 常先有慢性肠系膜上动脉缺血的征象。表现为饱餐后腹痛，导致患者不敢进食，并伴有慢性腹泻等肠道吸收不良的症状，当引起急性完全阻塞时，表现与肠系膜上动脉栓塞相似。

3. *肠系膜上静脉血栓形成* 发展较慢，多有腹部不适、腹胀、便秘或慢性腹泻等前驱症状。数日或数周后突然剧烈腹痛、持续性呕吐，以呕血和便血多见，腹胀和腹部压痛，肠鸣音减少，腹腔穿刺可抽出血性液体，常有发热和白细胞升高。

4. 非肠系膜血管阻塞性缺血 主要由肠黏膜血流灌注不足引起,导致局部及全部肠管危险性扩张,造成不可逆肠坏死,临床表现与急性肠系膜上动脉栓塞症相似,但发病较缓慢,腹痛逐渐加重,待发展到肠梗死阶段,则出现严重腹痛、呕血或黑便,并出现腹膜炎体征。

知识点

不同类型肠系膜血管缺血性疾病的危险因素

1. 肠系膜上动脉栓塞的危险因素 绝大多数的栓子来源于心脏,常见原因包括长期心房纤颤、心室室壁瘤、细菌性心内膜炎、风湿性心脏病及心脏瓣膜病。约 1/3 的患者既往有其他部位的栓塞病史。高血压、高血脂、长期吸烟的患者合并动脉硬化的概率较大,血管内径狭窄,较易在此基础上发生动脉栓塞。

2. 肠系膜上动脉血栓形成的危险因素 多在动脉硬化性阻塞或狭窄的基础上形成,这类患者常合并弥漫性动脉硬化,少数患者由于自发性、孤立性肠系膜上动脉夹层导致血栓。此外,肠系膜血管移植术后、血管创伤、血液凝固状态的改变亦可促使血栓形成。

3. 肠系膜上静脉血栓形成的危险因素 炎症性肠病、腹腔感染、腹部手术后状态、腹部创伤、妊娠、真性红细胞增多症、恶性肿瘤、原发性血小板增多症、高纤维蛋白原血症、抗凝血酶缺乏等都是肠系膜静脉血栓形成的危险因素。

4. 非肠系膜血管阻塞性缺血 肠系膜上动脉痉挛是非闭塞性肠系膜血管缺血的中心环节,已发现它与持续的心排血量减少和低氧状态有关,常见于脓毒症,充血性心衰,心律失常,急性心肌梗死及严重的失血等,是以上疾病的一种终末期表现。

【问题2】 为进一步明确诊断,下一步该做何检查?

一般检查

1. 实验室检查 可能出现的异常结果包括:血液白细胞升高,血气分析常提示代谢性酸中毒,血清淀粉酶、乳酸脱氢酶、D- 二聚体等指标可升高,但是敏感性和特异性不高。虽然对诊断无特异性,但能反映病情的危重程度,有助于提出疑诊和排除诊断。

2. 腹部平片 检查早期无特异性表现,随着病情进展可出现气液平面,肠管积气扩张等肠梗阻的征象,可由此判断肠梗阻患者的病情进展情况。

3. 超声检查 患者多有肠壁水肿,肠管积气,对超声检查的影响较大。另外患者体型、顺应性以及操作者的水平等诸多因素都会影响检查结果。

4. 心电图 心电图对肠系膜上动脉栓塞的诊断有特殊价值,能提示诊断,多数患者均存在心电图异常。可出现 p 波消失、心室率绝对不规则、QRS 波正常或宽大畸形、出现 f 波、ST-T 段改变等异常表现。

特异性检查

1. CT 血管造影检查 对于肠系膜缺血性疾病诊断的敏感性和特异性较高,分别达到 73% 和 100%,为疑似肠系膜缺血性疾病患者的首选检查。腹部 CT 增强不仅可以清楚显示动静脉,还可以排除其他急腹症相关疾病,也可以从肠壁的水肿、增强程度和是否存在气泡等方面来判断肠管活力。CT 血管造影检查的血管三维重建可以明确血管阻塞部位和程度,还能够评价远端血管的灌注及侧支循环的形成情况,对治疗有很大的指导意义。

2. 血管造影检查 是诊断肠系膜缺血性疾病的金标准,可以鉴别肠系膜缺血性疾病的病因,在诊断的同时可以进行动脉内置管溶栓,血管成型或支架置入等介入治疗。

急诊病例摘要

急诊完善相关检查,急查血常规:白细胞计数 18.6×10⁹/L,中性粒细胞百分比 93%。立位腹部平片:未见膈下游离气体,腹部肠管积气,伴多个气液平。腹部增强 CT 检查(图 12-4、图 12-5、图 12-6):肠系膜上动脉管腔内片状充盈缺损,管腔重度狭窄 / 闭塞,远端分支显影不佳。

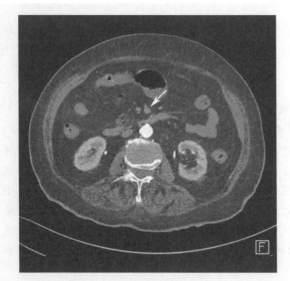

图 12-4 腹部 CTA(横断面)
肠系膜上动脉栓塞(白箭头)

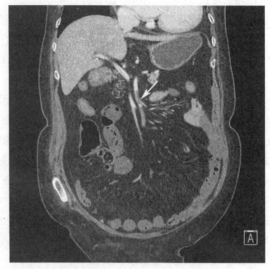

图 12-5 腹部 CTA(冠状面)
肠系膜上动脉管腔内片状充盈缺损,管腔重度狭窄 / 闭塞,
远端分支显影不佳

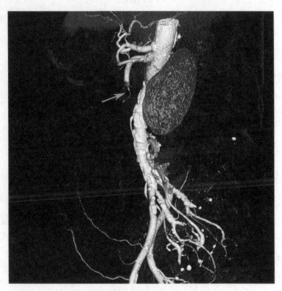

图 12-6 腹部 CTA(三维成像)
肠系膜上动脉栓塞(绿箭头)

【问题 3】 该患者治疗方式的选择?

根据患者的症状、病史、体征、影像学检查结果,考虑"肠系膜上动脉血栓栓塞"诊断明确,患者出现体温升高,腹痛加重,血便,且有明显腹膜刺激征,表明有肠坏死,应排除手术禁忌,积极术前准备,行剖腹探查,若肠管未完全坏死,可将肠系膜上动脉主干切开取栓,并清除远端血块或行搭桥术,对肠管已坏死者行肠切除术。

1. 对无肠管坏死,动脉造影证实肠系膜上动脉分支部分栓塞,远端供血仍充足的患者,可给予以罂粟碱、低分子肝素等保守治疗,但必须去除诱发因素,防止其他部位栓子脱落,治疗过程中需密切观察腹部症状、体征,若情况加重,应果断剖腹探查。

2. 溶栓治疗 急性肠系膜上动脉栓塞早期可选择介入溶栓治疗,但必须控制在腹痛 6～8h 内且无腹膜刺激征者。可动脉输注罂粟碱、尿激酶溶栓治疗。该患者已有明显腹膜刺激征,故不宜选用。

3. 手术治疗 当患者病情加重或溶栓治疗 2h 之内不能溶解者或有肠坏死征象者,应及早剖腹探查:①切开取栓术,早期诊断明确,没有肠管坏死可单纯行血栓取出术,目前临床常用经肠系膜上动脉切开 Fogarty 球囊导管取栓术;②肠切除术,对肠管已缺血坏死者应立即行肠切除术。

【问题4】 在手术操作中如何评估肠成活率?

主要根据肠管颜色,肠系膜边缘动脉搏动,肠管壁的张力和蠕动情况进行判断。本病例中肠管呈灰绿色,蠕动和张力消失,确定肠已坏死。对于怀疑血运障碍的肠管,应当用温盐水纱布湿敷,肠系膜根部封闭的方法观察其血供情况。

手术治疗情况

患者在急诊全麻下行剖腹探查术。手术记录如下:患者仰卧位,常规消毒铺巾,取腹正中切口,长约15cm,逐层进腹,暴露腹腔,探查:腹腔内少量混浊血性渗出物,留取腹腔积液做细菌培养,探查病变部位远端距回盲瓣20cm,累及肠管约1.7m,肠管表面呈灰绿色,肠壁张力消失,无蠕动,肠系膜动脉搏动消失。剩余小肠、结肠未见异常,术中诊断:肠系膜上动脉血栓栓塞,小肠部分缺血坏死。决定行小肠部分切除术,小肠—小肠吻合术,肠系膜上动脉切开取栓术。术中确定切除范围,分次结扎并切断病变小肠系膜血管,于病变远、近端各约5cm处切断小肠,两侧小肠断端并拢,行小肠端端吻合,剩余小肠约2m。严密止血,生理盐水冲洗腹腔,放置引流管1根于吻合口附近,经腹壁引出并固定,清点敷料器械无误,逐层关腹,术毕。标本情况:肠管缺血坏死,送病理待回报。

术后情况

患者术后拔出气管插管安全返回外科病房。术后48h给予少量流质饮食,第3天肛门排气,术后第7天出院。

【问题5】 术后治疗及预防。

对于具有房颤或栓塞病史的患者,应当考虑抗凝治疗,冠脉血栓患者则应戒烟、减肥、改变饮食习惯,控制高血压、糖尿病,必要时应当服用他汀类或抗血小板类药物;若患者长期处于高凝状态,还应查明病因并进一步处理。

二、肠系膜血管畸形

肠系膜血管畸形是引起急、慢性消化道出血重要原因之一,好发于小肠、盲肠及右半结肠,儿童、青壮年血管畸形以空回肠多见,而中老年血管畸形以结肠、尤其以右半结肠多见。常无特殊临床症状和体征,主要临床表现为消化道出血和继发性贫血,常因反复消化道出血或消化道大出血而就诊。常规检查和剖腹探查难以发现病灶部位,以致得不到治愈或者给予错误的手术治疗。其病因不明,可能与先天性血管发育异常、慢性黏膜缺血及后天性获得性血管退行性变有关。

急诊病历记录

患者张某,男,42岁,因"反复便血1年半,再发3d"入院,患者1年半前无明显诱因出现大便出血,1~2次/d,偶伴头晕、乏力,无呕血、腹痛等不适,于当地医院就诊,胃镜检查未见胃十二指肠出血灶,肠镜示结肠肠腔陈旧性积血,可见回盲瓣少量鲜血流出,未见明确出血灶,予以止血、补液等处理后病情好转。3d前患者再次出现黑便,伴恶心呕吐、头晕、全身乏力,遂急诊入院,体格检查:神清,贫血貌,腹软,全腹无压痛、反跳痛及肌紧张。患者既往健康,无肝炎、结核等病史,无心脏、肾脏、内分泌及神经系统病史,无外伤手术史。

【问题1】 患者初步诊断是什么?

思路:患者以反复便血为主要表现,体格检查贫血貌,考虑消化道出血。患者体格检查腹部无阳性体征,胃镜检查未见胃十二指肠出血灶,肠镜示结肠肠腔陈旧性积血,可见回盲瓣少量鲜血流出,未见明确出血灶,消化道出血的部位和病因尚不清楚,需做进一步检查。

【问题2】 为明确诊断,下一步该作何检查?

思路:患者胃镜肠镜均未见异常,但可见回盲瓣少量鲜血流出,为明确出血部位和病因,可行小肠镜检查,腹部CT,为排外小肠系膜血管出血,还应完善CTA或选择性血管造影。

1. 小肠镜 近年来开展的小肠胶囊内镜检查对小肠血管畸形诊断的阳性率可达90%以上,血管畸形在内镜下可分为 3 型：①局限型（Ⅰ型）呈局限型血管扩张，与周围正常黏膜分界清楚，包括区域内血管扩张（Ⅰa）和蜘蛛痣样血管扩张（Ⅰb）；②弥漫型（Ⅱ型）血管扩张呈弥漫性，范围广，色鲜红，与正常黏膜分界较模糊；③血管瘤样型（Ⅲ型）呈紫红色或灰蓝色团块，稍隆起于黏膜面，与周围正常黏膜分界清楚。

2. 腹部 CT　CT 对肠系膜血管畸形无诊断意义，但能够帮助排除其他脏器疾病，对鉴别诊断具有积极意义。

3. 选择性血管造影　这是本病的主要诊断手段，由于小肠较长，内镜不能到达，临床对小肠出血诊断较困难，选择性血管造影对常规检查不能确诊的小肠出血是一种有效检查方法，对小肠出血既有定性又有定位诊断价值，阳性率 75%～90%，可同时对出血部位行栓塞治疗，但选择性血管造影属于有创性检查，不宜作为常规手段，在经内镜检查不能发现病变或急性大出血时可选择。

知识点

肠系膜血管畸形临床表现和临床特点

肠道血管畸形可以没有症状，常见的临床表现是无痛性胃肠道出血，一般反复间断便血，量中等，可呈现贫血，少数病例因出血量大，发生休克，症状可持续发生，也可呈间歇性或阶段性。

临床特点：①病程迁延，呈无症状性出血，血管畸形不累及肠道功能，无疼痛，临床不易被重视，且诊断困难，故造成病史冗长，可达几十年之久；②出血多为间断性，量少，有自限性，出血后局部压力降低而多易自止，少数也可有急性大出血；③多伴有慢性贫血；④诊断困难，误漏诊率高，多经临床反复检查才得出诊断。

知识点

血管造影的主要征象

1. 末梢血管蜘蛛状扩张及迂曲。
2. 静脉早期充盈扩张显影，与动脉呈"双轨"征。
3. 出血期可见造影剂外溢积聚在肠腔内。
4. 静脉期显示肠系膜缘一侧的肠壁内静脉扩张、迂曲。

知识点

血管造影适应证与禁忌证

适应证：①急性大量便血，且伴有血流动力学改变，经内科处理，生命体征尚平稳者；②不明原因的下消化道出血，经保守治疗无效者；③已明确诊断为慢性，间隙性下消化道出血，临床允许暂不手术或病情不允许手术者。

禁忌证：①对比剂过敏；②严重的全身性感染；③严重的肝肾功能障碍；④凝血功能障；⑤近期有心梗和严重心肌疾患、心衰及心律不齐、甲状腺功能亢进等。

【问题3】　该疾病应与哪些疾病鉴别？如何鉴别？

主要是和其他引起消化道出血的疾病相鉴别。

1. 消化性溃疡　本病为慢性、周期性发作的疾病，常表现为节律性疼痛，伴反酸、嗳气，多于秋冬、春季发作，钡餐、内镜及血管造影检查等可与血管畸形鉴别。

2. 消化道肿瘤　亦可表现为消化道出血，出血量可大可小，依肿瘤部位、大小、性质而定。常伴食欲缺乏、消瘦、腹痛、腹胀等表现。X 线钡餐、内镜加组织活检及血管造影可确诊，必要时可行剖腹探查。

3. 胃、肠息肉　亦可仅有消化道出血而无其他临床表现。X 线钡餐、内镜加组织活检可与血管畸形鉴别。

4. 肝硬化食管 - 胃底静脉曲张破裂出血　如血管畸形表现为急性上消化道大出血时应与肝硬化食管 - 胃

底静脉曲张破裂所致消化道大出血相鉴别。肝硬化多有肝炎、血吸虫病、酗酒等诱因,且有凝血机制障碍、黄疸、食欲缺乏及肝功能损害等表现,实验室检查可有肝功能异常、凝血机制障碍等。钡餐或胃镜检查可发现食管下段和/或胃底静脉曲张等可与血管畸形鉴别。

5. 急性胃黏膜病变　本病发病前多有诱因,如脑外伤、药物刺激、各种应激状态等,多为急性起病。急诊内镜检查多可确诊,易与血管畸形鉴别。

急诊入院24h病例

入院后患者实验室检查:白细胞计数 6.7×10^9/L,中性粒细胞百分比 70.5%,红细胞计数 1.65×10^{12}/L,血红蛋白浓度 68.80g/L,血小板计数 194.10×10^9/L,血沉 49mm/h;血生化:白蛋白浓度 27.7g/L,其余基本在正常范围;肿瘤全套检查无异常;大便隐血(++++)。腹部 CT 提示:肝胆胰脾未见明显异常,腹部未见明显肿块,腹膜后淋巴结未见肿大。行腹部增强 CT(图 12-7)可见左下腹小肠肠壁增厚,可见迂曲扩张畸形血管团。腹部 MRI(图 12-8、图 12-9)见左下腹畸形血管团。

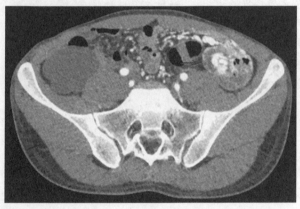 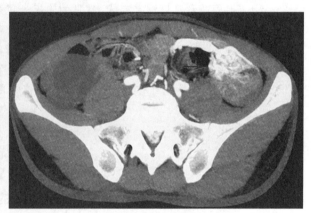

图 12-7　腹部增强 CT(横断面)　　　　　　　图 12-8　患者横断面 MRI
左下腹小肠肠壁增厚,可见迂曲扩张畸形血管团(红箭头)。　畸形血管团与肠系膜上静脉相连(红箭头)。

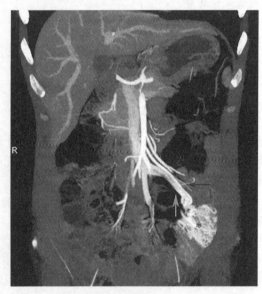

图 12-9　患者冠状面 MRI
畸形血管团供血动脉为肠系膜上动脉(红箭头),引流静脉为肠系膜上静脉(绿箭头),畸形血管团(红星)。

【问题4】　该患者初步治疗?

患者目前诊断小肠肠系膜血管畸形,实验室检查示患者重度贫血、低蛋白血症,应立即予以补液、输血、止血、补充白蛋白、维持电解质平衡、抗感染等治疗,积极抗休克,禁食水。并监测患者生命体征。

【问题5】 该患者手术治疗方式的选择?

该患者一般情况较差,应在积极输血、补液、抗休克的前提下急诊手术切除肠系膜血管畸形的肠段。

知识点

肠系膜血管畸形治疗方式

非手术治疗:包括输血、输液、保持水电解质平衡、胃肠减压及应用止血、抗生素等药物,有休克时则行抗休克治疗,但并不能完全治愈该疾病。

内镜治疗:仅适用于胃十二指肠和结肠的血管畸形,对于小肠血管畸形不适用。

介入治疗:①经导管灌注治疗。经选择性动脉造影确定出血部位后,患者并无休克体征,可试行灌注治疗。药物灌注治疗可以控制大多数肠血管畸形所致的出血。②经导管栓塞治疗。当灌注治疗无效时,可考虑行经导管栓塞治疗。栓塞前应详细了解临床资料,血管造影,明确出血部位,尽量判明血管解剖结构和分支情况,血供特点,选择合适的栓塞材料。但介入栓塞常常不能明确判断系膜畸形血管与肠管的关系,常会诱发肠管缺血坏死,介入治疗亦不作为首选治疗方案。

手术治疗:手术切除畸形血管肠段被认为是目前最有效的治疗方式,手术关键在于准确的定位,不要遗漏病变肠段。

【问题6】 手术需要注意的事项?

定位:主张在血管造影的指引下进行手术,术中选择性经肠系膜动脉注射亚甲蓝2～5ml,对进一步确定病变部位和受累肠段有用。

手术中应注意全面仔细地观察、确定切除的肠段,主要观察肠壁,系膜血管的形态,其病变部位的血管往往增多,密集,其回流静脉段较正常者为粗。

【问题7】 术后注意事项有哪些?

1. 肠系膜血管畸形术后复发率为70%～90%,因此,术后需密切观察患者有无出血症状、生命体征、定期复查血常规。

2. 注意观察引流量和引流液性质。

3. 早期给予全胃肠外营养,鼓励患者早下床活动,促进肠蠕动恢复。

第三节 肠 瘘

肠瘘(intestinal fistula)是指在肠与其他脏器,或肠与腹腔、腹壁外有病理性的窦道形成。肠瘘造成肠内容物流出肠腔,引起感染、体液丢失、营养不良及器官功能障碍等一系列病理生理改变。肠瘘的常见原因有手术、创伤、腹腔感染、恶性肿瘤、放射线损伤、化疗以及肠道炎症与感染性疾病等方面。临床上肠外瘘主要发生在腹部手术后,是术后的严重并发症,主要的病因是术后腹腔感染、吻合口裂开、肠管血运不良造成吻合口瘘。肠道憩室炎、小肠结核、恶性肿瘤以及外伤感染、腹腔炎症、脓肿也可直接穿破肠壁而引起肠瘘。有些为炎性肠病本身的并发症,如克罗恩病常导致肠瘘。根据临床资料分析,肠瘘中以继发于腹腔感染、脓肿及手术后肠瘘最为多见,放射治疗和化疗也可导致肠瘘,比较少见。

关键点

1. 肠瘘的病因。

2. 肠瘘的分类。

3. 肠瘘的临床表现。

4. 肠瘘的检查。

5. 肠瘘的诊断。

6. 肠瘘的鉴别诊断。

7. 肠瘘的治疗原则。

首次门诊病例摘要

患者 26 岁，男性。因"阑尾炎术后 13d，切口红肿 5d"就诊。患者半月前因"转移性右下腹疼痛 2d"入院，入院后完善相关检查，结果提示阑尾炎不能排外，急诊行剖腹探查阑尾切除术，病检提示坏疽性阑尾炎，术后 6d 出院。5d 前无明显诱因出现右下腹切口红肿，高出皮面，有压痛，无反跳痛及肌紧张，当地医院予抗感染治疗效果不佳，且出现发热。建议转我院。体格检查：体温 38.7℃，右下腹见手术瘢痕，局部红肿，范围约 3cm×2cm，局部皮温高，有波动感，有压痛，无反跳痛和肌紧张。急诊 B 超检查结果提示：右下腹部皮下软组织层囊实混合性结节，考虑脓肿形成，请结合临床。B 超引导下，用注射器在波动感明显处抽吸出肠内容物，为粪渣样物质。

【问题 1】 患者目前最考虑何诊断？

根据患者手术史，术后出现切口部位感染灶，抗感染治疗无缓解且症状加重，体格检查发现切口下方用注射器抽吸出粪渣样物质，高度怀疑术后肠瘘可能。

知识点

肠瘘的分类

根据窦道的内外口与体腔的位置关系，可以分为肠外瘘和肠内瘘。

根据每日外漏肠液量可分为高流量瘘（每日肠液外流量>500ml）和低流量瘘（每日肠液外流量<500ml）。

根据内口的高低可以分为高位瘘（包括胃十二指肠和距十二指肠空肠悬韧带 100cm 以内的空肠）和低位瘘（十二指肠空肠悬韧带 100cm 以上的小肠瘘和结肠瘘）。

根据内口的数量可分为多发瘘和单发瘘。

根据形态分为管状瘘（瘘口与腹壁外口之间一瘘管形成）和唇状瘘（肠黏膜外翻与皮肤愈合形成唇状）。

知识点

肠瘘的诊断要点以及注意事项

1. 注意病因 注意有无腹部外伤、手术等创伤性因素，或急性阑尾炎、肠梗阻、十二指肠溃疡穿孔、肿瘤、肠结核、克罗恩病、溃疡性结肠炎等病理性原因。应详询有关病史、肠瘘的发生过程与治疗情况。

2. 明确肠瘘的部位与瘘管情况

（1）早期怀疑有瘘，但未见有明确的肠液或气体从伤口溢出时，可口服染料或骨炭粉，观察瘘管分泌物有无染色。阳性结果能肯定肠瘘的诊断，但阴性结果不能排除肠瘘的存在。

（2）用注射器或洗创器（不用导管插入瘘管）对准瘘口，直接注入 15%～20% 水溶性碘造影剂 40～60ml 作瘘管造影，观察瘘管的行径、瘘管附近有无脓腔以及肠壁瘘口所在的部位。

（3）根据肠壁瘘口可能的部位，进行胃肠道消化道碘水造影检查，观察瘘口及其近、远侧肠道的情况。

（4）对疑有腹腔脓肿者，应进行腹部超声和 CT 检查。

（5）对病理性肠瘘，应切取瘘管组织送病理切片检查。

知识点

肠瘘的临床表现

1. 瘘口局部症状 腹壁瘘口可以分为两类，一类是肠壁瘘口与腹壁破口之间有一段距离，或者已经有周围组织包裹形成管状,或是存在一个脓腔,另一类是肠壁瘘口与腹壁瘘口紧贴在一起,肠黏膜与腹壁组织愈着形成唇状。前一类有自行愈合的可能,但肠液先流至腹腔而后溢出腹壁外,易有腹腔内感染。唇状瘘的肠液直接流出腹腔,但是一般为高流量瘘,自愈的可能性不大。瘘口周围的皮肤因为肠液和胆汁的腐蚀而造成糜烂,可有剧烈的疼痛、红肿。

2. 营养物质吸收障碍 肠外瘘发生后,由于大量消化液的丢失,患者可出现明显的水、电解质紊乱及酸碱代谢失衡。患者不能进食,机体脂肪分解、酮体增加,加重了代谢性酸中毒。若为胃瘘,胃液的大量丢失可能导致代谢性碱中毒。由于机体处于应激状态,分解代谢加强,可出现负氮平衡和低蛋白血症。严重且病程长者,由于营养物质吸收障碍及大量含氮物质从瘘口丢失,患者体重可明显下降、皮下脂肪消失或骨骼肌萎缩。

3. 感染 在肠外瘘发展期,可出现肠袢间脓肿、膈下脓肿或瘘口周围脓肿,由于这些感染常较隐蔽,且其发热、白细胞计数增加、腹部胀痛等常被原发病或手术的创伤等所掩盖,因此,很难在早期作出诊断及有效的引流。当前,感染是导致肠外瘘患者死亡的主要原因,可占死亡原因的80%～90%。

4. 多器官功能障碍 主要原因也在于腹腔感染,也可因为重度营养不良,免疫功能下降合并的全身性感染、肺炎而引起。肠外瘘易有 ARDS、黄疸等多器官功能衰竭的症状,在最终死亡的患者中有80%表现为多器官功能障碍。

【问题2】 为进一步明确诊断,患者进一步该做哪些检查?

思路1:为明确患者肠瘘的部位、程度及分类,应完善消化道造影、腹部平片、CT 等。

1. 消化道造影 包括口服造影剂行全消化道造影和经腹壁瘘口行消化道造影,是诊断肠瘘的有效手段。常可明确是否存在肠瘘、肠瘘的部位与数量、瘘口的大小、瘘口与皮肤的距离、瘘口是否伴有脓腔以及瘘口的引流情况,同时还可明确瘘口远、近端肠管是否通畅。如果是唇状瘘,可经瘘口向远端肠管注入造影剂进行检查。对肠瘘患者进行消化道造影,应注意造影剂的选择。一般不宜使用钡剂,因为钡剂不能吸收亦难以溶解,而且会造成钡剂存留在腹腔和肠管内,形成异物,影响肠瘘的自愈;钡剂漏入腹腔或胸腔后引起的炎性反应也较剧烈。一般对早期肠外瘘患者多使用60%泛影葡胺,将60%的泛影葡胺60～100ml 直接口服或经胃管注入,多能清楚显示肠瘘情况,肠腔内和漏入腹腔的泛影葡胺均可很快吸收。不需要将60%的泛影葡胺进一步稀释,否则造影的对比度较差,难以明确肠瘘及其伴随的情况。造影时应动态观察胃肠蠕动和造影剂分布的情况,注意造影剂漏出的部位、漏出的量与速度、有无分支岔道和脓腔等。

当疑有肠瘘发生,但未形成瘘管时,宜首选消化道碘水造影;当瘘管已经形成可选用钡剂进行消化道造影,最大好处在于其揭示肠道黏膜情况,帮助诊断瘘前疾病,如白塞病和克罗恩。

2. 腹部平片 有助于肠外瘘的诊断,X 线显示有腹腔大量积气或液平多提示有肠瘘的存在。通过腹部立、卧平片检查了解有无肠梗阻,是否存在腹腔占位性病变,当诊断不明确怀疑有肠梗阻或者腹腔占位病变可用该项检查。B 超可以检查腹腔内有无脓肿及其分布情况,了解有无胸腹水,有无腹腔实质器官的占位病变等,必要时可行 B 超引导下经皮穿刺引流。

3. CT 是临床诊断肠瘘及其并发腹腔和盆腔脓肿的理想方法。特别是通过口服胃肠造影剂,进行 CT 扫描,不仅可以明确肠道通畅情况和瘘管情况,还可协助进行术前评价,帮助确定手术时机。炎症粘连明显的肠管 CT 检查表现为肠管粘连成团,肠壁增厚和肠腔积液。此时手术,若进行广泛的粘连分离,不但不能完全分离粘连,还会造成肠管更多的继发损伤,产生更多的瘘,使手术彻底失败。无腹壁外开口的腹腔内瘘,往往不易通过传统的胃肠造影和瘘道造影确诊,通过 CT 的连续扫描多可发现此类型的肠外瘘。B 超虽然有助于腹腔的脓肿判断,但是因肠胀气的存在而欠精确,更无助于诊断肠瘘的存在与否,以及明确其部位。

入院相关检查摘要

血常规提示:WBC 16.7×10^9/L,N 95%,CRP 115g/L,Hb 115g/L。血生化提示:总蛋白 88.7g/L,白蛋白 30.3g/L。电解质见:钾 3.1mmol/L,钠 133.0mmol/L,氯 95.3mmol/L。患者就诊当日急查腹部 CT,结果回报:右下腹切口局部肌层不连续、皮下软组织增厚呈团块状,范围约 4.5cm×5.4cm,密度不均匀,其内可见多发气体,增强后壁呈中度强化,腹腔内小肠向切口聚拢,肠壁不完整。经切口碘水造影提示(图 12-10):窦道显影,造影剂进入回盲部,致肠管部分显影。腹部CT提示(图12-11):右下腹腹壁可见一不规则窦道,回盲部周围、腹膜后右肾及腰大肌外后方脓肿形成,右侧腰背部肌肉软组织及右侧髂腰肌肿胀。

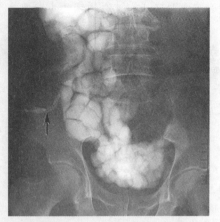

图 12-10　患者经切口碘水造影

经切口引流管注入造影剂观察:窦道显影(红色箭头),造影剂进入回盲部,致肠管部分显影。

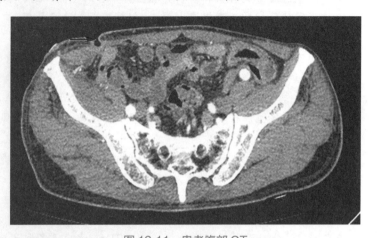

图 12-11　患者腹部 CT

腹部 CT 提示:右下腹腹壁可见一不规则窦道,回盲部周围、腹膜后右肾及腰大肌外后方脓肿形成,右侧腰背部肌肉软组织及右侧髂腰肌肿胀。

【问题3】　该患者的肠瘘类型?

该患者在切口下见粪便样物质,提示为肠外瘘,结合辅助检查应该属于:低位瘘,低流量瘘,单发瘘(图12-12)。

【问题4】　该患者的初步治疗方案?

因患者属于术后吻合口瘘,且是低位、低流量、单发瘘,加之肠瘘自愈的可能性比较大,故而选择保守治疗。行血培养和药敏实验,选用敏感抗生素抗感染治疗。予以充分引流,瘘口处持续黎式双套管负压吸引与每天换药处理,因患者可日常进食,予以日常饮食＋肠内营养制剂相结合的方式进行营养支持。

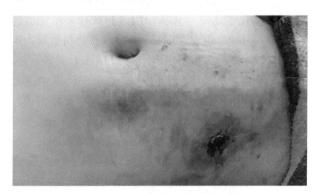

图 12-12　患者右下腹瘘口

知识点

肠瘘的治疗原则

1. 营养支持　肠内营养支持:在实施肠内营养支持前应该行消化道造影和瘘口造影,明确瘘口的位置和胃肠道是否通畅。在肠道无梗阻时可以行各种方法恢复肠道的连续性,肠道连续性恢复后,可通过鼻胃管行肠内营养支持,对于胃瘘、十二指肠瘘及高位肠瘘,可在胃肠镜的辅助下将鼻胃管放过瘘口远端,行肠内营养;若患者需要长期肠内营养,但上述方法无法实现,可行瘘口以远的肠造口。无法暂时封闭瘘口的也可以在近端收集肠液后回输给患者。肠外营养:肠外瘘的早期、肠管多发瘘或肠管病变难以运用、以及合并严重的腹腔感染时,全肠外营养(TPN)支持往往是有效的营养支持手段,TPN可减少患者的肠液分泌量,促进瘘口的愈合,满足患者的营养需要。

2. 抗感染　及时将漏出的肠液引流至体外是控制感染的关键。肠瘘早期可根据经验选择广谱抗生素治疗,同时定期行血培养和药敏实验,根据结果合理选择抗生素;当发现内瘘和腹膜炎时,宜及时剖腹探查术,清除腹腔内的肠液和分泌物,肠内容物多,腹腔污染严重,可行腹腔引流术,观察引流情况;若切口已经裂开,则不必关闭,直接敞开引流,择期关腹。

3. 瘘口局部护理　良好的瘘口局部护理可减轻瘘周围皮肤糜烂、疼痛,减少对周围组织的侵蚀、出血等并发症,有利于控制感染,减少肠液的流失,减轻护理工作量,利于维持内环境稳态平衡及营养供给的效果。局部常用护理方法有:①双套管负压引流,基本的瘘口处理方法,经负压引流后瘘管形成,可继续使用双套管负压引流,直至瘘管愈合或等待手术。②水压、堵管、黏合胶堵,水压法一般用于直径1cm以下,瘘管长3~4cm的管状瘘;堵管一般用于管径相同的盲端管塞入瘘管;粘合胶堵塞一般应用遇水快速凝固的α-氰基丙烯酸丁酯,胶灌注于瘘管后形成固体将瘘管堵塞。③硅胶片内堵,唇状瘘经负压引流后,肠黏膜与皮肤黏着,不能自愈。因无瘘管,水压、堵管、黏合胶堵均不能用,但肠黏膜暴露在腹壁外可用硅胶片内堵的方法。④负压伤口治疗,主要适用于唇状瘘。

4. 维持内环境的稳态　根据患者的体重与血生化、电解质,液体丢失量等结果计算供给需要量。

入院后治疗经过摘要

患者入院后,瘘口每日引流粪液达400ml,且伴有恶臭,患者有重度营养不良,BMI=16.7kg/m²。予以充分引流,瘘口处持续黎式双套管负压吸引与每天换药处理,因患者可日常进食,予以日常饮食+肠内营养制剂相结合的方式进行营养支持,且予以广谱抗生素预防肠道菌群移位及继发感染。患者在持续负压吸引与每天换药处理下,瘘口周围软组织感染症状逐渐减轻,2周后瘘口渗出液少于100ml,遂改用造瘘袋收集粪液,停用抗生素,患者体重增长2kg,可日常进食,进食后无明显的不适现象。患者病情稳定,且无特殊处理,遂出院回家自行护理。

【问题5】 患者需动态监测的指标有哪些?

1. 术前应对患者全身情况认真评估,了解瘘管,瘘口和胃肠道功能情况。

2. 加强营养支持和防治感染(具体原则和方法如前所述)。

3. 注意防治手术并发症,肠瘘手术的常见并发症是感染、肠管损伤及肠梗阻,应注意观察和防治。

【问题6】 肠瘘手术时机的把握?

随着非手术治疗方法和效果的提高,肠瘘的手术治疗适应证明显减少,但在下列情况下,应考虑手术治疗:为控制感染而行手术引流;为补充营养而行空肠造口术;为控制肠瘘并发的胃肠道或腹腔大出血而行相应的手术;肠瘘经非手术治疗后不愈合,患者全身情况良好,无重要器官功能障碍等禁忌证,并具有以下适应证:①肠瘘的远端肠管有梗阻;②瘘管周围瘢痕组织过多,瘘管内已经上皮化;③瘘口的黏膜外翻与皮肤愈合,形成唇状瘘者;④瘘口部有异物存留;⑤肠瘘附近有脓腔,引流不畅;⑥肠袢上有多个瘘存在,即多发性瘘;⑦继发于特殊病因的肠瘘,如肿瘤,溃疡性结肠炎,局限性肠炎等。

【问题7】 肠瘘手术治疗的基本方式有哪些?

1. 切除吻合术　方法是切除包括肠瘘在内的楔形肠壁或部分肠管后行肠吻合,这是最常用,效果最好的一种方式,其手术创伤小,损失肠管少,适用于大多数空肠瘘,回肠瘘及结肠瘘。

2. 肠瘘修补术　包括带蒂肠浆肌层片覆盖修补术和肠袢浆膜层覆盖修补术,对十二指肠,直肠上段等部位的瘘,在广泛粘连的情况下,行切除吻合较困难,可行带蒂肠浆肌层片覆盖修补术,其方法是:将瘘口缝合后,在其附近截取一段肠管制成带蒂肠浆肌层片覆盖瘘口之上,可使瘘口较好愈合,这一术式操作简单,成功率高。肠袢浆膜层覆盖修补术的方法是将一段肠袢上提覆盖于缝合的瘘口上,一般采用Roux-X式肠袢,这一术式由于需游离大段肠管,应用有时较困难。

3. 肠瘘旷置术　方法是将瘘口所在肠袢的远、近侧肠管行短路吻合以旷置肠瘘所在的肠段,待以后再行二期手术切除,或等待肠瘘的自愈,适用于粘连严重,无法进行肠瘘部肠袢分离的肠瘘。旷置术的具体吻合方式有3种:①瘘口的远近侧肠管侧侧吻合,这种方式的转流效果不完全,瘘口仍有肠液流出,仅在远、近侧肠管游离困难时选用;②近侧肠管切断,近瘘的一端封闭,另一端与远侧肠段行端侧吻合;③远、近侧肠段切断,近瘘的两残端封闭,另两端作对端吻合,这种方式转流效果较好,此较常用。

4. 十二指肠空肠Roux-Y式吻合术　当十二指肠瘘的瘘口较大,切除缝合有困难时,可以将空肠上提与十二指肠瘘作端端或端侧吻合术,使十二指肠液进入空肠,由于十二指肠瘘口组织不够健康,愈合力差,有再瘘的可能,效果不及带蒂肠浆肌层片修补术。

5. 其他手术方式　包括瘘管切除,切开引流及肠造口术等方法。

【问题8】 肠瘘护理注意事项有哪些?

肠瘘的治疗还应注意对其他器官功能维护和病变的治疗,由于肠瘘属胃肠科疑难危重病,尤其是早期未能发现,导致腹腔严重感染和多发性脓肿形成的患者,可能存在不同程度的心、肺、肝、肾等器官功能障碍,在治疗过程中应注意监测和维护,小肠膀胱瘘和直肠子宫瘘,盲肠阴道瘘应对相应的器官病变进行治疗。

(王昆华)

第十三章　阑尾疾病

第一节　急性阑尾炎

急性阑尾炎（acute appendicitis）是普外科最为常见的急腹症，也是临床上引起右下腹急性疼痛的主要疾病之一。其病因主要是阑尾管腔的阻塞和细菌入侵。急性阑尾炎的典型临床表现是转移性右下腹痛，常伴有恶心、呕吐、腹泻等消化道症状及乏力、发热等全身症状；典型病例体格检查特征有麦氏点压痛及局部腹膜刺激征象。其治疗方式多以手术为主。

关键点

1. 阑尾的解剖及生理。
2. 急性阑尾炎的病因、症状及体征。
3. 急性阑尾炎的实验室和影像学检查。
4. 急性阑尾炎的鉴别诊断。
5. 急性阑尾炎的手术治疗、操作要点。
6. 急性阑尾炎的并发症。

首次急诊病历摘要

男性，21岁，主因"转移性右下腹痛10h"来我院急诊科就诊。患者10h前无明显诱因下出现上腹部持续性隐痛，伴恶心，呕吐胃内容物2次，腹泻2次，为稀便、无黏液和脓血，呕吐及腹泻后腹痛缓解不明显。腹痛逐渐加重，部位渐转向右下腹，于2h前右下腹出现持续性腹痛，伴发热，最高体温为38.5℃。发病以来食欲减退，小便如常，无停止肛门排气排便，既往：无特殊疾病史。无手术外伤史。

【问题1】　通过上述问诊，该患者可疑的诊断是什么？

根据患者的主诉、症状，应高度怀疑急性阑尾炎可能。

思路1：青年男性，急性起病。急性阑尾炎好发于青少年，男性患者比例稍多。

思路2：转移性右下腹痛是急性阑尾炎最常见的床症状，发病早期多出现剑突下隐痛，要和胃炎、胃十二指肠良性溃疡的症状相鉴别，随着病情进展，疼痛渐转移至脐周，并最后固定在右下腹，此时需注意与右输尿管结石、妇科疾病等疾病鉴别。部分胃十二指肠溃疡穿孔病例中，溢出的胃内容物可以沿着升结肠旁沟流向右下腹，造成类似转移性右下腹痛的表现。所以问诊时要注意鉴别诊断的病史的询问，如有无胃十二指肠溃疡、泌尿系统结石等病史，育龄女性患者还需要详细询问月经情况、有无阴道流血流液及有无妇科疾病史，以帮助诊断及鉴别诊断。

知识点

转移性右下腹痛的原理

阑尾位于右下腹，其神经由交感神经纤维经腹腔神经丛和内脏小神经传入脊髓的胸10、11节段。早期阑

尾炎症时炎症局限在浆膜内，表现为内脏性疼痛、定位不准确、部位多位于上腹或脐周疼痛。随着病情发展炎症加重，累及浆膜及其接触的壁层腹膜时，则由体神经传入疼痛信号，此时疼痛就比较明确地定位于右下腹。

思路3：问诊时应注意伴随症状。胃肠道症状如恶心、呕吐、腹泻等；全身症状如乏力、发热、心悸等。对鉴别诊断有意义的症状也要注意询问。

知识点

急性阑尾炎的伴随症状

急性阑尾炎发病早期常有食欲减退、恶心、呕吐等症状，多较轻；部分患者有腹泻症状，主要为盆腔炎症刺激所致。阑尾穿孔导致弥漫性腹膜炎时，可出现麻痹性肠梗阻表现，腹胀、排气排便减少或停止。由于为急性感染性疾病，患者可出现乏力、发热、心悸等全身症状。采集病史时注意了解小便及月经情况，有无尿频、尿急、尿痛、肉眼血尿，有无停经后阴道流血，对鉴别诊断会有很大帮助。

思路4：进一步分析阑尾炎的病因。

知识点

阑尾炎的病因（图13-1）

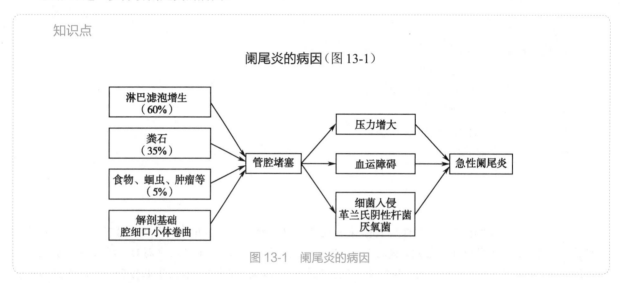

图13-1　阑尾炎的病因

【问题2】 为进一步明确诊断，需要进行哪些检查？

思路1：急性阑尾炎有其特有的体征，故需重视体格检查。重点检查腹部情况，有无右下腹麦氏点压痛、反跳痛、腹肌紧张等，体征通常与病变程度呈正相关，炎症加重则压痛范围、程度也可能扩大，一旦穿孔，则可有全腹部体征，但仍是在右下腹最为明显。阑尾周围脓肿形成时可触及右下腹痛性包块。

知识点

对急性阑尾炎有辅助诊断作用的其他体征

1. 结肠充气试验（Rovsing征）　仰卧位，右手先压住左下腹，左手挤压左侧结肠，肠腔内气体向近端移动传导至盲肠及阑尾，可引起右下腹疼痛。

2. 腰大肌试验（Psoas征）　左侧卧位，将右大腿后伸引起右下腹疼痛为阳性，提示阑尾位于腰大肌前方，盲肠后位或腹膜后位。

3. 闭孔内肌试验（Obturator征）　仰卧位，屈曲右髋及右大腿，使其被动内旋，引起右下腹疼痛为阳性，说明阑尾邻近闭孔内肌。

4. 直肠指检　盆位阑尾可有直肠右前方压痛。阑尾穿孔时直肠前壁压痛明显，形成脓肿时可触及痛性包块。

知识点

影像学检查在急性阑尾炎诊断中的作用

1. 腹部平片 盲肠扩张和气液平，偶尔可发现粪石及异物影。主要用于与其他急腹症疾病如消化道穿孔、肠梗阻等的鉴别。

2. 超声检查 可检出右下腹肿胀的阑尾、脓肿或积液，可定位、引导操作。泌尿系统和妇科超声可以帮助鉴别诊断。

3. CT 检查 与超声检查类似，对阑尾周围脓肿诊断有较大帮助，也可同时观察腹盆腔其他脏器的情况，有利于鉴别诊断。

知识点

阑尾炎 CT 图像（图 13-2～图 13-5）

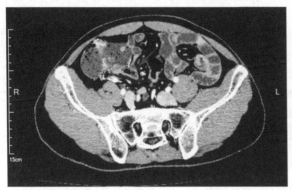

图 13-2　单纯性阑尾炎的 CT 图像

影像学发现阑尾较前增粗，直径约 9mm，边缘稍模糊毛糙，增强扫描较均匀强化。周围脂肪间隙尚清晰，未见明显肿大淋巴结。

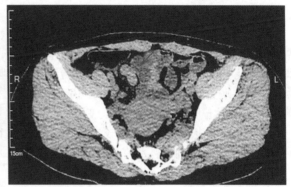

图 13-3　化脓性阑尾炎的 CT 图像

影像学发现阑尾似位于子宫上方，稍肿胀，壁未见增厚，管腔内可见多发致密影，周围脂肪间隙清晰。

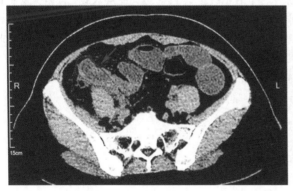

图 13-4　坏疽性阑尾炎的 CT 图像

影像学发现阑尾稍增粗，壁稍增厚，增强扫描可见黏膜呈明显强化。周围脂肪间隙模糊，邻近腹膜稍增厚。邻近回肠末段黏膜增厚，增强后扫描明显强化。

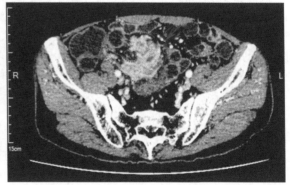

图 13-5　阑尾炎周围脓肿的 CT 图像

影像学发现阑尾末端一中下腹肠系膜区见一不规则团块状增密影，大小约 59mm×61mm，其内密度不均，可见斑片状高密影及片状低密影，边缘欠规整，病灶边界不清，周围脂肪间隙呈大片状密度增高，可见多发小淋巴结影，增强扫描病灶实性成分明显强化，阑尾呈分层强化改变。

　　思路 2：急性阑尾炎作为感染性疾病，多数患者在实验室检查中可发现白细胞数及中性粒细胞比例显著升高。注意还需行尿常规检查，当尿中出现少量红细胞时，说明阑尾距离输尿管或膀胱较近；如有明显的血尿,或尿中有大量红、白细胞,则应考虑有泌尿系统的原发病变。育龄女性患者有停经史的,还需行尿或血β-hCG检查排除怀孕可能。

急诊记录摘要(续)

体格检查:急性病容,痛苦貌,一般情况可,T 38.5℃,心肺无特殊,腹部平,右下腹肌紧张,麦氏点压痛、反跳痛,未触及包块。余腹部未及特殊。Rovsing征(+),Obturator征(+),Psoas征(−),直肠指检无明显异常。

血常规:WBC 15.7×10^9/L,N 88.7%;**尿常规:**WBC(−),潜血(+),RBC 15/μl。

超声检查提示:右下腹可见肿大阑尾,约6.0cm×1.5cm,周围少量液性暗区。

CT提示:急性阑尾炎的可能性大。

【问题3】　急性阑尾炎应与哪些疾病相鉴别?

1. **胃十二指肠溃疡穿孔**　患者多有消化性溃疡病史,突发剧烈腹痛,疼痛持续不缓解,全腹肌紧张,腹部平片可见膈下游离气体。

2. **右输尿管结石**　右下腹、右腰部阵发性剧烈绞痛,疼痛多向会阴部放射,可有肉眼血尿;体格检查右下腹常无明显压痛,右肾区常有叩痛,右输尿管行程可有压痛;尿常规可见大量红细胞,影像学检查如超声、腹部平片可发现输尿管走行部位的结石。

3. **妇产科疾病**　如主要伴随失血表现的异位妊娠破裂、黄体囊肿破裂,疼痛持续而剧烈的卵巢囊肿蒂扭转,以及疼痛渐起伴腰痛及分泌物增多的妇科炎症等。当遇到育龄妇女右下腹痛来诊时,需重视病史采集、体格检查及实验室检查方面的排查,超声检查有利于鉴别妇科疾病,必要时请妇科专科医生会诊协助诊断。

4. **急性肠系膜淋巴结炎**　多见于儿童,常有上呼吸道感染病史,腹部压痛部位多偏内侧,范围不固定,较广泛,变换体位时压痛部位可随之变更。

5. **急性胃肠炎**　消化道症状较为严重,腹膜刺激征阴性。

6. **其他**　回盲部肿瘤、憩室炎或穿孔、肠套叠等。

【问题4】　患者下一步应当如何处理?

患者急性阑尾炎诊断明确,疼痛时间不超过72h,首选收入普通外科病房并接受急诊手术治疗。注意完善术前检查,如出、凝血功能、术前感染筛查、血生化、肝功能及肾功能、心电图、胸片等。

手术治疗情况

患者在硬膜外麻醉下行阑尾切除术。手术过程记录如下:右下腹麦氏点斜切口逐层入腹,局部少量黄白色渗液,吸净渗液后探查,阑尾位于盲肠下位,充血、肿胀明显,表面覆脓苔,约6.5cm×1.5cm×1.5cm,末端回肠、盲肠及近端升结肠未探及肿瘤,未见憩室。遂分次钳夹、离断及结扎阑尾系膜至阑尾根部,注意妥善结扎阑尾血管,在距盲肠5mm处轻钳阑尾并以4号丝线结扎阑尾,距离结扎线5mm处钳夹并离断阑尾,断端以石炭酸、酒精及生理盐水棉签依次涂拭。在距离阑尾根部约10mm处做浆肌层荷包缝合,将阑尾残端埋入并结扎。温盐水纱布擦拭干净术野及盆腔渗液,检查无活动性渗血,清点器械、纱布无误后逐层关腹,术毕。

【问题5】　急性阑尾炎的手术方式应如何选择?

急性阑尾炎应根据不同的类型选择合适的手术方式。

知识点

不同类型阑尾炎手术方式的选择(表13-1)

表13-1　同类型阑尾炎手术方式的选择

类型	特点	手术方式	是否引流
急性单纯性阑尾炎	炎症主要集中于黏膜及黏膜下层,阑尾轻度肿胀、充血、表面少量纤维素样渗出物,临床症状、特征轻	多采用腹腔镜下阑尾切除术	否

续表

类型	特点	手术方式	是否引流
急性化脓性阑尾炎	炎症累及全层,阑尾明显肿胀、充血,表面较多脓性渗出物,周围可有脓性积液,临床症状、体征较重	多采用腹腔镜下阑尾切除术,或选择右下腹麦氏切口行阑尾切除术	湿纱布拭净脓液即可,一般无须引流
急性坏疽性阑尾炎	炎症进一步加重,管壁部分坏死或全坏死,外观暗紫色至黑色,腔内积脓,压力高,阑尾血运出血障碍	多采用腹腔镜下阑尾切除术,或选择右下腹麦氏切口行阑尾切除术	湿纱布拭净脓液即可,一般无须引流
急性穿孔性阑尾炎	由急性坏疽性阑尾炎进一步演变而来,管壁坏死,管腔压力高,常在阑尾根部或尖端穿孔	多采用腹腔镜下阑尾切除术,或选择右下腹麦氏切口行阑尾切除术。若阑尾根部坏疽穿孔或盲肠水肿明显,可"8"字或"U"形缝合管壁阑尾开口处的盲肠壁	吸净脓液,必要时冲洗腹腔并放置引流
阑尾周围脓肿	急性阑尾炎化脓、坏疽、穿孔,如果被大网膜包裹,可形成阑尾周围脓肿或炎性包块	通常如脓肿局限,则应使用抗生素治疗,必要时行超声引导下穿刺抽脓或置管引流。如脓肿无法局限,则可手术切开引流,同时处理阑尾	是

【问题6】 急性阑尾炎未及时治疗可能出现哪些并发症?

1. 腹腔脓肿 在阑尾周围形成脓肿最为常见,有时脓液也可能积聚于盆腔、肠间甚至膈下而形成相应部位的脓肿。可表现为麻痹性肠梗阻、痛性包块和感染中毒症状,严重者甚至出血感染性休克。确诊可选择超声或腹部 CT 检查。如脓肿局限可以在超声引导下穿刺抽脓或置管引流,同时应用有效抗生素。腹腔脓肿治愈后 3 个月以后可择期切除阑尾。

2. 内、外瘘形成 阑尾脓肿未能及时引流的结果。行消化道造影或经外瘘管造影有助于诊断,以手术治疗为主。

3. 化脓性门静脉炎 由于阑尾静脉中的感染血栓回流至门静脉所致。表现为寒战、高热、肝大、剑突下压痛、轻度黄疸等,可进一步发展为感染性休克、脓毒症、细菌性肝脓肿等,治疗应及时行阑尾切除术并应用大剂量有效抗生素。

术后情况

患者术后恢复好,无发热,术后第 2 天排气,术后第 4 天排便,术后第 1 天予进流质饮食,无明显不适,术后第 2 天予进半流质饮食。术后第 3 天复查血常规:WBC 6.8×10^9/L, N 68%。于术后第 3 天可办理出院,门诊定期换药。伤口无渗出,术后 7 天拆线,切口 II/ 甲愈合。

【问题7】 阑尾切除术后的主要并发症有哪些?

1. 出血 多为系膜结扎线松脱所致,可有腹痛、腹胀、失血性休克等表现。术中一定要结扎稳妥,并仔细检查,避免牵拉过度。处理:应在积极抗休克的同时准备急诊手术止血。

2. 切口感染 是阑尾切除术后最常见的并发症,表现为术后体温不降或升高、切口红肿胀痛、挤压可有渗液。预防上应做到术中加强切口保护和冲洗,做好止血缝合及消灭无效腔,如切口污染严重者,可置胶片引流于腹膜外;治疗上应拆除感染处缝线,通畅引流,定期换药。

3. 粘连性肠梗阻 也是阑尾切除术后常见并发症之一,与炎症影响、手术破坏腹腔内环境及术后卧床活动少有关系。应建议患者术后早期下床活动。如症状严重需手术松解粘连处理。

4. 阑尾残株炎 阑尾残端保留超过 1cm、粪石残留等情况下容易出现阑尾残株炎。症状、体征和急性阑尾炎症状类似,可行钡灌肠、超声检查明确诊断。如症状重则需再次手术切除残株。

5. 粪瘘 极少见。阑尾根部结扎线松脱,阑尾开口开放,粪液及肠液从盲肠溢入腹腔,引起类似阑尾周围脓肿的表现。

总之,该病例属于典型的急性阑尾炎,具有转移性右下腹部疼痛的临床特点,麦氏点压痛和反跳痛,且白细胞和中性粒细胞比例均增高,因此诊断明确,行急诊阑尾切除手术,术中所见和术后病理均证实术前诊断,治疗及时所以患者恢复快预后好。临床上,老年人、小儿和孕妇患急性阑尾炎时往往易误诊,需仔细询问病史和体格检查并观察病情变化以提高术前诊断率。

第二节 慢性阑尾炎

慢性阑尾炎（chronic appendicitis）大多数由急性阑尾炎转变而来。这些患者有明确急性阑尾炎发作病史，之后反复、间歇、亚急性发作，因病史明确而诊断较易。然而，少数开始即呈慢性过程，无明确急性阑尾炎发作史，症状无特异性，体征仅有右下腹部压痛，容易误诊。诊断依据主要是病史、体征及钡灌肠阑尾造影。治疗多采用阑尾切除术，开放性或腹腔镜均可。

关键点

1. 慢性阑尾炎的病因和病理。
2. 慢性阑尾炎的临床表现。
3. 慢性阑尾炎的诊断及鉴别诊断。
4. 阑尾切除常见的手术方式及相关注意事项。

首次门诊病摘要

女性，26岁。主因"反复右下腹部隐痛不适伴腹胀6个月，再发3d"来我院门诊就诊。患者6个月来自觉右下腹疼痛，为持续性隐痛，夜间睡眠时更明显，偶有反酸和嗳气症状。无进食哽咽感，无腹胀，无呕吐。按"慢性阑尾炎"服用"抗感染药物"治疗，症状缓解后又反复发作。近3d再次发作，疼痛加重。发病以来，食欲稍减退，体重下降1kg，大小便正常。既往：无特殊。未婚未育，末次月经干净7d。无手术外伤史。无家族史。

【问题1】 通过上述问诊，该患者可疑的诊断是什么？

根据患者的主诉、症状、既往史和个人史，应高度怀疑慢性阑尾炎可能。

思路1：育龄女性，慢性病程。女性患者右下腹疼痛，需排除妇科疾病，如右侧附件肿物、盆腔炎和附件炎等情况。

思路2：反复发作的右下腹疼痛是慢性阑尾炎最常见的临床症状，问诊时还应特别注意询问有无食欲减退、腹胀、便秘或腹泻等消化系统症状，对鉴别诊断有帮助。

思路3：问诊时应注意其他胆道疾病、泌尿系统及妇科的症状，如发热、黄疸、陶土样便、尿频尿急尿痛、白带增多、疼痛是否合并月经来潮等。

知识点

慢性阑尾炎的临床表现

慢性阑尾炎多表现为反复发作的右下腹疼痛，多数为隐痛且位置固定，有时合并上腹部不适，进食后饱胀、恶心等非特异性的上消化道症状。

思路4：问诊时应特别注意既往史、个人史、家族史的收集，尤其是首次发病时是否有急性阑尾炎的可能，注意有无典型的"转移性右后腹疼痛"病史。反复发作性阑尾炎多合并急性阑尾炎发作病史。

知识点

慢性阑尾炎的病因

1. 反复发作性阑尾炎 多由于急性阑尾炎发作时病灶未能彻底去除、残留感染、病情迁延不愈导致，多有明确急性阑尾炎发作病史。

2. 慢性阑尾炎 没有急性阑尾炎发作病史，症状隐晦，体征多不明显，往往合并有麦氏点深压痛，原因多与阑尾的慢性梗阻相关，如粪石的堵塞。阑尾开口的狭窄等。

【问题2】　为进一步明确诊断,需要进行哪些检查?

思路1:首先应重视外科专科体检。重点检查有无贫血、腹部情况,有无右下腹部麦氏点压痛,有无腹部包块,肛门指检有无异常等。

> **知识点**
>
> ## 慢性阑尾炎患者的体征
>
> 1. 右下腹麦氏点深压痛　多为慢性阑尾炎重要体征,而急性阑尾炎体格检查时的结肠充气试验、腰大肌试验、闭孔内肌试验多为阴性。
> 2. 需同时行 Murphy 征的检查,肾区叩击痛及输尿管走行区域压痛的检查,以进一步鉴别诊断。

思路2:患者最需要的检查是什么?

钡灌肠阑尾造影检查。钡灌肠检查可以了解阑尾开口及阑尾管腔情况,同时可排除回盲部肿物、溃疡、结肠炎等。腹部、泌尿系统及妇科超声排除其他系统疾病。

> **知识点**
>
> ## 钡灌肠在慢性阑尾炎诊断上的作用
>
> 钡灌肠检查多用于慢性阑尾疾病的诊断,通过了解阑尾是否显影,阑尾的形状、开口情况、管腔有无狭窄、管腔有无充盈缺损等情况,有助于阑尾炎的诊断。而且,行钡灌肠时同时压迫阑尾所在位置了解有无阑尾区域的压痛,也有助于慢性阑尾炎的诊断。另外,阑尾显影后48h可复查腹部平片,了解阑尾的排空情况,如排空延迟,也是诊断慢性阑尾炎的重要依据。

第2次门诊记录

钡灌肠检查结果:阑尾扭曲,可见狭窄,管腔变细,不规则,局部位置可见充盈缺损。

检查中阑尾部位有深压痛。肝、胆、胰、脾彩超未见明显异常,泌尿系统彩超未见明显异常,妇科彩超及妇科会诊结果:未见明确盆腔炎及附件炎表现。

【问题3】　该患者慢性阑尾炎是否可以确诊?

1. 患者反复发作右下腹痛,合并腹胀。
2. 体格检查发现右下腹压痛,无反跳痛。
3. 钡灌肠考虑阑尾扭曲,可见狭窄,管腔变细,不规则,局部位置可见充盈缺损。阑尾部位有深压痛。

根据上述临床表现及检查结果,慢性阑尾炎诊断基本成立。最终需要病理组织学确诊。

【问题4】　患者的鉴别诊断包括哪些疾病?

1. 消化系统疾病　结肠尤其是盲肠部位的病变,如结肠癌、炎症性肠病,会产生与慢性阑尾炎类似的症状。钡灌肠检查有助于鉴别,可疑时行结肠镜检查。
2. 泌尿系统疾病　慢性阑尾炎如右下腹疼痛向后放射,需要鉴别右侧的输尿管结石。查尿常规、泌尿系统B超可以帮助诊断。
3. 生殖系统疾病　子宫内膜易位、盆腔炎症和附件肿物和炎症等,有时会有右下腹疼痛的表现。但妇科疾病疼痛一般位置靠下,低于麦氏点,常合并其他妇科症状。

【问题5】　患者下一步应当如何处理?

患者育龄女性,未婚未育,慢性阑尾炎诊断明确,如患者手术意愿强烈,应收入普通外科病房,进行进一步检查,以确定治疗方案。

入院后进一步检查情况

常规检查：WBC $6.8×10^9$/L，N 56.4%，Hb 126g/L。尿常规（−），大便常规（−），潜血（−）。电解质正常，出、凝血功能正常，ALB 43g/L，BMI 20.4kg/m²。

胸部 X 线检查：双肺未见异常。

心电图：未见异常。

【问题6】　入院后的常规检查应关注哪些项目？

患者入院后需进行系统检查，了解患者的一般情况，并为患者做好术前准备。血常规中应注意血红蛋白水平，有无贫血，白细胞总数及中性粒细胞分类有无升高。尿、便常规及潜血协助排除泌尿系统及其他消化系统疾病。术前有电解质异常者应及时纠正。了解出凝血功能、心电图和胸片结果。结肠镜检查了解末段回肠、结肠及直肠的黏膜面情况，排除结肠癌、炎症性肠病等疾病。妇科彩超协助排除妇科系统疾病，如附件包块、盆腔炎等。营养风险筛查和评估明确营养状况。

【问题7】　手术方式如何选择？

目前慢性阑尾炎的治疗多采用手术治疗。手术方式可选用腹腔镜手术及开腹手术。腹腔镜手术优点在于创伤较小、手术瘢痕小美观、患者恢复快，但手术费用较高。开腹手术创口较大，尤其肥胖者。但费用低，操作简单。

腹腔镜阑尾切除
（视频）

手术治疗情况

患者在全麻下行腹腔镜阑尾切除术。手术过程记录如下：全麻成功后消毒铺巾，选择脐旁、左下腹、右下腹 3 个位置分别置入 Trocar，脐旁为观察孔，另外为操作孔。患者取平卧位，头低脚高位，于右下腹沿结肠带寻找阑尾，可见阑尾周围较多纤维素样粘连。分离阑尾血管，可吸收夹夹闭两端后剪开。电刀分离阑尾系膜至阑尾根部（图 13-6A），于阑尾根部 0.5cm 分离钳轻夹后结扎（图 13-6B），远端再次结扎（活用钛夹夹闭），超声刀切断阑尾（图 13-6C）。用标本袋取出阑尾（图 13-6D），检查无活动性出血后关腹。

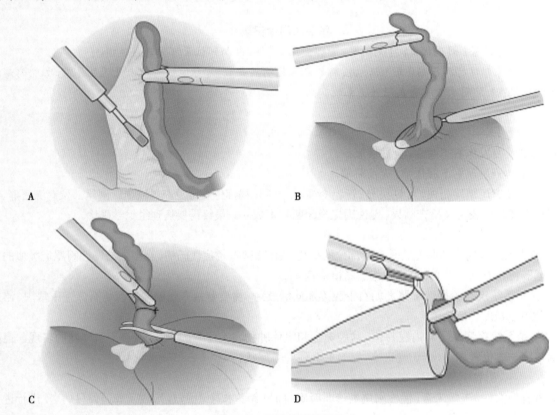

图 13-6　腹腔镜阑尾切除术

A. 分离阑尾系膜；B. 阑尾根部结扎；C. 切断阑尾；D. 取出阑尾。

【问题8】 慢性阑尾炎手术应掌握哪些原则及注意事项?

1. 术中注意无菌操作,减少术后腹腔感染、切口感染发生的概率。

2. 根部结扎位置在 5mm 内可减少阑尾残株炎的发生,结扎前轻夹阑尾腔,可使阑尾腔内容挤压到结扎线之外。

3. 开腹手术需注意荷包包埋及阑尾残株的消毒。如荷包包埋不满意可"8"字包埋加大网膜覆盖。

4. 手术中如发现阑尾外观基本正常,应仔细检查阑尾附近的组织和器官,如回盲部、回肠末段 1m 肠管、小肠系膜及其淋巴结。女性患者还应仔细探查盆腔及附件,以防误诊和漏诊。

术后情况

患者术后恢复好,无发热。术后 6h 后予清流饮食,术后第 2 天出院。术后第 7 天返院拆线。

术后第 7 天病理结果回报:病变符合慢性阑尾炎表现。

【问题9】 阑尾切除术后应注意患者哪些情况?

1. 患者生命体征,有无腹腔出血。

2. 患者液体补充应考虑纠正电解质紊乱(尤其急性阑尾炎),维持出入量平衡等。

3. 预防感染监测体温 如出现体温高,应结合血常规等检查除外可能存在的感染,常见的如肺部、泌尿系统、导管相关的感染。同时应注意伤口感染和腹腔感染。腹腔感染可能由术中无菌操作技术不当或阑尾切断后阑尾管腔细菌污染导致,预防性抗生素使用原则以 24h 为优。

【问题10】 慢性阑尾炎手术治疗效果如何?

慢性阑尾炎的手术治疗效果与其诊断的准确性有关,部分患者行阑尾切除术后症状无明显好转,此类患者多由于误诊所致。因此,应对患者进行严格的鉴别诊断。胃肠 X 线钡餐检查可排除胃肠道其他疾病,如溃疡病、憩室、慢性结肠炎、回盲部结核及回盲部肿物等,腹部超声检查可排除慢性胆囊炎、慢性附件炎及慢性泌尿系统感染等疾病。也有部分阑尾正常患者行阑尾切除术后右下腹疼痛症状和腹痛压痛体征消失,可能与阑尾功能紊乱有关。

总之,该病例慢性阑尾炎诊断明确,术前诊断依据包括右下腹部疼痛、麦氏点深压痛和阑尾造影示阑尾细长、充盈缺损,行腹腔镜阑尾切除手术,其优点可行腹、盆腔探查,术中所见和术后病理均证实术前诊断。腹腔镜阑尾切除术患者创伤小、恢复快。

(何裕隆)

推荐阅读

[1] 吴孟超,吴在德. 黄家驷外科学. 8 版. 北京:人民卫生出版社,2020.

[2] FAROOQUI W, POMMERGAARD HC, BURCHARTH J, et al. The diagnostic value of a panel of serological markers in acute appendicitis. Scand J Surg, 2015, 104(2): 72-78.

[3] ROUMEN RM, GROENENDIJK RP, SLOOTS CE, et al. Randomized clinical trial evaluating elective laparoscopic appendicectomy for chronic right lower-quadrant pain. Br J Surg, 2008, 95(2): 169-174.

[4] Yu CW, JUAN U, WU MH, et al. Systematic review and meta-analysis of the diagnostic accuracy of procalcitonin, C-reactive protein and white blood cell count for suspected acute appendicitis. Br J Surg, 2013, 100(3): 322-329.

第十四章 结直肠肛管疾病

第一节 结直肠息肉及结直肠息肉病

泛指从黏膜表面突出到肠腔的息肉状病变,包括黏膜息肉和黏膜下病变。

> **关键点**
>
> 1. 息肉的定义。
> 2. 结直肠息肉的分类。
> 3. 结直肠息肉的临床表现。
> 4. 结直肠息肉的外科治疗。
> 5. 影响结直肠腺瘤癌变的因素。
> 6. 结肠镜检查的适应证。
> 7. 超声内镜在结直肠息肉诊断及治疗中的应用。
> 8. 结直肠息肉内镜下切除术后的并发症及处理。

临床病例 1

男性,55 岁。主因"间断左下腹不适,伴大便带血 3 个月"来我院门诊就诊。无其他明显不适,不伴大便习惯改变,无明显里急后重感。近期食欲正常,体重无明显改变。既往:体健,无手术外伤史,其母曾患直肠癌去世。门诊常规体格检查,直肠指诊:距肛门约 6cm 可触及直径约 2cm 质软息肉样病变。

【问题 1】 通过上述病史,该患者可能诊断是什么?

根据患者的性别、年龄、主诉、症状、体格检查和家族史,可以考虑有直肠息肉的可能,不除外恶变。

> **知识点**
>
> ### 息肉的定义
>
> 息肉是一个临床诊断,一般指来源于黏膜上皮的局限性隆起,在未确定病理性质前均称为息肉。好发于大肠,以乙状结肠和直肠多见。息肉可单发或多发,也可形成息肉病。根据其与癌变的关系,可分为肿瘤性与非肿瘤性两大类。

思路 1:中年男性,有便血病史,直肠指诊可触及息肉样病变,应考虑有直肠息肉的可能。

> **知识点**
>
> ### 结直肠息肉的临床表现
>
> 多数结直肠息肉患者无症状,部分患者可有便血或大便表面带血,多为鲜红色或暗红色,偶见大出血者;

当息肉位置较高,长期慢性出血,可引起贫血;较大的结肠有蒂息肉偶可引起肠套叠、腹部绞痛;多发性息肉或息肉较大者,可有腹部闷胀不适、隐痛、排便习惯改变等症状;继发炎症感染或绒毛状腺瘤可伴多量黏液或黏液血便,可有大便习惯改变;长蒂或位置近肛者可有息肉脱出肛门。少数患者直肠指诊可触及低位息肉。

思路2:患者有直肠癌家族史,应考虑与直肠癌的鉴别,或者直肠息肉有癌变的可能。

知识点

影响腺瘤癌变的因素

腺瘤的数目(≥3)、大小(>1cm 6%～27%,>2cm 12%～35%)、基底(无蒂)、表面形态(分叶)、位置(横结肠、直肠)均为癌变的高危因素。

思路3:息肉有多发的可能,患者有可能除了直肠息肉病变之外,其余结肠还有息肉或者其他病变。

知识点

结直肠息肉特点

结直肠息肉可发生在结直肠任何部位,并且可能多发,因此一旦发现息肉要了解全部结直肠的情况,以免漏诊。

【问题2】 为进一步明确诊断,需要进行何种检查?

首选电子结肠镜检查。该检查属于有创检查,优点在于除了可以检查肠道和黏膜结构,发现病变外,还可以通过NBI染色观察初步判断病变性质,通过钳夹或切除等操作取活检病理确诊病变性质。其次为钡灌肠检查,优点在于快,痛苦较小,可以通过充盈缺损发现息肉,对病变的位置判断比较准确;缺点在于敏感性较低,不能够取活检进行病理确诊,也不能进行治疗。

知识点

结肠镜检查的适应证

1. 有结直肠癌报警症状的人群:①下消化道出血,包括显性出血和持续性便潜血阳性;②大便性状改变,如大便变细、黏液便、黏液脓便等;③大便习惯改变,如腹泻、便秘、里急后重;④有腹痛、腹胀、腹部包块等;⑤其他检查有可疑结直肠病变者,如肿瘤标记物升高,B超、CT或钡灌肠等检查阳性等。

2. 大肠炎症性疾病做鉴别诊断或需要确定病变范围、病期、严重程度、追踪癌前期的变化。

3. 大肠癌术后或息肉切除后定期随访。

4. 50～75岁无症状人群,根据结直肠癌风险分层予以筛查(表14-1)。

表14-1 直肠癌风险分层

危险因素	标准	分值
年龄	50～55岁	0
	56～75岁	1
性别	女性	0
	男性	1
家族史	一级亲属无结直肠癌	0
	一级亲属有结直肠癌	1
吸烟	无吸烟史	0
	有吸烟史(包括戒烟者)	1

续表

危险因素	标准	分值
体重指数	<25kg/m²	0
	>25kg/m²	1
糖尿病	无	0
	有	1

注:指南推荐高危人群(3～6分)进行肠镜检查,低危人群(0～2分)可考虑先行粪隐血和/或血清肿瘤标志物筛查。

第二次门诊记录

结肠镜检查的结果:直肠距肛门约 6cm 可见直径约 2.5cm Isp 型息肉,表面呈桑葚状,取活检提示管状腺瘤(图 14-1)。

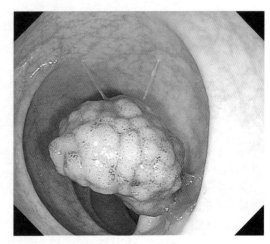

图 14-1　直肠息肉

【问题3】 结直肠息肉的分型有哪些?
结直肠息肉可根据大小、形态、病理组织学和数目来分型。

知识点

结直肠息肉的分型

1. 大小　微息肉(≤5mm)、小息肉(6～9mm)、大息肉(≥10mm)、巨大息肉(>30mm)。
2. 形态学分型　隆起型、平坦型和浅表凹陷型。
临床上以隆起型多见,又分为:
Ip 型(有蒂型,pedunculated type)(图 14-2)。
Isp 型(亚蒂型,semipedunculated type)(图 14-3)。

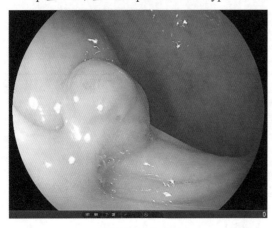

图 14-2　Ip 型

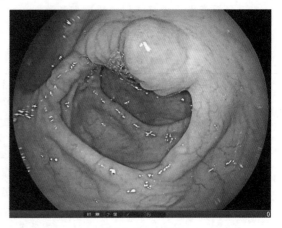

图 14-3　Isp 型

Is 型（无蒂型 / 广基性，sessile type）（图 14-4）。

形态学上的特殊类型：

侧方生长型肿瘤（laterally spreading tumor，LST）（图 14-5）。

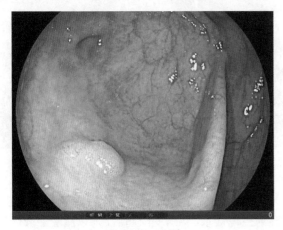

图 14-4　Is 型

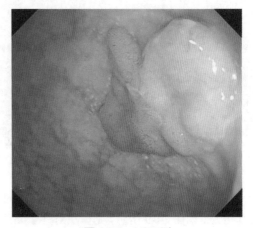

图 14-5　LST 型

3. 病理组织学分型　Morson 的病理组织学分型可分为：肿瘤性、错构瘤性、炎症性和增生性。

肿瘤性息肉有恶变倾向，错构瘤性有低度恶变倾向，均有切除的指征；炎症性和增生性一般不考虑有恶变，治疗的目的在于获取标本明确诊断。

4. 结直肠息肉按个数可分为单发、多发，大于 100 个称为结肠息肉病。

【问题 4】 发现结直肠息肉后需要诊断哪些方面？ 如何诊断？

发现结直肠息肉需要诊断：部位（距肛门距离）、形态学分型、大小、息肉的性质、有无癌变及病变浸润的深度。

知识点

如何评价确定息肉的性质？息肉的病变深度？

病变性质判断的金标准是活检病理诊断，此外还可通过 NBI 显像（图 14-6）对病变性质进行初步判断。对怀疑有黏膜下浸润的病变，还可使用超声内镜（图 14-7）进行超声探测成像，了解病变的浸润深度。

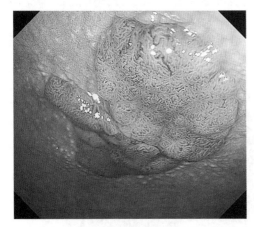

图 14-6　NBI 显像（LST 型息肉）

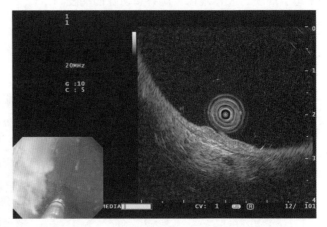

图 14-7　超声内镜（LST 型息肉）

【问题 5】 结直肠息肉如何治疗？

1. 内镜下切除

（1）息肉切除术（polypectomy）：适用于大于 0.5cm 有蒂或隆起较明显的亚蒂息肉。

操作方法：如图所示，使用圈套器套住息肉蒂部，使用高频电切除息肉（图 14-8）。

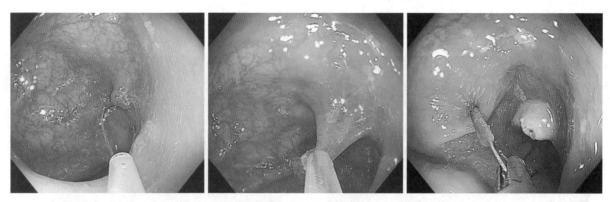

图 14-8　息肉切除术步骤

（2）内镜黏膜切除术（endoscopic mucosal resection，EMR）：适用于直径小于 2cm 的无蒂或平坦型病变。

操作方法：如图 14-9 所示，先以注射针于黏膜下层注射生理盐水，将病变隆起后，再以圈套器套住病变，以高频电切除。

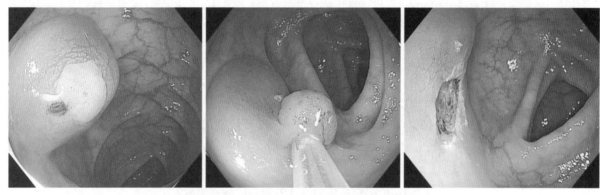

图 14-9　内镜黏膜切除术

（3）内镜下黏膜剥离术（endoscopic submucosal dissection，ESD）：适用于直径大于 2cm 的广基性息肉和平坦型病变、EMR 难以一次完整切除的病变、LST，以及有轻度黏膜下浸润的早期癌（黏膜下浸润深度 <1 000μm）等。

操作方法：如图 14-10 所示，在病变周围标记后，黏膜下注射使病变隆起，环周切开黏膜层后，沿黏膜下层完整剥离病变。

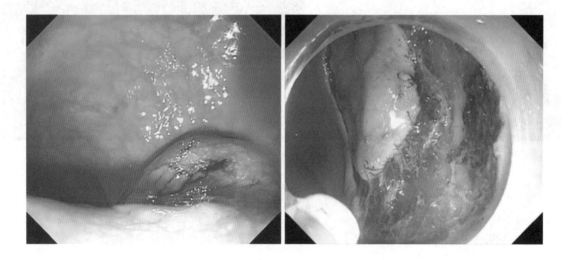

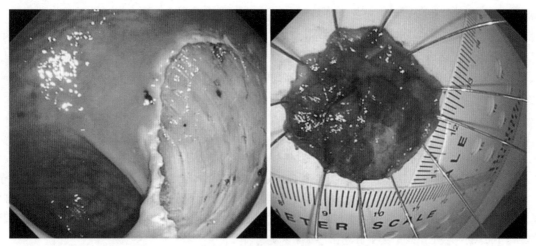

图 14-10　内镜下黏膜剥离术步骤

2. 腹腔镜或开腹手术治疗　对于息肉较大,内镜下切除困难,可以选择腹腔镜或开腹手术治疗,位于直肠的亦可经肛门切除。如病理证实息肉有癌变侵及黏膜下层深层(浸润深度 > 1 000μm),应按大肠癌根治原则进行治疗。

知识点

结直肠息肉内镜下切除、手术切除的适应证

内镜下切除适应证:结直肠息肉一经诊断,无明显黏膜下层浸润,首先考虑内镜下切除。

手术切除适应证:息肉较大,内镜切除困难;息肉有癌变,侵及黏膜下层深层;考虑腹腔镜或开腹手术切除。

上述男性患者考虑管状腺瘤,未见癌变征象,病变位于黏膜层,于结肠镜下行 EMR 术,术后病理提示为管状腺瘤,Ⅰ～Ⅱ级,未见黏膜下浸润,基底及切缘净。

【问题6】　结直肠息肉切除术后处理。

1. 术后注意饮食结直肠息肉切除者,术后 2～3d 内进软而少渣饮食。

2. 术后需休息 3d,一般情况卧床,可下床大小便;避免过度体力活动 1～2 周,避免息肉切除伤口撕裂、钛夹脱落导致迟发性出血;较大息肉切除术后需留院观察 1～2d,需要禁食 1～2d,如无腹痛、便血情况,可过度到流质少渣饮食;ESD 术后需要禁食、卧床休息 3d,后改为流质少渣饮食 1 周,创面较大者可予广谱抗生素预防性抗感染治疗。无论何时出血突发腹痛、便鲜血或黑便、头晕、心慌等需及时就医,以防穿孔及出血发生。

知识点

结直肠息肉内镜下切除术后并发症

1. 肠穿孔　一旦发生可选择内镜下钛架封闭穿孔或尼龙圈荷包缝合穿孔,若内镜下无法封闭穿孔处则应立即手术治疗。

2. 创面出血　可经内镜行电凝或钛夹止血。

【问题7】　术后如何随访?

大肠息肉切除术后,应强调定期结肠镜复查,早期发现新的病变、局部复发以及可能遗漏的较小病变,并及时处理。

对于 1～2 个小管状腺瘤(直径<10mm)以及低级别上皮内瘤变的患者,应术后 2～3 年随访复查一次,

如检查阴性者则每3年随访复查一次。

对于3~10个腺瘤或任一腺瘤直径≥10mm、有绒毛状结构、锯齿状腺瘤或者高级别上皮内瘤变的患者，确定息肉完全切除且切缘阴性，在息肉切除术后的3~6个月进行随访复查。阴性则1年随访复查一次，连续两次阴性者则改为3年随访复查一次，随访复查时间不少于15年。

临床病例2

患者男性，32岁，主因"间断腹泻7年余"来我院门诊就诊。患者7年前无明显诱因出现腹泻，排黄色稀糊状便，每日3~4次，间断伴少量便血、便黏液，偶伴脐周隐痛，与进食无明确关系，不伴腹胀、恶心、呕吐，不伴发热、腹痛，不伴肛门坠胀、排便不尽、里急后重感，不伴头晕、食欲缺乏、乏力、四肢发冷等，未予规律治疗。近半月，自觉腹泻症状加重，体重减轻4kg，食欲、睡眠、精神尚可，小便正常。既往：4年前因"急性阑尾炎"行阑尾切除术，否认药物过敏史。吸烟7年，10支/d；饮酒10年，3两/d。母亲、哥哥患"家族性结肠息肉病"，因结肠癌去世，侄子2年前查出"结肠多发息肉"。

关键点

1. 家族性腺瘤性息肉病的流行病学特点。
2. 家族性腺瘤性息肉病的临床表现和体征。
3. 息肉的好发部位及特点。
4. 家族性腺瘤性息肉病的诊断标准。
5. 家族性腺瘤性息肉病的治疗原则及手术时机的选择。
6. 家族性腺瘤性息肉病的手术方式。

【问题1】 通过上述问诊，该患者可以诊断是什么？

根据患者的主诉、便血和腹泻的症状以及家族史，高度怀疑家族性腺瘤性息肉病（FAP）。

思路1：青年男性，慢性病程，有便血和腹泻，家族中有多人确诊或疑诊为家族性腺瘤性息肉病。

知识点

FAP流行病学特点

家族性腺瘤性息肉病（FAP）是一种常染色体显性遗传性疾病，若不及时治疗，几乎肯定发生癌变。该病多为年轻患者，具有家族遗传性，父母均可遗传，子代两性发病率基本相等，约为50%；约20%患者无家族史。据统计，腺瘤诊断中位年龄为16.5岁，结直肠癌中位诊断年龄为36岁，中位死亡年龄为40岁。

思路2：息肉病最初症状多为便次增多，为黏液便或黏液脓血便，伴下腹隐痛不适，部分患者直肠息肉经肛门脱出；其他包括贫血、营养不良等；注意需与结直肠癌、炎症性肠病相鉴别。

知识点

FAP临床表现

临床表现可分为肠道症状和肠道外表现。

肠道症状：可分为临床前期、腺瘤期（隐匿期和有症状期）和癌肿期。早期症状为出血、腹泻及黏液便，后期可出现肠梗阻、穿孔、严重贫血、恶病质等。

肠道外表现：1/4~1/3的患者伴肠道外变现。① Garden综合征：a. 皮肤囊性病变；b. 骨瘤；c. 纤维组织肿瘤；d. 胃十二指肠息肉；e. 十二指肠或壶腹周围癌（10%），是导致该病死亡的第二大重要原因；f.甲状腺乳头状癌（几乎都发生在女性）；g.先天性视网膜色素上皮肥大（阳性率60%～80%，特异性几乎100%）；h.牙齿畸形。②Turcot综合征：同时伴有中枢神经系统恶性肿瘤，非结直肠癌脑转移。

思路3：问诊时需注意既往史、个人史、家族史的收集。FAP为常染色体显性遗传病，需明确父母有无发病。

知识点

FAP遗传特点

FAP为常染色体显性遗传病，患者下一代约有50%发病风险，外显率95%。目前考虑家族性腺瘤性息肉病与第5染色体上APC基因突变及第1染色体MYH基因突变有关。

【问题2】　为进一步明确诊断，需进行何种体格检查？
思路：应重视外科专科体格检查。重点检查：①腹部情况，有无腹部压痛、包块。②直肠指诊，可与直肠癌鉴别，直肠癌指诊可触及质硬、边界不清、活动度差的肿物，指套有染血；息肉病指诊可触及多发息肉。③肠道外体征。

知识点

FAP体征

FAP多无明显腹部体征，晚期如有穿孔可有腹膜刺激征，梗阻可见腹部膨隆、肠型、蠕动波等，癌变腹部可触及包块，可有恶病质体征。指诊可触及多发息肉。需注意患者有无肠道外体征，如贫血体征、皮肤囊性病变、皮肤软组织肿瘤、牙齿畸形、神经系统异常体征等。

【问题3】　对诊断最有提示意义的检查是什么？
结肠镜检查，可以直接观察结对肠息肉的大小、数目、范围，并且可以对可疑病灶钳取小块组织作病理学检查，明确有无癌变。

知识点

息肉好发部位及特点

1．家族性腺瘤性息肉病　最好发部位为直肠和乙状结肠，为了解病变范围，决定手术方案，结肠镜为必不可少的检查。对肠镜发现的息肉，尤其疑有恶变者，均应作组织学检查明确性质。
2．息肉的多发性及多态性　①多发性，FAP的特点是结直肠内息肉弥漫性分布，数目一般>100个，有的可多达5 000个，平均1 000个；②多形性，大小从数毫米至数厘米不等，绝大多数小于1cm；既有广基底型，又有带蒂型，有管状腺瘤，也有绒毛状腺瘤或混合腺瘤，但多为管状腺瘤，因此大体形态上有光滑的、分叶状的或不规则的同时存在。

第二次门诊记录
结肠镜检查示：小肠黏膜光滑，全结肠黏膜呈铺路石样改变，广布大小不一息肉隆起，大者直径2～3cm，小者直径0.2～0.3cm，几乎见不到正常肠黏膜。升结肠、降结肠、直肠各活检一块。病理：升结肠（图14-11a）、降结肠（图14-11b）管状腺瘤，Ⅱ级；直肠（图14-11c）绒毛管状腺瘤，Ⅱ级。

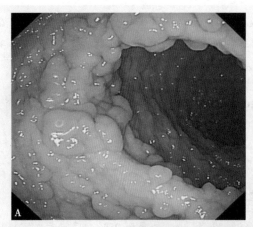
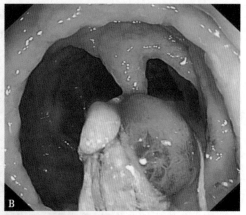
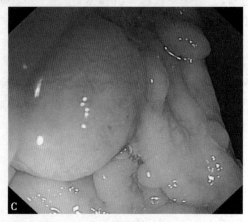

图 14-11　家族性腺瘤性息肉病
A. 升结肠管状腺瘤；B. 降结肠管状腺瘤；C. 直肠绒毛管状腺瘤。

【问题 4】　根据结肠镜结果，患者可能诊断是什么？
结肠镜结果示全结肠遍布息肉，小肠未受累，符合家族性腺瘤性息肉病诊断标准。

知识点

诊断标准

家族性腺瘤性息肉病诊断标准必须符合下列条件之一：①腺瘤数>100 个；②具有遗传倾向的患者，腺瘤数>20 个。

【问题 5】　患者下一步应当如何处理？
患者家族性腺瘤性息肉病诊断明确，不能除外恶变，应收入病房，进行进一步检查，以确定治疗方案。

入院后进一步检查情况

常规检查：WBC 5.63×10^9/L, Hb 155g/L, ALB 40.5g/L, CEA 2.82ng/ml。

腹盆腔增强 CT：结肠及直肠管壁弥漫轻度增厚，黏膜可见弥漫性锯齿状、小结节状隆起，左半结肠明显，乙状结肠袋略变浅，肠系膜小血管及小淋巴结普遍增多，肝脏形态无明显异常，边缘光整，未见肝裂增宽，注入对比剂前后肝脏实质内未见明显异常密度影。腹盆腔内未见明显积液。诊断：结肠弥漫性改变，多发小息肉伴炎症可能大。

【问题 6】　入院检查应关注哪些项目？
入院后需进行系统检查，了解患者一般情况，是否能耐受手术，FAP 患者术前需明确有无贫血、低蛋白血症、感染等情况。

【问题7】 该患者应选择何种治疗方法?

思路:由于 FAP 不及时治疗终必癌变,因此一旦发病,手术是首选治疗措施。

知识点

FAP 手术方式

1. 结直肠全切除、永久性回肠造口术 最经典术式,彻底性最佳,功能性最差。回肠造口易造成大量体液流失,腹壁造口周围皮肤易腐蚀,现多数用于癌变位于直肠下段无法保留肛门者。

2. 结肠全切除回直肠吻合术和结直肠次全切除升结肠直肠吻合术 手术较简单、安全、并发症少,保留了肛门排便、控便功能,术后生活质量较好,但残余结肠、直肠有腺瘤复发及癌变可能。

3. 结肠全切除、直肠黏膜剥除、回肠储袋肛管吻合术 切除全部结直肠黏膜,消除息肉复发和癌变风险,同时保留部分排便和控便功能,但手术复杂耗时,技术要求高,并发症发生率高,通常需同期行回肠保护性造瘘。

手术记录

患者全麻下行腹腔镜全结肠切除术,腹会阴联合直肠切除术、回肠造口术,手术过程记录如下:分别于脐下、左肋缘下锁骨中线下 5cm、右上腹与左下腹、右下腹肚脐外下方置入 Trocar,探查腹腔积液阴性,肝脾未见占位,腹膜无种植。先游离乙状结肠,依次予 Hem-o-Lock 夹闭切断肠系膜下动、静脉;游离降结肠、结肠脾曲,胃网膜血管弓下断左侧胃结肠韧带,于胰腺下缘切断横结肠系膜,Hem-o-Lock 夹闭切断结肠中动静脉。显露升结肠系膜直视下用超声刀游离回结肠动静脉,保留该血管不予切断,沿右侧 Toldt 筋膜间隙并游离右半结肠系膜,上至十二指肠及胰腺前方被膜,于胰颈前游离出右结肠动静脉,予 Hem-o-lock 夹闭离断。完整游离右半结肠。解除气腹,行下腹正中切口,距回盲瓣近端 2cm 离断末端空肠;分离直肠后骶前间隙直至肛提肌水平,并由后向两侧分离直肠侧韧带,会阴部手术组用荷包缝合关闭肛门口,距肛门 3cm 处作一梭形切口,前至会阴中间,后至尾骨尖端。切开皮肤和皮下组织,沿坐骨结节及臀大肌内侧缘分离,并尽量切除坐骨直肠窝脂肪,显露肛提肌,结扎肛门动脉。在尾骨尖前方切断肛门尾骨韧带。切断左侧和右侧髂骨尾骨肌。将肛门直肠向前方牵拉,切开盆筋膜壁层,钝性分离至骶骨前间隙,与腹部手术组会合。将远端乙状结肠和直肠拉出切口外,切断部分耻骨直肠肌,直至将肛门、直肠和乙状结肠由会阴部切除。冲洗腹腔及盆腔创面,确切止血,缝合盆腔底部两侧腹膜。

【问题8】 该患者为何选择此种术式?

思路:根据患者息肉受累范围决定手术切除范围。患者结肠镜示息肉遍布全结直肠,直肠下段黏膜活检可见绒毛管状腺瘤,所以应切除全部结肠和直肠。

术后情况

患者术后恢复顺利,第 3 天试饮水,第 4 天进流食,术后第 5 天进半流食,造口可见黄绿色水样便排出,饮食逐渐向普食过渡。术后第 7 天,骶前引流量连续 3d 少于 30ml,且无发热,拔除引流管,次日患者出院。

术后病理回报:(全结肠+直肠+肛门切除标本)送检肠管全长 95.5cm,周径 4~8cm 整段肠管黏膜面密布数以千计的广基小息肉,直径 0.1~1.6cm,未见糜烂及溃疡,镜下,肿瘤大部分为管状腺瘤,Ⅰ~Ⅱ级,小部分呈增生性息肉、无蒂型锯齿状腺瘤及绒毛状腺瘤,Ⅰ级。肿瘤位于黏膜层,累及回盲瓣,距直肠前环周切缘 0.8cm,距齿状线约 1cm,距余环周切缘及横结肠系膜切缘均>1cm,小肠断端及肛周皮肤切缘均未见肿瘤。淋巴结:均为反应性增生。

【问题9】 术后应重点关注患者哪些情况?

1. 患者术后生命体征,有无特殊不适,造口情况,引流液的性状和量,有无腹、盆腔出血等。

2. 术后液体和营养补充　患者术后禁食，静脉补液需注意维持出入量平衡和电解质平衡，入量需兼顾每日需水量和丢失量，同时应避免液体过负荷，尤其是高龄、有心血管基础病患者，适当限制入量可避免诱发心血管事件发生；术后患者处于负氮平衡状态，应注意补充足够的热量，以利于术后恢复。

3. 控制感染　注意监测体温、白细胞水平和中性粒细胞比例、引流液的情况，发现可疑感染，一是要确定感染部位，是手术部位或附近感染，还是肺部、泌尿系统、导管相关的感染，根据相应部位采取经验性抗生素治疗；二是要及时行病原学培养，根据药敏试验应用敏感抗生素，若形成脓肿，可通过超声或 CT 明确后行置管引流或切开引流；若发生严重腹腔感染，必要时可再次手术行腹腔冲洗、引流管置入等。

4. 胃肠功能恢复情况　观察患者每日胃肠减压的量是否递减，关注肠鸣音的恢复情况、排气情况等。若胃肠减压量少，肠鸣音、排气恢复正常，可开始恢复肠内营养，一般先试进水，逐渐过渡到流食或要素饮食，再逐渐恢复半流食直至普食。恢复饮食过程中若出现反复呕吐、腹痛，需警惕肠梗阻、吻合口瘘等并发症发生。

【问题 10】　患者的病理结果说明什么？

思路 1：明确诊断：根据患者术后病理结果，可见广泛多发息肉，数目>100，且有遗传倾向，符合家族性腺瘤性息肉病。

思路 2：判断有无癌变，指导后续治疗：患者目前息肉无明显癌变，并且局限于黏膜层，术后需规律随访。

【问题 11】　患者术后随访应注意哪些方面？

思路 1：监测肠道内复发：对于保留直肠的患者术后应监测有无直肠腺瘤的发生；因易伴发十二指肠腺瘤、壶腹周围癌，患者每 1～3 年应行胃镜、十二指肠镜检查。

思路 2：监测肠道外表现：疑有腹部硬纤维瘤病应行 CT 扫描，肠外检查如女性患者的甲状腺检查也应包括。

第二节　结　肠　癌

结肠癌（colon cancer）是消化道最常见的恶性肿瘤之一。在我国，结直肠癌发病率处于所有恶性肿瘤的第二位，且呈逐年增加趋势。结肠癌的临床症状因肿瘤的部位与病期而异，早期结肠癌可无明显临床症状；而进展期结肠癌大多伴有腹痛、排便习惯与粪便形状改变；部分患者可以扪及腹部肿块，随着病情发展，可以出现贫血、乏力、消瘦、低热等晚期表现。确诊方式是电子结肠镜加活检病理检查。提高结肠癌治愈率的关键是强调早期诊断，并且施行以根治性手术为主的综合治疗。

关键点

1. 结直肠发生相关的高危因素。

2. 结肠癌的筛查。

3. 结肠癌的主要临床表现。

4. 结肠癌的临床病理分期。

5. 结肠癌的诊断方法。

6. 结肠癌常见的手术方式。

7. 结肠癌的辅助治疗和新辅助治疗。

8. 结肠癌术后的随访。

9. 影响结肠癌预后的主要因素。

首次门诊病历摘要

男性，56 岁。主因"排便习惯改变伴腹部隐痛不适 3 个月"来我院就诊。患者近 3 个月来排便次数增加，每日 3～4 次不等，或腹泻、便秘交替出现，便中常见带血性黏冻样物质。腹部隐痛不适逐渐增多，以左侧明显。食欲减退、体重下降约 3kg。吸烟 20 余年，既往无其他重要脏器疾病。父亲因结肠癌去世。

【问题 1】　该患者可疑的诊断是什么？

根据患者的主诉、症状与家族史，应高度怀疑患有结肠癌。

思路 1：中年男性、慢性病程，且有消化道肿瘤家族史，属于结肠癌易发人群，应予警惕。

知识点

结肠癌是最常见的恶性肿瘤，在我国消化道恶性肿瘤中居前位，并有上升趋势，好发年龄在 50 岁以上，男女发病率之比约为 1.34∶1。

思路 2：非特异性的腹部隐痛、排便习惯与性状改变是结肠癌最常见的临床症状，要和其他结肠炎症、憩室、慢性溃疡等良性结肠疾病相鉴别。

知识点

结肠癌的临床表现

早期结肠癌患者多无明显症状，偶可出现下腹部隐痛不适，腹胀、排便习惯改变等非特异性的下消化道症状。随着病情发展，患者可出现下腹疼痛加重、排便不规则，甚至便中出现黏液或脓血便，进展期结肠癌患者还常伴有食欲减退、乏力、消瘦、体重减轻。部分患者可以扪及腹部包块，或表现为明显腹胀、停止排便、排气等肠梗阻症状。

思路 3：问诊时应注意几个特殊症状，有无头晕、乏力等贫血症状，大便习惯改变如便秘和腹泻交替，有无便血等；同时，要注意有无肠梗阻的临床表现，以除外结肠癌可能引起的合并症。

知识点

结肠癌的特殊表现

由于左、右半结肠解剖与生理特征的差异，结肠癌因其生长部位不同，临床症状也不尽相同，进展期左半结肠癌以梗阻症状为主，右半结肠癌则以全身中毒性症状为主（表 14-2）。

表 14-2　左、右半结肠癌的临床比较

	右半结肠癌	左半结肠癌
血液供应	肠系膜上动脉	肠系膜下动脉
肠道内容物	液体、细菌少	固体、细菌多
病理类型	多为肿块型	常见浸润型
生长速度	较慢	较快
好发部位	盲肠	乙状结肠
临床表现	中毒症状	梗阻症状

思路 4：问诊时应特别注意既往史、个人史、家族史的收集。结肠癌的病因尚不明确，流行病学研究发现该肿瘤与生活习惯及环境因素密切相关，高危因素包括长期高脂肪、高蛋白、低纤维素和低维生素饮食及肥胖等；某些疾病，如结肠息肉病、结肠腺瘤样息肉、绒毛状腺瘤和溃疡性结肠炎等都具有较高的结肠癌发病潜能；此外，结肠癌具有明显的遗传性倾向，应予以特别重视。

知识点

结肠癌的遗传性病因

1. 一级亲属（父母、兄弟姐妹、子女）中有结肠癌患者，则发病率较普通人群高 2~4 倍。

2. 家族性大肠腺瘤病　结肠内腺瘤数百至上千枚不等,若不及时治疗,绝大部分将演变成结肠癌;

3. Lynch 综合征　本病为常染色体显性遗传性疾病,患者的子女中有80%~85%将发生结肠癌。

思路5:对于门诊就诊的患者,应当如何筛选出结肠癌的高危人群?

结肠癌诊断的早晚与治疗的效果密切相关。早期诊断是提高治愈率的关键。但由于早期结肠癌无特异性症状,容易被患者和医务人员所忽视,常因未能使用有效的检查而延误诊断,国内早期肠癌占全部结肠癌住院患者的比例还不到10%,因此对门诊就医的患者,应特别注意其是否具有易发因素,并进一步作针对性检查以明确诊断。

知识点

结肠癌的筛查对象

1. 45 岁以上,既往无结肠病史而出现上述排便习惯改变或腹部隐痛不适症状者,或原有慢性肠病史但症状和疼痛规律明显改变者。

2. 有结肠癌家族病史或遗传性病因者。

3. 有结肠癌癌前疾病者,如结肠息肉病、结肠腺瘤样息肉、绒毛状腺瘤、溃疡性结肠炎、Crohn 病等。

4. 有原因不明的慢性便血或短期内体重明显减轻者。

【问题2】 为进一步明确诊断,需要进行何种检查?

思路1:应重视外科专科体检。

重点检查有无贫血、腹部情况。早期患者多无明显体征,进展期结肠癌患者可有腹部压痛或可扪及腹部包块,且边界不清,活动度差。部分患者可出现肠梗阻症状,晚期患者可出现腹腔积液,可表现为移动性浊音阳性。

知识点

结肠癌患者的体征

1. 淋巴结转移是结肠癌的主要转移途径,循序渐进,通常先转移至结肠壁与结肠旁淋巴结,然后进入肠系膜血管周围及肠系膜根部淋巴结,偶尔也可发生跳跃式淋巴结转移。

2. 由于结肠静脉血回流经门静脉系统进入肝脏,因此,肝脏是血行转移最先且最常见的器官,其次是肺与骨组织。

3. 结肠癌可发生周围脏器与腹膜种植转移,当结肠癌组织浸润至浆膜外后,即可能侵犯到邻近器官,如横结肠癌可以侵犯胃、胰腺等;乙状结肠癌可侵犯子宫、膀胱等;肿瘤细胞一旦脱落可种植在腹膜和脏器浆膜上,形成转移结节。直肠指检可以发现直肠前凹的转移癌。癌细胞腹膜广泛播散时,可出现大量癌性腹腔积液。

思路2:患者目前最需要的检查是结肠镜检查,必要时使用超声内镜检查。结肠镜检查的特点是能够直接观察结肠黏膜病变的部位和范围,并可以对可疑病灶钳取小块组织作病理学检查,是诊断结肠癌的最有效方法。

第二次门诊记录

结肠镜检查结果:盲肠、升结肠、结肠肝曲、横结肠、结肠脾曲、降结肠黏膜色泽正常,未见溃疡与异常隆起;距肛缘约20cm 处可见一溃疡浸润型病变,约占肠壁1/2,长约3cm,溃疡面渗出,质脆,取活检5块送病理检查(图 14-12A)。超声内镜提示该病变侵及肠壁肌层达浆膜层。肠壁系膜侧可探及2~3个肿大淋巴结(图 14-12B)。病理结果:乙状结肠低分化腺癌。

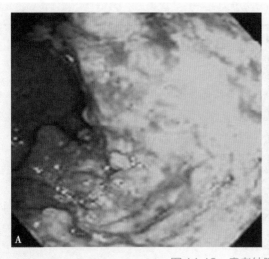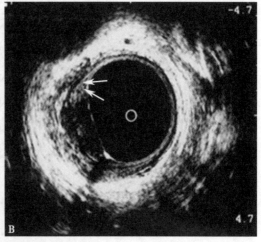

图 14-12 患者结肠镜及超声内镜表现

A. 结肠镜检查发现乙状结肠内一溃疡浸润型病变；B. 内镜超声检查发现肿瘤已浸润肠壁全层。

【问题 3】 对结肠癌患者的病变如何进行临床病理分期？

TNM 分期法主要根据原发肿瘤浸润肠壁的深度、转移淋巴结枚数与有无远处转移而分为四期，具体分期法见表 14-3、表 14-4。

表 14-3 结肠癌 TNM 分期系统（2017 年第 8 版）

TNM 分期	定义
原发肿瘤（T）	
T_x	原发肿瘤无法评价
T_0	无原发肿瘤证据
T_{is}	原位癌：黏膜内癌（侵犯固有层，未浸透黏膜肌层）
T_1	肿瘤侵犯黏膜下（浸透黏膜肌层但未侵入固有肌层）
T_2	肿瘤侵犯固有肌层
T_3	肿瘤穿透固有肌层到达结直肠旁组织
T_{4a}	肿瘤穿透腹膜脏层
T_{4b}	肿瘤直接侵犯或粘连于邻近器官或结构
区域淋巴结（N）	
N_x	区域淋巴结状况无法评价
N_0	无区域淋巴结转移
N_1	1～3 枚区域淋巴结转移
N_{1a}	有 1 枚区域淋巴结转移
N_{1b}	有 2～3 枚区域淋巴结转移
N_{1c}	无区域淋巴结转移，但有肿瘤结节存在于：浆膜下、肠系膜或无腹膜覆盖的结肠旁 / 直肠旁 / 直肠系膜组织
N_2	4 枚或更多的区域淋巴结转移
N_{2a}	4～6 枚区域淋巴结转移
N_{2b}	7 枚或更多区域淋巴结转移
远处转移（M）	
M_x	远处转移无法评价
M_0	无远处转移
M_1	有远处转移
M_{1a}	远处转移局限于单个器官或部位（如肝、肺、卵巢，非区域淋巴结）
M_{1b}	远处转移分布于一个以上的器官 / 部位或腹膜转移

表 14-4 结肠癌分期分组

分期	T	N	M	Dukes
0	T_{is}	N_0	M_0	—
I	T_1	N_0	M_0	A
	T_2	N_0	M_0	A
IIA	T_3	N_0	M_0	B
IIB	T_{4a}	N_0	M_0	B
IIC	T_{4b}	N_0	M_0	B
IIIA	$T_{1\sim2}$	N_1/N_{1c}	M_0	C
	T_1	N_{2a}	M_0	C
IIIB	$T_{3\sim4a}$	N_1	M_0	C
	$T_{2\sim3}$	N_{2a}	M_0	C
	$T_{1\sim2}$	N_{2b}	M_0	C
IIIC	T_{4a}	N_{2a}	M_0	C
	$T_{3\sim4a}$	N_{2b}	M_0	C
	T_{4b}	$N_{1\sim2}$	M_0	C
IVA	任何 T	任何 N	M_{1a}	D
IVB	任何 T	任何 N	M_{1b}	D

【问题 4】 结肠恶性肿瘤的病理组织类型和分级?

所有结肠恶性肿瘤中,上皮来源的(癌)占 99.5%,对比软组织来源的占 0.3%。其中腺癌占绝大多数(92.1%),也有其他组织来源的癌,如鳞状细胞癌(0.7%)和神经内分泌癌(4.4%)。腺癌中还有一些特定的类型,如黏液腺癌(6.6%)和印戒细胞癌(1.1%),预后较一般腺癌差。

组织学分级(Grade,缩写 G)包含 G_1(高分化)、G_2(中分化)、G_3(低分化)和 G_4(未分化)。高的组织学分级是预后不良的危险因素。上文的黏液腺癌和印戒细胞癌属于 G_3(低分化),预后劣于中分化腺癌。

【问题 5】 该患者下一步应当如何处理?

患者进展期结肠癌诊断明确,应收入结直肠外科、胃肠外科专科病房或普通外科病房,进行进一步检查,以确定治疗方案。

入院后进一步检查情况

常规检查:WBC 4.8×10^9/L, Hb 96g/L, ALB 35g/L,电解质正常,CEA 25.3ng/ml, CA19-9 36.6U/ml,便潜血(+)。

胸部 X 线检查:双肺未见转移灶。

腹部与盆腔 CT 增强扫描诊断意见:盆腔右中上部见部分乙结肠肠壁明显不规则、环形增厚,管壁厚度达约 1.2cm,肠壁外缘呈毛刺状改变,该段肠壁周围的脂肪组织密度增高,并见有条纹状密度增高影;增强后增厚的管壁呈较均匀的强化;局部管腔较狭窄,长约 4cm;其周围的肠系膜内有 5 个增大的淋巴结,呈不均匀强化。肝脏表面光滑,未见异常密度影。考虑为乙状结肠癌($T_4N_2M_0$)。

【问题 6】 入院后的常规检查应关注哪些项目?

结肠癌患者入院后需进行系统检查,了解患者的一般情况,并为患者做好术前准备。首先,应了解患者有无心、肺、肝、肾等重要脏器功能异常,血常规中应注意血红蛋白水平,有无贫血,贫血是否与潜在的消化道出血有关(大便潜血)。如贫血程度重(<90g/L),可考虑术前输血以改善贫血。通过血清白蛋白水平了解患者的营养状况,血清白蛋白过低可能影响手术效果及术后恢复,应予以术前补充。术前有电解质异常者应及时纠正。癌胚抗原(CEA)、CA19-9等肿瘤标志物在部分结肠癌患者中可见升高。

【问题7】 影像学检查的选择?

以往气钡双重结肠造影是诊断结肠癌的常用方法,其缺点是不如结肠镜检查直观且不能取活检进行病理学检查。近年来随着电子结肠镜技术的发展,气钡双重结肠造影在临床上应用较少,但其对了解癌灶范围仍具有一定的诊断价值。

胸部X线检查可以提示有无肺部的远处转移。对术前分期有帮助。如怀疑有转移病变,可进一步行胸部CT以明确。

腹部增强CT可作为结肠癌术前分期的重要方法。阅片时除应关注结肠癌病变位置与范围外,还要重点关注局部淋巴结转移情况和有无肝脏、腹膜和盆腔的远处转移,对病变作出初步的TNM分期。

【问题8】 如何正确地选择患者的手术方式?

对结肠癌患者要强调MDT的综合治疗,确定治疗方案的基础则为结肠癌的临床和病理分期,同时需结合患者全身状况及伴随疾病等进行综合考虑。通常需要外科、肿瘤内科、放疗科、医学影像科、病理科等多学科会诊并制订治疗方案。

局部进展期结肠癌或伴有淋巴结转移的结肠癌应采取以手术为主的综合治疗手段,根据肿瘤侵犯深度可考虑新辅助化疗(如T_{4b})或直接进行根治性手术,并根据淋巴结转移情况决定是否辅以术后化疗等;而对于不可切除的晚期结肠癌可术前先进行转化化疗,待复查评估可切除后再考虑根治性手术。

该患者属于局部进展期结肠癌,没有远处转移或腹膜转移迹象,一般状况可耐受手术,应考虑限期实施乙状结肠癌根治性手术,并根据术后病理分期情况决定辅助治疗方案。

目前,对于局部进展期结肠癌根治术,通常可采用经腹腔镜手术或传统开腹手术,两种手术都可以达到手术根治的效果。

知识点

结肠癌根治手术的注意要点

1. 结肠癌的根治性手术应切除距肿瘤缘近、远端10cm的肠管,以保证能清扫肠周淋巴结。

2. 如果肿瘤为较小的早期病例,可行术前经结肠镜下染色定位,后术中镜结肠镜协助定位以确定肠段切除范围。

区域淋巴结清扫应基于结肠特定部位的血供,不同部位的结肠癌手术范围不同(图14-13),并应于手术开始即高位结扎肿瘤血管,强调避免直接接触或挤压肿瘤的外科基本原则。

3. 结肠癌根治术清扫淋巴结至少在12枚以上,以确保术后病理分期的准确性。

4. 完整切除结肠系膜对预防肿瘤复发有重要意义。

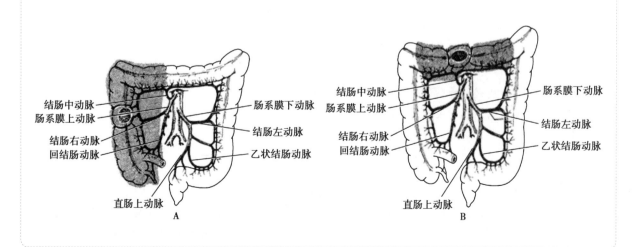

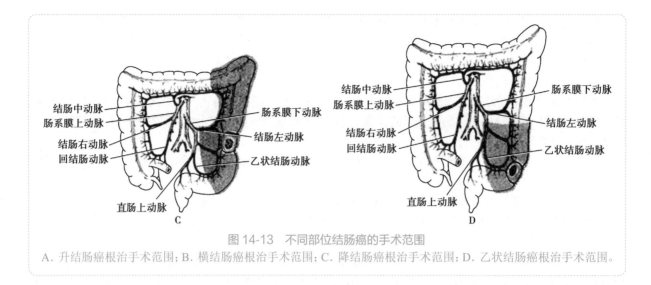

图 14-13　不同部位结肠癌的手术范围
A. 升结肠癌根治手术范围；B. 横结肠癌根治手术范围；C. 降结肠癌根治手术范围；D. 乙状结肠癌根治手术范围。

手术治疗情况

患者取截石位，在全麻下行开腹乙状结肠癌根治术。手术过程记录如下：下腹部正中切口，上起脐上5cm，下至耻骨联合，逐层进腹，保护切口。探查腹腔无腹腔积液，肝脏、腹膜及盆腔内均无转移性结节。肿瘤位于腹膜反折上约 10cm，约 2cm×3cm 大小，浆膜疑似侵犯；肿瘤旁系膜内见 2～3 枚肿大淋巴结，质地中等，肠系膜下血管动脉旁均未及明显肿大淋巴结，拟行乙状结肠癌切除术。上自降结肠平面起，下至腹膜反折处，切开乙状结肠外侧腹膜，提起乙状结肠；在 Treitz 韧带处切开腹主动脉左侧腹膜，暴露肠系膜下血管根部，并予以分别切断动、静脉，根部双道结扎，清扫肠系膜下血管根部淋巴脂肪组织。切开下方系膜，沿乙状结肠及直肠两侧腹膜系膜处切开后腹膜，自骶前间隙向下电刀分离至腹膜反折水平，距肿瘤上缘约10cm 处置荷包缝合钳切断乙状结肠近端、在腹膜反折上缘用直线切割器切断肠管远端，整块切除病变乙状结肠及其系膜与淋巴脂肪组织；充分扩肛，用自动吻合器法完成肠道重建，关闭系膜。腹腔内彻底止血，冲洗腹腔，清点器械、纱布无误后逐层关腹。病理标本肉眼所见（图 14-14）：乙状结肠黏膜面增殖溃疡性病变，长约 2.5cm，浸润肠壁全层，占肠壁约 1/2，质硬质脆。沿肠壁及系膜血管旁共解剖大小不等淋巴结 25 枚。

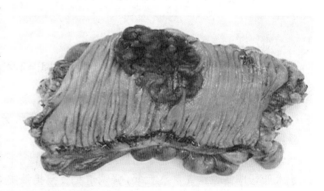

图 14-14　乙状结肠癌手术切除标本

知识点

结肠癌经腹腔镜手术的适应证

1. 手术医师对腹腔镜辅助下的结肠癌根治术具有足够经验。
2. 不适用于肿瘤引起的急性肠梗阻或穿孔。
3. 需要进行全腹腔探查。

术后病理诊断

术后第 7 天病理结果回报：乙状结肠切除标本，标本中央部位见一溃疡增殖型病灶，肿瘤大小2.5cm×1.8cm×0.9cm；镜下可见病变处癌组织多以不规则腺管状、筛孔状结构排列，呈浸润性生长，浸润肠壁全层,伴出血坏死、可见黏液湖形成;癌细胞呈柱状,排列紊乱、核增大变圆,核质比增大,染色质粗,可见数量不等的核分裂象。癌周围组织见炎症与纤维组织增生,部分淋巴管与血管内可见癌栓,但未见神经侵犯,呈中—低分化腺癌(moderately to poorly differentiated adenocarcinoma)图像;上、下手术切缘未见肿瘤残留。淋巴结转移情况:肠壁旁 3/12,乙状结肠动脉旁 0/8,肠系膜下血管根部 0/5,网膜组织内未见癌肿组织。免疫组化:KRAS(++)、p53(−)、Ki-67 70%～90%、HER-2(−)、CD44(−)、bcl-2(−)、EGFR(++)、CEA(+)、CA19-9(+)。

病理分期:$pT_3N_1M_0$ Ⅲ期;Dukes C_1 期。

【问题9】 患者下一步的治疗计划是什么?

对结肠癌术后患者强调综合治疗。对于局部进展期结肠癌,除进行手术切除外,还应进行化疗。该患者选择了 XELOX 方案:奥沙利铂 130mg/m^2,D1;卡培他滨 1 000mg/(m^2·次),每日 2 次,共 14d,每 3 周重复。共 8～12 次。其他方案还可选择 FOLFOX 或 SOL 等。

知识点

结肠癌常用的化疗方案

奥沙利铂联合氟尿嘧啶类药物:FOLFOX(奥沙利铂/四氢叶酸/5FU),XELOX(奥沙利铂/卡培他滨),SOL(奥沙利铂/TS-1,日本常用)。

【问题10】 如何做好患者的随访工作?

结肠癌的预后与其临床病理分期、部位、组织类型、生物学行为以及治疗措施有关。局部结肠癌的 5 年生存率为 91.1%,区域性结肠癌(区域淋巴结转移或侵犯邻近器官组织)为 71.7%,而转移性结肠癌仅 13.3%。肿瘤的复发和转移直接影响患者生存期。因此,应对患者进行严格的随访。

随访包括门诊复查、胸腹盆增强CT和肠镜。门诊复查:内容包括问诊和体格检查、血常规和肿瘤标志物(CEA、CA19-9 等);术后两年内每 3 个月 1 次,术后 2～5 年每半年 1 次,5 年后每年 1 次,终生随诊。胸腹盆增强CT:每半年 1 次,共 2 年,然后每年 1 次共 5 年。肠镜:术后 1 年内行检查,如有异常,1 年内复查;如未见息肉,3 年内复查;然后每 5 年 1 次,检出的腺瘤均推荐切除。如术前肠镜未完成全结肠检查,建议术后 3～6 个月行肠镜检查。

【问题11】 结肠癌肝转移的诊治进展如何?

结肠癌肝转移是结肠癌治疗中的难点与重点之一。据统计,50%～60% 的结肠癌患者会发生远处转移,其中绝大部分(80%～90%)是无法根治性切除的肝转移。20%～34% 的结肠癌在诊断时即有同时性肝转移,也存在治疗后出现的异时性肝转移。据估计,死于结肠癌的尸检患者中过半数存在肝转移,而且肝转移是其中大多数患者的致死原因。

上述患者虽然已进行了结肠癌根治性手术,随访过程中特别要注意肝转移的发生,必要时可增加血清AFP与肝脏MRI检查,通常 PET-CT 检查不作为常规推荐,可在病情需要时酌情应用。

针对结肠癌肝转移,需要有肿瘤相关 MDT 的共同参与。目前,肝转移灶完整切除是获得治愈的唯一机会;同时,合理应用生物靶向药物与化疗联合治疗,包括射频消融(RFA)等,都需要经过 MDT 形式的配合,以期提高综合治疗的效果。

知识点

结肠癌肝转移的定义

1. 同时性肝转移(synchronous liver metastases) 是指结肠癌确诊时发现的,或结肠癌根治术后 6 个月内发生的肝转移。

2. 异时性肝转移(metachronous liver metastases) 是指结肠癌根治术后 6 个月后发生的肝转移。

(兰　平　窦若虚)

第三节　直　肠　癌

　　直肠癌（rectal cancer）是常见的恶性肿瘤之一，其病因不十分明确。直肠癌有多种临床表现，常见有便血、大便变细、排便习惯改变。并可能出现出血、穿孔、梗阻等并发症。直肠癌的早期诊断是提高治愈率的关键。主要筛查手段是大便潜血试验，最重要的体格检查方法是直肠指诊，最可靠的诊断方法是电子肠镜与病灶活检病理学诊断。直肠癌的治疗应采取以手术为主的综合治疗。根治性手术的原则为彻底切除直肠癌原发灶并行全直肠系膜切除（total mesorectal excision，TME），重建消化道或行结肠造口。遵循 TME 原则的直肠癌根治术是进展期直肠癌的标准术式。围手术期放化疗是直肠癌重要的辅助治疗方式，进展期直肠癌根治术后应根据肿瘤临床病理分期施行放化疗，常选用多种化疗药联合应用。放疗是减少直肠癌术后局部复发的重要手段。

关键点

1. 直肠癌相关高危因素。
2. 直肠癌的临床症状。
3. 直肠癌的筛查。
4. 电子肠镜，超声肠镜，直肠 MRI，增强 CT 的诊断价值。
5. 直肠癌常见的手术方式。
6. 直肠癌根治性切除 TME 的概念、淋巴结清扫的范围。
7. TNM 临床病理分期的定义。
8. 辅助治疗及新辅助治疗在直肠癌治疗中的作用。
9. 直肠癌术后的随访工作。

首次门诊病历摘要

　　男性，64 岁。主因"间歇性大便带血 4 个月"来我院就诊，患者于 4 个月前无明显诱因下出现间歇性大便带血，血与粪便混合，为暗红色伴少量黏液，伴有轻度里急后重及肛门坠胀感，无明显腹痛腹泻，当时患者自认为是痔疮，未给予重视。1 个月前患者便血量增加，里急后重及肛门坠胀感加重，遂至外院就诊。大便常规：潜血（++）。直肠指诊：肛门外形无明显异常，指检距肛缘 2cm 处，截石位 7～10 点方向，触及一菜花样肿块，直径约 2cm，表面凹凸不平，质硬，活动度可，指套见染血。发病以来无明显体重下降，既往有高血压病史，否认家族史。

【问题 1】　该患者可疑的诊断是什么？
根据患者的主诉、症状及体格检查，可初步诊断为直肠癌。
思路 1：老年男性，为直肠癌的好发人群，应引起重视。

知识点

　　结直肠癌是常见的恶性肿瘤，在我国恶性肿瘤发病率中居第 2 位，且呈逐年增加趋势。

思路 2：直肠癌的典型症状包括便血以及里急后重、肛门坠胀感等直肠刺激症状。

知识点

直肠癌的临床表现

　　直肠癌早期无明显症状，癌肿破溃形成溃疡或感染时才出现症状。

1. 直肠刺激症状 便意频繁,排便习惯改变;便前肛门有下坠感、里急后重、排便不尽感。
2. 癌肿破溃感染症状 大便表面带血及黏液,甚至有脓血便。
3. 肠腔狭窄症状 癌肿侵犯致肠管狭窄,初时大便变细,当造成肠管部分梗阻后,有腹痛、腹胀、肠鸣音亢进等不全性肠梗阻表现。

思路3:问诊时应特别注意既往史、个人史、家族史的收集。直肠癌的病因尚不明确,可能与地域环境因素、饮食生活因素、既往病史、遗传和致癌基因突变等因素相关。该患者无相关疾病史。

知识点

直肠癌的病因

1. 地域环境 欧美等西方国家发病率较高,亚洲地区的发病率相对较低,但近年来我国直肠癌的发病率也呈上升趋势。
2. 饮食生活因素 长期食用高胆固醇食物的人群发病率高,高纤维素饮食被认为具有保护作用。
3. 既往病史 胆囊切除术后患者粪胆酸升高,可能增加了直肠癌风险。炎症性肠病患者继发直肠癌风险较一般人群大。
4. 遗传与基因因素 基于遗传因素的直肠癌理论包括微卫星不稳定性、错配修复基因突变等。

思路4:应当如何筛选出直肠癌的高危人群?
大便潜血试验是筛查结直肠癌最廉价且有效的手段,有早期诊断的价值。连续3次大便标本中发现任何一次阳性结果,都应接受结肠和直肠检查,包括肛门指检及电子结肠镜。

【问题2】 对于门诊患者,为明确诊断,需要进行何种检查?
思路1:应重视外科专科体格检查。
患者通常是以便血和 / 或大便习惯改变而就诊,也有老年患者因出现排便困难、腹痛等肠梗阻症状就诊。重点应常规进行直肠指检,直肠指检应关注肿块的位置、大小、表面是否光滑,活动度、质地、上下极位置与肛管的关系,指套有否染血等,直肠指检结果直接关系到手术的术式选择。同时应关注患者是否有腹部体征,如出现腹腔积液,可表现为移动性浊音阳性;同时应注意有否贫血体征及锁骨上淋巴结和腹股沟淋巴结情况。

知识点

直肠癌的转移途径

1. 直接浸润 直肠癌可向肠壁深层浸润,穿透浆膜并侵入前列腺、阴道、精囊腺与膀胱等周围组织脏器。
2. 淋巴结转移 是直肠癌的主要转移途径,直肠癌的淋巴结转移向上沿直肠上动脉、肠系膜下动脉、腹主动脉周围淋巴;向侧方经直肠下动脉旁淋巴结引流至盆腔侧的髂内淋巴结;向下沿肛管动脉、阴部内动脉到达髂内淋巴结。肿瘤主要以向上、侧方转移为主,齿状线周围的肿瘤可向下、侧转移。
3. 血行转移 在10%～20%的直肠癌手术患者中出现,手术挤压是造成转移的危险因素。
4. 种植转移 高位直肠癌浸润至浆膜外时,癌细胞脱落腹腔内可发生盆腹腔内种植播散。

思路2:患者目前最需要的检查是什么?
电子结肠镜检查。电子肠镜的特点是能够直接观察直肠黏膜病变的部位和范围,并可以对可疑病灶钳取小块组织作病理学检查,是诊断直肠癌最准确的方法。为提高诊断率,应对可疑病变组织活检4～6处,且不应集中一点取材。

知识点

经肛门直肠腔内超声检查（ERUS）的作用

ERUS 对病变区域进行超声探测成像，获取肠壁各层次和肠周围邻近脏器超声图像，可了解肿瘤在直肠壁内的浸润深度以及向肠壁外浸润和淋巴结转移等情况，有助于直肠癌的术前临床分期，以及决定病变是否适合进行内镜下切除。

第二次门诊记录

电子肠镜示（图 14-15）：距肛缘 2cm 可见溃疡型病变，质地脆，活检易出血；余全结肠直肠未见异常。活检病理示：直肠腺癌。

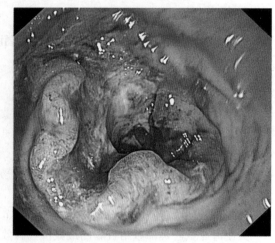

图 14-15　电子肠镜检查发现直肠内癌肿的外观

【问题3】　该患者病灶发生在直肠的哪个部位？

根据上述检查结果，该患者的直肠癌发生在直肠侧后壁，距肛缘 2cm。

知识点

直肠肿瘤相对肛管位置

许多因素共同决定了手术方式。原则上，在远切缘不小于 1cm 或冰冻病理确认阴性的前提下，可尽量恢复肠道连续性，根据吻合口位置（从高到低）可行结肠直肠吻合（Dixon 术）、结肠肛管吻合（Parks术）以及部分 / 完全括约肌间切除（intersphincteric resection, ISR）。肿瘤侵犯肛提肌或肛门外括约肌时，应行腹会阴联合切除术（Miles 术）。

【问题4】　直肠癌的病理组织类型有哪些？

直肠癌绝大部分为腺癌，其中特别需要注意的类型是黏液腺癌、印戒细胞癌，提示病变恶性程度较高（G_3）；其他来源的癌包括鳞状细胞癌和神经内分泌癌，发病率低。

【问题5】　该患者下一步应当如何处理？

患者进展期直肠癌诊断明确，应收入外科病房，进行进一步检查，以确定治疗方案。

入院后进一步检查情况

血常规：白细胞计数 $7.50 \times 10^9/L$，血红蛋白 137g/L。

肿瘤标志物：甲胎蛋白 1.66ng/ml，糖类抗原 125 4.20U/ml，糖类抗原 CA19-9 95.8U/ml（↑），癌胚抗原 4.89ng/ml。

胸片：胸椎侧弯，主动脉迂曲；两肺纹理略多、模糊。

上腹部＋盆腔增强 CT：直肠局部管壁增厚伴增强，考虑直肠癌，盆腔直肠窝淋巴结略增大，肝左叶低密度影,约2cm×3cm,考虑血管瘤可能大,轻度脂肪肝。

直肠MRI(图14-16):直肠下段增殖性病灶累及肛门外括约肌,双侧直肠系膜内淋巴结显示,无明显增大,考虑直肠癌($T_4N_0M_0$)。

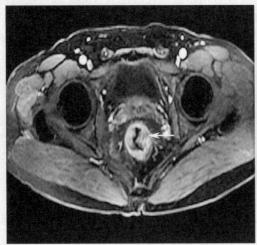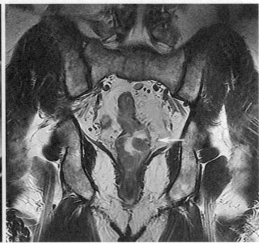

图14-16　直肠MRI检查图像:提示直肠下段病灶

【问题6】 入院后的常规检查应关注哪些项目?

直肠癌患者入院后需进行系统检查,了解患者的一般情况,并为患者做好术前准备。血常规中应注意血红蛋白和白蛋白水平。术前有电解质异常者应及时纠正。癌胚抗原(CEA)、CA19-9等肿瘤标志物在部分直肠癌患者中可见升高,手术后及随访过程中,相关肿瘤标记物水平的变化应进行持续监测。

【问题7】 术前影像学检查的选择?

以往钡剂灌肠是诊断直肠癌的常用方法,其缺点是不如结肠镜直观且不能取活检进行组织学检查。近年来随着结肠镜技术的发展,造影在临床上应用较少。

全腹增强CT能够明确有无肝脏、腹膜和盆腔的远处转移。胸部CT平扫检查可以提示有无肺部的远处转移,对术前分期有帮助。

直肠增强MRI检查可作为直肠癌术前分期的首选方法。阅片时应关注直肠癌病变范围,侵犯直肠壁的深度、局部淋巴结转移情况,对病变作出初步的临床分期。

直肠腔内超声(ERUS)检查对于术前评估肿瘤的浸润深度及直肠周围淋巴结的侵犯情况也有较高价值(敏感性94%,特异性86%)。

知识点

直肠癌的TNM临床病理分期

T代表原发肿瘤浸润直肠壁的深度。T_1:肿瘤侵及黏膜或黏膜下层;T_2:肿瘤浸润至固有肌层;T_3:肿瘤穿透固有肌层进入浆膜下或非腹膜化的直肠组织;T_4:肿瘤穿透腹膜脏层或直肠浸润到其他组织器官(包括浆膜浸润到结肠的其他肠段)。N表示区域淋巴结的转移情况。N_0:没有区域淋巴结转移;N_1:结肠或直肠周围有1~3个淋巴结转移;N_2:结肠或直肠周围有4个或更多的淋巴结转移。M则代表肿瘤远处转移的情况。M_0:无远处转移;M_1:有远处转移。

【问题8】 对该患者应选择何种治疗方法?

目前针对直肠癌的治疗强调MDT综合治疗,确定治疗方案的基础包括直肠癌的临床病理分期,同时需结合患者的一般状况及伴随疾病等进行综合考虑。通常需要肿瘤外科、肿瘤内科、放疗科、医学影像科、病理科等多科室会诊,共同制订治疗方案。

早期直肠癌不伴淋巴结转移者(T_1N_0期)经局部手术即有可能获得治愈性切除,严格掌握适应证后可酌情选择:①内镜下治疗,如内镜黏膜下剥离术(EMR)和内镜黏膜下层剥离术(ESD);②经肛门或经肛门内镜微创手术(TEM)局部切除。进展期直肠癌(T_2期及以上)患者,须经腹腔镜或开腹直肠癌根治术,最常选择的手术方式为直肠前切除手术(Dixon术)或腹会阴联合切除术(Miles术)。其他手术方式包括:经腹切除、近端造口、远端封闭术(Hartmann术);经腹直肠癌切除、经肛门结肠肛管吻合术(Parks术);经肛门括约肌间直肠癌切除术(ISR术)、拖出式低位直肠癌切除术等。

一般根据术后病理结果选择辅助放疗或化疗。对于手术无法切除的患者,可行术前新辅助放、化疗,待肿瘤降期后再考虑根治性手术。

如果患者因为肿瘤增生已经出现梗阻症状,肠道准备不充分,或吻合口距离齿状线较近,血供不佳时,可考虑肿瘤切除同时先行末端回肠造口(或横结肠造口),待直肠吻合口愈合后,择期行造口还纳术。

影响直肠癌手术方式选择的因素有很多,应该考虑病变距离括约肌的距离、固定程度、环周浸润范围、组织学表现等。肿瘤边缘至肛门距离、固定程度可通过肛门指检获知,直肠MRI或腔内超声检查能获得较为准确的浸润深度信息,结肠镜加活检则能够获得病理学诊断。

腹腔镜下直肠癌根治术近年来逐渐普及,有暴露视野佳、分辨率高、系膜清扫完整等特点,特别对于低位直肠癌手术。最新研究表明,直肠癌腹腔镜手术与开腹手术比较,肿瘤学安全性相似,且在术后恢复方面更具优势。决定能否能实施腹腔镜手术取决于患者一般情况(心肺功能等)、既往腹部手术史等。

该患者属于直肠癌局部进展期,距离肛门距离2cm,活动度可,盆腔磁共振提示累及肛门外括约肌,胸腹盆增强CT未发现远处转移迹象,患者一般状况可耐受手术,应考虑限期实施腹会阴切除术,并根据术后病理分期情况决定辅助治疗方案。

知识点

直肠癌的新辅助治疗

对于低位进展期直肠癌(距肛缘10cm以下,Ⅲ期及以上),治疗策略有所不同。患者术前可选择先行新辅助治疗,而后进行手术切除。目前共识,新辅助治疗可降低局部复发率,并有可能增加病理学完全缓解率(pCR)和保肛率。术前放化疗在局部控制率方面优于术后放化疗,术前放疗还可以避免放射性小肠炎。术前新辅助治疗、手术治疗和术后辅助化疗之间的协调是很重要的。

手术治疗情况

患者在全麻下行经腹腔镜腹会阴联合切除术(Miles术)。

经腹操作:

截石位,常规消毒铺巾,脐孔穿刺建立气腹达12mmHg,四孔法置入器械,探查:肝胆胃小肠结肠未及异常,腹腔积液(-)。

由骶岬主动脉分叉处开始,沿系膜与后腹壁之间的疏松结缔组织向头侧分离。清扫肠系膜下动脉根部的第253组淋巴结,注意勿损伤上腹下神经丛。保留左结肠动脉后结扎肠系膜下动脉和肠系膜下静脉。继续沿内侧入路在结肠系膜和肾前筋膜之间向外侧游离,确认左侧输尿管和生殖血管保留在背侧。继续从外侧入路游离乙状结肠并与内侧分离间隙会师。

后方:沿直肠后间隙的疏松结缔组织分离,避免分离过深损伤骶前静脉,并注意保护两侧腹下神经。前方:在保证前壁切缘的前提下,在Denonvilliers筋膜和直肠固有筋膜间分离,以保护前方的神经血管束。侧方:沿疏松间隙的直肠系膜侧锐性分离,避免损伤外侧的骨盆神经丛,切断直肠侧韧带。前后、双侧分离均达到肛提肌裂孔水平,完成直肠系膜的游离。

肿瘤近端切断乙状结肠。确认近端肠管血供良好后,于左下腹行永久性造口。冲洗腹腔后充分止血,骶前留置引流管,必要时关闭盆底腹膜。关腹。

经会阴操作:

荷包缝闭肛门并重新消毒会阴部。以肛门为中心行梭形切口。切开皮下及坐骨肛管窝内脂肪,在尾骨前切断肛尾韧带。从后向前弧状切断肛提肌，避免撕裂骶前血管。拓展骶前间隙足够时，拖出远端直肠和肿瘤。继续向腹侧弧形切开肛提肌。到达直肠前壁后由上至下直视下分离并用导尿管指引，确保游离层面在会阴深横肌、会阴浅横肌后方，避免损伤前方精囊腺、神经血管束和前列腺。切断尿道直肠肌以完成直肠的游离。彻底止血后分层缝合会阴切口。

【问题9】 术中如何判断肿瘤能否根治性切除？

术中腹腔探查很重要。病变位于腹膜反折上下，与周围组织脏器及重要血管的关系，有无术前未发现的肝脏转移或腹盆腔种植转移，需要进行仔细评估。腹盆腔种植转移常发生在大网膜，腹膜或肠系膜上，病变小但分布广泛，术前影像学检查往往无法准确诊断，一旦术中发现盆腹腔内广泛性种植转移，意味着已无根治性切除的可能。可根据有无合并症决定是否行姑息性手术。若患者已出现梗阻，则可作姑息性乙状结肠造口或切除肿瘤肠段，缝闭远断端直肠，作近断端结肠造口（Hartmann 切除术）。如肿瘤与邻近脏器，如膀胱、前列腺、输尿管、子宫附件、骶骨等有浸润表现，应考虑行联合脏器切除的直肠癌根治术。该患者经术中探查，具备根治性切除的条件。

【问题10】 根治性直肠癌切除术应掌握哪些原则？

原则为彻底切除直肠癌原发与转移灶，按全系膜切除标准切除系膜，重建消化道。

直肠切除范围：对于保留肛门的手术，要求远端切缘至少 2cm，低位直肠癌至少 1cm；近端切缘 5～10cm。对于不保留肛门的手术，切除范围为乙状结肠远端、全部直肠、肠系膜下动脉及其区域淋巴结、全直肠系膜、肛提肌、坐骨直肠窝内脂肪、肛管及肛门周围约 5cm 直径的皮肤、皮下组织及全部肛管括约肌，于左下腹行永久性结肠造口。

知识点

全直肠系膜切除术（TME）

TME 原则：直视下锐性分离，完整切除盆筋膜脏层所包裹的直肠背侧脂肪和血管、淋巴组织。直肠系膜是指盆筋膜脏层所包裹的直肠周围脂肪及结缔组织、血管、淋巴组织，大部分直肠癌局部侵犯和淋巴结转移都局限于此。解剖分离盆腔筋膜脏、壁层之间无血管区；完整切除直肠系膜（低位直肠癌）或在肿瘤下缘3～5cm（高位直肠癌）切断。

术后情况

患者术后恢复好，无发热，骶前引流液为淡血性液体，10～20ml，逐渐减少。术后第 1 天拔出胃管，术后第 3 天排气，嘱饮水。分别于术后第 5、第 6、第 7 天给予流食半量、流食和半流食。骶前引流管连续 3 天引流量少于 30ml，于术后第 6 天拔出骶前引流管、导尿管。

术后第 7 天病理结果回报：

直肠癌根治标本：①管状腺瘤癌变，腺癌Ⅲ级，浸润至肌层外纤维脂肪组织；直肠系膜淋巴结 2/15 枚可见癌转移；近切缘、环周切缘均未见癌组织累及。②慢性血吸虫病。

【问题11】 从病理结果中能得到什么重要信息？

病理检查结果是患者最重要的临床信息之一，包含对疾病的最终诊断、准确的临床病理分期和制订下一步治疗方案。应注意肿瘤的大体类型、分化程度、组织类型、病变范围、浸润深度及淋巴结转移范围与数量等。免疫组化结果可以帮助确定组织类型、判断疾病预后，对选择靶向药物治疗有指导意义。

根据该患者病理结果的描述，TNM 分期为 $T_3N_1M_0$，进一步的临床病理分期为Ⅲ期。

【问题12】 患者下一步的治疗计划是什么？

目前强调对直肠癌采取综合治疗。对于进展期直肠癌，除进行手术切除外，还应进行放化疗。该患者可选择 CapeOX 方案：奥沙利铂 130mg/m²，D1；卡培他滨 1 000mg/（m²·次），每日 2 次，共 14 天，每 3 周重复，共 8 次。

知识点

直肠癌常用的化疗方案

FOLFOX 方案：奥沙利铂 85mg/m²，亚叶酸钙 200mg/m²，化疗第一天静脉滴注，随后 5-Fu 2.4～3.6g/m²，持续 48h 静脉滴注，每两周重复，共 10～12 疗程。

CapeOX 方案：奥沙利铂 130mg/m²，D1；卡培他滨 1 000mg/(m²·次)，每日 2 次，共 14d，每 3 周重复。共 8 次。

【问题 13】 如何做好直肠癌患者的随访工作？

直肠癌患者的随访与结肠癌类似，包括门诊复查、胸腹盆增强 CT 和肠镜。门诊复查：内容包括问诊和体格检查、血常规和肿瘤标志物（CEA、CA19-9 等）；术后两年内每 3 个月 1 次，术后 2～5 年每半年 1 次，5年后每年 1 次，终生随诊。胸腹盆增强 CT：每半年 1 次，共两年，然后每年 1 次共 5 年。肠镜：术后 1 年内行检查，如有异常，1 年内复查；如未见息肉，3 年内复查；然后每 5 年 1 次，检出的腺瘤均推荐切除。如术前肠镜未完成全结肠检查，建议术后 3～6 个月行肠镜检查。

（兰　平　窦若虚）

第四节　痔

痔（hemorrhoids）是临床最常见的肛门良性疾病，任何年龄均可发病，并随年龄增长发病率增高。肛垫支持结构、静脉丛及动静脉吻合支发生病理性改变或移位为内痔（internal hemorrhoid），齿状线远侧皮下静脉丛的病理性扩张或血栓形成为外痔（external hemorrhoid），内痔通过丰富的静脉丛吻合支和相应部位的外痔相互融合为混合痔（mixed hemorrhoid）。

首次就诊病例摘要

女性，61 岁。主因"间断便鲜血 10 余年，加重 2 周"门诊就诊。患者 10 余年前排干便后出现便血，量不大，为鲜血且不与大便相混，无肛门疼痛、便不尽感、肛门坠胀，无肛门肿物脱出，无腹泻、腹痛、腹胀，无发热、头痛、乏力等。未予正规诊治，便血症状自行缓解。之后，便血间断发作，常于干便或进食辛辣后出现，便血量渐有所增加，并有肿物自肛门脱出，可自行或手助还纳，于当地医院就诊，考虑为"痔"，予以局部药物治疗（具体不详）后症状好转。近 2 周便血发作频繁，为便后喷射状出血，应用药物后改善不明显，肿物脱出难还纳。发病以来，食欲、体重无明显变化，小便正常，平素便秘。既往体健，无肝炎、结核病史，无血液病史，无手术外伤史，无饮酒史。

【问题 1】 通过上述问诊，该患者的诊断应考虑什么疾病？

长期病程，患者主要症状表现为便鲜血且不与粪便混合，有痔块脱出，根据以上情况，诊断应考虑痔。在进行临床诊断的过程中，需要思考以下几个问题。

思路 1：便血是内痔最常见的临床表现，应就便血特点详细问诊。内痔出血以鲜血为特点，且血和粪便不混。如果出血呈暗红色或棕褐色应考虑恶性肿瘤可能，如果便血混有黏液或脓液除考虑恶性疾病可能外，也应考虑肠炎性疾病可能，柏油样外观便血应考虑是上消化道出血。

思路 2：痔分为内痔、外痔和混合痔，根据痔的不同类型和病情进展而呈现不同的临床表现（图 14-17）。问诊时应注意有无肛门肿物脱出和还纳情况等，有无排便肛门疼痛、便不尽感、肛门坠胀等，有无腹泻、腹

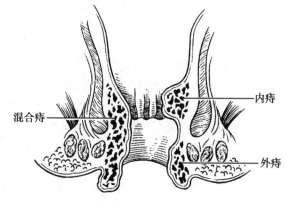

图 14-17　痔的分类

痛、腹胀等,有无头痛、乏力、发热等全身表现。全面收集患者病史有助于指导进一步诊疗思路和制订方案。

知识点

痔的临床表现

1. **内痔** 主要临床表现是出血和脱出,无痛性间歇性便后出血为常见症状,未发生血栓、嵌顿、感染时内痔无疼痛,部分患者可出现排便困难,内痔的好发部位为截石位的3、7、11点。

2. **外痔** 主要临床表现是肛门不适、潮湿不洁、时有瘙痒。发生血栓形成及皮下血肿有剧痛,是就诊的常见原因。结缔组织外痔(皮垂)及炎性外痔也较常见。

3. **混合痔** 表现为内痔和外痔的症状可同时存在。内痔发展到Ⅲ度以上时多形成混合痔。混合痔逐渐加重,呈环状脱出肛门外,脱出的痔块在肛周呈梅花状,成为环状痔。脱出的痔块若被痉挛的括约肌嵌顿,以致水肿、淤血,甚至坏死,临床上称为嵌顿性痔或绞窄性痔。

知识点

内痔的分度

Ⅰ度:便时带血、滴血或喷射状出血,便后出血可自行停止,无痔脱出。
Ⅱ度:常有便血,排便时有痔脱出,便后可自行还纳。
Ⅲ度:偶有便血、排便或久站、咳嗽、劳累、负重时痔脱出,需用手还纳。
Ⅳ度:偶有便血,痔脱出不能还纳或还纳后又脱出。

思路3:问诊时应注意了解疾病发作的诱因,如有无便秘病史、有无饮酒史等,加深对于痔的病因学的了解。痔的发病机制主要有肛垫下移学说和静脉曲张学说。长期饮酒和进食大量刺激性食物可使局部充血,肛周感染可引起静脉周围炎使静脉失去弹性而扩张,营养不良可使局部组织萎缩无力,这些因素可诱发痔的发生。

【问题2】 为进一步明确诊断需要进行何种检查?

思路1:体格检查。

肛周视诊可见肛门环状痔脱出,无肛周红肿和局部皮温增高,肛周无瘘口、疣状物及肿块等。直肠指诊发现直肠壶腹内可及少量干便,直肠黏膜光滑,未及肿物,指套无血染。

在直肠、肛管疾病的检查中,患者的体位很重要,体位不当可能引起疼痛或遗漏疾病,所以应根据患者的身体情况和检查的具体要求选择不同的体位,可按时钟定位法描述病变具体位置,但需注意不同体位的时钟定位记录差别,以患者自然体位进行描述可减少类似干扰。

知识点

检体格检查位

1. **左侧卧位** 患者向左侧卧位,左下肢略屈,右下肢屈曲贴近腹部,此为直肠指诊、结肠镜检查常用的体位。

2. **膝胸位** 患者双膝跪于检查床上,肘关节贴床,臀部抬高,大腿垂直床面,与髋关节呈60°,头偏一侧,这是检查直肠肛管的常用体位。该体位肛门部显露清楚,肛镜与硬式乙状结肠镜插入方便,也是前列腺按摩的常规体位。

3. **截石位** 患者仰卧于专门的检查床上,双下肢抬高并外展,屈髋屈膝,是直肠肛管手术的常用体位,需要做双合诊时也选择该体位。

---

4. 蹲位 取下蹲排大便姿势，用于检查内痔和脱肛程度的常用体位。蹲位时直肠肛管承受压力最大，可使直肠下降1~2cm，因而可见到内痔和脱肛最严重的情况，有时也可扪及较高位置的直肠肿物。

5. 弯腰前俯位 双下肢略分开站立，身体前倾，双手扶于支撑物上，该方法是肛门视诊最常用的体位。

外科专科体格检查对获得明确诊断有很大的帮助，检查时不应忽视肛门视诊，细致检查有助于疾病的准确诊断。视诊时需用双手拇指或示、中、环三指分开臀沟，观察肛门有无红肿、脓血、黏液、粪便、瘘口、外痔、疣状物、溃疡、肿块及直肠黏膜脱垂等。

对痔疾病的诊断，直肠指诊是简单且必要的检查方法，有助于与直肠肛管恶性肿瘤进行初步鉴别。因此，需要特别强调直肠指检的重要性，同时熟练掌握直肠指检的规范操作，全面收集检查信息。直肠指诊时应注意：①右手戴手套涂以润滑液，首先进行肛门周围指诊，检查肛周有无肿块、压痛、疣状物及外痔等；②测试肛管括约肌的松紧度，正常时仅能伸入一指并感到肛门环收缩，在肛管后方可触及肛管直肠环；③检查肛管直肠壁有无触痛、波动、肿块及狭窄，触及肿块时要确定大小、形状、位置、硬度、有无溃疡及活动度；④直肠前壁距肛缘4~5cm，男性可触及前列腺，女性可触及子宫颈，不要误认为病理性肿块；⑤必要时做双合诊检查；⑥观察指套有无血迹或黏液。

思路2：化验与检查。

化验：WBC $5.5×10^9$/L，中性粒细胞百分比55%，Hb 115g/L，ALB 39g/L，电解质正常，凝血功能无明显异常，便潜血(−)。

胸部X线检查：无异常发现。

电子结肠镜：结直肠未见明显异常。

患者入院后需进行系统检查，了解患者一般情况，为患者做好术前准备。血常规中应注意有无贫血，如血红蛋白较低则术前应予以相应治疗。血清白蛋白水平可了解患者营养情况，营养状况差会影响术后恢复。了解凝血功能有无异常，确定有无手术禁忌证。结肠镜检查非常必要，对于结直肠息肉、炎症和恶性肿瘤的鉴别诊断起着至关重要的作用，对于决定治疗方案有指导意义。

【问题3】 如何进行鉴别诊断？

以便血为临床表现的疾病较多见，该患者为老年女性，不能除外恶性疾病诊断可能，应该行电子结肠镜检查，全面了解结直肠情况，从而获得最终确诊结果。

知识点

痔的鉴别诊断

1. 直肠癌 临床上常有报道直肠癌误诊为痔而延误治疗的病例，主要原因是仅凭症状及大便化验而诊断，未进行肛门指诊和直肠镜检查。直肠癌在直肠指检时可扪到高低不平的硬块；而痔为暗红色圆形柔软的血管团。

2. 直肠息肉 低位带蒂息肉脱出肛门外易误诊为痔脱出。但息肉为圆形、实质性、有蒂、可活动，多见于儿童。

3. 直肠脱垂 易误诊为环状痔，但直肠黏膜脱垂呈环状，表面光滑，括约肌松弛；而后者黏膜呈梅花瓣状，括约肌不松弛。

【问题4】 该患者应选择何种治疗方法？

具体的治疗方案应在深入理解痔的治疗原则和主要治疗方式，并结合患者的具体情况后个体化制订。

思路1：痔的治疗应遵循3个原则：①无症状的痔无须治疗；②有症状的痔重在减轻或消除症状，而非根治；③以保守治疗为主。痔的治疗包括一般治疗、局部治疗和手术治疗3种方式，应根据患者不同情况进行个体化选择治疗方式。

思路2：应了解和重视痔的一般治疗的主要内容，以缓解不适症状。

知识点

痔的一般治疗

在痔的初期和无症状静止期，只需增加纤维性食物，改变不良的大便习惯，保持大便通畅，防止便秘和腹泻。

温水坐浴可改善局部血液循环。

肛门内注入油剂或栓剂，可通过润滑和收敛作用减轻局部瘙痒不适。

血栓性外痔有时经局部热敷，外敷消炎镇痛药物后，疼痛可缓解而不需要手术。

嵌顿痔初期也采用一般治疗，用手轻轻将脱出的痔块推回肛门内，防止再脱出。

思路3：痔的局部非手术治疗包括多种形式，如注射疗法、红外线凝固疗法、胶圈套扎疗法等，了解这些治疗方式各自的适应证和具体治疗方法有助于对患者进行个体化选择。

思路4：该患者诊断为混合痔Ⅳ度，符合手术治疗指征，具体术式选择也要根据患者具体情况做到个体化。

知识点

痔的手术治疗

1. 痔单纯切除术（图 14-18A） 主要用于Ⅱ、Ⅲ度内痔和混合痔的治疗。可取侧卧位、截石位或俯卧位，采用骶管麻醉或局麻，先扩肛至 4～6 指，显露痔块，在痔块基底部两侧皮肤上作"V"形切口，分离曲张静脉团至显露肛管外括约肌。用止血钳于底部钳夹，贯穿缝扎并切除结扎线远端痔核。齿状线以上黏膜予以缝合，齿状线以下皮肤创面用凡士林油纱布填塞。嵌顿性内痔也可用同样方法急诊切除。

2. 多普勒超声引导下痔动脉结扎术 适用于Ⅱ～Ⅳ度的内痔。采用一种特制的带有多普勒超声探头的直肠镜，于齿状线上方 2～3cm 探测到痔上方的动脉直接进行结扎，阻断痔的血液供应达到缓解症状目的。

3. 吻合器痔固定术 也称吻合器痔上黏膜环切术（procedure for prolapse and hemorrhoids, PPH）（图 14-18B）。主要适用于Ⅲ、Ⅳ度内痔，非手术治疗失败的Ⅱ度内痔和环状痔，直肠黏膜脱垂也可采用。主要方法是通过管状吻合器环形切除距离齿状线 2cm 以上的直肠黏膜 2～4cm，使下移的肛垫上移固定，与传统手术比较具有疼痛轻微、手术时间短、患者恢复快等优点。

吻合器痔上黏膜
环切术（视频）

4. 血栓外痔剥离术 用于治疗血栓外痔。在局麻下将痔表面的皮肤梭形切开，摘除血栓，伤口内填入油纱布，不缝合创面。

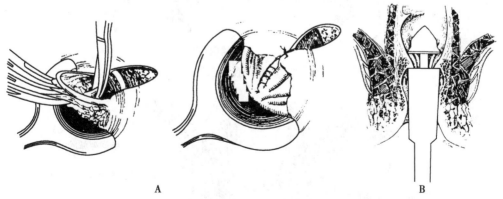

A   B

图 14-18 痔的手术治疗

A. 痔单纯切除术；B. 吻合器痔上黏膜环切术。

该患者为混合痔Ⅳ度，适合接受吻合器痔上黏膜环切术。

【问题5】 痔术后的主要注意什么？

术后疼痛、出血、尿潴留和肛管狭窄是术后常见并发症。应观察肛门局部有无出血；酌情予以抗炎、对症治疗；伤口换药，定期扩肛；关注排尿情况，酌情予以导尿处理；适当鼓励活动，避免下肢深静脉血栓形成。

【问题6】 如何做好痔患者的随访工作？

患者术后仍存在痔复发的可能，无论是传统的痔切除术或者PPH手术，都有一定的复发概率。需要重视痔疾病的各种相关诱因，如饮食因素、排便习惯、职业状况等，对患者进行健康教育，避免痔复发的诱发因素，从而更大程度提高患者生活质量。

第五节　直肠肛管周围脓肿

直肠肛管周围脓肿（perianorectal abscess）是发生在肛门、肛管和直肠周围软组织内或其周围间隙的急性化脓性感染，并形成脓肿，是常见的肛门直肠疾病。脓肿破溃或切开引流后常形成肛瘘，两者共同组成肛管直肠周围炎，脓肿为急性期表现，而肛瘘则为慢性期表现。

首次就诊病历摘要

男性，35岁。主因"肛周红肿热痛5d，伴发热2d"来急诊就诊。患者5d前无明显诱因出现肛门周围肿胀伴疼痛，位于肛门右侧，为持续性胀痛，局部发红并皮温增高，无发热。患者未予诊治，症状逐渐加重，范围增大，转为持续性跳痛，红肿明显。2d前出现发热，最高体温达38.8℃，伴头痛、乏力，无肛周局部破溃和硬结，无便血、便不尽感和排尿困难等，遂急诊就诊。发病以来，食欲、体重无明显变化，大小便正常。既往体健。

【问题1】 该患者应考虑诊断什么？

患者急性发病，主要症状表现为肛周红肿热痛伴有发热。根据以上情况，应考虑为直肠肛管周围脓肿。

思路1：肛周的红肿热痛等症状是直肠肛管周围感染的典型表现，进一步问诊时应注意疼痛的性质、部位和症状进展情况，有无头痛、乏力、发热等全身表现，有无排尿困难、里急后重、便不尽感等，有无局部破溃和硬结等。另外，需了解直肠肛管周围脓肿的感染途径（图14-19）和临床分类（图14-20）。

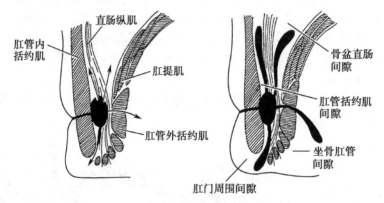

图14-19　直肠肛管周围间隙的感染途径

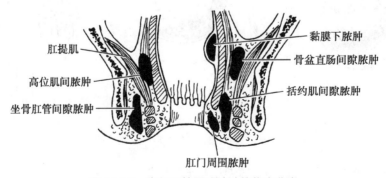

图14-20　直肠肛管周围脓肿的临床分类

知识点

直肠肛管周围脓肿的临床症状

1. 肛门周围脓肿 常位于肛门后方或侧方皮下部,一般不大。主要症状为肛周持续性跳动性疼痛,全身感染性症状不明显。

2. 坐骨肛管间隙脓肿 发病时患侧出现持续性胀痛,逐渐加重,继而为持续性跳痛,排便或行走时疼痛加剧,可有排尿困难和里急后重;全身感染症状明显,如头痛、乏力、发热等。

3. 骨盆直肠间隙脓肿 全身症状较重而局部症状不明显。早期就有全身中毒症状,如发热、寒战、全身疲倦不适。局部表现为直肠坠胀感,便意不尽,排便时尤感不适,常伴排尿困难。

4. 其他 包括肛门括约肌间隙脓肿、直肠后间隙脓肿、高位肌间脓肿、直肠壁内脓肿(黏膜下脓肿)。

思路2:问诊时应注意了解疾病发作的病因,如有无肛周感染史和劳累、饮酒等诱发因素。肛管和直肠下端周围有丰富的蜂窝组织,发生感染容易形成脓肿,常为混合细菌感染,主要是大肠杆菌和厌氧菌等肠源性细菌,有时可见结核分枝杆菌。

思路3:问诊时应注意既往史、个人史等资料的收集,有无结核史、糖尿病史、血液病史、肠道病史、外伤史等,有助于获得全面诊断,不遗漏相关疾病可能。

【问题2】 为进一步明确诊断,需要进行何种检查?

思路:应重视和强调肛门直肠局部的细致检查,包括肛周视诊和触诊,直肠指诊应注意有无直肠内痛性包块,局部波动感处穿刺抽出脓液有助于确诊。该患者双臀不对称,右侧臀部较为肿胀,明显发红伴皮温增高,皮肤皮下组织水肿,压痛明显,可及波动感存在、无硬结及破溃等。直肠指诊在直肠右侧壁有深压痛,波动感不明显,指套无血染。

知识点

直肠肛管周围脓肿临床检查的局部表现

1. 肛门周围脓肿 病变处明显红肿,有硬结和压痛,脓肿形成可有波动感,穿刺时抽出脓液。

2. 坐骨肛管间隙脓肿 早期局部体征不明显,以后出现肛门患侧红肿,双臀不对称;局部触诊或直肠指检时患侧有深压痛,甚至波动感。

3. 骨盆直肠间隙脓肿 会阴部检查多无异常,直肠指诊可在直肠壁上触及肿块隆起,有压痛和波动感。

4. 肛门括约肌间隙脓肿、直肠后间隙脓肿、高位肌间脓肿、直肠壁内脓肿(黏膜下脓肿)由于位置较深,局部症状大多不明显,直肠指诊可触及痛性包块。

【问题3】 对于直肠肛管周围脓肿的诊断,应如何选择合适的辅助检查?

直肠肛管周围脓肿患者入院后需进行系统检查,了解患者的一般情况。血常规中应注意有无白细胞升高和中性粒细胞比例升高等,提示急性细菌感染。了解血糖水平,排除糖尿病诊断。超声检查有助于判断脓肿的大小、部位和深度等,对于手术治疗有指导意义。对于位置较高较深的脓肿,如骨盆直肠间隙脓肿、直肠后间隙脓肿等,应行肛管超声检查、CT或MRI以证实。

入院后进一步诊治情况

常规检查:WBC 15.8×10^9/L,中性粒细胞百分比88%,Hb 127g/L,ALB 44g/L,Glu 4.5mmol/L,电解质正常,凝血功能无明显异常,便潜血(−)。

胸部X线检查:双肺纹理增多。

局部超声检查:肛门右侧皮下组织明显水肿增厚,可见局部6cm×4cm液性暗区,考虑脓肿形成。

【问题4】 直肠肛管周围脓肿患者应选择何种治疗方法?

思路1:脓肿切开引流是治疗直肠肛管周围脓肿的主要方法,一旦诊断明确,即应切开引流,手术方式因脓肿的部位不同而异。除了手术治疗外,应给予患者非手术治疗手段以改善患者症状和促进术后恢复等,主要措施包括:①抗生素治疗,选用对革兰氏阴性杆菌有效的抗生素;②温水坐浴;③局部理疗;④口服缓泻剂或液态石蜡以减轻排便时疼痛。

知识点

直肠肛管周围脓肿的手术方式

1. 肛门周围脓肿切开引流术在局麻下就可进行,在波动最明显处作与肛门呈放射状切口。

2. 坐骨肛管间隙脓肿要在腰麻或骶管麻醉下进行,在压痛明显处作一平行于肛缘的弧形切口,可用手指探查脓腔,应置管或放置油纱布条引流。

3. 骨盆直肠间隙脓肿切开引流术要在腰麻或全麻下进行,切开部位因脓肿来源不同而不同。

4. 其他部位的脓肿,若位置较低,在肛周皮肤上直接切开引流;若位置较高,则应在肛门镜下切开直肠壁引流。

思路2:肛周脓肿切开引流后,绝大多数形成肛瘘。采取切开引流+挂线术,一次性脓肿切开引流并与肛窦的内口至切开引流口挂线,致使脓肿完全敞开,引流更通畅,可避免二次的肛瘘手术治疗。

【问题5】 直肠肛管周围脓肿术后的主要管理内容有哪些?

应观察脓肿切开伤口有无活动性出血,加强伤口换药处理,保证通畅引流,防止伤口假性愈合。予以抗炎、对症治疗,鼓励适当活动。

【问题6】 如何做好患者的随访工作?

直肠肛管周围脓肿主要是因肛窦肛腺感染引起,注意个人肛门卫生和生活习惯避免肛窦炎的发生。对未行一次性切开治疗的患者术后存在较高的肛瘘风险,一旦发生肛瘘应行二次肛瘘手术治疗。

第六节 肛 瘘

肛瘘(anal fistula)是肛管或腹膜反折以下直肠与肛周皮肤相通的肉芽肿性管道,由内口、瘘管、外口三部分组成。多数肛瘘起源于肛管直肠周围化脓性感染,少数为结核性或肛管创伤感染等所致。内口常位于齿状线附近或直肠下部,外口位于肛周皮肤上,经久不愈或间歇性反复发作,是直肠肛管常见疾病之一。任何年龄都可发病,多见于青壮年男性。

首次就诊病历摘要

男性,32岁。主因"肛门周围结节并反复流出脓液1年"门诊就诊。患者1年前无明显诱因出现肛门周围红肿疼痛,并于肛门左侧出现一枚黄豆大小结节,数日后结节自行破溃后有脓液流出,无便血、肛门坠胀感等,无发热、寒战、乏力等,服用抗生素后好转。之后症状反复发作,流出脓液后症状缓解,肛周结节处无粪便及气体排出,结节数目及大小无明显变化。发病以来,食欲、体重无明显变化,大小便正常。既往体健,无结核病史,无手术外伤史,无肛交史。

【问题1】 该患者可疑的诊断是什么?

慢性病程、反复发作,患者主要表现为肛门周围结节和脓液流出,根据以上情况,应考虑肛瘘诊断。

思路1:肛瘘外口流出脓性液体是肛瘘的主要临床症状,问诊时应特别注意症状出现的反复性这一特点。要注意外口结节处有无气体和粪便排出以初步判断内口位置和大小,有无发热、寒战等急性感染表现。

知识点

肛瘘的临床表现

肛瘘外口流出少量脓性、血性或黏液性分泌物为肛瘘的主要症状。较大的高位肛瘘，因瘘管位于括约肌外，不受括约肌控制，常有粪便及气体排出。由于分泌物的刺激，使肛门部潮湿、瘙痒，有时形成湿疹。当外口愈合，瘘管中有脓肿形成时，可感到明显疼痛，同时可伴有寒战、发热、乏力等全身感染症状，脓肿穿破或切开引流后，症状缓解。上述症状的反复发作是肛瘘的临床特点。

思路2：问诊时应注意了解症状发作的病因和诱因等，应注意既往史、个人史等资料的收集，以免遗漏相关疾病诊断的可能。

知识点

肛瘘的病因和病理

大部分肛瘘由直肠肛管周围脓肿引起，因此内口多在齿状线上肛窦处，脓肿自行破溃或切开引流处形成外口，位于肛周皮肤。由于外口生长较快，肛瘘常假性愈合，导致脓肿再次形成。反复破溃或切开可形成多个瘘管和外口，使单纯性肛瘘转变为复杂性肛瘘。瘘管由反应性的致密纤维组织包绕，近管腔处为炎性肉芽组织，后期腔内可上皮化。结核、溃疡性结肠炎、Crohn病、恶性肿瘤、肛管外伤感染也可引起肛瘘，但较少见。

思路3：问诊时应注意了解肛周结节的数目、大小有无变化，有助于对肛瘘类型的判断。

知识点

肛瘘的分类

1. 根据瘘管数目
(1) 单纯性肛瘘：一个内口，一个外口，一个管道。
(2) 复杂性肛瘘：一个内口，一个以上外口，管道有多个分支。
2. 根据瘘口位置高低
(1) 低位肛瘘。
(2) 高位肛瘘。
3. 根据瘘管与括约肌的关系（图14-21）
(1) 肛管括约肌间型。
(2) 经肛管括约肌型。
(3) 肛管括约肌上型。
(4) 肛管括约肌外型。

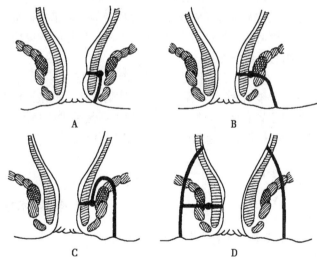

图14-21 肛瘘的四种解剖类型
A. 肛管括约肌间型；B. 经肛管括约肌型；C. 肛管括约肌上型；D. 肛管括约肌外型。

【问题2】 为进一步明确诊断，需要进行何种检查？

应重视外科专科体格检查，强调对于肛门直肠部分的细致检查。该患者直肠指诊检查示，截石位肛周4点位置距肛缘4cm处可及一个外口，约直径0.5cm，呈红色乳头状隆起，挤压时少量脓血液体排出，伴轻压痛,直肠指诊齿线 6 点位置可及硬结样内口,伴轻压痛,直肠指检未及肿物,指套无血染。

确定内口位置对明确肛瘘诊断非常重要,体格检查时可通过 Goodsall 规律帮助确定内口部位和瘘管行径方向:截石位经肛门连接两侧坐骨结节画一横线,外口在横线前方,距肛门缘 5cm 以内,瘘管多是直管,内口常在齿线上与外口相对应的肛窦上;外口在横线后方,瘘管多弯向肛管后方,内口常在肛管正后位的齿线附近(图 14-22)。

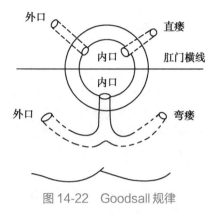

图 14-22 Goodsall 规律

知识点

确定内口的检查方法

1. 肛门镜下有时可发现内口,需注意使用探条自外口探查肛瘘时有造成假性通道的可能,宜用软质探针。

2. 自外口注入亚甲蓝溶液 1～2ml,观察填入肛管及直肠下端的白湿纱布条的染色部位,以判断内口位置。

3. 碘油瘘管造影是临床较常用检查方法。

4. MRI 扫描多能清晰显示瘘管位置及与括约肌之间的关系,部分患者可显示内口所在位置。

入院后进一步诊治情况

常规检查:WBC $6.3×10^9/L$,Hb 135g/L,ALB 42g/L,凝血功能无明显异常,便潜血(−)。

【问题 3】 入院后的常规检查应关注哪些项目?

患者入院后进行系统检查,了解患者的一般情况。血常规中应注意有无白细胞升高(提示急性感染)。便潜血阳性者提示消化道出血可能,需进一步行结肠镜检查等。胸部 X 线检查发现结核征象者,需考虑肛瘘的病因有无结核可能。

【问题 4】 肛瘘患者应选择何种治疗方法?

肛瘘不能自愈,必须采取手术方法切除病灶或敞开瘘管。暴露创面使其愈合是肛瘘处理的原则,术前确定内口位置和瘘管与肛门括约肌的关系是手术成功的关键。手术时完全切除或敞开、防止复发,同时避免因括约肌损伤而引起肛门失禁,是肛瘘手术要点。

知识点

肛瘘的手术方式

1. 瘘管切开术是将瘘管全部切开开放,靠肉芽组织生长使伤口愈合的方法。适用于低位肛瘘。

2. 挂线疗法是利用橡皮筋或有腐蚀作用的药线的机械性压迫作用,缓慢切开肛瘘的方法。适用于距肛门 3～5cm 内,有内外口低位或高位单纯性肛瘘,或作为复杂性肛瘘切开、切除的辅助治疗。

3. 肛瘘切除术适用于低位单纯性肛瘘。

肛瘘切除术
(视频)

【问题 5】 肛瘘术后的主要管理内容有哪些?

观察肛瘘切开伤口有无活动性出血,加强伤口换药处理,防止肛瘘假性愈合;酌情予以抗炎、对症治疗;

注意肛门功能,有无排气排便失禁等;适当鼓励活动,避免下肢深静脉血栓形成。

【问题6】 肛瘘术后最主要的并发症有哪些?

肛瘘术后主要的并发症有:①复发;②肛门失禁;③伤口不愈;④肛门狭窄。

【问题7】 如何做好患者的随访工作?

肛瘘的预后与其复发情况和术后肛门功能密切相关。患者应注意个人肛门卫生,调节粪便性状,避免干便带来的肛门机械损伤,或者稀便造成的肛窦内粪便积存等。术后肛门功能的评价可以通过有无排气失控、肛门粪污等判断,直肠肛管测压及排粪造影检查等有助于进一步准确评估肛门功能。对于反复出现的肛瘘,应考虑Crohn病、结核等疾病的诊断,不应只局限于肛门疾病,延误了原发病的诊治。

第七节　肛　裂

肛裂(anal fissure)是齿状线下肛管皮肤层裂伤后形成的缺血性溃疡,方向与肛管纵轴平行,长0.5~1cm,呈梭形或椭圆形,常引起肛周剧痛。多见于青中年人,绝大多数肛裂位于肛管的后正中线上,也可在前正中线。侧方出现肛裂者极少,若侧方出现肛裂应想到肠道炎症性疾病(如结核、溃疡性结肠炎及Crohn病等)或肿瘤的可能。

首次就诊病历摘要

女性,25岁。主因"反复发作排便肛门疼痛伴便血半年"门诊就诊。患者半年前排燥便后肛门剧烈疼痛,呈刀割样、持续数分钟后自行缓解,伴少量便血,为鲜血,便和血不相混,无肛门坠胀感及腹痛,自行服用缓泻剂后逐渐好转。之后,症状反复发作,多出现干燥便后,疼痛呈周期性,便后疼痛缓解后再次出现,持续约半小时,伴便不尽感和轻度肛门瘙痒等。发病以来,食欲、体重无明显变化,小便正常。既往体健,无结核病史、手术外伤史。

【问题1】 该患者可疑的诊断什么?

年轻女性患者,主要症状为排便肛门疼痛伴便血反复发作,且多出现干燥便后,根据以上情况应考虑肛裂诊断。在进行临床诊断的过程中,应掌握肛裂形成机制和典型临床表现。

思路1:肛裂患者往往有典型的临床表现,问诊时应注意疼痛的程度、性质,便血的情况,有无肛门部瘙痒和不适等,了解平素饮食及排便习惯等,长期便秘、燥便引发排便时机械性创伤是多数肛裂形成的直接原因。

知识点

肛裂的临床表现

1. 疼痛　是肛裂的主要症状,排便时粪块冲击溃疡面的神经末梢而剧烈疼痛,大便排出后缓解。然后肛门内括约肌痉挛,出现痉挛性疼痛,甚至可持续数小时,直至括约肌疲劳松弛而疼痛缓解,这种疼痛特点,称为肛裂疼痛周期。

2. 出血　是肛裂的常见症状,可时有时无,量一般不多。往往是粪便干结,滴鲜血,软便带鲜血,稀便手纸染鲜血。

3. 便秘　肛裂患者多有便秘。又因为患者惧怕排便,使便秘加重,形成恶性循环。

入院后进一步诊治情况

常规检查:WBC $5.1×10^9/L$,Hb 128g/L,ALB 41g/L,电解质正常,凝血功能无明显异常,便潜血阴性。

【问题2】 为进一步明确诊断,需要进行何种检查?

肛裂行肛门检查时,常引起剧烈疼痛,需在局麻下进行。该患者在检查时发现肛裂"三联征"(图14-23)。患者入院后需进行系统检查,了解患者的一般情况。血常规中应注意有无贫血、有无白细胞升高(提示急性感染）。便潜血阳性者提示消化道出血，需进一步检查电子肠镜。胸片发现结核征象者需考虑有无结核诊断可能，梅毒试验检测有无性传播疾病等。应注意与其他疾病引起的肛管溃疡相鉴别，如 Crohn 病、溃疡性结肠炎、结核、肛周肿瘤、梅毒、软下疳等引起的肛周溃疡相鉴别，组织活检病理检查可明确诊断。

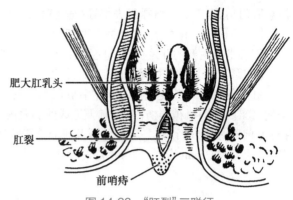

肥大肛乳头

肛裂

前哨痔

图 14-23 "肛裂"三联征

【问题 3】 肛裂有哪些治疗方法可供选择？

肛裂治疗目的是缓解疼痛、促进溃疡愈合和防止复发。急性或初发的肛裂可用坐浴和润便的方法治疗，慢性肛裂可用坐浴、润便加以扩肛的方法，经久不愈、保守治疗无效且症状较重者采取手术治疗。肛裂的非手术治疗原则是解除括约肌痉挛，镇痛，帮助排便，中断恶性循环，促使局部愈合。综合考虑该患者病程特点、症状和体征等，诊断为慢性肛裂。给予正规非手术治疗，效果不佳，具有肛裂手术指征。

肛裂的手术疗法

1. 肛裂切除术（图 14-24A） 即切除全部增殖的裂缘、前哨痔、肥大的肛乳头、发炎的隐窝和深部不健康的组织直至暴露肛管括约肌，切断肛管外括约肌皮下部纤维，创面敞开引流。缺点为愈合较慢。

2. 肛管内括约肌切断术（图 14-24B） 肛管内括约肌为环形的不随意肌，它的痉挛收缩是引起肛裂疼痛的主要原因。手术方法是在肛管一侧距肛缘 1～1.5cm 做小切口达内括约肌下缘，确定括约肌间沟后分离内括约肌至齿状线，剪断内括约肌，然后扩张至 4 指，电灼或压迫止血后缝合切口，可一并切除肥大乳头、前哨痔，肛裂在数周后自行愈合。该方法治愈率高，但手术不当可导致肛门失禁。

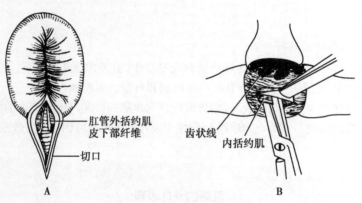

肛管外括约肌皮下部纤维

切口

A

齿状线

内括约肌

B

图 14-24 肛裂的手术疗法
A. 肛裂切除术；B. 肛管内括约肌切断术。

【问题 4】 肛裂术后的主要管理内容有哪些？

观察伤口有无活动性出血，加强伤口换药处理；酌情予以抗炎、对症治疗；注意大便性状，保持排便通畅，避免粪便秘结或稀便等情况；鼓励适当活动，避免下肢深静脉血栓形成。

【问题 5】 如何做好患者的随访工作？

肛裂的病因主要是粪便秘结造成的机械性损伤，因此患者应注意避免便秘等情况发生，改变不良的排便和饮食习惯等。对于反复出现的肛裂，应考虑 Crohn 病、结核等疾病的诊断，不应只局限于肛门疾病，导致延误了原发病的诊治。

（刘 彤）

推 荐 阅 读

[1] 陈孝平, 汪建平, 赵继宗. 外科学. 9 版. 北京：人民卫生出版社, 2018.

[2] 大卫·凯尔森. 胃肠肿瘤学原理与实践. 2版. 梁寒, 译. 天津: 天津科技翻译出版公司, 2012.

[3] 沈镇宙, 师英强. 肿瘤外科手术学. 2版. 南京: 江苏科学技术出版社, 2008.

[4] 吴孟超, 廖美琳, 陆嘉德. 常见恶性肿瘤治疗进展. 上海: 上海科技教育出版社, 2007.

[5] 张东铭. 盆底肛直肠外科理论与临床. 2版. 北京: 人民军医出版社, 2011.

[6] CHEN W, ZHENG R, BAADE PD, et al. Cancer statistics in China, 2015. CA Cancer J Clin 2016; 66(2): 115-132.

[7] GANIO E, ALTOMARE DF, MILITO G, et al. Long-term outcome of a multicentre randomized clinical trial of stapled haemorrhoidopexy versus Milligan-Morgan haemorrhoidectomy. Br J Surg, 2007, 94(8): 1033.

[8] GRAVIE JF, LEHUR PA, HUTEN N, et al. Stapled hemorrhoidopexy versus milligan-morgan hemorrhoidectomy: a prospective, randomized, multicenter trial with 2-year postoperative follow up. Ann Surg, 2005, 242(1): 29.

[9] JAPANESE SOCIETY FOR CANCER OF THE COLON AND RECTUM, WATANABE T, MURO K, et al. Japanese Society for Cancer of the Colon and Rectum (JSCCR) guidelines 2016 for the treatment of colorectal cancer. International Journal of Clinical Oncology, 2018, 23(1): 1-34.

[10] MACKAY GJ, DORRANCE HR, MOLLOY RG, et al. Colorectal Surgery. Oxford: Oxford University Press, 2010.

[11] MARVIN L. CORMAN. 结肠与直肠外科学. 5版. 杜如昱, 译. 北京: 人民卫生出版社, 2009.

[12] NELSON H, PETRELLI N, CARLIN A, et al. Guidelines 2000 for Colon and Rectal Cancer Surgery. JNCI Journal of the National Cancer Institute, 2001, 93(8): 583-596.

[13] STEELE SR, HULL TL, READ TE, et al. The ASCRS Textbook of Colon and Rectal Surgery. Cham: Springer International Publishing, 2016.

第十五章 肝脏疾病

第一节 细菌性肝脓肿

肝脓肿是临床常见的肝脏感染性疾病,其中以细菌性肝脓肿(bacterial liver abscess)最常见,占肝脓肿发病率的80%。细菌性肝脓肿是由化脓性细菌侵入肝脏形成的肝内化脓性感染病灶,亦称化脓性肝脓肿(pyogenic liver abscess)。致病菌感染来源有4个途径:胆道途径、门静脉途径、肝动脉途径和直接肝脏途径,其中经胆道途径最为常见,占21.6%~51.5%。值得注意的是近年来不明原因的隐匿性肝脓肿发病率有明显上升趋势,常出现在免疫功能受损或低下的人群中,如糖尿病、恶性肿瘤及长期服用免疫抑制剂者等。肝脓肿一般起病较急,主要表现为寒战高热、肝区疼痛,以及全身中毒性反应如乏力、食欲不振、恶心呕吐等。全血及脓肿引流液的细菌培养在肝脓肿的诊治过程中非常重要,常见致病菌是克雷伯菌、大肠杆菌和金黄色葡萄球菌。肝脓肿的治疗应尽早足量全身使用敏感抗生素并联合影像学引导下穿刺置管引流,对于局部引流失败或同时需要一并处理相关外科原发病的患者可以考虑手术。

关键点

1. 肝脓肿的临床表现。
2. 致病菌感染途径。
3. 肝脓肿的影像学特征。
4. 常见致病菌特点。
5. 个体化的治疗。

病历摘要

女性,69岁。因"间断寒战发热5d,伴右上腹胀痛3d"之主诉来门诊就诊。5d前受凉后出现寒战并发热,体温最高40℃,无胸闷气短、咳嗽咳痰、腹痛腹胀等不适,于当地医院就诊查血常规提示白细胞15.1×10⁹/L,中性粒细胞百分比90.1%,尿常规提示尿酮体(+),尿葡萄糖(3+),尿蛋白(+),给与"头孢呋辛钠"抗感染治疗2d后仍有间断发热,体温波动在38~39℃之间。3d前无诱因出现右上腹胀痛不适,伴气短,当地医院查血糖18.59mmol/L,腹部B超提示肝右叶混合回声包块,脂肪肝,胆囊缺如,胆总管宽约12mm,胰脾未见异常,建议进一步检查,遂来我院门诊进一步就诊。发病以来,食纳差,小便色黄量少,排气排便少,体重无明显下降。既往史:10年前因"胆囊结石"行胆囊切除手术,5年前发现空腹血糖高,最高20mmol/L,未行规范化治疗。

【问题1】 该患者可能的诊断是什么?

根据患者主诉、发病特征及腹部B超检查,首先考虑肝脓肿。

思路1:患者为老年女性,主要症状为间断寒战发热伴肝区疼痛5d,同时伴有食欲不振,符合肝脓肿的临床特点。

知识点

肝脓肿的临床表现:

肝脓肿一般起病较急,主要表现为:

（1）寒战和高热：最常见的症状，多表现为弛张热，体温为38～41℃。需要特别注意的是由于抗生素应用易致热型不典型，问诊时应注意询问患者诊治过程，了解前期用药和体温曲线的关系。

（2）肝区疼痛：肝大引起肝脏被膜膨胀，导致肝区持续性钝痛，炎症刺激膈肌或向胸膜、肺扩散，可出现右侧胸痛、腰背部或肩部牵拉痛、刺激性咳嗽、呃逆及呼吸困难等。

（3）乏力、食欲不振、恶心和呕吐：主要是全身中毒性反应的表现。

体格检查方面：肝区叩痛最常见，脓肿位于右肝，常见到右侧季肋区或右上腹饱满，有时伴有右侧反应性胸膜炎或胸腔积液。左肝脓肿时，上述体征局限于剑突下。伴有胆道梗阻的患者，常合并黄疸。

典型的肝脓肿诊断并不困难，但是在临床工作中我们经常遇到一些发病隐匿或表现不典型的肝脓肿容易被误诊为恶性肿瘤或者其他系统疾病，尤其是发病初期患者表现为发热、寒战伴有胸腔积液，容易被误诊为肺部感染而收治到呼吸科或者内科治疗。

思路2：问诊时注意寻找肝脓肿的病因。胆道感染、合并糖尿病、免疫功能低下等因素最为常见。该患者曾有胆囊结石行胆囊切除病史，B超提示胆总管代偿性增宽，空腹血糖明显升高、未行规范治疗。

知识点

肝脓肿致病菌的感染途径：

（1）胆道途径：最为常见，占21.6%～51.5%，包括急性胆囊炎、胆总管结石和肿瘤所致胆道梗阻等，也可因胆道手术如胆肠吻合术后出现逆行性感染。

（2）门静脉途径：主要源于胃肠道内致病菌移位，透过肠道屏障通过门静脉循环引起肝脓肿，常见如阑尾炎、痔感染及脐部感染等。

（3）肝动脉途径：多为全身性感染，如亚急性细菌性心内膜炎、肺炎和痈等，通过肝动脉途径致病菌进入肝脏，引起脓肿。

（4）直接途径：开放性肝脏外伤性破裂，致病菌随致伤异物或创面直接侵入肝脏引起肝脓肿，多数有明确外伤病史。有时肝脏的闭合性损伤形成肝内胆池，或手术切肝后局部积液，细菌来自破裂小胆管形成脓肿。所占比例不高，但临床不注意询问病史，容易误诊和忽视。

隐源性肝脓肿（crytogenic liver abscess），原因不明。在机体抵抗力减弱时病原菌在肝内繁殖，发生肝脓肿。值得注意的是，隐源性肝脓肿近年来发病明显上升趋势，比例从既往的4%上升至40%。有研究指出糖尿病患者比非糖尿病人群更易发生肝脓肿，隐源性肝脓肿中25%伴有糖尿病。这主要与糖尿病患者自身免疫功能受损、中性粒细胞趋化及吞噬功能下降有关，同时高糖状态也为细菌生长提供了良好的内环境。

【问题2】 该患者考虑肝脓肿、2型糖尿病、糖尿病肾病、胆囊切除术后状态，收住肝胆外科，入院后常规检查应关注哪些项目？

入院后检查

实验室常规检查：WBC 15.7×10^9/L，N% 0.86，Hb 109g/L，ALT 60U/L，AST 145U/L，TBIL 42.0umol/L，ALB 35g/L，降钙素原1.46ng/ml，肾功 BUN 2.91mmol/L，CRE 22umol/L，血糖17.2mmol/L，电解质正常，肿瘤标志物正常。

长期反复发热患者存在消耗，应注意有无贫血，是否有水、电解质紊乱。通过血清白蛋白水平了解患者的营养状况，营养不良可影响脓肿置管引流效果及后期恢复。肝功检查中胆红素水平可判断有无胆道梗阻。血糖水平明显升高或肾功能异常者，应邀请内分泌科及肾脏内科会诊处理。肿瘤标志物检查，在部分患者有助于鉴别是否肿瘤疾病引起的肝脓肿。

思路1：腹部超声等影像学检查在肝脓肿诊断上的价值。

进一步检查

门诊行腹部 B 超检查提示肝右叶混合回声包块，入院后复查腹部超声：肝脏右叶可见混合性回声，最大范围约 6.9cm×5.4cm，边界模糊不清，无包膜回声，内部回声不均匀，结合病史考虑为肝脓肿并部分液化坏死可能性大。

肝脓肿典型的超声表现是：病程初期，超声影像学可以发现病变区呈分布不均匀的低至中等回声。随病情的进一步发展，脓肿区开始出现坏死、液化，呈蜂窝状结构，回声较低，液化处出现无回声区。需要注意的是，肝脓肿发病初期病灶影像学特异性不明显，超声的特异性和敏感性下降，容易与肝脏的恶性肿瘤、肝脏局灶性结节性增生、炎性假瘤、肝结核等疾病相混淆出现误诊。

腹部 B 超作为无创简便的检查方法，可以为肝脓肿进行定位和定性诊断，其敏感性可以达到96%。超声可以观察脓肿形态、位置、大小、数量、液化和分隔情况、脓肿周边有无重要血管结构以及距体表深度；尤其可确定脓肿的最佳穿刺点和进针方向与深度，为确定脓肿穿刺置管引流位置提供方便（图 15-1），同时可初步筛查胆道系统包括胆囊、胆总管有无结石、梗阻等异常，还可以实时及重复性检查。因此，已成为肝脓肿首选的检查方法。

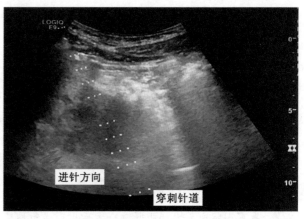

图 15-1　B 超提示肝右叶混合回声包块，边界不清

其他影像学检查方法：

（1）CT 检查：比超声更敏感，敏感性可达到 98%。平扫 CT 可以发现肝内圆形或类圆形低密度灶，CT值介于水与肝组织之间，环绕脓腔的环形脓肿壁密度低于肝组织、高于脓腔，脓肿壁周围可有环状水肿带，边界不清（图 15-2）增强 CT 扫描时 90% 肝脓肿壁明显强化，脓腔及周围水肿无强化，呈不同密度的环形强化带，即呈环征（也称"环靶征"）。另有一部分产气的肝脓肿可以发现脓腔内出现小气泡或气液平面，可能是脓肿坏死液化伴产气菌感染。

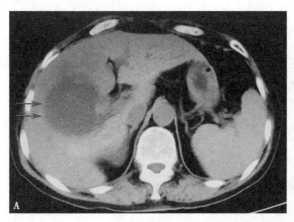 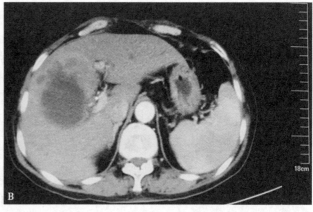

图 15-2　CT 提示肝右叶低密度影，增强表现为脓肿壁的环状增强，出现"靶征"

A. 平扫时脓肿表现为低密度病灶（红色箭头）；B. 增强扫描时脓腔密度无变化，脓腔壁可有不规则强化，呈现"靶征"。

（2）MRI 检查：脓肿形成后，在 T_1 加权像上为低信号区；在 T_2 加权像上，脓肿和水肿的组织信号强度增高明显，在其间存在稍低信号强度的环状脓肿壁。MRCP（磁共振胰胆管造影）可进一步了解脓肿与胆管之间关系。

思路 2：肝脓肿的常见致病菌有哪些？

肝脓肿的致病菌有地区性差异，欧美地区主要是大肠埃希菌感染最多见，国内报道肺炎克雷伯杆菌引起的肝脓肿逐渐增多，目前已取代大肠埃希菌成为导致肝脓肿的主要病原菌。2016 年中国一项关于病原学的分析表明,中国大陆地区肝脓肿患者的细菌培养结果革兰氏阴性菌占70%,其中以克雷伯菌属最常见(54%),其次为埃希杆菌属(29%)、肠杆菌属(9%)、变形杆菌属(6%)。在革兰氏阳性菌中,以葡萄球菌属最常见(13%),其次为链球菌属(8%)和肠球菌属(7%)。克雷伯菌多分布在经济发达地区,该地区糖尿病的发病率较高,已有文献证据表明糖尿病和肺炎克雷伯菌感染有关,因为较高的血糖水平导致中性粒细胞的趋化功能减弱,为这些菌属通过血行播散至诸如肝等脏器提供了便利的环境条件。

【问题3】 该患者入院后的治疗方案?

正确把握肝脓肿的治疗原则和确定个体化治疗方案是临床医师必备的技能,在合理规范使用抗生素的基础上行经皮穿刺置管引流是主要治疗方法。

入院治疗

患者入院后行全血细菌培养,涂片结果提示革兰氏阴性菌,经验性给予广谱抗生素美罗培南抗感染治疗,入院后第1天行B超引导下肝脓肿穿刺置管引流,于脓腔内留置10Fr猪尾引流管(图15-3A),引流液为褐色浑浊脓性液,常规送细菌培养加药物敏感试验。每日引流在80ml左右。第5天全血及引流液细菌培养结果提示,产超广谱β-内酰胺酶的肺炎克雷伯菌,对美罗培南及头孢哌酮舒巴坦钠敏感,使用美罗培南抗感染治疗1周后调整为头孢哌酮舒巴坦钠联合奥硝唑抗感染治疗,引流液较前明显减少直至无明显引流,复查血常规提示白细胞及中性粒细胞比例正常,降钙素原<0.5ng/ml,2周后予以拔管出院。出院1个月后复查CT提示肝内残腔较前明显好转(图15-3B)。

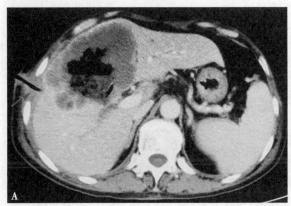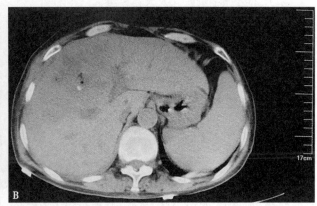

图15-3　肝脓肿穿刺置管引流术后(箭头所指引流管)及出院1个月后复查CT结果
A. 可见脓腔,内有液平面,红色箭头所指为引流管;B. 脓腔基本消失。

思路:肝脓肿的个体化治疗方案

(1)抗感染治疗:可根据经验选用广谱抗生素,包括头孢类、氨曲南或者是喹诺酮类,如果病原菌为产超广谱β-内酰胺酶的肺炎克雷伯菌可选择碳青霉烯类药物,待细菌培养和药敏结果回报后选择敏感抗生素。

(2)脓肿引流:B超或CT引导下经皮穿刺置管引流因其创伤小、定位精准且恢复较快,成为肝脓肿主要的治疗手段。一般使用16~18G一次性穿刺针抽取脓液,再使用6F~12F猪尾引流管置入脓腔内持续引流。部分患者可能因为首次穿刺引流失败或者不彻底,需要进行再次或多次穿刺。对于一些小脓肿(<3cm)无须也不适合穿刺引流,单纯应用抗生素治疗即可。脓肿未完全液化,或者多房的脓腔则不宜应用经皮穿刺引流治疗。

(3)外科手术:传统手术治疗包括肝脓肿切开引流和肝叶切除术。随着腹腔镜技术的成熟,经腹腔镜引流手术更为安全可靠。以下情况需考虑手术干预:①脓液太黏稠无法被吸引;②多个脓肿;③抗感染治疗和经皮穿刺引流后仍有败血症表现;④脓肿破裂;⑤合并其他腹腔内疾病需一并处理。

(4)其他:肝脓肿的患者多为高代谢分解状态,因此,需要加强全身营养支持,保证热量供给,必要时给予输注白蛋白或血浆改善低蛋白血症等。此外,需注意原发疾病和伴发疾病的防治,如胆道疾病的治疗和肺部并发症的预防,血糖的良好控制也有助于防止感染肝外侵袭的发生。对于伴有SIRS或者MODS者,可采用CRRT来清除体内炎性介质和毒素。

总之,肝脓肿治疗上因人而异,应尽早足量全身使用敏感抗生素治疗,联合影像学引导下经皮穿刺进行充分引流。外科手术目前不作为一线手段,而是在以上方法治疗失败时或者需要一并处理外科相关的原发病时才予以考虑。

第二节 原发性肝癌

原发性肝癌(primary liver cancer,PLC)是临床上最常见的恶性肿瘤之一,全球发病率居恶性肿瘤的第5位,死亡接近60万/年,位居肿瘤相关死亡的第3位。当前,我国发病人数约占全球的55%,在肿瘤相关死亡中仅次于肺癌,位居第二。肝癌治疗以外科手术为主,我国肝癌多发生在慢性肝病或肝硬化基础上,因此宜特别强调MDT规范化综合治疗。

关键点

1. 肝癌发生发展三个阶段:"肝炎—肝硬化—肝癌"。
2. 肝癌临床表现的不典型性。
3. 肝癌高危人群的筛查监测。
4. 血清AFP值及上腹部CT增强扫描特点。
5. 肝脏分段。
6. 肝癌的临床诊断标准。
7. 微小肝癌的定义及大体分型。
8. 肝癌的分期。
9. 肝癌的转移方式。
10. 肝癌切除术原则。
11. 肝癌MDT规范化综合治疗。
12. 肝癌术后随访工作。

病历摘要

男性,64岁。主因"右上腹隐痛伴乏力3个月,发现肝占位1d"来门诊就诊。3个月来感觉右上腹部持续性隐痛,无发热、恶心呕吐、腹胀、腹泻、尿色加深等。自行按"慢性胃炎"服用"胃药"治疗,效果不佳。近日症状有所加重,并自觉乏力明显。1d前在当地医院行腹部超声检查提示"肝右叶占位性病变",为求进一步诊治来我院门诊。发病以来,食欲有所减退,体重下降约3kg,大小便正常。既往:20年前因乏力于外院行肝炎系列检查诊断为"病毒性肝炎,乙型",未行规律药物治疗,未复查。吸烟40余年,10支/d,偶有饮酒,量少。无手术外伤史。其父健在,其母20年前因"肝硬化"去世。

【问题1】 该患者可疑的诊断是什么?
根据患者的主诉、症状、既往史和个人史,应高度怀疑肝癌可能。
思路1:老年男性,慢性乙型肝炎病史,超声检查发现肝占位性病变,应高度怀疑。
思路2:肝癌起病隐匿,早期没有症状或症状不明显,期间少数患者可以有上腹闷胀、乏力和食欲缺乏等慢性基础肝病的相关症状。进展期症状以右上腹疼痛最常见,为本病的重要症状。常为间歇性或持续性隐痛、钝痛或胀痛,随着病情发展加剧。问诊时还应特别注意询问有无体重下降等消耗症状,对恶性疾病的诊断具有提示作用。

知识点

肝癌的临床表现

早期肝癌无典型症状,且缺乏特异性,有时出现饭后上腹饱胀、消化不良、恶心、呕吐和腹泻等症状，容易被忽视或按一般胃肠炎治疗。随着病情进展，多数出现腹痛症状，疼痛原因主要是肿瘤生长使肝包膜张力增加所致。腹痛部位与病变部位密切相关，病变位于肝右叶为右季肋区疼痛，位于肝左叶则为剑突下区疼痛；如肿瘤侵犯膈肌，疼痛可放射至右肩或右背；向右后生长的肿瘤可引起右侧腰部疼痛。突然发生的剧烈腹痛和腹膜刺激征，可能是肝包膜下癌结节破裂出血引起腹膜刺激征。部分肝癌患者有发热表现，与肿瘤坏死物的吸收有关，抗生素治疗无效；有时可因癌肿压迫或侵犯胆管而致胆管炎。晚期肝癌患者可出现消瘦甚至恶病质表现。

此外，需注意肝外转移灶症状：如肺部转移可以引起咳嗽、咯血；胸膜转移可以引起胸痛和血性胸腔积液；骨转移可以引起骨痛或病理性骨折等。

思路3：我国肝癌患者多合并肝炎后肝硬化，问诊时应注意有无腹胀、呕血黑便等症状，注意肝脏基础病变可能引起的症状或合并症。

知识点

肝硬化临床表现

肝脏基础病变除影响肝功能外，合并腹腔积液时表现为腹胀，肝功能极差患者常出现黄疸、出血倾向（牙龈、鼻出血及皮下淤斑等）；伴有门静脉高压症，可因食管中下段或胃底静脉曲张破裂或胃肠黏膜糜烂、溃疡引发上消化道出血。肝性脑病（hepatic encephalopathy，HE），往往是肝病终末期的表现，常因消化道出血、电解质紊乱以及继发感染等诱发。肝衰竭同时易引发肝肾综合征（hepatorenal syndrome，HRS），即功能性急性肾衰竭，往往呈进行性发展。

思路4：问诊时应特别注意既往史、个人史、家族史的收集。原发性肝癌的病因迄今尚未完全清楚，肝炎病毒感染及肝硬化是重要因素，其他包括饮食生活因素、地域环境因素以及肝癌家族史。该患者有乙肝病毒感染史、家族史、吸烟史，均为肝癌的易感因素。

知识点

肝癌的病因

1. 肝炎病毒感染　乙型肝炎病毒（hepatitis B virus，HBV）和丙型肝炎病毒感染（hepatitis C virus，HCV）在肝癌的发生和发展中起着重要作用。我国肝癌患者中约95%有HBV背景。肝炎引发反复肝细胞损害和增生的过程中，增生的肝细胞可能发生间变或癌变。

2. 饮食生活因素　长期每天饮用50～70g酒精人群是肝癌的高危人群，酗酒与肝硬化有密切联系，但目前没有证据显示酗酒具有直接的致癌作用。

3. 地域环境　肝癌地理分布特点，我国东南地区高于西北、华北和西南地区，沿海高于内陆。黄曲霉毒素，主要是黄曲霉毒素B1（AFB1）污染分布图与肝癌高发区地理分布几乎一致。

4. 家族及遗传因素　肝癌具有明显的家族聚集性和遗传易感性，其发病率明显呈患者一级亲属、二级亲属递减，但都高于群体发病率。

5. 其他因素　长期接触某些化学致癌物质如苯、亚硝胺、氯乙烯等，可诱发肝癌。

思路5：对于门诊就诊的患者，应当高度关注肝癌的高危人群。

肝癌的早期诊断对于有效治疗和长期生存至关重要。常规监测筛查指标主要包括甲胎蛋白（AFP）和腹部超声（US）。

血清AFP是诊断肝癌的特异性最强的肿瘤标记物，国内常用于肝癌的普查、早期诊断、术后监测和随访，对约30%阴性患者检测AFP异质体有助于提高诊断率。

腹部超声（US）可以确定肝内有无占位性病变，提示其性质，明确癌灶在肝内的具体位置及其与肝内重要血管的关系、肝癌在肝内播散与否等。对于肝癌与肝囊肿、肝血管瘤等疾病的鉴别诊断具有较大参考价值。实时 US 造影(超声造影 CEUS)可以动态观察病灶的血流动力学情况,有助于定性诊断。

知识点

肝癌的筛查和监测

高危人群包括以下对象:①乙型肝炎表面抗原阳性者;②有乙型肝炎或丙型肝炎病史者;③有肝癌家族史;④有长期大量饮酒史者;⑤AFP 低浓度持续阳性者。

AFP 高浓度持续阳性以及渐增性升高或波动性升高者大部分属于肝癌,而 AFP 低浓度持续阳性者则应警惕亚临床肝癌,需定期复查并进行影像学检查监控。

对于高危人群,一般应每 6 个月进行一次检查。对 AFP>400μg/L 而超声检查未发现肝脏占位者,应注意排除妊娠、活动性肝病以及生殖腺胚胎源性肿瘤;如能排除,应进行上腹部电子计算机断层成像(CT)和/或磁共振成像(MRI)等检查。如 AFP 升高但并未达到诊断水平,除了应该排除上述可能引起 AFP 增高的情况外,还应密切追踪 AFP 的动态变化,将超声检查间隔缩短至 1~2 个月,需要时进行上腹部 CT 和/或 MRI 检查。若高度怀疑肝癌,则建议进行数字减影血管造影(DSA)、肝动脉碘油造影检查。

【问题 2】 为进一步明确诊断,需要进行哪些检查?

思路 1:应重视外科专科体格检查。

肝癌早期,多数患者没有明显的相关阳性体征,仅少数患者体检可以发现轻度肝大等基础肝病的非特异性表现。中晚期肝癌,常见肝脏不规则肿大(质地硬,表面不平或伴结节)、黄疸和腹腔积液等。如果原有肝炎、肝硬化的背景,可以发现肝掌、蜘蛛痣、腹壁静脉曲张及脾大等。

知识点

肝癌患者的体征

1. 肝脏往往呈不规则肿大,质地硬、表面凹凸不平,结节状或呈巨块,边缘清楚,常有程度不等的触压痛。突出至右肋弓下或剑突下时,相应部位可见局部饱满隆起;如癌肿位于肝脏的横膈面,则主要表现横膈局限性抬高。

2. 血管杂音 由于肝癌血管丰富而迂曲,动脉骤然变细或因癌块压迫肝动脉及腹主动脉,少数患者可在相应部位听诊到吹风样血管杂音。

3. 黄疸 皮肤巩膜黄染,常在晚期出现,多是由于癌肿压迫或侵及胆管引起胆道梗阻所致,也可因为肝细胞损害而引起。

4. 门静脉高压症征象 肝癌患者多有肝硬化背景,故常伴有有门静脉高压症,如脾大等。血性积液多为腹膜转移或癌肿向腹腔破溃所致;门静脉和肝静脉癌栓,可以加速腹腔积液的形成。

思路 2:目前门诊最需要的检查是什么?

CT 是肝癌诊断和鉴别诊断重要的影像学检查方法。通常,在平扫时肝癌多表现为低密度占位,大肝癌常有中央坏死液化;增强扫描除可以清晰显示病灶的数目、大小、形态和强化特征外,还可明确病灶和重要血管之间的关系、肝门及腹腔有无淋巴结肿大以及邻近器官有无侵犯。若肝癌病灶与重要血管之间关系密切,可进一步行 CT 血管成像(CTA)检查,利于判断病灶切除范围及避免损伤重要血管。

知识点

肝脏肿瘤样疾病 CT 动态增强扫描特点

由于肝脏双重血供的特殊性,CT 动态增强扫描对肝脏肿瘤样疾病的诊断及鉴别诊断具有独特的意义。

1. **原发性肝癌** 动脉期肿块周边均匀或不均匀强化,甚至肿瘤内见迂曲增粗的异常血管影,小肝癌动脉期明显强化,静脉期强化迅速衰减,延迟期病灶呈低密度。

2. **肝血管瘤** 动脉期肿块周边呈结节状或斑块状强化,静脉期病灶呈持续强化明显,延迟期强化逐渐向病灶中心扩展,呈向心性强化、等密度充填改变。

3. **转移性肝癌** 肿块在动脉期和门静脉期均呈边缘环状强化,病灶中心呈低密度,典型"牛眼征",延迟期呈低密度改变。

4. **肝脓肿** 动脉期脓肿壁明显强化,呈高密度,炎性反应带未强化,呈低密度。静脉期脓肿壁强化程度减弱,呈略高密度,炎性反应带强化,呈等密度。延迟期脓肿壁仍有强化,保持稍高密度,而炎性反应带呈低密度。

此外,MRI是继CT之后的又一高效而无创伤性的肝癌检查诊断方法。应用肝脏特异性MRI造影剂能够提高小肝癌检出率,对肝癌与肝脏局灶性增生结节、肝腺瘤等的鉴别也有较大帮助。

US、CT和MRI三种重要的影像学检查技术,各有特点,优势互补,应该强调综合检查,全面评估。

胸部X线检查及全身骨显像可以提示有无来自于肺部及骨骼的远处转移。如怀疑有肺部转移病变,可进一步行胸部CT检查以明确诊断。

检查结果

上腹部CT增强扫描检查结果:动脉期肝右叶内约6.3cm×5.7cm大小肿块影呈不均匀性强化,边缘不规整,其内密度不均匀(图15-4A),门静脉期上述病灶密度接近于周围正常肝组织,双期扫描呈"快进快退"征象(图15-4B),余区域肝实质密度尚均匀,未见明显异常强化征象;肝内胆管不扩张,肝门结构尚可,胆囊清晰,壁光滑,腔内未见明显阳性结石影;脾稍大、质均匀;胰腺形态、密度未见异常,主胰管不扩张;腹膜后腹主动脉周围清晰,未见明显异常强化影及软组织结节影。考虑肝右叶占位性病变,符合原发性肝癌CT表现,结合临床进一步检查。

血清AFP: 2 568μg/L。

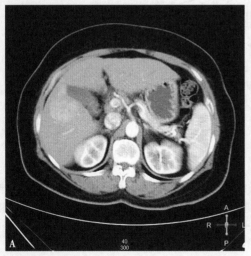 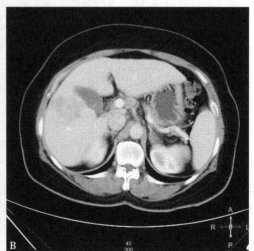

图 15-4　原发性肝癌的腹部增强CT表现
A. 动脉期;B. 静脉期。

【问题3】 病灶发生在肝脏的哪个部位?

通过上述CT检查结果,该例原发性肝癌患者的肿瘤位于肝右前叶下段。

知识点

肝脏的分段

法国外科医生 Couinaud（1922—2008），根据肝静脉和门静脉的分布及走向，提出 Couinaud 肝段八分法（表 15-1），奠定了现代"规则肝脏（肝段）切除术"的基础（图 15-5）。

表 15-1　肝脏分叶及分段（Couinaud 的八段分法）

尾状叶			（Ⅰ段）
肝左叶	左外叶	上段	（Ⅱ段）
		下段	（Ⅲ段）
	左内叶		（Ⅳ段）
肝右叶	右前叶	上段	（Ⅷ段）
		下段	（Ⅴ段）
	右后叶	上段	（Ⅶ段）
		下段	（Ⅵ段）

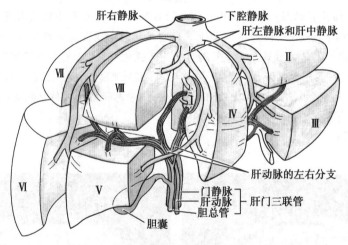

图 15-5　肝脏 Couinaud 肝段八分法

Ⅰ. 尾状叶；Ⅱ. 左外叶上段；Ⅲ. 左外叶下段；Ⅳ. 左内叶；Ⅴ. 右前叶下段；
Ⅵ. 右后叶下段；Ⅶ. 右后叶上段；Ⅷ. 右前叶上段。

【问题 4】　肝癌的诊断标准？

活检或手术切除组织标本，经细胞学和 / 或病理组织学检查诊断为肝癌，此为金标准。术前获取病理学证据存在一定的局限性和危险性。肝癌病理组织学主要分为肝细胞癌（hepatocellular carcinoma，HCC）、肝内胆管癌（intrahepatic cholangiocarcinoma，ICC）和混合性肝癌 3 种类型。其中 HCC 占原发性肝癌的 90% 以上，是最常见的一种病理类型。

2017 年国家卫生和计划生育委员会推出新版肝癌诊断流程（图 15-6）。

【问题 5】　患者的病变是否属于微小肝癌？

目前，我国的微小肝癌标准是：单个癌结节最大直径≤2cm。

需要特别注意的是，微小肝癌不完全等同于早期肝癌的概念。有些微小肝癌早期就可出现微小转移灶，其手术切除疗效不一定很好；另外，早期肝癌也并不完全代表肝功能处于代偿状态，也不代表都是可切除的。

该患者肝右叶肿瘤约为 6.3cm×5.7cm 大小，不属于微小肝癌。

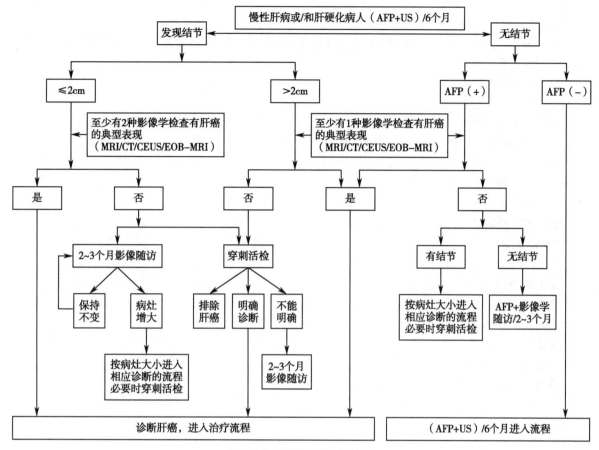

图 15-6　新版肝癌诊断流程

知识点

肝癌大体病理形态分为三型：结节型、巨块型和弥漫型。中华医学会外科学分会肝脏外科学组依据肿瘤大小分为：微小肝癌（直径≤2cm）、小肝癌（>2cm，≤5cm）、大肝癌（>5cm，≤10cm）和巨大肝癌（>10cm）。

【问题6】　肝癌如何分期?

肝癌的分期较其他肿瘤更为复杂，原因在于大部分肝癌患者存在基础性肝脏疾病，分期中缺乏预测预后的关键指标。目前国内外临床诊治指南中肝癌分期并不统一，侧重点也不尽相同。

国外有多种分期方案，如：TNM、BCLC、JSH、APASL 等分期。依据我国的具体国情及实践积累，国家卫生健康委员会推荐肝癌的分期方案分为：Ⅰa 期、Ⅰb 期、Ⅱa 期、Ⅱb 期、Ⅲa 期、Ⅲb 期、Ⅳ期。

知识点

肝癌的 TNM 分期（UICC/AJCC，2017 年）

T——原发病灶

T_x：原发肿瘤不能测定

T_0：无原发肿瘤的证据

T_1：孤立肿瘤没有血管受侵

T_{1a} 孤立的肿瘤最大径≤2cm

T_{1b} 孤立的肿瘤最大径 >2cm，无血管侵犯

T_2：孤立的肿瘤最大径 >2cm，有血管侵犯；或者多发肿瘤，无一最大直径 >5cm

T_3：多发肿瘤，至少有一个直径>5cm

T_4：任意大小的单发或多发肿瘤，累及门静脉的主要分支或肝静脉；肿瘤直接侵犯除胆囊外的邻近器官或者穿透腹膜

N——区域淋巴结

N_x：区域内淋巴结不能测定

N_0：无淋巴结转移

N_1：区域淋巴结转移

M——远处转移

M_x：远处转移不能测定

M_0：无远处转移

M_1：有远处转移

TNM 分期：

Ⅰ A 期：$T_{1a}N_0M_0$

Ⅰ B 期：$T_{1b}N_0M_0$

Ⅱ期：$T_2N_0M_0$

Ⅲ A 期：$T_3N_0M_0$

Ⅲ B 期：$T_4N_0M_0$

Ⅳ A 期：任何 T，N_1M_0

Ⅳ B 期：任何 T，任何 N，M_1

知识点

国家卫生健康委员会推荐肝癌的分期方案（图 15-7）

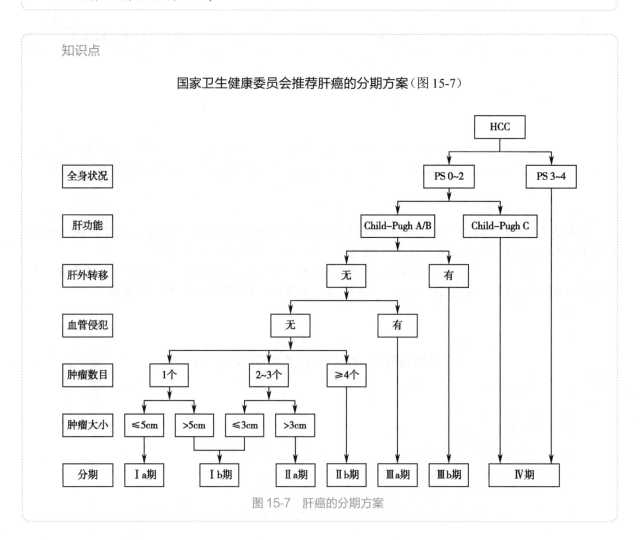

图 15-7　肝癌的分期方案

　　BCLC 分期与治疗策略,比较全面地考虑了肿瘤、肝功能和全身情况,与治疗原则联系起来,并且具有循证医学高级别证据的支持,目前已在全球范围被广泛采用(表 15-2)。但是,亚洲(不包括日本和印尼)与西方国家的 HCC 具有高度异质性,在病因学、分期、生物学恶性行为、诊治(治疗观念和临床实践指南)以及预后等方面都存在明显差异。同时,国内专家学者认为 BCLC 分期与治疗策略对于手术指征控制过严,不适合我国的国情和临床实际,仅作为重要参考。

表 15-2　巴塞罗那临床肝癌分期

BCLC 分期	PS 评分	肿瘤状态	肝功能状态
0(最早期)	0	单个≤2cm	胆红素正常,无门静脉高压症
A(早期)			
A1	0	单个	胆红素正常,无门静脉高压症
A2	0	单个	胆红素正常,有门静脉高压症
A3	0	单个	胆红素不正常,有门静脉高压症
A4	0	3 个肿瘤都≤3cm	Child-Pugh A-B
B(中期)	0	多个	Child-Pugh A-B
C(晚期)	1～2	血管侵犯或转移	Child-Pugh A-B
D(终末期)	3～4	任何肿瘤	Child-Pugh C

【问题 7】　患者下一步应当如何处理?

患者肝癌诊断明确,应收入病房进行进一步检查,以确定治疗方案。

入院后检查

血常规、生化检查:

血常规 WBC $5.7×10^9$/L, Hb 108g/L, PLT $159×10^9$/L;尿常规、便潜血(-)。

凝血功能:PT 14.4s, APTT 35.2s, FIB 2.85g/L。

肝功能:ALT 82U/L, AST 76U/L, TBIL 19.8μmol/L, DBIL 3.5μmol/L, ALB 38g/L。

肾功能、电解质正常。

感染筛查:HbsAg、HbeAb、HbcAb(+),余均(-);HBV DNA $1.75×10^5$U/ml。

胸部 X 线检查:双肺未见转移灶;全身骨显像扫描未见骨转移。

心电图检查:大致正常。

临床诊断:原发性肝癌($T_{1b}N_xM_x$)。

【问题 8】　入院后的常规检查应关注哪些项目?

　　肝癌患者多合并肝炎肝硬化,长期肝硬化可导致脾功能亢进、门静脉高压性胃病、潜在的消化道出血等可能。血常规中应注意有无贫血,白细胞及血小板明显减低。

　　凝血机制差与肝功能异常有关,注意补充维生素 K_1,必要时输注血浆、冷沉淀、纤维蛋白原、凝血酶原复合物等。

　　通过血清白蛋白及前白蛋白水平了解患者的营养状况,白蛋白水平过低可能影响手术效果及术后恢复,应予以术前补充。术前有电解质异常者应及时纠正。

　　术前客观评估肝功能有助于指导选择合适的治疗方式,通常采用肝功能 Child-Pugh 分级综合评价肝实质功能(表 15-3)。吲哚氰绿(ICG)清除试验可评估肝细胞摄取能力(有功能的肝细胞量)及肝血流量,重复性较好。一次静脉注射 ICG 0.5mg/kg,测定 15min 时 ICG 在血中的潴留率(ICG-R15),正常值<12%;或通过清除曲线可测定肝血流量。

表 15-3　肝功能 Child-Pugh 分级

项目	异常程度得分		
	1	2	3
血清胆红素 /（μmol·L^{-1}）	<34.2	34.2～51.3	>51.3
血浆白蛋白 /（g·L^{-1}）	>35	28～35	<28
凝血酶原延长时间 /s	1～3	4～6	>6
INR	<1.7	1.7～2.3	>2.3
腹腔积液	无	少量，易控制中等量	难控制
肝性脑病	无	轻度	中度以上

注：A 级 =5～6 分；B 级 =7～9 分；C 级 =10～15 分。

【问题 9】　残肝体积如何测定？

原发性肝癌诊治规范中指出，对于肿瘤直径 >3cm 的肝癌，可以采用 CT 和 / 或 MRI 扫描，计算预期切除后剩余肝脏的体积。标准残肝体积是评估肝切除术患者肝脏储备功能的有效且简便的方法，对预测患者术后发生肝功能损害的程度及避免患者术后发生肝衰竭有重要的临床指导作用。研究表明，采用 CT 扫描测定国人的标准残肝体积（standard remnant liver volume，SRLV）<416ml/m^2 者，肝癌切除术后中、重度肝功能代偿不全发生率比较高。

知识点

肝癌的浸润和转移

1. 肝内转移　肝癌最初易侵犯门静脉及分支并形成瘤栓，脱落后在肝内引起多发性转移灶。如果门静脉干支瘤栓阻塞，往往会引起或加重原有的门静脉高压症。

2. 肝外转移　①血行转移，以肺转移最为多见；②淋巴转移，以肝门淋巴结转移最常见；③种植转移，比较少见，偶可种植在腹膜、横膈等处。

【问题 10】　是否需要抗乙肝病毒治疗？

病毒相关性 HCC 是个多步骤发生的疾病，在 HBV/HCV 相关性肝硬化基础上，病毒活跃复制不仅可以导致 HCC 的发生或复发，同时也是各种终末期肝病事件发生的危险因素。

在综合治疗的基础上，抗病毒治疗可减少 HBV/HCV 相关性 HCC 的复发率，降低终末期肝病事件的发生率，为多种治疗手段的应用创造条件。

【问题 11】　该患者应选择何种治疗方法？

目前肝癌的治疗特别强调以外科手术为主的 MDT 规范化治疗。依据患者的具体病情，通常需要肝胆外科、肿瘤化疗科、医学影像科、病理科等学科共同制订最佳的个体化方案。各种疗法的合理、序贯应用，有助于提高总体疗效。

HCC 的治疗目标包括：①治愈；②局部控制肿瘤，为肝移植作准备；③局部控制肿瘤，开展姑息治疗，提高生活质量。治疗方法包括手术治疗（肝切除术、肝移植和姑息治疗手术）、非手术治疗（肝动脉介入、局部消融治疗、系统化疗、放疗、生物及分子靶向药物治疗）以及其他治疗方法（包括参加临床研究）。

该患者属于大肝癌，肝功能评估 Child-Pugh A 级，没有远处转移迹象，一般状况可耐受手术，应择期实施肝癌根治性切除手术，并根据术后病理情况决定辅助治疗方案。

手术记录

气管内插管全麻，右肋缘下反"L"形切口长约 20cm，逐层进腹。探查腹腔无腹腔积液，无转移性结节。肝脏色暗红，质韧，呈小结节肝硬化样表现。肝右叶 V 段及部分Ⅷ段可触及约 7cm×6cm 大小质硬肿块，与周围肝组织边界欠清，肿块局部隆起，未侵及膈肌。余未见异常，拟行肝癌根治性切除术。钳夹、切断、结扎肝圆韧带、肝镰状韧带、左右冠状韧带及左三角韧带,清晰显示第二肝门;超声刀分离肝脏后方之右肾上腺,直至清晰显露肝脏肿块。解剖游离第一肝门,环绕止血带备肝门阻断。沿肿瘤周围约2.0cm处,电灼肝包膜划定预切除线。沿切除线逐钳切断肝断面肝组织,结扎肝断面管道分支,将肝第Ⅴ、Ⅷ段肿瘤完整切除。温蒸馏水浸泡肝创面,缝扎出血点。术中阻断第一肝门1次,时间约12min。检查肝断面无活动性出血及胆瘘,肝断面旁留置腹腔引流管一根,清点器械、纱布无误后逐层关腹。

【问题12】 肝癌切除的基本原则?

肝癌切除术的基本原则包括:①彻底性,完整切除肿瘤,切缘无残留肿瘤;②安全性,最大限度保留正常肝组织,降低手术死亡率及手术并发症发生率。能否切除和切除的疗效不仅与肿瘤大小和数目有关,还与肝脏功能、肝硬化程度、肿瘤部位、肿瘤界限、有无完整包膜及静脉癌栓等有非常密切的关系。

中晚期肝癌,尤其是巨大或多发肿瘤的手术复杂且根治性切除率仍然比较低。原则上肝脏储备功能足够,没有肝外转移、大血管侵犯和门静脉癌栓的单发肿瘤应考虑肝切除术;技术上可行、符合上述条件的多发肿瘤,也应考虑肝切除术。

【问题13】 肝切除与肝移植如何选择?

一般认为,对于局限性肝癌,如果患者不伴有肝硬化,则应首选肝切除术;如果合并肝硬化,肝功能失代偿(Child-Pugh C级),且符合移植条件,应该首选肝移植术。但是,对于可切除的局限性肝癌且肝功能代偿良好(Child-Pugh A级),是否进行肝移植,目前争议较大。

术后诊断:

原发性肝癌($T_1bN_0M_0$),病毒性肝炎(乙型)肝炎后肝硬化Child A级。

患者术后恢复良好,腹腔引流液为淡血性液体,100~200ml,逐渐减少,术后第5天拔除腹腔引流管。

术后病理诊断:

肉眼见肝右叶切除标本约9cm×8cm×5cm,剖视见块状肿块体积约7cm×5cm×3cm,切面灰褐色,周围肝组织呈小结节硬化样表现,手术剥离面距癌组织最近约1cm。

肝右叶块状型肝细胞癌Ⅲ级,局部累及肝被膜,周围肝组织呈活动性肝硬化改变(早期肝硬化)。未见明显血管、胆管内癌栓,MVI<5。

免疫组化:CK8(+)、HP1(+)、CEA(−)、CD34(+)、Ki67(+5%)、GPC3(−)、HbsAg(+)、HCV(−)。

【问题14】 肝切除术后应注意患者哪些情况?

1. 生命体征及意识恢复情况。

2. 术后24h注意引流液颜色,注意有无腹腔出血、胆瘘等;心率明显增快者,排除发热等原因的同时,观察引流量变化,防止引流不畅致腹腔出血漏诊。

3. 改善肝功能、凝血机制,维持出入量平衡,营养支持,纠正电解质紊乱,围术期肝功能差患者术后易出现低蛋白血症合并大量腹腔积液,应纠正低蛋白血症,予以利尿治疗。肝功能差者术后易出现肝衰竭,注意预防肝性脑病的发生。

4. 预防感染如出现体温高,应结合血常规等检查除外可能存在的感染,如肺部、泌尿系统、导管相关的感染、伤口感染和腹腔感染。腹腔感染可能由于胆瘘或引流不畅致局部肝断面处积液引起,必要时可行病原学培养,并根据病原学培养结果应用敏感抗生素。必要时需穿刺引流或再次手术。拔除引流管后的腹腔感染不易发现,可行US或CT以明确诊断。

【问题15】 从病理结果中能得到什么重要信息?

术后病理结果内容应包括肿瘤大小和数目、生长方式、病理分型、微血管癌栓、组织学类型、分化程度、包膜侵犯、卫星灶、手术切缘、癌旁肝组织(慢性肝炎的病理分级与分期以及肝硬化的类型)、免疫组化以及分子病理学指标等。此外,还可附有与肝癌药物靶向治疗、生物学行为以及判断预后等相关的分子标志物的检测结果,为临床提供参考。

【问题 16】 后期有何治疗计划?

对于高危复发者或疑为非根治性切除的患者,临床研究证实术后介入栓塞治疗(TACE)有一定的效果,能发现并控制术后肝内微小残癌。

一般认为生物治疗如胸腺肽 α1 等可以改善肝癌患者的生活质量,有助于降低术后复发率,靶向治疗药物如索拉菲尼、乐伐替尼等与手术、TACE 或局部消融等联合应用,可使患者更多地获益。

中医药作为肝癌的辅助治疗以整体观念根据患者全身特点辨证论治,有助于减少放化疗毒性,改善癌症相关症状,提高生存质量,并有可能延长生存期。

此外,围术期如病毒复制活跃及肝炎活动,须积极进行抗病毒治疗。可以选用核苷类似物、α 干扰素及其长效制剂等,应用时应遵循个体化原则(由患者年龄、基础疾病史、肝硬化情况以及经济条件等诸多因素决定)。

【问题 17】 肝癌治疗有哪些非手术治疗手段?

肝动脉化疗栓塞(TACE)对于不能手术切除的中晚期原发性肝癌患者,以及可以手术切除,但由于其他原因(如高龄、严重肝硬化等)不能或不愿接受手术的患者,可以作为非手术治疗中的首选方法。TACE 适应证:

(1)不能手术切除的中晚期 HCC,无肝肾功能严重障碍,包括:①巨块型肝癌,肿瘤占整个肝脏的比例<70%;②多发结节型肝癌;③门静脉主干未完全阻塞,或虽完全阻塞但肝动脉与门静脉间代偿性侧支血管形成;④外科手术失败或术后复发者;⑤肝功能分级(Child-Pugh)A 或 B 级,ECOG 评分 0~2 分;⑥肝肿瘤破裂出血及肝动脉 - 门脉静分流造成门静脉高压症出血。

(2)少数大肝癌或巨大肝癌,术前 TACE 可使肿瘤缩小,有利于二期切除,同时能明确病灶数目。原则上,可切除的肝癌不提倡术前 TACE。

(3)小肝癌,但不适合或者不愿意进行手术、局部射频或微波消融治疗者。

(4)肝癌切除术后,预防复发。

局部消融治疗主要包括射频消融(RFA)、微波消融(MWA)、冷冻治疗(cryoablation)、高功率超声聚焦消融(HIFU)以及无水乙醇注射治疗(PEI);具有微创、安全、简便和易于多次实施的特点,对于直径小于3cm 肿瘤治疗效果与根治性切除相当。影像引导技术包括 US、CT 和 MRI,治疗途径有经皮、经腹腔镜手术和经开腹手术 3 种。局部消融通常适用于单发肿瘤,最大径≤3cm;或肿瘤数目≤3 个,且最大直径≤3cm,无血管、胆管和邻近器官侵犯以及远处转移。肝功能分级为 Child-Pugh A 或 B 级,或经内科护肝治疗达到该标准。

系统性化疗仅作为肝癌的姑息性治疗手段,以控制疼痛或缓解压迫等。对于小肝癌,局部放疗可获得较好的效果。

分子靶向药物治疗如索拉菲尼等与手术、TACE 或局部消融等联合应用,可使患者更多地获益。

【问题 18】 如何做好患者的随访工作?

对于肝癌患者,强调通过动态观察症状、体征和辅助检查(主要是血清 AFP 和影像学检查)进行定期随访。一般认为,随访频率在治疗后 3 年内应该每 3~4 个月一次;3~5 年期间,每 4~6 个月一次;5 年后依然正常,可以改为 6~12 个月一次。

(刘青光)

推 荐 阅 读

[1] 陈孝平,汪建平. 外科学. 8 版. 北京:人民卫生出版社,2013.

[2] 程炯炯,马金良. 成人肝海绵状血管瘤的治疗进展. 医学综述,2013,19(11):2020-2022.

[3] 刘允怡. 肝细胞癌. 北京:人民卫生出版社,2009.

[4] 欧阳墉,王颖,欧阳雪晖,等. 肝海绵状血管瘤血供和介入治疗的争议和探讨. 中华放射学杂志,2004,38(7):746-750.

[5] 温浩,徐明谦. 实用包虫病学. 北京:科学出版社,2007.

[6] 吴孟超,沈锋. 肝癌(中国常见癌症丛书). 北京:北京大学医学出版社,2010.

[7] 吴志全. 成人肝海绵状血管瘤的诊治. 中华肝胆外科杂志,2004,10(6):361-362.

[8] 严律南. 肝脏外科. 北京:人民卫生出版社,2002.

[9] 尹大龙,刘连新. 细菌性肝脓肿诊治进展. 中国实用外科杂志,2013,33(9):793-795.

[10] 章顺轶,陈岳祥. 细菌性肝脓肿诊治进展. 临床肝胆病杂志,2018,34(7):1577-1580.

[11] 中华人民共和国卫生和计划生育委员会医政医管局. 原发性肝癌诊疗规范(2017年版). 临床肝胆病杂志,2017,33(8):1419-1431.

[12] 中华医学会肝病学分会肝癌学组,外科学分会肝脏学组. HBV/HCV相关性肝细胞癌抗病毒治疗专家共识. 实用肝脏病杂志,2014,17(4):1-5.

[13] BENSON AB,D'ANGELICA MI,ABRAMS TA,et al. Hepatobiliary cancers. JNCCN,2014,12(8):1152-1182.

[14] DONATI M,STAVROU GA,DONATI A,et al. The risk of spontaneous ruptureof liver hemangioma: a critical review of the literature. J Gastrointest Surg,2011,15(1):209-214.

[15] EL-SERAG HB. Hepatocellular carcinoma. The New England Journal of Medicine,2011,365(12):1118-1127.

[16] Leslie H. Blumgart. 肝胆胰外科学. 4版. 黄洁夫,译. 北京:人民卫生出版社,2010.

[17] LUO M,YANG XX,TAN B,et al. Distribution of common pathogens in patients with pyogenic liver abscess in China: a meta-analysis. Eur J Clin Microbiol Infect Dis,2016,35(10):1557-1565.

[18] MCMANUS DP,ZHANG W,LI J,et al. Echinococcosis. Lancet,2003,362:1295-1304.

[19] MORO P,SCHANTZ PM. Echinococcosis: a review. Int J Infect Dis,2009,13:125-233.

[20] PEREZ JA,GONZALEZ JJ,BALDONEDO RF. Clinical course treatment and multivariate analysis of risk factor for pyogenic liver abscess. American Journal of Surgery,2001,(2):177-186.

[21] WEN H,AJI T,SHAO YM. Diagnosis and Management Against the complications of Human Cystic Echinococcosis. Front Med China,2010,12:1-4.

[22] WHO INFORMAL WORKING GROUP. International classification ofultrasound images in cystic echinococcosis for application inclinical and field epidemiological settings. Acta Tropica,2003,85:253-261.

第十六章　消化道出血

第一节　门静脉高压症

门静脉高压症（portal hypertension）是指由门静脉系统压力升高所引起的临床综合征，在临床上主要表现为脾大或伴有脾功能亢进、食管胃底静脉破裂大出血和腹腔积液等。能导致门静脉血液循环障碍的因素，均能引起门静脉高压症。门静脉血流阻力增加，常是门静脉高压症的始动因素。门静脉高压症在我国以肝炎后肝硬化所致最为多见。门静脉高压症导致的脾功能亢进及上消化道大出血常需手术治疗，断流术、分流术是常见的手术方式，肝移植是最为有效的手术方式。

关键点

1. 门静脉系统主要侧支循环通路。
2. 门静脉高压症的主要临床表现。
3. 门静脉高压症的病理生理。
4. 门静脉高压症的治疗。

门诊病历摘要

患者男性，42 岁，因"呕血、黑便 2 个月"来我院门诊就诊。2 个月前进食硬食后出现呕血 1 次，量约 400ml，2h 后黑便 2 次，量约 800ml，伴胸闷、心慌、出冷汗，无发热、寒战、气短、腹痛。在当地医院经止血、补液、输血等治疗后患者症状缓解，出血停止。2 个月来患者反复出现黑便，量不大，经药物止血治疗后好转。现为行进一步诊治，来我院就诊。既往有乙肝病史 13 年。其父健在，其母 2 年前因"乙型肝炎肝硬化失代偿期，上消化道大出血"去世。

【问题 1】　该患者可疑的诊断是什么？

根据患者的主诉、症状、既往史和个人史，应高度怀疑门静脉高压症、上消化道大出血可能。

思路 1：中年男性，慢性乙肝病史。患者具有门静脉高压症的发病基础及引起上消化道大出血的病因，应引起重视。

知识点

门静脉高压症的病因

在我国引起门静脉高压症最为常见的是乙型病毒性肝炎后肝硬化和血吸虫性肝硬化，西方国家主要为酒精性肝硬化和丙型病毒性肝炎后肝硬化。

思路 2：脾大和脾功能亢进、呕血和 / 或黑便、腹腔积液是门静脉高压症最为常见的症状，需与血液系统疾病、胃十二指肠溃疡、胃癌、出血性胃炎、胆道出血等疾病进行鉴别。问诊应特别注意询问既往史及伴随症状，同时应仔细体格检查，明确门静脉高压症的诊断。

知识点

门静脉高压症的临床表现

门静脉高压症多见于中年男性。病情发展缓慢，症状因病因而有所差异，但主要是脾大和脾功能亢进、呕血和/或黑便、腹腔积液。肝炎后肝硬化引起的门静脉高压症患者肝功能都较差，而脾大和脾功能亢进相对较轻；血吸虫性肝硬化引起的门静脉高压症患者肝功能较好，而主要表现为脾大、脾功能亢进。

思路 3：问诊时应特别注意既往史、个人史、家族史的收集。门静脉高压症的病因诊断极为重要，对门静脉高压症的分型及治疗均有指导作用。问诊时应注意询问患者既往是否有急性胰腺炎、先天性血管疾病、门静脉血栓或海绵样变及腹腔内感染等病史，以排除肝硬化门静脉高压症之外的其他类型的门静脉高压症。

知识点

其他类型的门静脉高压症

先天性门静脉畸形、门静脉血栓、门静脉海绵样变性、肝动脉与门静脉之间动静脉瘘、脾静脉栓塞导致肝前型门静脉高压症，巴德 - 吉亚利综合征（Budd-Chiari syndrome）引起的肝后型门静脉高压症也应引起重视。

思路 4：上述疾病为什么会导致门静脉高压症？门静脉高压症时究竟门静脉压力有多大？为什么门静脉高压症会表现为脾大和脾功能亢进、呕血和/或黑便、腹腔积液？

知识点

门静脉高压症的发病机制

门静脉系统血管无瓣膜，其与腔静脉系统之间有胃底 - 食管下段交通支、直肠下段 - 肛管交通支、前腹壁交通支、腹膜后交通支，这些交通支正常情况下很细，血流量小（图 16-1）。正常人门静脉压力为 13～24cmH$_2$O，平均为 18cmH$_2$O，门静脉入肝的血液平均为 1 125ml/min。当门静脉系统血流受阻或血流量显著增多时，可引起门静脉及其分支压力升高，达 25～50cmH$_2$O 时可导致临床上出现因脾大和脾功能亢进、食管 - 胃底静脉曲张破裂所致的呕血和/或黑便、腹腔积液。

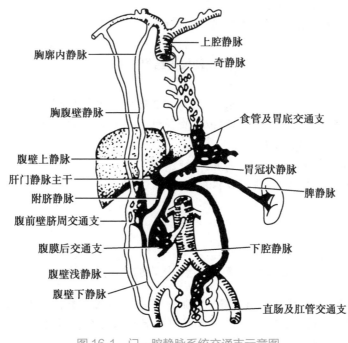

图 16-1　门—腔静脉系统交通支示意图

知识点

门静脉高压症的病理生理

1. 脾大、脾功能亢进 门静脉血流受阻后，首先发生脾脏充血肿大，脾窦的长期充血、脾内纤维组织增生和脾髓细胞增生可引发不同程度的脾功能亢进。

2. 交通支扩张 胃底 - 食管交通支显著扩张，于食管、胃底黏膜下形成曲张静脉丛，使黏膜变薄，容易发生破裂而引起致命性大出血。

3. 腹腔积液 肝功受损代偿不全时，可出现低蛋白血症所致的血浆胶体渗透压降低及淋巴液生成增加；门静脉压升高，使毛细血管床滤过压升高。继发性醛固酮、抗利尿激素分泌过多，致水钠潴留，加剧腹腔积液形成。

4. 门静脉高压性胃病 发生率约 20%。门静脉高压时，胃黏膜下层的动—静脉交通支广泛开放，胃黏膜微循环发生障碍，导致本病的发生。

5. 肝性脑病 门静脉高压时由于自身门体血流短路或手术分流，造成大量门静脉血流绕过肝细胞，同时肝实质细胞功能严重受损，使有毒物质进入体循环，从而对脑产生毒性作用并出现精神神经综合征。

【问题 2】 为进一步明确门静脉高压症的诊断，需要进行何种检查？

思路 1：应重视外科专科体格检查。

该患者体格检查：睑结膜苍白，皮肤巩膜无黄染，胸前可见蜘蛛痣，未见肝掌。腹软，脐周可见腹壁静脉曲张，脾左肋下约 6cm，质韧，移动性浊音阳性，双下肢无水肿。

知识点

门静脉高压症患者的体征

脾大、腹腔积液征是门静脉高压症最为常见的表现，此外常可见到脐周腹壁血管曲张，当出现消化道出血或脾功能亢进时可有皮肤、睑结膜苍白等贫血表现，肝掌及蜘蛛痣的出现可能是一些患者的唯一体征。

思路 2：患者目前首先需要的辅助检查是什么？

血常规、肝功能、超声和 / 或 CT 以及胃镜和 / 或食管 X 线吞钡检查。

辅助检查结果

实验室检查：

血常规：白细胞 2.8×10^9/L，血红蛋白 74g/L，红细胞 2.85×10^{12}/L，血小板 33×10^9/L；肝功能：总胆红素 24.5μmol/L，直接胆红素 18μmol/L，总蛋白 51.8g/L，白蛋白 30.5g/L，谷丙转氨酶 64U/L，谷草转氨酶 56U/L，碱性磷酸酶 225.7U/L，胆汁酸 14μmol/L。

胃镜检查：食管下段胃底静脉重度曲张伴有胃黏膜病变。

上腹部 CT 提示：肝硬化，脾大，中量腹腔积液。

知识点

胃镜和食管 X 线吞钡检查的选择及表现

食管 X 线吞钡检查是诊断食管 - 胃底静脉曲张的常用方法，可了解食管静脉曲张的程度、范围，在食管充盈时食管轮廓呈虫蚀状改变，排空时呈蚯蚓样或者串珠状负影，阳性率为 70%~80%。其优点是无创、痛苦小，但不如胃镜直观（图 16-2）。

胃镜较 X 线吞钡检查更准确可靠,可明确了解食管 - 胃底静脉曲张的程度,以及有无门静脉高压性胃病及溃疡,并对上消化道出血的患者可进行镜下止血治疗(图 16-3)。

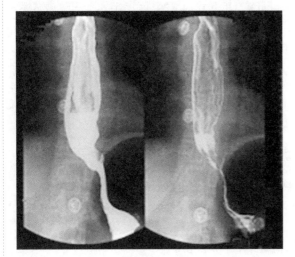

图 16-2　食管 X 线吞钡检查食管 - 胃底静脉曲张

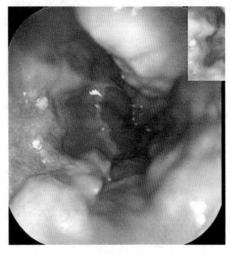

图 16-3　胃镜检查食管 - 胃底静脉曲张

【问题 3】　目前患者的诊断是什么?

目前患者的诊断应为乙肝后肝硬化失代偿、门静脉高压症、失血性贫血。

思路 1:门静脉高压症如何诊断?

根据患者的病史、临床表现以及辅助检查结果,可对门静脉高压症进行诊断。

知识点

门静脉高压症的诊断要点

1. 病史　有导致门静脉高压症的基础疾病。

2. 临床表现　脾大和脾功能亢进、呕血或黑便、腹腔积液等。

3. 辅助检查　血液学检查提示三系细胞减少,肝炎标志物阳性,肝功能异常;胃镜和食管 X 线吞钡检查提示食管 - 胃底静脉曲张;超声、CT、MRI 等影像学检查提示肝硬化、脾大、腹腔积液等。

4. 门静脉造影及压力测定　可以确切了解门静脉及其分支形态学变化,并可直接测定门静脉压力。

思路 2:门静脉高压症应与哪些疾病进行鉴别?

门静脉高压症应与其他原因引起的腹腔积液、脾大、脾功能亢进以及上消化道出血进行鉴别。

知识点

门静脉高压症伴上消化道出血的鉴别诊断

1. 胃十二指肠溃疡　占 40%~50%,大出血的溃疡一般位于十二指肠球部后壁或胃小弯,由溃疡基底血管被侵蚀破坏所致,多数为动脉出血。长期服用非甾体抗炎药、保泰松、阿司匹林、吲哚美辛以及肾上腺皮质激素等可引起急性溃疡形成,导致大出血。胃部分切除术或单纯胃空肠吻合术后,在胃和空肠吻合口附近可发生溃疡,多在术后 2 年内,50% 吻合口溃疡会出血,且可致大出血,常不易自止。

2. 急性胃黏膜病变　如应激性溃疡或急性糜烂性胃炎,约占 20%,多与休克、复合性创伤、严重感染、严重烧伤、严重脑外伤或大手术有关。位于胃的较多,位于十二指肠的较少,常导致大出血。

3. 胃癌　占 2%~4%,多发生在进展期或晚期胃癌,肿瘤表面发生坏死组织脱落或溃疡,侵蚀血管而致大出血,黑便比呕血常见。

4. 胆道出血　胆结石、胆道蛔虫病等引起肝内局限性感染,可致肝内胆小管扩张合并多发性脓肿,脓肿直接破入门静脉或肝动脉分支而导致胆道出血。肝癌、胆囊或胆管癌、术后胆总管引流造成的胆道受压坏死侵蚀血管以及肝动脉瘤破入胆道等也可导致胆道出血。

5. 其他　贲门黏膜撕裂综合征,胃黏膜下恒径动脉破裂出血,胃十二指肠间质瘤。

病史结合胃镜检查基本可对以上疾病进行鉴别。

知识点

门静脉高压症伴脾大、脾功能亢进的鉴别诊断

1. 血液系统疾病　溶血性贫血、血小板减少性紫癜、慢性白血病、淋巴瘤、骨髓异常增生综合征等。

2. 感染性疾病　败血症、伤寒、传染性单核细胞增多症、亚急性细菌性心内膜炎、疟疾、结核病、黑热病、HIV 感染等。

3. 脾脏占位性病变所致的脾大　脾囊肿、脾脓肿、脾肿瘤、脾动脉瘤等。

病史结合骨髓检测等辅助检查可对以上疾病进行鉴别。

知识点

门静脉高压症伴腹腔积液的鉴别诊断

1. 肝源性　重症肝炎。

2. 心源性　充血性心力衰竭、缩窄性心包炎等。

3. 肾源性　肾病综合征、肾功能不全等。

4. 其他　营养不良、黏液性水肿、静脉阻塞等。

病史结合其他辅助检查可对以上疾病进行鉴别。

思路 3:门静脉高压症的分型?

以门静脉高压症的发病机制为划分标准,将其进行分型:

- 原发性血流增加型

- 门静脉高压肝内型 { 窦前性 / 窦性 / 窦后性

- 原发性血流阻力增加型 { 肝前型 / 肝外型 / 肝后型

【问题 4】 下一步应当如何处理?

该患者诊断明确,应住院,给予保肝治疗,完善术前检查,进一步确定治疗方案。

【问题 5】 入院后应完善哪些检查?

粪便常规、肾功能、电解质、凝血功能、肝炎病原学、肿瘤标志物、骨髓穿刺以及超声检查,必要时可行 CT、MRI 门静脉、腔静脉血管重建。同时应根据检查结果对肝功能进行分级评估。

入院后进一步检查情况

实验室检查:粪便潜血(+),AFP 3.4ng/ml,凝血酶原时间 17.3s,纤维蛋白原 265mg/dl;HBsAg 阳性,骨髓穿刺提示骨髓增生活跃。

　　胸部 X 线检查：双肺未见异常。

　　超声检查：肝硬化，脾脏肋下 6cm，中量腹腔积液，门静脉内径 1.5cm，脾静脉内径 1.2cm，门静脉、脾静脉内未见血栓。

　　目前肝脏储备功能 Child-Pugh 评判为 C 级。

　　思路 1：入院后的实验室检查应关注哪些项目？

　　门静脉高压症患者入院后需进行系统检查，了解患者的一般情况，并为患者做好术前准备。如贫血程度重（Hb < 90g/L），可考虑输血以改善贫血。通过血清白蛋白水平了解患者的肝脏合成功能以及营养状况，血清白蛋白过低应于术前补充。术前有电解质异常者应及时纠正。凝血功能差，可结合血栓弹力图（thromboela-stogram，TEG）的结果，在术前应予以改善。骨髓穿刺检查对手术指征及手术效果的评估具有重要价值。

　　思路 2：影像学检查的选择？

　　胸部 X 线片或者胸透可了解是否有胸腔积液存在。

　　超声可帮助了解肝硬化的程度、脾是否肿大、有无腹腔积液以及门静脉内有无血栓等。

　　CT、MRI 检查可测量肝脏体积，并了解脾脏增大的程度（图 16-4）。增强 CT 或 MRI 可了解贲门周围血管的曲张程度，并有助于诊断门静脉高压症的类型，在此基础上对门静脉、腔静脉进行血管重建对确定手术方案有重要参考价值。

　　门静脉造影及压力测定：经皮肝穿刺门静脉造影，可以确切地了解门静脉及其分支的情况，特别是胃冠状静脉的形态学变化，并可直接测定门静脉压。

　　思路 3：如何评估肝储备功能？

　　肝脏具有很强的合成、储存、分泌及代谢能力，肝功能损伤时，其功能指标出现不同程度的变化。肝功能的评估分为静态检验和动态检验。静态检验包括白蛋白、凝血因子、转氨酶、胆红素、碱性磷酸

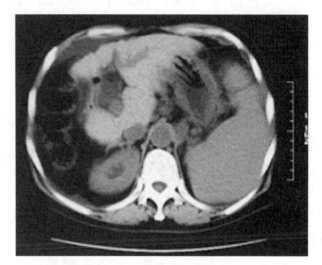

图 16-4　CT 检查硬化肝脏萎缩、脾大

酶、谷氨酰转肽酶等指标。动态检验包括吲哚氰绿（indocyanine green，ICG）清除试验、单乙基甘氨酰二甲苯胺（monoethylglycinexylidide，MEGX）试验、氨基比林呼气试验（aminopyrinebreath，ABT）等。

　　1. Child-Pugh 评判标准　该标准较为准确地对肝硬化患者的肝功能做出划分（表 16-1）。

表 16-1　肝脏储备功能 Child-Pugh 评判标准

项目	异常程度得分		
	1	2	3
血清胆红素 /(μmol·L⁻¹)	<34.2	34.2～51.3	>51.3
血浆白蛋白 /(g·L⁻¹)	>35	28～35	<28
凝血酶原延长时间 /s	1～3	4～6	>6
腹水	无	少量，易控制	中等量，难控制
肝性脑病	无	轻度	中度以上

注：总分 5～6 分者肝功能良好（A 级），7～9 分者中等（B 级），10 分以上肝功能差（C 级）。

　　2. ICG 是临床判断肝病患者肝储备功能较有价值和实用的试验。15minICG 滞留率正常值为 10% 以下，肝硬化患者滞留率值明显升高。该患者 15min 滞留率为 36%。

3. 肝脏体积（liver volume，LV）　肝脏体积测量不仅可以定量评价肝脏大小，还能间接反映肝储备功能。该患者经 CT 测量肝脏体积约为 810cm³。

【问题 6】 门静脉高压症的治疗原则。

治疗本症的原则：早期、持续和终身治疗。门静脉高压症患者病情稳定而无明显其他并发症时，主要以针对病因及护肝治疗为主，外科手术主要是治疗或预防食管 - 胃底静脉曲张破裂出血以及治疗脾功能亢进。门静脉高压症往往是各种致病因素所导致的一个缓慢发生的不可逆转的器质性病理过程，早期治疗能够阻遏因病情进一步发展所导致的器官功能和结构的变化，同时要针对病因进行持续终身的治疗，以防止病情反复或加重。

【问题 7】 门静脉高压症患者的治疗方法有哪些？

思路 1：门静脉高压症的治疗。

1. 一般治疗　休息、饮食、病因治疗，支持、护肝、降酶、退黄治疗等。

2. 降低门静脉压的药物治疗　降低门静脉及其曲张静脉压力，可减少其并发症，降低病死率。用于降低门静脉压力的药物主要有普萘洛尔、硝酸甘油、钙通道阻滞剂、生长抑素等。

3. 内镜治疗　内镜治疗在预防和紧急救治门静脉高压症所致的食管 - 胃底曲张静脉破裂出血取得了显著疗效，且并发症少，操作简便，已得到广泛推广应用（图 16-5，图 16-6）。

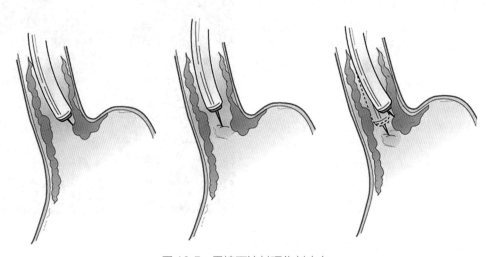

图 16-5　胃镜下注射硬化剂止血

4. 三腔二囊管压迫止血法　应用三腔二囊管管局部压迫止血，可起到较好的暂时疗效，可为内镜、介入或外科手术治疗创造条件（图 16-7）。

5. 介入治疗　主要有经颈静脉肝内门体静脉支架分流术（trans-jugular intrahepatic portosystemic shunt，TIPS）（图 16-8）、经皮肝穿刺门静脉分支栓塞术、经皮经肝门静脉栓塞术、脾动脉栓塞术等。

6. 外科治疗　对门静脉高压症的外科治疗选择必须考虑到本病的发病原因、病理生理、血流动力、肝脏功能等诸多因素的影响，以选择合适的外科治疗方式。对于食管 - 胃底静脉曲张破裂出血保守治疗失败者可行急诊手术治疗。对于预防再出血及治疗脾功能亢进可考虑外科手术治疗。对于终末期肝硬化门静脉高压症如有条件可行肝移植治疗。

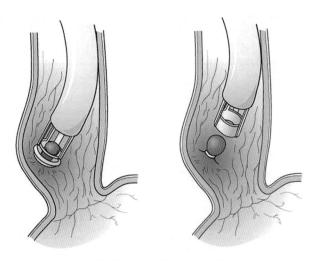

图 16-6　胃镜下套扎止血

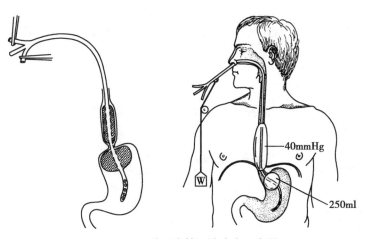

图 16-7　三腔二囊管压迫止血示意图

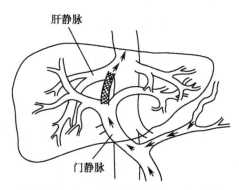

图 16-8　TIPS 治疗门静脉高压症示意图

知识点

TIPS 治疗指征

1. 静脉曲张破裂急性出血，经药物和内镜治疗无效，患者肝功能差不能耐受开腹手术。
2. 预防等待肝移植的患者再次出血。
3. 预防既不能耐受手术也不适宜肝移植患者再次出血。

思路 2：如何把握门静脉高压症患者上消化道大出血时急诊手术的时机及方式？

对于无黄疸和明显腹腔积液的患者（肝功能 Child A、B 级），经非手术保守治疗 24~48h 无效时需行急诊手术。Child C 级患者可行急诊肝移植术。急诊手术宜采用贲门周围血管离断术，该术式对患者打击小，既能即刻止血，又能维持入肝血流，对肝功能影响较小，手术死亡率及并发症率低，术后生存质量高。

【问题 8】　该患者应怎样治疗？

思路 1：该患者肝功能为 Child C 级，消化道出血已经基本控制，应先给予保肝治疗，同时为进一步控制出血，并补充凝血因子，纠正低蛋白血症，应完善术前准备，拟行择期手术。

知识点

门静脉高压症择期手术适应证

1. 没有黄疸、没有明显腹腔积液（Child A、B 级）的患者，发生过食管 - 胃底静脉曲张破裂大出血，经过复苏期处理和严格非手术治疗控制出血后，应争取及早手术。
2. 曾发生过、特别是多次发生食管 - 胃底静脉曲张破裂出血患者，应积极手术治疗。

思路 2：门静脉高压症手术治疗方式有哪些？

手术治疗主要分为 3 种，第一种是通过不同的分流手术，来降低门静脉压力；第二种是断流术，即阻断门奇静脉间的反常血流，达到止血的目的；第三种，终末期肝病患者可做肝移植手术。

知识点

门体分流术的适应证

1. 食管 - 胃底静脉曲张破裂急性出血时，经药物、内镜或 TIPS 等治疗无效。
2. 肝移植术前准备。

---

3. 非肝硬化门静脉高压症患者或有食管－胃底静脉曲张破裂出血史、肝功能属 Child A 级的肝硬化门静脉高压症患者。

4. 急性 Budd-Chiari 综合征。

思路3：门奇断流术简称"断流术"，近年来成为治疗门静脉高压症急诊和择期手术的主要方式（图 16-9）。适用于肝功能 A、B 级肝硬化门静脉高压症患者。

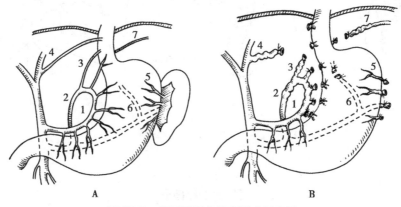

图 16-9 贲门周围血管离断术示意图

A. 贲门周围血管局部解剖；B. 离断贲门周围血管。

1. 胃支；2. 食管支；3. 高位食管支；4. 异位高位食管支；5. 胃短静脉；6. 胃后静脉；7. 左膈下静脉。

知识点

断流术的优点

1. 断流术是一种针对脾胃区，特别是胃左静脉高压的手术，通过直接截断门奇静脉间的侧支循环控制食管－胃底静脉曲张破裂出血。

2. 断流术阻断了门奇静脉间的血流，既防止静脉曲张破裂出血，又能保持甚至增加门静脉的入肝血流，从而有利于肝细胞的再生和其功能的改善。

3. 术后肝性脑病发生率和死亡率较低。

4. 手术创伤较小，手术操作相对容易，易于推广。

思路4：该患者应选择何种手术？

该患者待肝功能改善为 Child A、B 级后，行脾切除及贲门周围血管离断术。术后患者恢复良好，出院。

小 结

门静脉高压症在我国多由肝炎后肝硬化引起，主要表现为脾大或伴有脾功能亢进、食管胃底静脉破裂大出血和腹腔积液等。根据患者的主诉、症状、既往史和个人史，仔细体格检查，对门静脉高压症所致的上消化道大出血的诊断并不困难。完善实验室检查及影像学检查，严格评价肝功能，及时行内镜、介入、三腔二囊管等治疗，对有手术指征的患者及时行手术治疗。病情稳定而无明显其他并发症时，注意病因及保肝治疗。

第二节 上消化道出血

上消化道出血（upper gastrointestinal hemorrhage）包括食管、胃十二指肠、胰、空肠上段和胆道等病变引起的出血。若一次失血超过全身总血量的 20%（800～1 200ml 以上），并引起休克症状和体征，称为上消化道大出血。主要表现为呕血和 / 或便血，在临床上很常见，病因误诊率与病死率仍较高，分别为 20% 与 10% 以上，必须高度重视。

> **关键点**
>
> 1. 上消化道出血的病因。
> 2. 上消化道出血的临床表现。
> 3. 上消化道出血的鉴别诊断。

门诊病历摘要

患者，男性，52 岁，以"间断上腹部隐痛 4 年，呕血 4h"入院。4 年前出现间断上腹部隐痛，伴夜间痛及食欲减退，进食后可缓解。1 年前症状加重，疼痛发作频率增加，持续时间延长。4h 前出现呕血，色鲜红，量约 300ml，2h 前出现黑色稀便，量约 500ml；并出现头晕、乏力、口干及心慌。既往有高血压病史，长期口服降压药及阿司匹林。入院体格检查：患者表情痛苦，精神紧张，皮肤黏膜苍白，脉搏 108 次 /min，血压 90/60mmHg；上腹部有局限性压痛。

【问题 1】　该患者可疑的诊断是什么？

思路 1：中年男性，出现呕鲜红色血及黑便，并出现休克早期的临床表现，首先诊断为上消化道大出血并失血性休克，并行抗休克治疗。

> **知识点**
>
> ### 上消化道出血的临床表现
>
> 1. 呕血和 / 或黑便　出血部位在幽门以上者常有呕血和黑便，在幽门以下者可仅表现为黑便。但是出血量少而速度慢的幽门以上病变可仅见黑便，而出血量大、速度快的幽门以下的病变可因血液反流入胃，引起呕血。
>
> 2. 失血性周围循环衰竭　出血量 400ml 以内可无症状，短时间内出血量超过 400ml 或出血量达 800ml 以上时，可引起头晕、乏力、晕厥、口干、肢体冷感及血压偏低等。若出血持续，出血量达 2 000ml 或以上，可产生休克，若处理不当，可导致死亡。
>
> 3. 氮质血症　血液蛋白分解产物经肠道大量吸收，且休克时肾小球滤过率减低，排出减小，导致血中非蛋白质氮含量明显增高。
>
> 4. 贫血和血象变化　急性大出血后均有失血性贫血，出血早期，血红蛋白浓度、红细胞计数及血细胞比容可无明显变化，一般需要经 3h 以上才出现贫血。上消化道大出血 2～5h，白细胞计数可明显升高，但肝硬化和脾亢者可不增高。

思路 2：详细询问病史，根据患者的临床表现，初步判断出血原因。

该患者既往有十二指肠溃疡的临床表现；长期口服阿司匹林也是导致溃疡出血的常见诱因。据此，初步考虑其病因为十二指肠溃疡出血。

> **知识点**
>
> ### 上消化道出血常见病因
>
> 胃十二指肠溃疡、门静脉高压症、应激性溃疡或急性糜烂性胃炎、胃癌、胆道出血（图 16-10）；其

他较为少见的病因有上消化道（血管）畸形、上消化道损伤、贲门黏膜撕裂综合征、胃十二指肠间质瘤等。

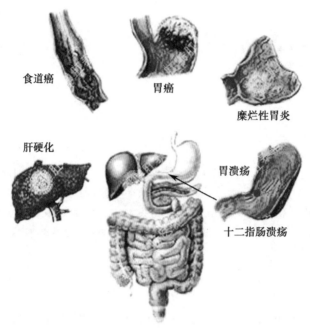

图 16-10　上消化道出血常见病因模式图

【问题2】　如何进一步明确诊断?

思路1:尽可能详细地询问现病史、既往史、家族史的情况。

胃十二指肠溃疡患者,病史中多有典型的上腹疼痛症状,用抗酸、解痉药物可以止痛,或曾经胃镜、X线钡餐检查证实有溃疡征象。门静脉高压症患者一般有肝炎或血吸虫病病史,或过去经X线吞钡或内镜检查证实有食管-胃底静脉曲张。了解患者是否存在肝内外胆道结石或炎症的病史;有无严重创伤史,药物应用情况及肿瘤家族史。

思路2:重视外科专科体格检查。

全面细致的体检是不可缺少的。如发现有蜘蛛痣、肝掌、腹壁皮下静脉曲张、脾大、腹水、巩膜黄染等肝硬化征象,多可诊断为食管-胃底静脉曲张破裂出血。

该患者体格检查:一般状况稍差,皮肤无黄染,结膜苍白,浅表淋巴结未及肿大。心肺无明确病变。腹平坦,未见胃肠型及蠕动波,腹软,右上腹轻压痛,无反跳痛,无肌紧张,未触及包块,肝脾未及,墨菲征阴性,移动性浊音(-),肠鸣音活跃,8次/min,直肠指诊未及异常。

知识点

不同病因的上消化道大出血主要临床表现

1. 胃十二指肠溃疡　大出血的溃疡一般位于十二指肠球部后壁或胃小弯,多数为动脉出血。

2. 门静脉高压症　可表现为大量呕吐鲜血,易导致失血性休克,病情凶险。

3. 应激性溃疡或急性糜烂性胃炎　多与休克、复合性创伤、严重感染、严重烧伤、严重脑外伤或大手术有关。位于胃的较多,位于十二指肠的较少,常导致大出血。

4. 胃癌或胃间质瘤　多有食欲缺乏、消瘦,部分患者上腹部有包块。

5. 胆道出血　患者右上腹多有不同程度的压痛,甚至可扪及肿大的胆囊,胆道感染者同时伴有寒战、高热,并出现黄疸,这些症状结合在一起,就能明确诊断。

思路3：完善实验室检查。

检查项目包括常规检查：血常规、尿常规、粪常规、凝血功能、肝肾功能、肝炎系列、肿瘤标志物，并动态观察各指标以掌握出血程度与进程，同时也可帮助鉴别出血病因。

实验室检查结果

实验室检查：大便隐血阳性；血常规：红细胞 2.95×10^{12}/L；尿比重增加；肝功能及肿瘤标志物检查未见异常；肝炎系列（－），凝血功能无异常。

思路4：进一步的特殊检查。

1. 首选消化内镜　为病因诊断最为可靠的方法。
2. 选择性腹腔动脉或肠系膜上动脉造影　既有诊断作用，又有治疗作用。
3. 钡餐造影　可用于降部以下的十二指肠及空肠上段肿瘤及憩室的诊断。
4. 超声、CT、MRA 等，用于鉴别诊断。

特殊检查结果

该患者抗休克治疗后，胃镜检查发现十二指肠溃疡出血（图 16-11），该患者最终诊断为：十二指肠溃疡伴上消化道大出血、失血性休克。

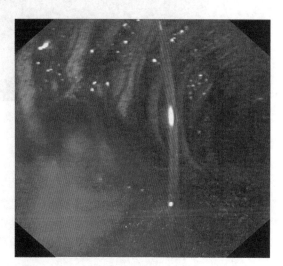

图 16-11　胃镜检查十二指肠溃疡伴出血（A1 期，ForrsetⅡb）

【问题3】　上消化道不同部位的出血如何进行鉴别？

思路1：根据出血的不同特点进行鉴别。

1. 门静脉高压、食管－胃底静脉曲张破裂引起的出血，一般很急，来势很猛，一次出血量常达 500～1 000ml，可引起休克。临床上主要表现是呕血。即使采用积极的非手术疗法止血后，仍可再次发生呕血。

2. 溃疡、糜烂性胃炎、胃癌引起的出血，虽也很急，但一次出血量一般不超过 500ml，较少发生休克。临床上可以呕血为主，也可以便血为主。经过积极的非手术疗法多可止血，但若病因未得到及时治疗，日后仍可再次出血。

3. 胆道出血，量一般不多，一次为 200～300ml，很少引起休克，临床表现以便血为主，采取积极的非手术治疗后，出血可暂时停止，但常呈周期性的复发。

思路2：根据病史和临床表现鉴别。

1. 门静脉高压症患者一般有肝炎或血吸虫病病史，体格检查时可发现有蜘蛛痣、肝掌、腹壁皮下静脉曲张、脾脏大、腹水、巩膜黄染等表现。

2. 胃十二指肠溃疡患者，病史中多有典型的上腹疼痛，用抑酸、解痉药物可以缓解。对做过胃部分切除术的患者，应考虑有吻合口溃疡的可能。

3. 胆道出血多有类似胆绞痛的剧烈腹痛为先兆,右上腹多有不同程度的压痛,甚至可扪及肿大的胆囊,可同时伴有寒战、高热,并出现黄疸。

4. 应激性溃疡多有严重的创伤、手术、全身性感染、大面积烧伤、休克等病史或精神高度紧张、焦虑。

思路3:根据实验室及特殊检查进行鉴别。

1. 肝功能、肝炎系列、血氨及凝血功能有助于鉴别门静脉高压及胆道疾病引起的出血;消化道肿瘤标志物检测有助于与消化道肿瘤相鉴别。

2. 消化内镜检查 可有助于明确出血的部位和性质(图16-12)。

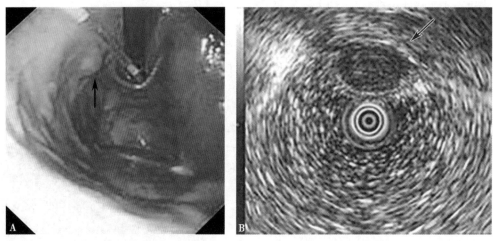

图 16-12 胃间质瘤消化内镜表现(箭头示出血部位)
A. 普通内镜;B. 超声内镜。

3. 选择性腹腔动脉或肠系膜上动脉造影以及超选择性肝动脉造影,对确定出血部位尤有帮助。

4. 超声、CT 或 MRI 有助于发现肝、胆和胰腺结石,脓肿或肿瘤等病变或鉴别诊断;MRI 门静脉、胆道重建成像,可帮助了解门静脉直径、有无血栓或癌栓以及胆道病变等。

5. 钡餐造影 可用于降部以下的十二指肠及空肠上段肿瘤及憩室的诊断。

【问题4】 下一步该患者的诊断及处理?

该患者十二指肠溃疡伴上消化道大出血、失血性休克诊断明确,应积极抗休克治疗,并根据出血可控情况采取保守或手术治疗。

知识点

上消化道出血治疗原则

迅速稳定患者的生命体征;抗休克治疗;评估出血的严重程度;判断出血部位和原因;决定下一步治疗方案。

小 结

上消化道出血的病因较多,应尽可能详细地询问现病史、既往史、家族史,重视外科专科体格检查,注意不同病因的鉴别诊断,完善实验室检查及特殊检查,进一步明确诊断。上消化道大出血急救过程应迅速建立静脉输注通道,积极抗休克治疗,稳定生命体征,根据出血部位及病因行进一步治疗。

第三节 下消化道出血

下消化道出血（lower gastrointestinal hemorrhage）包括远段空肠、回肠、盲肠、阑尾、结肠与直肠内的病变所致的出血，通常不包括肛门部的痔和肛裂等出血；分为急性大出血、活动性出血和隐性出血，大出血少见；在消化道大出血中，下消化道出血约占15%。

关键点

1. 下消化道出血的病因。

2. 下消化道出血的临床表现。

3. 下消化道出血的诊断和鉴别诊断。

门诊病历摘要

患者男性，52岁，因"大便次数增加、带血3个月"来我院门诊就诊。3个月前无明显诱因，排便次数增多，3～6次/d，不成形，间断带暗红色血便。有中、下腹痛，无明显腹胀及恶心呕吐，无发热寒战，进食可。近来明显乏力，体重下降约4kg。现为行进一步诊治，来我院就诊。既往体健，母亲健在，父亲10年前因结肠癌去世。

【问题1】 该患者可疑的诊断是什么？

思路1：中年男性，大便次数增多、间断带暗红色血便3个月，可诊断为下消化道出血。

知识点

下消化道出血的临床表现

便血是最常见的临床表现，便血颜色因出血量、出血部位与出血速度而异，显性出血常表现为果酱样便、暗红色便或鲜红色便；而隐匿性出血的大便颜色可基本正常。

思路2：引起下消化道出血的疾病有哪些？

常见的疾病依次为大肠癌、肠息肉、炎性肠病、肠憩室、肠壁血管性疾病等。

思路3：该患者可能的病因是什么？

根据患者的发病年龄、大便习惯改变、暗红色血便、体重下降、肿瘤家族史等情况，初步考虑为结肠肿瘤。

知识点

下消化道出血的病因

1. 肠道肿瘤 小肠腺癌、结直肠癌、肠道间质瘤或淋巴瘤。

2. 息肉 小肠息肉、结直肠息肉、肠黑斑息肉病（Peutz-Jegher syndrome）。

3. 炎性肠病 慢性溃疡性结肠炎、克罗恩病（Crohn's disease）、非特异性结肠炎、急性坏死性小肠炎、肠结核等。

4. 憩室 梅克尔憩室（Meckl's diverticulum）、肠道憩室病、结肠憩室炎。

5. 肠壁血管性疾病 肠系膜血管血栓形成或栓塞、肠壁血管发育畸形等。

6. 其他 肠套叠、肠扭转、肠内疝、肠外伤、肠壁寄生虫病、肠管畸形等。

【问题2】 如何进一步明确诊断？

思路1：根据病史与临床表现。

1. 肿瘤出血　排便习惯改变,出现黏液血便。

2. 血便伴发热应考虑肠道感染性疾病。

3. 血便伴腹部肿块或肠梗阻应考虑肿瘤、肠结核 Crohn 病、肠套叠等。

4. 血便伴有皮肤或其他器官出血者应考虑为血液系统疾病。

5. 鲜血附着于粪便表面或便后滴血、喷血常为痔出血,同时也应考虑肿瘤、息肉。

6. 无症状和体征的下消化道出血,应考虑为肠道先天性血管疾病。

7. 血便伴严重腹胀、腹痛,可能为肠系膜静脉血栓形成。

思路 2:应重视外科专科体格检查。

腹部体格检查:应注意有无压痛、反跳痛,局部有无肿块,有无胃肠型及蠕动波。下消化道出血应常规进行直肠指诊。

该患者体格检查:一般状况稍差,皮肤无黄染,结膜无苍白,浅表淋巴结未及肿大。心肺无明显病变。腹平坦,未见胃肠型及蠕动波,腹软,无压痛,无肌紧张,肝脾未及。右下腹似可及约 4cm×4cm 质韧包块,可推动,边界不清,移动性浊音(-),肠鸣音大致正常,直肠指诊未及异常。

思路 3:完善实验室检查。

动态观察血红蛋白,白细胞计数在肠道炎性病变中可升高;血液生化、尿、大便潜血试验为常规检查;疑肿瘤者要行肿瘤标志物检查;疑伤寒者要作血培养及肥达试验;疑结核者作结核菌素试验;疑全身疾病者作相应检查。

该患者大便潜血(+),血 WBC $4.6×10^9/L$, Hb 86g/L,入院后查血 CEA 42ng/ml。

思路 4:进一步的辅助检查。

1. 纤维结肠镜　直视病灶,了解病灶的部位、数目、范围,并可进行活检。

2. 小肠内镜　应用胶囊内镜检查,操作方便,可观察病灶形态与范围。

3. 结肠钡剂灌肠造影或全消化道造影　可评估结肠内肿瘤的形态、部位、数目、大小及浸润范围。

4. CT、MR　有助于诊断及鉴别诊断。

知识点

纤维结肠镜检查的选择及表现

引发下消化道出血的分类疾病中约 80% 来自结直肠,行纤维结肠镜检查可以直视病灶,了解病灶的部位、数目、范围,并可以钳取病灶组织进行病理检查,以明确诊断。

该患者结肠镜检查:在结肠肝曲溃疡隆起型肿块伴出血,直径约 4cm(图 16-13);CT 示结肠肝曲管壁增厚/升结肠中、下段形态密度异常(图 16-14)。活检提示:黏膜低分化管状腺癌。

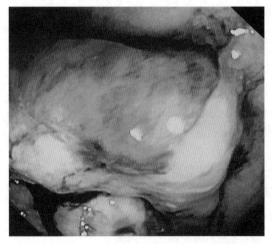

图 16-13　结肠镜下可见结肠溃疡隆起型肿块伴出血

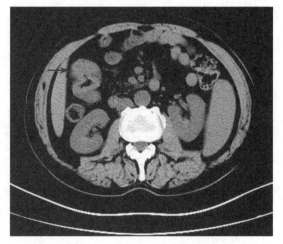

图 16-14　CT 示结肠肝曲管壁增厚(箭头)

【问题3】　如何进行下消化道出血的鉴别诊断?

直肠癌早期可无症状,当肿瘤增大,发展为溃疡或感染时即可出现大便带血、直肠刺激症状、肠腔狭窄等。结肠癌早期症状可不明显,典型症状为脓血便、进行性贫血或乏力,肠梗阻、腹部肿块等。小肠肿瘤常有腹痛、间歇性黑便或血便、慢性贫血、肠梗阻、腹内肿块等。小肠息肉的症状常不明显,也可表现为反复发作的腹痛和肠道出血;大肠息肉的临床表现主要是间断便血,多呈鲜红色,大出血者少见。肠道炎性疾病除脓血便外,还伴随腹泻、腹痛。

【问题4】　下一步该如何诊断及处理?

该患者进展期结肠癌伴下消化道出血诊断明确,进一步完善检查,限期手术治疗。

知识点

下消化道出血治疗原则

下消化道急性大出血导致休克的发生率<10%,大多数患者可通过非手术治疗止血,或明确出血部位与疾病性质后实行择期或限期手术。

小　　结

下消化道出血最常见的临床表现是便血,颜色因出血量、出血部位与出血速度而异,病因复杂并且较为隐匿,其诊断要注意结合病史与临床表现,重视实验室检查与内镜检查,常规直肠指诊。下消化道急性大出血导致休克的发生率较小,大多数患者可通过非手术治疗止血,或明确出血部位与疾病性质后实行择期手术。

(黎一鸣)

推 荐 阅 读

[1] 陈孝平,汪建平,赵继宗. 外科学. 8 版. 北京:人民卫生出版社,2018.

[2] 吴孟超,吴在德. 黄家驷外科学. 8 版. 北京:人民卫生出版社,2020.

[3] 杨镇,裘法祖. 脾切除贲门周围血管离断术治疗门静脉高压症的疗效(英文). 中华外科杂志,2000,38(09):645-648.

[4] 杨镇. 门静脉高压症外科学图谱. 沈阳:辽宁科技出版社,2006.

[5] GARCIA-TSAO G,BOSCH J. Management of varices and variceal hemorrhage in cirrhosis. N Engl J Med,2010,362(9):823-832.

[6] KARSAN SS,KANWAL F,HUANG ES,et al. Early fndoscopy predicts lower mortality in acute gastrointestinal hemorrhage. Gastroenterology,2009,136(5):A606-A607.

[7] PALMER KR,ENDOS BSG. Non-variceal upper gastrointestinal haemorrhage:guidelines. Gut,2002,51(suppl4):iv1-6.

[8] ROSMORDUC O. Antiangiogenic therapies in portal hypertension:a breakthrough in hepatology. Gastroenterol Clin Biol,2010,34(8-9):446-449.

第十七章 胆道疾病

第一节 胆囊结石

胆囊结石（cholecystolithiasis）是临床常见病及多发病，女性发病率高于男性，其成因复杂，临床表现多样，可引起急性胆囊炎、胆管炎、胰腺炎等疾病，严重者危及患者生命，因此应积极治疗。

关键点

1. 胆囊结石的症状与体征。
2. Mirizzi 综合征。
3. 胆囊结石的影像学检查方法。
4. 胆囊结石的手术指征。
5. 急性胆囊炎的处理原则。
6. 急性胆囊炎的手术方式选择及操作要点。
7. 腹腔镜胆囊切除术适应证及禁忌证。
8. 腹腔镜胆囊切除术的并发症。
9. 胆囊切除术后随访及注意事项。

首次门诊病历摘要

患者女性，57 岁，因"间歇性右上腹痛 3 年"来我院就诊。患者 3 年前油腻饮食后出现上腹剧烈疼痛，以右上腹及剑突下为著，向右肩背部放射，持续 10min 自行缓解。无寒战、发热，无恶心、呕吐、腹泻，无呕血、黑便。其后上述症状反复出现，在当地医院就诊，按"胃病"治疗，症状无明显好转。近 1 个月发作次数较前频繁，遂来我院就诊。既往史、个人史无特殊，其父亲及姐姐均有"胆结石"病史。专科体格检查：巩膜无黄染，腹部平坦，右上腹深压痛，无反跳痛及肌紧张，Murphy 征（-），肠鸣音活跃，未闻及气过水声。

【问题 1】 通过上述病情介绍，该患者可疑的诊断是什么？

根据患者症状及体征，该患者初步诊断是胆囊结石，但应注意与胃十二指肠溃疡、心绞痛、急性胰腺炎等疾病相鉴别。

思路 1：胆囊结石好发于 40 岁以上人群，女性多于男性，其症状差异很大。

知识点

胆囊结石症状

胆囊结石的症状取决于结石大小和部位，以及胆囊管有无梗阻和胆囊有无炎症等。约 50% 的胆囊结石患者终生无症状，称为无症状性胆囊结石（asymptomatic or silent gallbladder stone）。较大的胆囊结石可引起右上腹或剑突下胀满不适、嗳气和厌食油腻食物等消化不良症状，常常按"胃病"诊治。较小的结石可在饱餐、进食油腻食物后阻塞胆囊管而引起胆绞痛（biliary colic）和急性胆囊炎，表现为右上腹绞痛、恶心、呕吐、发热等症状。

若胆囊结石长期嵌顿或阻塞胆囊管，胆囊黏膜可吸收胆汁中胆色素并分泌黏液直至达到胆囊内压力平衡，形成胆囊积液，胆汁为透明白色，称为"白胆汁"。

胆囊壶腹或胆囊管结石嵌顿，压迫肝总管或胆总管，引起胆管狭窄，反复炎症发作引起胆囊胆管瘘，临床表现为反复发作的胆囊炎、胆管炎及梗阻性黄疸，称之为 Mirizzi 综合征（图 17-1，图 17-2）。由于其临床表现复杂，无特异性，术前诊断率较低，多数 Mirizzi 综合征病例为术中发现证实。

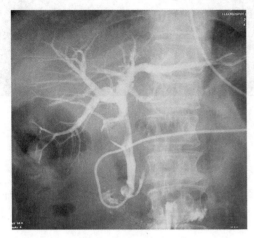
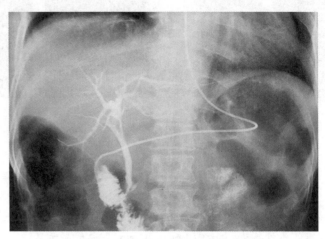

图 17-1　Mirizzi 综合征术前胆道造影　　　　　图 17-2　Mirizzi 综合征术后胆道造影

思路 2：胆绞痛是临床诊断胆囊结石的重要依据，但应与其他原因引起的痉挛性疼痛鉴别。如消化性溃疡疼痛和心绞痛，心绞痛发作时可类似胆绞痛，胆绞痛发作时也可诱发心绞痛，溃疡病疼痛与饮食有关且有规律性。

【问题 2】 该患者为进一步明确诊断，还需进行哪些检查？

胆囊结石的诊断除仔细询问病史外，还应注重体格检查，以及必要的实验室和影像学检查，如腹部 B 超等。

思路 1：重视外科专科体格检查。

重点检查患者皮肤及巩膜有无黄染，锁骨上淋巴结有无肿大，腹部有无肿块、有无压痛、反跳痛及疼痛部位，Murphy 征是否阳性，肝区有无叩痛、移动性浊音及肠鸣音情况。除专科体格检查外，还应进行全面体格检查，了解患者有无贫血表现、心肺肝肾有无异常等。

知识点

胆囊结石的体征

多数胆囊结石患者体征不明显，部分患者可扪及肿大胆囊，如急性胆囊炎发作，可有右上腹压痛、反跳痛、Murphy 征阳性等表现。如合并 Mirizzi 综合征，引起梗阻性黄疸，可有皮肤及巩膜黄染。

Murphy 征：检查者左手置于患者右季肋区，用左手大拇指压住右上腹肋缘下，嘱患者腹式呼吸，若患者因疼痛出现突然吸气暂停，称为 Murphy 征阳性，是急性胆囊炎的典型体征。

思路 2：腹部 B 超。

腹部 B 超是诊断胆囊结石的首选影像学方法，具有简便易行、无创、价格低、可反复多次检查等优点，其诊断准确率可达 95%～98%。胆囊结石的典型 B 超声像图为胆囊内强回声光团后伴声影，可随体位改变而移动（图 17-3），而胆囊息肉或肿瘤则表现为强回声、无声影、不能移动、有血流信号等。胆囊结石合并急性胆囊炎时可表现为胆囊体积增大、壁增厚、胆囊周围有渗出液等表现（图 17-4）。另外，超声可观察肝内外胆管有无扩张，初步判断胆道有无梗阻，以及梗阻的部位及原因，但部分患者因腹腔肠管气体干扰，影响胆总管下端结石诊断的准确性。

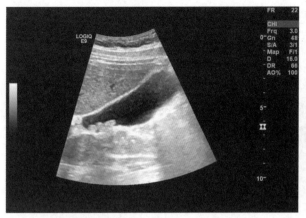

图 17-3　胆囊结石腹部 B 超表现

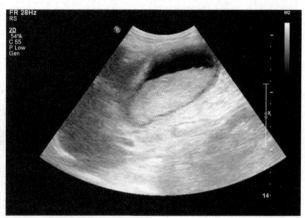

图 17-4　胆囊结石合并急性胆囊炎腹部 B 超表现

门诊检查结果

腹部 B 超(图 17-3):肝脏大小、形态正常,肝实质回声均匀,肝内管道结构清晰,门静脉内径正常,肝内胆管无扩张,胆囊大小、形态正常,壁增厚毛糙,腔内透声好,胆囊腔内探及多个颗粒样强回声光团,后伴声影,可随体位移动,大者约 1.6cm×0.9cm,胆总管显示不清。

【问题 3】 该患者下一步应当如何处理?

思路 1:腹部 B 超明确了胆囊结石并慢性胆囊炎的诊断。该患者反复右上腹痛,有手术指征,与患者及家属交代病情,同意后可收入普通外科病房,排除手术禁忌,择期手术治疗。

思路 2:胆囊结石的治疗方法。

胆囊结石的治疗方法分为非手术治疗和手术治疗。非手术治疗包括体外超声波碎石、口服排石、溶石药物等方法,这些治疗适应证窄、效果差、副作用大,临床上已较少应用。手术治疗包括传统开放胆囊切除术和腹腔镜胆囊切除术,腹腔镜胆囊切除术因其创伤少、痛苦小、恢复快、住院时间短,为患者和医生广泛接受,已成为治疗胆囊结石的标准式式。

对于有症状的胆囊结石,一般均需要手术治疗;无症状的胆囊结石不需积极治疗,可随诊观察,如出现如下情况,应考虑手术治疗:①结石>2.5cm;②有胆囊癌家族史;③伴有胆囊息肉;④胆囊萎缩、壁增厚、钙化或者瓷性胆囊;⑤儿童胆囊结石;⑥合并糖尿病;⑦边远或者交通不发达地区、野外工作人员;⑧胆囊无功能。

知识点

急性结石性胆囊炎的处理原则

急性结石性胆囊炎的起始阶段,胆囊管梗阻、内压升高、黏膜充血水肿、渗出增多,此时为急性单纯性胆囊炎。可给予禁食、解痉、抗生素、补液、纠正水、电解质、酸碱平衡紊乱等治疗措施,抗生素可选用对革兰氏阴性杆菌和厌氧菌敏感的药物,老年患者应注意监测心、肺、肾等重要脏器功能。对病情加重、无明显手术禁忌患者,可考虑急症行胆囊切除;病情有缓解趋势的患者,也可继续保守治疗,待病情缓解后择期手术治疗。

如果病因没有解除,炎症发展,病变可累及胆囊壁的全层,白细胞弥漫浸润,浆膜也有纤维性和脓性渗出物覆盖,成为急性化脓性胆囊炎,还可引起胆囊积脓。如果胆囊内压继续升高,导致囊壁血液循环障碍,则可引起胆囊壁组织坏疽,即为急性坏疽性胆囊炎。胆囊壁坏死穿孔过程较急时,会导致胆汁性腹膜炎,穿孔部位常发生在胆囊底部或颈部;如若胆囊坏疽穿孔发生较慢,被周围器官(大网膜、十二指肠、横结肠)粘连包裹,则可形成胆囊周围脓肿。

对于急性化脓性或坏疽穿孔性胆囊炎，需急症处理。对于胆囊未穿孔者，若患者能耐受手术，则可行胆囊切除术。如果患者高龄，心、肺、肾功能不能耐受手术，可行经皮经肝胆囊置管引流（PTGBD）或胆囊造瘘；对于胆囊已穿孔者，应急症手术，切除胆囊，充分清理腹腔并引流。

【问题4】 入院后应做哪些常规检查，以完成术前准备工作？

思路：入院后应完善血、尿、大便三大常规，凝血功能，肝肾及心肺功能检查，评估患者对手术的耐受性。行腹部 CT 或 MRI 检查，进一步排除是否合并胆管结石或肿瘤。

入院后进一步检查情况

血常规：WBC $6.67×10^9$/L，N% 58.2%，Hb 125g/L，PLT $221×10^9$/L。

尿常规：尿胆原（−），尿胆红素（−），潜血（−），尿蛋白（−）。

大便潜血（−）

肝功：ALT 32U/L，AST 15U/L，r-GGT 29U/L，TBIL 16.3μmol/L，DBIL 6.5μmol/L，ALB 39g/L，肾功、血糖、血电解质正常。

凝血系列正常。

血 CEA、AFP、CA19-9 正常。

胸部 X 线片：正常。

腹部 CT 平扫（图 17-5）：肝脏形态大小正常，肝内胆管未见明显扩张，胆囊 6.0cm×4.0cm×3.5cm，壁厚5mm，腔内可见多个高密度影，胆总管未见明显扩张。胰腺、脾脏及双肾未见异常。

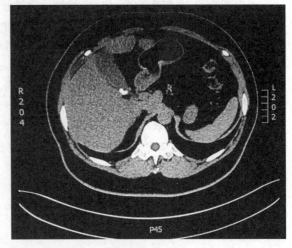

图 17-5 胆囊结石腹部 CT 表现

【问题5】 胆囊结石患者的影像学检查如何选择？

腹部 B 超是诊断胆囊结石的最为有效的影像学方法，根据典型 B 超声像图，可基本明确胆囊结石诊断，但如果 B 超胆总管显示不清，患者有反复上腹部疼痛病史，并且 ALP 及 γ-GGT 升高，应警惕胆囊结石坠入胆总管可能，并且应考虑肝胆系统恶性肿瘤可能，应行腹部 CT 或 MRCP 诊断或排除。有些胆囊结石无典型 B 超声像图，有些胆囊结石 CT 不显示高密度影，单靠一种影像学检查无法确诊，B 超与 CT 检查可相互结合，弥补彼此不足。本例患者行腹部 CT 检查（图 17-5）显示胆囊内有高密度影，肝内胆管及胆总管未见明显扩张、结石影及占位性病变。

知识点

胆道系统疾病常用影像学检查方法

1. B 超 首选或筛查，简便易行，准确率高，是诊断胆囊结石的最为有效的影像学方法，对肝内胆管结石诊断率较高，缺点为易受胃肠道气体干扰，因此，胆总管下段结石诊断率不高。

2. 腹部 CT 常用，诊断胆总管结石及胆道恶性肿瘤较 B 超灵敏，可排除肝脏、胆道、胰腺肿瘤，鉴别有无急性胰腺炎。

3. 内镜下逆行胰胆管造影（ERCP） 可直接观察十二指肠乳头部情况，可收集十二指肠液、胆汁、胰液进行生化及脱落细胞学检查，并且可通过造影了解胆道及胰管情况，还可行乳头切开取石、胆管支架置入减黄等治疗。缺点为有创伤、花费高，有诱发急性胰腺炎、胆管炎、十二指肠穿孔、出血等风险。

4. 磁共振胰胆管造影（MRCP） 非侵入性胆胰管成像技术，具有无创、无须对比剂、无 X 线辐射、图像清晰、可全程显示胆管及胰管图像、可了解胆囊及胆管有无结石和狭窄及部位等优点。其诊断胆石症及胆道肿瘤的敏感性与特异性与 ERCP 无明显差异，临床已广泛应用。

【问题6】 该患者应选择哪一种手术方式？

思路：手术方式分为开腹和腹腔镜胆囊切除术（open/laparoscopic cholecystectomy，OC/LC）两种，排除手术禁忌后，LC最为适合该患者。

腹腔镜胆囊切除术手术记录

全身麻醉成功后，患者取仰卧位，常规消毒铺巾。取脐下缘10mm切口，用巾钳提起切口两侧，穿刺Veress气腹针，有两次突破感，连接盛5ml生理盐水针管，生理盐水自然流下，证实气腹针在游离腹腔后充入 CO_2 气体，建立气腹，压力维持在12mmHg。拔除气腹针，置入10mm Trocar及腹腔镜，观察Trocar下方有无穿刺伤，在腹腔镜监视下，分别于肝圆韧带右侧肝脏下缘、右锁骨中线肋缘下2cm、腋前线肋缘下2cm置入10mm、5mm、5mm Trocar及操作器械。

术中探查见：腹腔无腹水、脓液，肝脏边缘锐利，颜色正常，胆囊大小约7cm×4cm，轻度充血水肿，与大网膜轻度粘连。首先把小纱布放入腹腔，助手持钳夹持纱布，向下按压大网膜、胃十二指肠，显露胆囊和胆总管，术者左手持钳提起胆囊，右手用电凝钩松解胆囊周围粘连，切开胆囊三角前后浆膜，游离出胆囊管，于胆囊管近端上2枚hem-o-lok夹夹闭，远端上1枚hem-o-lok夹夹闭后予以切断。游离胆囊动脉，于胆囊动脉近端上1枚hem-o-lok夹夹闭后电刀予以切断。顺逆结合法自胆囊床将胆囊完整剥离。胆囊床仔细电凝止血，查见无活动性出血及胆瘘后，取出小纱布，将胆囊自剑突下戳孔取出，拔出套管针，观察穿刺孔无出血后放气腹，将10mm穿刺孔缝合腹白线或前鞘，结束手术。手术顺利，术中出血约10ml。

术后剖开胆囊见胆囊壁厚，内见多个黑褐色质硬结石，大者直径约1.5cm。切除标本家属看过后送常规病理，患者清醒后返回病房。

知识点

腹腔镜胆囊切除术适应证和禁忌证

腹腔镜胆囊切除术基本取代开腹胆囊切除成为治疗胆囊结石、胆囊息肉等胆囊良性疾病的标准术式，其适应证包括有症状的胆囊结石、无症状胆囊结石合并糖尿病等情况（前面已讲述）及胆囊息肉需手术治疗者。

心肺功能差、无法耐受全麻、凝血功能障碍、肝肾等重要脏器功能不全、中晚期妊娠等为LC术的禁忌证。

知识点

急性胆囊炎手术方式选择及术中注意事项

1. 开腹胆囊切除术（OC） 是结石性急性胆囊炎、胆囊结石的常规术式。但随着LC的普遍应用，手术器械的发展和手术技巧的提高，急性胆囊炎已不再是LC绝对手术禁忌。

2. 胆囊切除术的方法 有顺行性切除术和逆行性切除术两种。前者是解剖胆囊三角，游离胆囊动脉及胆囊管并切断结扎，然后由胆囊颈部向胆囊底的方向剥离胆囊；后者是先将胆囊自胆囊底向胆囊颈部剥离，最后处理胆囊动脉和胆囊管。由于急性胆囊炎的患者胆囊壁厚水肿，胆囊三角解剖结构欠清晰，为防止胆管损伤等严重并发症的出现，无论OC还是LC，逆行性切除术的安全性更高。对于胆囊张力高、器械钳夹提拉胆囊困难者，可先切开胆囊，行胆囊减压，吸除胆汁，取净结石，再行胆囊切除术。对于炎症较重、胆囊壁与肝脏界限不清、胆囊床肝脏炎症明显的病例，可切除游离的大部分胆囊壁，残留胆囊黏膜可以用电刀或氩气刀喷凝处理，胆囊动脉及胆囊管常规处理。如果胆囊三角炎症严重，解剖不清，不能解剖出胆囊管和胆囊动脉，则可以敞开胆囊显露出胆囊管开口，紧贴开口绕开口缝合一周结扎，切除游离的胆囊，胆囊壁出血处给予缝扎。标本放入取物袋取出，以防污染切口，导致切口感染。若 LC 过程不能完成手术,应果断中转开腹,确保手术安全。

3. 对于一般情况差、高龄、合并心肺等重要器官功能障碍,诊断为急性化脓性胆囊炎的患者,可先行 B 超引导下经皮经肝胆囊置管引流(PTGBD)或行胆囊造瘘术,待一般情况改善后,择期再行胆囊切除手术。

【问题7】 患者术后如何处理?

术后除行心电监护、吸氧、补液等常规处理外,还应注意观察患者有无腹痛、腹胀、发热等情况,警惕有无胆瘘,及早发现,及早诊断,及时处理。术后一般不需预防性使用抗生素,如术中发现胆囊炎症较重,或为急性化脓性胆囊炎,则可使用抗生素抗感染。患者术后 6h 可下床活动,试饮水,术后第 1 天进清淡流质饮食,放腹腔引流管者,注意观察引流液的量及颜色,无胆瘘者,引流液少于 10ml,术后第 2 天拔除引流管,无明显不适即可出院。

知识点

腹腔镜胆囊切除术并发症

1. 肝外胆管损伤 由于 LC 术中使用电刀分离,胆道损伤不但有切割伤、撕裂伤,同时往往合并热损伤,行胆管修补、吻合或胆肠吻合后容易出现胆管或吻合口狭窄,反复发作胆管炎,导致肝功能损害,久而久之导致肝硬化甚至门静脉高压症,这种并发症是灾难性的,随着 LC 的普及,其发生率有增加的趋势,应引起高度重视。其发生与术中过度牵拉胆囊、胆道变异、胆囊炎症重、出血、手术操作不规范、粗心大意、盲目自信等情况有关。

2. 胆瘘 多为胆囊管夹闭不全或夹子脱落,肝总管、胆总管或迷走胆管损伤所致。

3. 术后出血 术中电凝钩电凝止血而未用 Hem-o-lok 夹夹闭胆囊动脉所致,胆囊床止血不彻底也可引起术后渗血出血,肝硬化或凝血功能障碍患者多见。另外,手术结束拔除腹壁 Trocar 后应仔细检查各戳孔处有无出血,防止遗漏,避免术后出血。

4. 十二指肠穿孔 术中游离胆囊过程中电凝钩或分离钳误伤十二指肠,或助手显露过程中按压十二指肠过度用力或长时间压迫导致十二指肠缺血坏死穿孔。

5. 腹腔穿刺相关并发症 穿刺气腹针或 Trocar 时动作粗暴、术者经验不足、腹腔粘连等可损伤肠管、大网膜、腹腔及腹膜后血管,严重者损伤腹主动脉或下腔静脉可引起大出血、失血性休克,甚至死亡。因此,对拟开展腹腔镜胆囊手术的医师应进行严格培训,使其掌握腹腔镜基本技术,建立准入制度,持证上岗,减少并发症的发生。

6. 气腹相关并发症 如高碳酸血症、皮下气肿、气体栓塞等。

7. 腹壁切口疝 如患者肥胖、腹壁薄弱,腹壁戳孔处有发生切口疝的可能,因此,对于 10mm 戳孔应缝合白线或腹直肌前鞘。

8. 胆总管、胆囊管残余结石 术前检查发现胆囊管有结石时,术中应敞开胆囊管,用钳子反复夹胆囊管,把结石挤出,有胆汁流出,以防结石残留胆囊管。如果胆囊内多发小的结石时,手术中牵拉胆囊要轻柔,以防把小的结石挤到胆总管。

【问题8】 患者术后随访及注意事项。

行胆囊切除的患者,胆囊的储存功能丧失,肝外胆道则代偿性扩张,在胆道没有适应代偿功能之前,若术后早期进食大量油腻食品或暴饮暴食,则会引起右上腹不适或胀痛。因此,行胆囊切除的患者术后近期应注意饮食,由清淡饮食逐渐过渡至正常饮食。还有部分患者,大便次数较术前增多,待胃肠道功能自我调整之后,大便次数逐渐恢复正常。少数患者出现右上腹部疼痛、恶心、腹胀及消化不良等症状,也称为胆囊切除术后综合征(post cholecystectomy syndrome,PCS),这些症状可能与胆囊管或胆总管残留结石、胆管损伤后狭窄、Oddi 括约肌功能障碍及合并消化性溃疡、胃食管反流等其他疾病有关,其治疗主要是针对病因治疗,或行抗感染、解痉、抑酸等对症治疗。绝大多数患者长期随访无明显不适。

第二节 胆 囊 息 肉

随着近年来影像学技术的进步及健康体格检查的普及,胆囊息肉的检出率逐年增高。接受腹部 B 超检查的健康人群检出胆囊息肉的比例为 1.4%~7%。胆囊息肉为形态学诊断的概念,是对来源于胆囊壁凸向胆囊腔内的一大类隆起性病变的总称,也称为"胆囊息肉样病变"。绝大多数胆囊息肉无须处理,腺瘤样息肉有恶变为胆囊癌的风险。因此,临床上对胆囊息肉应引起警惕。

> 关键点
>
> 1. 胆囊息肉的症状。
> 2. 胆囊息肉的类型及鉴别诊断。
> 3. 胆囊息肉的手术指征。

> 首次门诊病历摘要
>
> 患者男性,27 岁,因"体格检查发现胆囊息肉 1 年余"来门诊就诊。患者 1 年前于健康体格检查时行腹部 B 超检查,提示"胆囊息肉"。无腹痛、腹泻、腹胀、恶心、呕吐,无寒战、发热及黄疸。未予特殊处理,后每 3 个月复查腹部 B 超,病变无明显变化。1 个月前在外院复查 B 超提示:"胆囊 7cm×4cm,壁厚 0.2cm,可见一直径 1.2cm 病灶,基底较宽,界限清楚,病灶内可见血流信号。"为求进一步诊治,来我院门诊就诊。既往吸烟 5 年余,10 支 /d,偶饮酒。家族史无特殊。专科体格检查:腹部平坦,全腹无压痛及反跳痛,肝肾区无叩痛,Murphy 征(-),肠鸣音活跃,未闻及气过水声及高调金属音。

【问题 1】 通过上述病情介绍,该患者可疑的诊断是什么?

根据患者病史及辅助检查结果,该患者初步诊断是胆囊息肉,但需进一步明确病灶性质,并且明确有无恶变及有无手术指征等。

思路:胆囊息肉门诊患者中较为常见,多为健康体格检查时行 B 超检查发现。其症状如下:

> 知识点
>
> ### 胆囊息肉的症状
>
> 多数胆囊息肉患者无明显症状,少数患者可有上腹胀满不适,比较轻微,可耐受。如息肉直径较大,位于胆囊颈部,阻塞胆囊管,影响胆汁排空时可在饱餐后,特别是油腻饮食后出现上腹疼痛不适。如胆囊息肉合并胆囊结石,可表现为右上腹隐痛,甚至胆绞痛发作。

【问题 2】 该患者进一步明确诊断,需进行哪些检查?

胆囊息肉临床表现无特异性,根据其发病机制不同分为不同类型,因腺瘤样息肉有恶变为胆囊癌风险,因此,对于胆囊息肉患者需明确病灶性质及恶变风险,筛选高危人群进行手术治疗。腹部 B 超、增强 CT 和血清肿瘤标志物检测是临床常用的检查方法。

思路 1:腹部 B 超。

腹部 B 超是胆囊疾病的首选影像学检查手段,典型的超声影像特征可帮助鉴别胆囊息肉类型,并与胆囊结石、胆囊癌等其他疾病类型进行鉴别。

> 知识点
>
> ### 胆囊息肉的类型及鉴别要点
>
> 1. 胆固醇性息肉 最为常见的胆囊息肉类型,常为多发,直径<10mm,带蒂,界限清楚,超声表现

为强回声不伴声影,不随体位移动,无血流信号,不会恶变。可与胆囊结石合并存在。

2. 腺瘤样息肉 为肿瘤性息肉,是胆囊癌的癌前病变,多为单发,基底较宽,界限清楚,有血流信号。

3. 胆囊腺肌症 为胆囊黏膜上皮腺样增生并深入肌层,形成特征性的憩室样小囊,称为罗-阿窦。超声表现为局限性的胆囊壁增厚,内可见小微囊状的低回声区或彗星尾状强回声。胆囊腺肌症可与胆囊结石合存在。部分患者可为弥漫性胆囊壁增厚,需与胆囊癌、慢性胆囊炎等进行鉴别。胆囊癌多表现为不规则菜花样肿物凸向腔内,胆囊壁呈不规则性增厚,晚期患者可有肝脏浸润、胆管扩张及肝十二指肠韧带淋巴结肿大等表现。

4. 其他 如炎性息肉、黄色肉芽肿、异位胃黏膜或胰腺组织等。

思路2:腹部强化CT。

对于B超检查不能明确诊断,无法排除胆囊癌等疾病的患者可行腹部强化CT检查,必要时可联合行血清肿瘤标记物CEA、CA19-9等检查,进一步明确诊断。

门诊检查结果

腹部B超(图17-6):肝脏大小、形态正常,肝实质回声均匀,肝内管道结构清晰,门静脉内径正常,肝内胆管无扩张,胆囊大小、形态正常,壁不厚。胆囊腔内探及一直径1.2cm宽基底强回声光团,不伴声影,不随体位移动,内可探及血流信号,胆总管及肝内胆管无扩张。

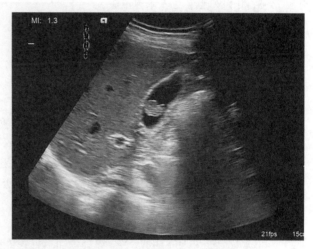

图17-6 胆囊息肉腹部B超表现

【问题3】 患者下一步应当如何处理?

该患者胆囊息肉单发,直径>10mm,基底较宽,有血流信号,考虑腺瘤样息肉可能,有恶变风险,有手术指征,排除手术禁忌后择期手术治疗。

思路1:手术指征。

知识点

胆囊息肉的手术指征

1. 有症状的胆囊息肉,但需注意临床症状是否与胆囊息肉有关。

2. 单发、基底宽、血流丰富、直径>10mm的息肉。

3. 合并胆囊结石。

4. 胆囊颈部息肉,引起胆囊管梗阻。

5. 胆囊腺肌症一般也应积极手术治疗。

对于无手术指征的患者,可每3~6个月定期复查腹部B超,了解病灶变化,必要时手术治疗。如怀疑恶变,可行腹部强化CT、超声造影、MRI等检查,明确诊断后手术治疗。

思路2:胆囊息肉的手术方式。

有手术指征的胆囊息肉患者可行腹腔镜胆囊切除术,切除的标本术中应送快速冷冻切片病理检查,明确息肉有无癌变,若有癌变,则应按胆囊癌处理,行腹腔镜或开腹胆囊癌根治性手术。

第三节　肝内外胆管结石

胆管结石(bile duct calculus)按其发生部位可分为肝内胆管结石和肝外胆管结石,该疾病多见于远东及东南亚地区,我国西南地区、东南沿海、少数民族地区为高发区,其发生与胆汁细菌感染、胆道狭窄或畸形引起胆汁淤积、引流不畅、寄生虫感染等多种因素有关。该疾病临床表现复杂,根据结石累及范围、有无合并胆道感染、病程分期等,其临床表现不同,腹部B超、CT、MRCP等检查可明确诊断。肝内外胆管结石手术方案复杂,手术方式包括:胆管切开取石、肝叶或肝部分切除、肝管狭窄成形、胆肠吻合等,可根据患者具体病情选择。肝内胆管结石单纯取石术后残石率高,再手术率高,术后可经T管窦道胆道镜取石,必要时再次手术。

> **关键点**
>
> 1. 肝内外胆管解剖。
> 2. 肝内外胆管结石症状及体征。
> 3. 肝内外胆管结石术前准备。
> 4. 肝内外胆管结石手术原则及方案。
> 5. 肝内外胆管结石术后处理。

> **门诊病历摘要**
>
> 患者女性,58岁,因"右上腹疼痛不适2年余,加重10d"来我院门诊就诊。患者2年前无明显原因出现上腹部疼痛,以右上腹及剑突下为著,为隐痛,可忍受,不向他处放射,可自行缓解。无寒战、发热,无腹胀、腹泻、恶心、呕吐。后上述症状反复出现,在当地医院就诊,做腹部B超提示"肝内高密度影、胆管扩张"。未特殊处理,症状无明显好转,近10d发作次数较前频繁,遂来我院就诊。既往冠状动脉肌桥病史2年余,幼年时有"蛔虫"病史,个人史、家族史无特殊。

【问题1】 通过上述病情介绍,该患者可疑的诊断是什么?

反复右上腹及剑突下疼痛、既往蛔虫病史、腹部B超提示"肝内高密度影、胆管扩张",应考虑肝内胆管结石可能,但应与肝脏钙化灶相鉴别,肝脏钙化灶虽然B超提示肝内高密度影,但钙化点近端胆管不扩张。同时应注意有无胆总管结石、胆囊结石及胆道肿瘤可能。

思路1:肝内外胆管的分布就像冬天落叶的大树,称为胆道树。胆管结石可散布在胆道树的任何部位。结石在肝内胆管者称肝内胆管结石,在肝外胆管者叫肝外胆管结石。因此,了解肝内外胆管解剖对胆管结石定位及手术方式的选择有重要意义。

> **知识点**
>
> **肝内外胆管解剖**
>
> 胆道系统分为肝内及肝外胆管。
>
> 1. 肝内胆管　肝内胆管由毛细胆管开始,逐渐逐级汇集为肝段、肝叶胆管,最后汇集为左肝管和右肝管。肝内胆管和肝内门静脉分支及肝动脉分支伴行,包绕于Glisson鞘内,即Glisson系统。
>
> 2. 肝外胆道　包括肝总管及胆总管。
>
> (1)肝总管:左右肝管在肝门处呈"Y"形汇合成肝总管,左肝管长1.4~1.7cm,右肝管长0.68~0.98cm,右肝管与肝总管成角较小,左肝管与肝总管成角较大,是肝内胆管结石好发于肝左叶的解剖学基础。左右肝管走行及汇合常有解剖学变异。
>
> (2)胆总管:起自胆囊管与肝总管汇合处,向下至十二指肠乳头,全程4~8cm,分为十二指肠上段、十二指肠后段、胰内段及十二指肠壁内段,胆总管末端与主胰管汇合形成Vater壶腹,开口于十二指肠。其外被覆Oddi括约肌,对于控制胆管开口及预防十二指肠液反流有重要意义。

思路2：上腹胀满不适或隐痛为胆系结石的共同表现，但与胆囊结石相比，肝内胆管结石或胆总管结石有其特殊病因及临床表现，问诊时应重点询问患者籍贯、居住卫生条件、既往史、现病史等。

知识点

肝内胆管结石临床症状

肝内胆管结石临床表现复杂，根据结石累及范围、有无合并胆道感染、病程分期等，其临床表现不同。疾病早期，如结石局限于肝内某段或叶，常无明显临床症状，或有上腹部隐痛不适、厌油腻饮食或轻度黄疸；合并胆系感染可有寒战、发热、黄疸、右上腹绞痛等表现。疾病晚期如合并胆汁性肝硬化可有腹水形成、肝功不全、消化道出血等表现。

知识点

肝外胆管结石临床症状

肝总管或胆总管结石的临床症状与结石大小、有无胆道梗阻及是否合并胆道感染有关。如结石未引起胆道梗阻，可无明显症状；如结石引起胆总管梗阻可有右上腹胀满不适、消化不良、黄疸等表现；如合并胆系感染，可有上腹绞痛、寒战高热、黄疸，甚至神志淡漠不清等表现。

【问题2】 为进一步明确诊断，该患者需进行何种检查？

思路1：体格检查。

重点检查患者全身浅表淋巴结有无肿大，皮肤及巩膜有无黄染，肝脏及脾脏能否触及，腹部有无压痛及反跳痛，Murphy征是否阳性，肝区有无叩痛、移动性浊音及肠鸣音情况。除专科体格检查外，还应进行全面体格检查，了解患者有无贫血表现、心肺有无异常等。

知识点

肝内胆管结石体征

无胆道梗阻及感染的肝内胆管结石患者，多无明显的腹部体征。部分患者可有肝区叩击痛或肝大。肝内胆管急性梗阻并感染患者，多有皮肤巩膜黄染、右上腹及右肋缘下压痛、肌紧张或肝大。晚期患者如合并肝功能不全，可有移动性浊音、肝掌、蜘蛛痣等表现。

知识点

肝外胆管结石体征

无明显症状肝外胆管结石患者，多无体征。如有梗阻性黄疸或胆管炎，可有皮肤巩膜黄染、上腹压痛及反跳痛，严重者可有弥漫性腹膜炎及感染性休克体征。

思路2：肝功及影像学检查。

通过肝功检查，可了解患者ALT、AST、AKP、GGT、TBIL、DBIL及ALB情况，帮助判断有无胆道梗阻及肝损害。腹部B超因受肠管气体干扰，影响其诊断的准确性，可行腹部CT检查，进一步明确结石在胆道分布，且除外肝脏及胆道、胰腺来源的恶性肿瘤可能，必要时可行MRCP检查。

门诊检查结果

肝功：ALT 218U/L，AST 50U/L，r-GGT 344U/L，TBIL 81.7μmol/L，DBIL 68.3μmol/L，ALB 41.8g/L。

腹部CT：肝左外叶萎缩，内可见高密度影和扩张胆管影。胆囊壁厚毛糙，胆总管直径1.0cm，远端可见结石影（图17-7，图17-8）。

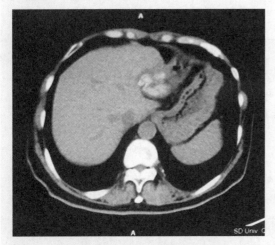

图17-7　肝内胆管结石CT表现

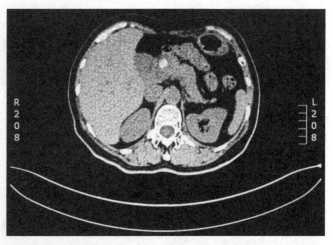

图17-8　胆总管结石CT表现

【问题3】　患者下一步应当如何处理？

思路：患者肝内外胆管结石诊断明确，出现反复右上腹痛及肝功损害，有手术指征，可收入普外科病房，进一步完善相关检查，择期手术治疗。

入院后进一步检查情况

血常规：WBC $5.01×10^9$/L，N% 49.2%，Hb 119g/L，PLT $243×10^9$/L。

尿常规：尿胆原(+)，尿胆红素(+)。

大便颜色略浅，潜血(-)。

肾功、血电解质、血糖正常。

凝血系列：PT 15.2s，APTT 38.0s，Fib 3.2g/L。

血CEA、AFP、CA19-9正常。

心电图、胸片正常。

【问题4】　入院后还应再做哪些术前准备？

思路：术前准备包括全身情况和肝脏两个方面，具体如下：

知识点

肝内外胆管结石术前准备

1. 评估心肺功能，合并内科疾病予以控制纠正。

2. 进行肝功能评估分级，保肝治疗，改善肝脏储备，如拟行肝切除、行肝脏体积测定、评估残肝体积。

3. 如合并黄疸，患者一般情况差或合并急性胆管炎，抗感染治疗效果差，可考虑先行PTCD或ENBD减黄，并经鼻肠管行胆汁回输。

4. 补充维生素 K_1，纠正凝血功能紊乱。

5. 加强营养支持，改善患者一般情况。

6. 积极控制胆道感染。

【问题5】　该患者下一步如何治疗？

思路1：患者肝内外胆管结石诊断明确，无明显手术禁忌，可考虑手术治疗。

知识点

肝内胆管结石手术原则

肝内胆管结石手术方案复杂，与结石分布、数量、有无胆管狭窄、是否合并胆道感染、是否再次手术有关。手术方式包括胆管切开取石、肝叶或肝部分切除、肝管狭窄成形、胆肠吻合等，应根据每个患者具体情况采取个体化治疗方案。不管采用何种手术方式，均应遵守以下治疗原则：①尽可能取净结石；②切除结石部位及感染病灶的肝脏；③解除胆道狭窄，通畅胆汁引流；④为术后后续治疗创造条件。

知识点

肝外胆管结石治疗原则

肝外胆管结石可行 Oddi 括约肌切开取石术（EST）、腹腔镜胆管切开取石"T"形管引流术、腹腔镜胆管切开取石胆管一期缝合术或腹腔镜胆囊切除经胆囊管胆总管取石术。治疗原则是术中尽量取尽结石，解除胆道梗阻。EST 破坏了十二指肠乳头括约肌功能，可引起肠液反流至胆道引起胆道反复感染，因此十二指肠镜取石时应尽量行球囊扩张替代 EST。

手术记录

手术名称：肝左外叶切除＋胆囊切除＋经左肝管肝外胆道探查、取石左肝管引流术

麻醉成功后，患者取仰卧位，常规消毒铺巾。取右侧经腹直肌切口长约 15cm，依次切开腹壁各层，置切口保护套。探查见：腹腔内无腹水，肝脏右叶边缘锐利，颜色正常，肝左外叶明显萎缩，色泽苍白，大网膜肠系膜及腹壁未见明显结节，胆囊与大网膜、肠系膜及十二指肠粘连明显，胆囊大小约 9cm×4cm，壁厚水肿，胆总管直径约 1.5cm。

首先游离肝左外叶下缘粘连，依次切断肝圆韧带、镰状韧带、左三角韧带及左冠状韧带，解剖第一肝门，置入阻断带行第一肝门阻断，于左外叶正常肝组织与萎缩组织交界处划出预切线，由前向后，由浅入深切开肝脏实质，结扎肝断面肝左静脉属支及肝Ⅱ、Ⅲ段动脉和门静脉分支，切开左肝管见其内大量深褐色结石，质脆，大者直径约 1.5cm，用取石钳依次取净结石，创面使用氩气刀喷凝止血。分离胆囊周围粘连，解剖胆囊三角，分离出胆囊动脉，结扎切断。解剖出胆囊管，结扎切断，顺逆结合自胆囊床完整剥离胆囊，胆囊床仔细电凝止血。

自肝断面左肝管开口置入胆道镜，探查至右肝管胆道通畅，黏膜正常；向肝总管、胆总管探查，胆总管内可见两枚棕褐色结石，大者直径约 1.3cm，置入取石网，取出结石，向胆总管远端继续探查，见十二指肠乳头括约肌舒张功能正常，未见结石残余。检查创面无活动性出血及胆瘘后将切除标本取出。于肝断面左肝管切口向胆总管内放置 22# 乳胶管引流管 1 根，缝合左肝管断面并固定引流管后自剑突下腹壁引出固定，肝断面置腹腔引流管 1 根，自右腋前线腹壁引出并固定，再次查创面无活动性出血及胆瘘，清点器械敷料无误后，逐层缝合切口，结束手术。手术顺利，术中出血约 100ml，未输血。

术后剖开胆囊见胆囊壁厚、毛糙、充血水肿，切除左外叶肝组织萎缩、质硬，胆管壁水肿增厚，内可见多发黑褐色结石。切除标本家属看过后送常规病理，患者清醒后返回病房。

思路 2：微创技术在治疗胆囊结石合并肝内外胆管结石中价值。

内镜设备的完善推动了胆道外科的不断发展，腹腔镜、胆道镜（输尿管镜）、十二指肠镜联合应用已成为胆囊结石合并肝内外胆管结石微创治疗的有效手段。临床上可根据结石部位、大小，胆囊管及胆总管直径，患者一般情况等为患者制订个体化的治疗方案。如患者胆囊结石合并胆总管结石，若胆总管结石直径 <1cm，可先行十二指肠镜 ERCP+EST+ENBD，再行 LC 术；如取石失败或直径 >1cm，可行 LC+ 胆总管切开取石胆道镜探查 +T 管引流术，对合并肝内胆管结石者也可使用胆道镜进行肝内胆道探查取石，如需肝叶切

除时也可在腹腔镜下完成。胆总管探查后一般需要放置"T"形管，延长住院时间，影响患者生活质量，对于年轻患者、胆总管直径>1.2cm、胆总管远端通畅、十二指肠乳头无水肿患者可行胆总管一期缝合。

另外，如果患者胆囊管直径>0.4cm，通畅无狭窄，胆总管直径小于1cm，远端通畅无狭窄，则可采取经胆囊管胆道镜探查取石术，从而避免胆总管切开，避免胆管损伤及胆瘘，减轻患者痛苦，提高生活质量。如胆囊管较细，胆总管内结石较小，则可采用扩张棒扩张胆囊管再用输尿管软镜探查胆总管并取石，从而取得理想的治疗效果。用多镜联合技术治疗胆道疾病是未来发展方向。外科医生应该一手拿刀，一手拿镜，为患者提供最好的治疗方法。

【问题6】　患者术后如何处理？

术后患者行心电监护，给予抗生素、抑酸、保肝、营养支持等治疗。注意监测腹腔引流管、胆道引流管引流量及性状。腹腔引流管如引流量连续2d小于20ml，B超或CT未见腹腔积液，可考虑拔除腹腔引流管。T管一般4～6周以上拔除，老年患者、营养状况差患者应延长拔管时间。拔除胆道引流管前应行胆道造影（图17-9），了解胆道有无结石残留。如有残石，可经胆道引流管窦道置入胆道镜取石。

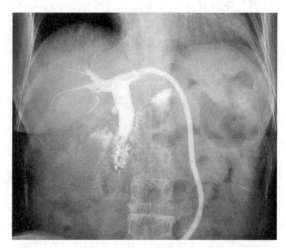

图 17-9　胆道造影

知识点

肝内外胆管结石术后常见并发症

1. 胆道残石　发生率为20%～40%，术后可经T管窦道胆道镜多次取石。如结石嵌顿无法取出，也可采用激光、液电碎石等将结石击碎后取出。如患者无腹痛、寒战发热、黄疸等症状可暂观察，如有上述症状可再行相关检查评估，必要时再次手术。

2. 胆瘘　胆管切开缝合不严密、肝断面小、胆管结扎不牢靠、迷走胆管损伤等均可引起术后胆瘘。发生胆瘘后应保持腹腔引流通畅，必要时可在B超或CT引导下穿刺置管引流。

3. 术后出血　包括腹腔出血、胆道出血及消化道出血等，术中应严密止血，术后如有出血，可使用止血药物、介入栓塞等治疗，必要时二次手术治疗。

4. 感染并发症　包括腹腔感染、切口感染、肺部感染、急性胆管炎、肝脓肿等，术中应严格无菌操作，并根据细菌培养及药敏结果，使用抗生素抗感染。

第四节　急性梗阻性化脓性胆管炎

急性梗阻性化脓性胆管炎（acute obstructive suppurative cholangitis，AOSC）是因急性胆管梗阻并继发化脓性感染所致，是胆道感染疾病中的严重类型，也是胆道外科患者死亡的最重要、最直接的原因。AOSC起病急、病情发展迅速，如不及时治疗，常导致酸碱及电解质紊乱、严重的感染性休克及神经系统受抑制，最终引起多器官功能衰竭（MODS）而死亡。AOSC治疗原则是有效控制感染，积极防治休克，恢复内环境稳定，纠正全身急性生理紊乱的同时紧急手术或内镜治疗，解除胆道梗阻和通畅引流胆道。

关键点

1. 急性梗阻性化脓性胆管炎的病因。

2. 急性梗阻性化脓性胆管炎的症状和体征。

3. 急性梗阻性化脓性胆管炎的诊断与鉴别诊断。

4. 急性梗阻性化脓性胆管炎的治疗方法。

5. 急性梗阻性化脓性胆管炎的围手术期处理。

患者女性,48岁,籍贯四川凉山,农民,2d前无明显诱因突发右上腹持续性绞痛、阵发性加剧,疼痛向右肩部放射,伴寒战、发热、恶心、呕吐,呕吐物为胃内容物。专科体格检查:T 39.6℃,P 126次/min,R 32次/min,BP 80/60mmHg。神志淡漠、精神萎靡,皮肤巩膜明显黄染。腹肌紧张,右上腹压痛,反跳痛,肝大,肝区有叩击痛,Murphy征阳性。腹部叩鼓音,移动性浊音阴性,肠鸣音3次/min。既往有"胆结石病史"3年。

【问题1】 该患者可疑的诊断是什么?

根据患者症状、体征、体格检查和既往胆石症病史,该患者初步诊断:急性梗阻性化脓性胆管炎。

思路1:急性梗阻性化脓性胆管炎是我国较为常见的胆道疾病,西南地区发病率较高,多发生于农村、较贫穷的人群。男女发病率相近,高发年龄为40~49岁,患者多有胆道疾病史。

知识点

AOSC 的病因

引起的 AOSC 原因很多,胆道梗阻和细菌感染是两个基本条件,常见的病因有以下几种:

1. 胆管结石 胆管结石是引起 AOSC 的最常见原因,占80%以上。它分为原发性胆管结石和继发性胆管结石。原发性胆管结石主要是"胆红素钙"结石,在我国多见于农村地区,尤其是四川等地发病率为高。肝内胆管和肝外胆管均可以发生。继发性胆管结石多为胆固醇结石,主要来自胆囊结石,由于各种原因引起胆囊收缩,将小结石排入胆道。

2. 胆道寄生虫 胆道寄生虫是引起 AOSC 的又一个常见原因,常见的寄生虫有胆道蛔虫、胆道华支睾吸虫等,目前临床较为少见。

3. 肿瘤 肿瘤是引起 AOSC 的重要原因,主要是胆道及壶腹周围的肿瘤,以恶性肿瘤居多。肿瘤的生长引起胆道梗阻,胆汁排泄不畅,淤积的胆汁继发细菌感染而引起 AOSC。

4. 胆管狭窄 常见的有胆总管下端狭窄、肝门部胆管及肝内胆管狭窄,狭窄的上段胆管扩张,多伴有结石存在。胆管狭窄还见于医源性胆管损伤、胆肠吻合口狭窄及先天性胆管囊状扩张症等。

思路2:患者有急性梗阻性化脓性胆管炎的临床表现,但应排除其他疾病,如急性重症胰腺炎、消化性溃疡穿孔、化脓性胆囊炎等,问诊时应仔细询问患者有无饮酒、高脂饮食或暴饮暴食,有无消化性溃疡病史等情况。

知识点

AOSC 的鉴别诊断

1. 急性重症胰腺炎(SAP) 一种病情险恶、并发症多、病死率较高的急腹症,70%~80%的急性重症胰腺炎是由胆道疾病、酗酒和暴饮暴食所引起的。腹痛、腹胀、恶心、呕吐、寒战、发热为其常见表现,严重者可出现急性呼吸窘迫综合征及神志改变。CT可见胰腺周围渗出、胰腺坏死、脓肿形成等。

2. 消化性溃疡穿孔 患者有溃疡病史,临床表现为突然发生上腹剧痛,并向全身扩散,疼痛难忍,可有恶心、呕吐。全腹有明显压痛及反跳痛,腹肌强直呈板样硬,肝浊音界缩小或消失。X线检查可见膈下游离气体。

3. 急性化脓性或坏疽性胆囊炎 急性胆囊炎患者很少出现黄疸,或轻度黄疸,如果结石嵌顿导致 Mirizzi 综合征,表现为反复发作的胆囊炎、胆管炎及阻塞性黄疸。

【问题2】 为进一步明确诊断,该患者需进行何种检查?

AOSC 是急危重疾病,因此,要在监测生命体征的同时,尽快重点体格检查,进行必要的实验室和影像学检查。

思路1：要尽快完成全面的体格检查及外科专科体格检查。

重点检查患者神志状况、体温、呼吸、心率、血压，有无休克表现，皮肤及巩膜有无黄染，腹部有无压痛、反跳痛及疼痛部位与范围，是否有胆囊肿大及肝大、肝区叩击痛，Murphy征是否阳性，移动性浊音及肠鸣音情况。除专科体格检查外，还应进行心肺等重要脏器检查。

知识点

AOSC 的症状体征

多数患者有反复发作的胆道病史，部分患者可能有胆道手术史。根据患者胆管梗阻的部位不同，梗阻的程度及胆道感染程度的不同，其临床表现也不相同。左右肝管汇合水平以上梗阻合并感染者，腹痛轻微，一般无黄疸，以高热寒战为主要临床表现；肝外胆管梗阻合并感染者，临床主要表现为上腹部剧烈疼痛、寒战高热和黄疸，称为夏柯三联征（Charcot triad），是胆管炎的基本表现和早期症状。当胆管梗阻和感染进一步加重时，可出现休克和神志改变，与上述症状统称为 AOSC 的"五联征"（Reynolds pentad）。

腹部体格检查：剑突下和右上腹压痛，腹肌紧张，肝区叩痛，有时可触及肝大和肿大胆囊，Murphy征阳性。

思路2：进行必要的影像学及实验室检查，明确病因。

1. 腹部B超 已成为首选的检查方法，可发现胆管阻塞部位、扩张情况、管壁厚度，有无结石、寄生虫，有无胆管癌、胰头癌征象，并可了解胆囊、肝脏大小和有无肝脓肿形成等。

2. 腹部CT CT对于明确梗阻部位、引起梗阻的原因明显优于B超检查，其准确率可达90%以上。当高度怀疑肝内外胆管梗阻而B超检查未能确立诊断时（肠道积气干扰），可行CT检查。

3. 实验室检查 可行血常规、出凝血功能、肝肾功能及血气分析等检查，了解患者感染、肝损害程度及有无合并低氧血症、代谢性酸中毒、低血钾等内环境紊乱，必要时可行血培养检查，指导抗感染治疗。

门诊检查结果

1. 实验室检查

血常规：WBC 22.6×10⁹/L，N%93%，RBC4.45×10¹²/L，HGB 135g/L，PLT 173×10⁹/L。

肝功：ALT 645U/L，AST 338U/L，AKP 248U/L，r-GGT 445U/L，TBIL 107umol/L，DBIL 71umol/L，IBIL 28umol/L，血 AMY 49U/L。

血钾：3.4mmol/L。

2. 腹部B超检查 肝脏大小、形态正常，肝实质回声均匀，肝内管道结构清晰，门静脉内径正常，肝内胆管无扩张，胆囊壁增厚毛糙，腔内透声好，胆囊腔内探及多发颗粒样强回声光团，后伴声影，可随体位移动，大者约 1.0cm×0.9cm。胆总管增粗，内可见点状强回声光团，大者约 0.8cm×1.0cm。脾脏、胰腺、双肾及双肾上腺实质内未探及明显异常回声。

3. 腹部CT平扫 肝脏大小、形态正常，肝内胆管无扩张，胆囊壁增厚毛糙，内见多发颗粒状高密度影，大者约 1.0cm×0.9cm。胆总管增粗，直径约 1.5cm，内见多个高密度影。脾脏、胰腺、双肾及双肾上腺实质内未见异常密度影。

4. 心电图 窦性心动过速，心率126次/min。

【问题3】 患者下一步应当如何处理？

患者诊断为 AOSC、感染性休克、胆总管结石和胆囊结石，应积极有效控制感染，积极防治休克，恢复内环境稳定，纠正全身急性生理紊乱，以及维护重要器官功能，为患者创造良好的手术时机。

1. 抗休克治疗 首先尽快补充血容量，若血压仍偏低，在有效血容量充足的前提下，可选用多巴胺等升压药物治疗。

2. 抗感染 经验性用药可选择第二代或第三代头孢菌素（如头孢曲松、头孢哌酮等）与甲硝唑配伍应用。此外,广谱青霉素、喹诺酮类抗生素及碳青霉烯类抗生素敏感性及治疗效果也较好。后续可根据细菌培养及药敏结果调整抗生素的应用。

3. 纠正代谢性酸中毒　根据血气分析结果输入适量的碳酸氢钠,要注意"宁酸勿碱"原则,避免纠正过度。

4. 肾上腺糖皮质激素　肾上腺糖皮质激素能改善毛细血管的通透性,减少炎症部位的体液渗出和细胞聚集,有助于炎症消退,减轻细菌毒素对重要器官的损害,解除血管痉挛改善微循环,增强血管对升压药物的反应。

5. 预防肾功能不全　避免应用减少血容量或有肾毒性的药物,在合并有肾功能不全的患者,可以给甘露醇利尿,促进毒物排出。如已有肾衰竭,要考虑尽早应用肾透析治疗。

6. 一般治疗　胃肠减压可以减轻腹胀,在诊断明确后可给予止痛解痉药,如肌内注射阿托品、山莨菪碱或哌替啶,以及降温等对症处理。

【问题4】 该患者下一步如何手术治疗?

思路1:经积极的术前准备,如生命体征不稳定,可紧急行 PTCD 胆道减压;如生命体征平稳,能耐受手术,无手术禁忌,可行胆囊切除,胆总管切开取石 T 管引流术。

知识点

AOSC 治疗方法的选择

AOSC 的治疗原则是尽快纠正休克、酸碱失衡和水电解质紊乱,抗感染治疗,去除病灶,解除胆管梗阻、胆管减压,通畅引流胆汁。治疗方案包括非手术胆道减压和手术治疗。非手术胆道减压方法有如下几种。①内镜鼻胆管引流(ENBD)和 Oddi 括约肌切开(EST):此法具有快捷、简便等特点,但对于高位胆管阻塞时引流常难达到治疗目的。另外,鼻导管管径较细,易为黏稠脓性胆汁和胆泥所堵塞。②内镜胆管内支撑管引流:经纤维内镜置入胆管内支撑管引流。支撑管也易堵塞。③经皮经肝穿刺胆管引流(PTCD):操作简单,能及时减压,在老年、危重不能耐受手术者,可作为首选治疗手段。各种非手术胆管减压方法有其各自的局限性,不能完全取代传统的手术引流。急症手术胆道减压仍是降低该病死亡率的基本措施。外科手术切开梗阻以上胆管减压,取出结石解除梗阻和通畅引流胆道,是最迅速、最确切的胆管减压方法。手术以切开胆管减压并引流胆管挽救患者生命为主要目标,力求简单有效,尽量缩短手术时间。如果患者术中生命体征稳定,胆管结石尽量取净,否则,胆管留置 T 管,术后经 T 管窦道取石。

手术记录
(胆囊切除胆总管切开胆道镜探查取石 T 管引流术)

麻醉成功后,患者取仰卧位,置无菌导尿管,常规消毒铺巾。取右侧腹直肌切口长约 15cm,逐层切开入腹,探查见:腹腔内无腹水、脓液,肝脏边缘锐利,色泽、质地正常,胆囊大小约 8cm×3cm,充血水肿,张力高,与大网膜轻度粘连。胆总管增粗,直径约 1.5cm。

首先分离胆囊周围粘连,然后解剖胆囊三角,游离出胆囊动脉并切断结扎,先逆行将胆囊床自胆囊剥离,然后游离胆囊管,胆囊管直径约 0.5cm,切断结扎胆囊管,将胆囊完整切除。解剖肝十二指肠韧带,游离出胆总管,先用 5ml 空针 7 号针头穿刺胆总管,抽出脓性胆汁,送细菌培养,证实胆总管后,于胆总管前壁乏血管区做一纵行切口长约 1cm,置入胆道镜,探查见胆总管内多枚黄褐色结石,大者约 0.8cm×1.0cm,较固定结石用液电碎石仪击碎后用取石网取出。探查肝总管、左右肝管未见结石。于胆总管内置入 24 号 T 管并用 3-0 可吸收藏荞间断严密缝合,T 管自右上腹部引出并固定。生理盐水冲洗腹腔,检查无活动性出血及胆瘘后,于文氏孔放置腹腔引流管一根,从右侧腹壁引出体外并固定。清点敷料器械无误,逐层关腹,结束手术。

术后剖开胆囊见胆囊壁厚,毛糙,内见多枚黑褐色质硬结石,大者约 1.0cm×0.9cm。切除标本家属看过后送常规病理。

思路2：患者术后如何处理？

应严密监测生命体征、扩充血容量、纠正酸中毒、继续抗感染、营养支持等治疗。注意监测肝肾功能，预防肺部并发症及下肢深静脉血栓形成等，保持腹腔引流管及T管引流通畅，观察引流液量及性状变化。

第五节　胆　管　癌

胆管癌是一种起源于胆管上皮的恶性肿瘤，约占消化道肿瘤的3%，多发于50～70岁，男女比例为1.4∶1，近年来发病呈上升趋势。胆管癌起病隐匿，早期症状不明显，就诊时多属中晚期。手术切除仍然是最有效的治疗方法，但目前根治性切除率相对较低，对放疗和化疗均不敏感，预后较差。

关键点

1. 胆管癌的临床表现和鉴别诊断。
2. 胆管癌的分类。
3. 肝门胆管癌的Bismuth分型。
4. 肝门胆管癌术前减黄的标准和方式。
5. 肝门胆管癌的术前影像学检查和可切除性评估。
6. 肝门胆管癌的手术方式和手术原则。
7. 肝门胆管癌的术后监测和随访。

首次门诊病历摘要

男性，55岁，因"无痛性进行性皮肤巩膜黄染1个月"来我院就诊。患者1个月来无诱因出现皮肤巩膜黄染，进行性加重，为暗黄色，伴有明显皮肤瘙痒，偶有上腹饱胀不适，无腹痛、畏寒和发热。于当地医院诊断为"黄疸型肝炎"给予短时间保肝治疗，效果不佳，黄疸逐渐加深，遂来我院就医。发病以来，无恶心、呕吐，食欲稍减退，无明显乏力。尿色深黄，大便颜色变浅，无黑便。近期无服药史、体重下降7kg。既往有肝炎病史，具体不详。吸烟10余年，每日10支左右。无外伤手术史。家族史无特殊。外院肝功能：ALT 87U/L，AST 92U/L，TBIL 142.10μmol/L，DBIL 101.10μmol/L。

【问题1】　患者首先应考虑何种诊断？

患者中年男性，以无痛性黄疸进行性加重为主诉，伴有皮肤瘙痒和大便颜色变浅等特征性表现，肝功能检查以直接胆红素明显升高为主的梗阻性黄疸特征，同时伴有体重下降，应考虑胆道系统梗阻性疾病，高度怀疑胆道恶性肿瘤可能。但不排除肝性黄疸。

知识点

黄疸的鉴别

黄疸是肝外胆管癌患者最常见的症状（80%～90%），通常无明显腹痛或仅有轻微钝痛，初诊时易误诊为黄疸型肝炎。除少数胆总管下端肿瘤因瘤体坏死出血，黄疸可短暂减轻外，黄疸多呈无痛性进行性加重；皮肤瘙痒是梗阻性黄疸特征性表现，皮肤多呈暗黄色，尿色深黄，大便颜色变浅。肝外胆管结石多先有明显上腹疼痛，并可出现畏寒、发热和黄疸，黄疸呈波动性，可反复发作。黄疸性肝炎患者常表现出厌油、食欲减退和乏力，病初皮肤呈亮黄色，逐渐加重，常伴有右上腹胀痛，皮肤瘙痒少见，大便颜色无改变。其他肝前性（溶血性）和药物所致肝损害性黄疸都有相应的病史和临床表现。

【问题2】　为进一步明确诊断，需要进行何种检查？

诊断疾病除了仔细询问病史外，还应注重体格检查，以及必要的实验室和影像学检查。

思路1：应重视外科专科体格检查。

重点检查患者皮肤巩膜黄染的程度、有无贫血、腹部包块、能否触及肿大的胆囊。胆囊管开口以下的肿瘤体格检查时可触及肿大的胆囊，80% 以上的胆管癌患者有肝大体征，为肝内胆汁淤积所致。早期患者多无明显的体征，晚期患者可出现上腹部质硬固定的包块、腹腔积液等体征。怀疑肿瘤的患者体格检查时不应遗漏左锁骨上淋巴结检查和肛门指诊，以初步明确有无远处淋巴结及盆腔腹膜种植转移。

思路 2：需行腹部超声和肿瘤标志物检查，必要时行 CT 和 MRI 检查。

影像学检查明确有无胆道梗阻对黄疸的鉴别具有重要的定性诊断意义。作为一种简便易行的无创性检查方法，超声检查是胆管癌的临床首选筛查方法，可清楚显示胆道梗阻的部位、胆管扩张的程度、肝动脉和门静脉是否受累及周围淋巴结转移情况等。肿瘤标志物检测，对胆管癌也有一定的诊断价值。

第二次门诊病历摘要

腹部超声检查结果：肝内胆管明显扩张，胆道梗阻平面位于肝门，左、右肝管汇合受阻，于肝门处发现直径 3cm 包块，肿块与门静脉左支边界不清，远端胆管及胆囊显示不清，肝十二指肠韧带内有数个直径 0.5～1cm 肿大淋巴结。CA19-9>1 000U/ml，AFP、CA12-5 及 CEA 正常。诊断结果：胆道梗阻、胆管癌。

知识点

肿瘤标志物 CA19-9 的检测意义

目前，胆管癌尚缺乏有定性价值的检测指标。肿瘤标志物检测，尤其是 CA19-9 显著增高（>222U/ml）对胆管良恶性病变有一定的鉴别价值。血清 CA19-9 在胆管癌诊断中的敏感性为 79.34%，特异性 89.14%，胆道感染时，胆道良性病变患者的 CA19-9 也可显著增高。肝门胆管癌根治性切除后，患者血清 CA19-9 水平常较术前明显降低，可作为术后随访和提示术后复发的重要参考指标。

【问题3】 该病例属于哪种类型的胆管癌？

该患者肿瘤位于胆道系统的肝门分叉平面，属于肝门胆管癌，又称 Klatskin 瘤。肝门胆管癌根据肿瘤的部位和形态、门静脉、肝动脉受累状况、预留肝脏体积、并存肝实质病变、淋巴结及远处转移等要素，有以下四个常用的分型和分期系统：①Bismuth-Corlette 分型；②MSKCC T 分期系统；③AJCC 的 TNM 分期系统；④国际胆管癌协会分期系统。目前临床最常用的肝门部胆管癌分型为 Bismuth-Corlette 分型系统。

知识点

胆管癌的分类

根据解剖学部位，以二级肝胆管为界，胆管癌分为肝外胆管癌和肝内胆管癌，其中肝外胆管癌占 80%～90%，根据 Longmire 分类，可分为上段胆管癌（胆囊管开口以上）、中段胆管癌（胆囊管开口至胰腺上缘）及下段胆管癌（胰头内部分至穿入十二指肠壁之前）（图 17-10）。其中肝门胆管癌约占肝外胆管癌的 70%，中下段胆管癌约占 30%。肝内胆管癌是指肝内二级胆管上皮细胞起源的恶性肿瘤。因肝内胆管癌位于肝内，影像学上常表现为类似于肝细胞癌的肝脏包块，但其在病因、发病机制、临床表现和治疗上均与原发性肝癌不同，其恶性程度高、临床症状隐匿，预后也较肝细胞癌差。

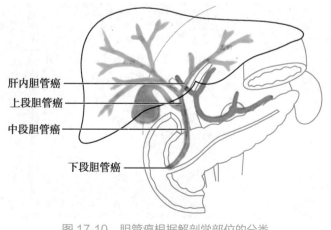

肝内胆管癌
上段胆管癌
中段胆管癌
下段胆管癌

图 17-10 胆管癌根据解剖学部位的分类

【问题4】　患者的病变属于肝门胆管癌 Bismuth 哪个分型?

该患者超声提示肝门分叉处直径3cm占位,左、右肝管不能汇合,提示该肝门胆管癌可能属于Bismuth Ⅳ型。

知识点

肝门胆管癌的 Bismuth-Corlette 分型

Ⅰ型肿瘤位于左、右肝管汇合部以下的肝总管;Ⅱ型肿瘤局限于左、右肝管汇合部及肝总管;Ⅲ型肿瘤侵犯一侧肝内胆管,累及右肝管者为Ⅲa型,累及左肝管者为Ⅲb型;肿瘤侵及左、右肝管为Ⅳ型(图 17-11)。

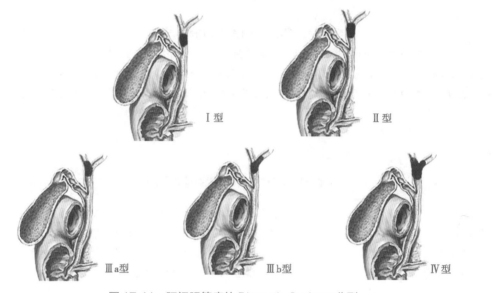

图 17-11　肝门胆管癌的 Bismuth-Corlette 分型

【问题5】　患者下一步应当如何处理?

患者目前诊断考虑肝门胆管癌,应收入普通外科病房,进一步检查确定治疗方案。

入院后进一步检查结果

常规检查:WBC 5.7×10^9/L, Hb 118g/L, ALB 35g/L,电解质正常。ALT 107U/L, AST 102U/L, TBIL 165.40μmol/L, DBIL 115.20μmol/L。乙肝 HBsAg(+)、HBeAb(+)、HBc Ab(+)。心电图及胸部 X 线检查未见异常。

腹部增强 MRI(图 17-12):肝门区直径 2.9cm×2cm 肿块,累及肝总管、肝门分叉及左右肝管,左右肝管不能汇合,肿瘤与门静脉左支及肝右动脉界限不清,肝内胆管明显扩张,肝十二指肠韧带内见数个肿大淋巴结,腹膜后未见肿大淋巴结。临床诊断:肝门胆管癌(Bismuth Ⅳ型)。

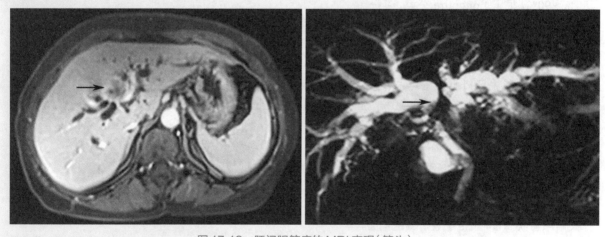

图 17-12　肝门胆管癌的 MRI 表现(箭头)

【问题6】 该患者术前需要减黄和选择性门静脉栓塞吗？

肝门胆管癌常需要联合半肝切除才能达到 R0 切除，对合并梗阻性黄疸的患者实施大范围肝切除，因肝衰竭的手术死亡率可高达 10%，故对于黄疸时间长、血清胆红素水平高且需要做大范围肝切除的患者，应予术前胆管引流减黄。该患者术前 TBIL 165.4μmol/L，肿瘤累及门静脉左支，如术中选择左半肝切除，所切除肝脏的体积经术前 CT 测量小于 50%，术前不需要进行胆道引流减黄。

伴有黄疸的肝门胆管癌病例若预留功能性肝体积不足全肝体积的 40%，术前需行拟切除肝脏区段的选择性门静脉栓塞，门静脉栓塞前应行预留肝脏区段的胆道引流以利于预留肝脏再生。该患者术前不需选择性门静脉栓塞。

知识点

肝门胆管癌术前减黄的标准及方式

根据患者年龄、胆红素水平、黄疸持续时间、肝肾功能、体能和营养状况、预计手术方式等综合判断是否需要术前胆道引流。对血清胆红素 >200μmol/L 且同时需要大范围肝切除（切除肝叶 >全肝体积 60%），或合并胆管炎，或营养不良，或需做选择性门静脉栓塞的患者应考虑给予术前胆道引流。方法包括经皮肝穿刺置管（PTCD）、经内镜鼻胆管引流（ENBD）、内镜逆行胆管支架引流（ERBD）等。PTCD 因操作相对简单，并发症较少，已广泛应用。后两者由于支架不易越过肿瘤，较少采用。一般首选预留肝叶单侧胆管引流，减黄的同时增加预留侧肝叶功能代偿。但对手术方式难以确定的患者，或在单侧引流后血胆红素降低缓慢、并发胆管炎者，应实施双侧胆管完全引流。

【问题7】 肝门胆管癌患者术前如何判定是否能手术切除？

术前可切除性判定应综合多种影像学评估，临床上常用的影像学诊断方法依次为：超声、CT、MRI（MRCP）、PTC、ERCP、PET-CT 和肝脏三维评估精确判断肝门胆管癌的侵袭范围，并根据患者对手术的耐受性做出综合判定。癌肿累及胆管树的部位和范围、门静脉和肝动脉受累状况、肝功能、预留肝脏体积、局部淋巴结和神经转移及远处转移等因素，均能影响肝门胆管癌的可切除性及手术方式的选择。可切除的肝门部胆管癌需满足以下 3 个要素：

1. 累及胆管树及邻近区域组织内的癌肿可获完整切除和全维度 R0 切缘。

2. 预留肝脏的功能性体积足够代偿，且其胆管和血管结构完整性可保存或重建。

3. 手术创伤侵袭控制在患者能耐受的范围内。

如术前影像学检查发现有肺部、腹膜或骨等远处转移，肝内多发转移灶，应放弃根治性切除术。若术前影像学评估为 Bismuth Ⅳ 型的肝门胆管癌，肿瘤浸润范围超越两侧胆管切离极限点，多已不能获得 R0 切除。若术前影像学检查提示有胰腺体尾部、腹主动脉旁淋巴结转移，也标志着肿瘤远处转移和不可根治性切除，可考虑行姑息性引流术，改善梗阻性黄疸和胆管炎症状，提高生存质量。

胆管切离的极限点是指根治性切除时肝内近端胆管可允许切除和重建的极限位点，即胆管能从并行的门静脉及肝动脉中剥离出来的极限部位。若预切除平面或肿瘤的病理边际超越胆管切离极限点，则认定受累胆管不能切除。左侧胆管分离的极限点位于门静脉矢状部（U 点）左缘 B2 与 B3；右侧胆管分离的极限点在门静脉的右前支、右后支分叉部（P 点）附近 B6 与 B7（图 17-13）。

【问题8】 该患者应选择何种手术方式？

手术切除是胆管癌患者获得长期生存的唯一治疗方法，应根据病变的部位及分型采用不同术式。①肝内胆管癌：肝叶切除附加淋巴结清扫；②中段胆管癌：肿瘤局部切除、淋巴结清扫、肝总管空肠 Roux-Y 吻合术；③下段或

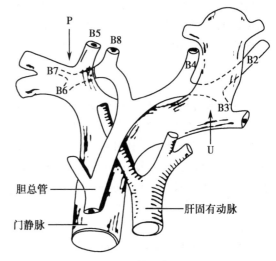

图 17-13 胆管切离的极限点

中下段胆管癌：胰头十二指肠切除术；④肝门胆管癌的手术较复杂，不同分型的治疗方式也不同。

目前公认的肝门胆管癌标准手术方式为：肝叶切除＋肝外胆管切除＋区域淋巴结及神经丛廓清＋肝管空肠 Roux-en-Y 吻合术。①单纯肝外胆管切除适用于 Bismuth Ⅰ型、高分化、无淋巴结转移及神经丛侵犯的肝门胆管癌，也适用于患者一般情况差或肝脏功能不好的高风险病例的姑息性切除。②Bismuth Ⅱ型患者需联合肝脏 S4b 段切除或左、右半肝切除附加尾状叶切除。③Bismuth Ⅲa 型患者需联合右半肝切除或扩大右半肝切除附加尾状叶切除；Ⅲb 型需联合左半肝切除或扩大左半肝切除附加尾状叶切除。④联合肝中央区域切除、扩大半肝切除、右三叶肝切除、左三叶肝切除适用于 Bismuth Ⅳ型肝门部胆管癌。⑤联合胰十二指肠切除适用于肝门部胆管癌侵犯胆总管下段及胰头者。扩大根治手术范围可以使一些常规方法不能达到 R0 切除的患者获益。

胆管癌的姑息治疗：对不能手术切除的肝门胆管癌患者可采取姑息性手术。目前大多数医学中心首选经内镜途径行内撑支架引流，该方法失败的患者，可选择 PTCD 引流。

该患者属于肝门胆管癌（Bismuth Ⅳ型），无远处转移、腹膜转移或腹膜后淋巴结转移迹象，一般状况可耐受手术。该患术前影像学评估肿块与门静脉左支分界不清，考虑肿瘤累及门静脉左支，应限期实施包含扩大左半肝和尾叶切除在内的肝门胆管癌根治性术。

手术记录

患者在全麻下行肝门胆管癌根治术：上腹部右肋缘下切口入腹。探查无腹腔积液，肝脏、腹壁及盆腔等无转移性结节。肿瘤位于肝门分叉，累及左、右肝管，质硬，约 3cm×2cm，肿瘤累及门静脉左支，门静脉右支未受累，初步解剖肝门后于肿瘤右侧上方可扪及正常质地的右肝管，肝十二指肠韧带内可扪及肿大淋巴结。拟行肝门胆管癌根治术。解剖肝十二指肠韧带，游离胆总管、肝动脉及门静脉，分别以橡皮吊带牵引。靠近胰腺上缘横断胆总管，胆管断端术中冰冻病理检查，胆管近端向肝门方向继续分离至左、右肝管汇合处。门静脉向上分离至门静脉左、右支。打开肝动脉血管鞘，沿肝动脉鞘内向上分离至左、右肝动脉支。整块清扫肝十二指肠韧带内除肝动脉、门静脉外的淋巴、神经和脂肪组织。清扫肝总动脉周围及胰头后方淋巴及脂肪组织。于下腔静脉前方游离尾状叶，结扎、切断尾状叶与腔静脉间的若干支肝短静脉。分离、切断门静脉左支，于肝脏缺血线右侧 1cm 开始向上断肝，至肝门处于肿瘤右侧 0.7cm 处切断右前肝及右后肝管，断端送术中冰冻检查，将左半肝、部分右前叶、尾状叶连同肝外胆管及肿瘤整块切除。右前叶及右后叶胆管开口整形缝合成一个开口后与空肠行 Roux-en-Y 胆肠吻合。

【问题 9】 肝门胆管癌根治术应掌握哪些原则？

鉴于肝门胆管癌具有多极化浸润转移的生物学特性，应将切除受累肝实质、尾状叶以及廓清区域淋巴结和神经丛作为肝门胆管癌的根治性手术原则，建议联合肝叶及尾状叶切除以保证足够胆管切缘。根治性切除是患者获得长期生存的唯一有效措施，但如无法达到根治性切除，姑息性切除的疗效也优于单纯胆道引流术。术中胆管的切除范围在肝脏侧为肿瘤前缘 5mm 以上，胰腺侧为胰腺上缘，胆管切缘术中应送快速病理，以保证切缘阴性；淋巴结和神经丛廓清范围应整块切除肝十二指肠韧带内除肝动脉和门静脉以外的全部组织，同时廓清肝总动脉周围以及胰头后的淋巴结和神经丛组织。

患者术后情况

患者术后恢复较好，生命体征平稳，每日尿量在 2 000～2 500ml，胃肠减压量 100～250ml/d，术后第 4 天排气，术后第 5 天拔除胃管并嘱开始进流质饮食。腹腔引流液为淡血性液体，每日 100ml 左右，逐渐减少，术后第 8 天引流管无液体引出，超声检查无腹腔积液拔除腹腔引流管。术后病理：肝门分叉及左、右肝管中-低分化腺癌，肿瘤大小 3cm×2cm×1.8cm，可见脉管癌栓及神经侵犯，上、下端胆管切缘阴性。清扫的 7 枚淋巴结：胆总管旁 1/3，门静脉旁 1/1 可见转移癌，肝总动脉旁 0/3 未见癌。

【问题 10】 肝门胆管癌根治术后应注意患者哪些情况？

1. 注意患者生命体征变化　术后 24h 特别注意引流液颜色、引流量、尿量，如术后心率快、引流液颜色鲜红、量较多，应警惕有腹腔出血，密切动态监测血红蛋白变化，腹腔出血量较多时应果断手术干预。但需注意引流管因血块堵塞可能无液体引出,如伴有心率快、尿量少、血压低、血红蛋白进行性下降,也应考虑术后腹腔出血的可能。

2. 注意监测患者肝肾功能 特别是大范围肝切除的患者,警惕术后肝功能衰竭的发生,注意营养支持、维持出入量平衡、纠正电解质紊乱。

3. 注意控制感染 术后鼓励患者咳痰、给予雾化吸入,避免术后肺部感染;术后 3~7d 密切观察腹腔引流的颜色、性状和引流量,注意有无胆肠吻合口瘘、腹腔感染等状况,拔出腹腔引流管前应常规行超声检查,必要时行腹部 CT 检查以明确有无腹腔积液感染。

4. 观察胃肠道功能恢复情况 观察患者每日胃肠减压量,胃肠道功能恢复后可拔除胃管,并循序渐进的恢复饮食。

【问题 11】 外科医生为什么要追踪病理报告?

病理报告能使医生了解肿瘤的病理类型、分化程度、区域淋巴结和神经丛转移情况、手术切缘是否阴性、血管受累等情况。医生据此给患者制订下一步治疗方案和判断患者预后。

【问题 12】 患者下一步应如何治疗?

肝门胆管癌对术后放疗及化疗均不敏感。常用的化疗药物有 5- 氟尿嘧啶、顺铂、丝裂霉素 C、紫杉醇以及吉西他滨、奥沙利铂、卡培他滨等。

【问题 13】 如何随访患者?

肝门胆管癌的预后与肿瘤的病理类型、分化程度、病理分期、手术切缘,以及治疗措施密切相关。目前总的 5 年生存率 10% 左右,联合肝叶及尾状叶切除的根治性切除有助于提高肝门胆管癌的手术切缘阴性率及远期生存率,5 年生存率可提高至 30%~60%。但肝门胆管癌具有多极化浸润转移的生物学特性,因而术后的局部复发率较高,直接影响患者的远期生存。鉴于此,应对术后患者进行严格随访。通常术后两年内,每 3 个月门诊复查一次,复查的内容包括血常规、生化检查、肿瘤标志物、胸部 X 线、超声,必要时可行腹部增强 CT 或 MRI 检查,终生随诊。

(胡三元)

推荐阅读

[1] 陈文彬,潘祥林. 诊断学. 7 版. 北京:人民卫生出版社,2008.

[2] 胡三元,亓玉忠. 腹腔镜外科手术彩色图谱. 济南:山东科学技术出版社,2004.

[3] 黄志强,黄晓强,宋青. 黄志强胆道外科手术学. 2 版. 北京:人民军医出版社,2010.

[4] 黄志强. 肝门部胆管癌外科治疗的现状之我见. 中国实用外科杂志,2007,27(5):341-346.

[5] 黎介寿,吴孟超,黄志强. 普通外科手术学. 2 版. 北京:人民军医出版社,2005.

[6] 彭承宏,李勤裕,王兆海. 肝门胆管癌外科治疗现况. 肝胆外科杂志,2008,16(2):81-83.

[7] 彭淑牖,李江涛. 肝门部胆管癌的术式选择. 临床外科杂志,2006,14(2):70-72.

[8] 吴孟超,吴在德. 黄家驷外科学. 8 版. 北京:人民卫生出版社,2020.

[9] 赵玉沛,陈孝平. 外科学. 3 版. 北京:人民卫生出版社,2015.

[10] 中华医学会外科学分会胆道外科学组,解放军全军肝胆外科专业委员会. 肝门部胆管癌诊断和治疗指南(2013版). 中华外科杂志,2013,51(10):865-871.

[11] 周宁新,黄志强,张文智,等. 402 例肝门部胆管癌临床分型、手术方式与远期疗效的综合分析. 中华外科杂志,2006,44(23):1599-1603.

[12] 周总光. 外科学. 北京:高等教育出版社,2009.

[13] ABBAS, SANDROUSSI C. Systematic review and meta-analysis of the role of vascular resection in the treatment of hilar cholangiocarcinoma. HPB(Oxford), 2013, 15(7): 492-503.

[14] ALJIFFRYM, ABDELELAHA, WALSH M, et al. Evidence-based approach to cholangiocarcinoma: a systematic review of the current literature. J Am Coll Surg, 2009, 208(1): 134-147.

[15] BIRD NTE, MCKENNA A, DODD J, et al. Meta-analysis of prognostic factors for overall survival in patients with resected hilar cholangiocarcinoma. Br J Surg, 2018, 105(11): 1408-1416.

[16] CHERQUI D, BENOIST S, MALASSAGNE B, et al. Major liver resection for carcinoma in jaundiced patients without preoperative biliary drainage. Arch Surg, 2000, 135(3): 302-308.

[17] DE JONG MC, MARQUES H, CLARYBM, et al. The impact of portal vein resection on outcomes for hilar cholangiocarcinoma: a multi-institutional analysis of 305 cases. Cancer, 2012, 118(19): 4737-4747.

[18] HEMMING AW, REED AI, FUJITA S, et al. Surgical management of hilar cholangiocarcinoma. Ann Surg, 2005, 241 (5): 693-699.

[19] KONSTANTINIDIS IT1, BAJPAI S, KAMBADAKONE AR, et al. Gallbladder lesions identified on ultrasound. Lessons from the last 10 years. J Gastrointest Surg, 2012, 16(3): 549-553.

[20] MANSOUR JC, ALOIA TA, CRANE CH, et al. Hilar cholangiocarcinoma: expert consensus statement. HPB (Oxford), 2015, 17(8): 691-699.

[21] NAGIN M, KAMIYA J, ARAI T, et al. "Anatomic" right hepatic trisectionectomy (extended right hepatectomy) with caudate lobectomy for hilar cholangiocarcinoma. Ann Surg, 2006, 243(1): 28-32.

[22] NAGINO M. Perihilar cholangiocarcinoma: a surgeon's viewpoint on current topics. J Gastroenterol, 2012, 47(11): 1165-1176.

[23] NIMURA Y, KAMIYA J, KONDO S, et al. Aggressive preoperative management and extended surgery for hilar cholangioeareinoma: Noaoya experience. J Hepatobiliary Pancreatic Surg, 2000, 7(2): 155-162.

[24] RAMIA JM. Hilar cholangiocarcinoma. World J Gastrointest Oncol, 2013, 5(7): 113-114.

[25] SEYAMA Y, MASATOSHI M. Current surgical treatment for bile duct cancer. World J Gastroenterol, 2007, 13(10): 1505-1515.

[26] TODOROKI T, KAWAMOTO T, KOIKE N, et al. Radical resection of hilarbile duct carcinoma and predictors of survival. Br J Surg, 2000, 87(3): 306.

[27] TSAO J, NIMURA Y, KAMIYA J, et al. Management of hilar cholangiocarcinoma comparison of an American and a Japanese Experience. Ann Surg, 2000, 232(2): 166-174.

[28] ZHIMIN G, NOOR H, JIAN-BO Z, et al. Advances in diagnosis and treatment of hilar cholangiocarcinoma-a review. Med Sci Monit, 2013, 19: 648-656.

第十八章 胰腺疾病

第一节 急性胰腺炎

概述

急性胰腺炎（acute pancreatitis）是指胰腺消化酶被异常激活后对胰腺本身及其周围脏器和组织产生消化作用而引起的炎症性疾病，根据严重程度可分为轻症急性胰腺炎、中重症急性胰腺炎和重症急性胰腺炎，患者预后与严重程度有关。诱发急性胰腺炎的常见原因有胆道疾病、大量饮酒、高脂血症等。其病理改变分为急性水肿性胰腺炎和急性出血坏死性胰腺炎。急性胰腺炎起病急骤，临床表现与胰腺病变严重程度相关，血尿淀粉酶和 CT 检查是诊断的关键手段。核磁共振也是诊断重要手段。急性胰腺炎的治疗原则是在非手术治疗的基础上，根据不同的病因和病程分期选择有针对性的治疗方案。

关键点

1. 急性胰腺炎的定义。
2. 急性胰腺炎的病因。
3. 急性胰腺炎的两种病理改变。
4. 急性胰腺炎的常见症状、体征与分型。
5. 诊断急性胰腺炎最重要的检查手段。
6. 重症急性胰腺炎的定义、病程分期和局部并发症。
7. 急性胰腺炎的非手术治疗方法。

急诊病历摘要

男性，50 岁，以"突发上腹痛 4h"为主诉就诊我院急诊科。患者 4h 前进食油腻食物后突发中上腹痛，疼痛为持续性，并放射至背部，伴有腹胀，无发热，无恶心、呕吐，无腹泻。既往史：超声检查发现"慢性胆囊炎伴胆囊泥沙样结石"5 年，未治疗，平时无症状。

体格检查：T 36.8℃，P 104 次 /min，R 20 次 /min，BP 126/80mmHg，神志清楚，急性痛苦面容，皮肤巩膜无黄染，腹稍膨隆，腹肌稍紧张，中上腹及左上腹压痛，无反跳痛，Murphy 征阴性，腹部未触及肿物，肠鸣音 4 次 /min，无亢进。

【问题 1】 通过上述问诊及体检，该患者可疑的诊断是什么？

思路 1：急腹症的病因很多，如何形成初步的诊断？

急腹症包括了腹腔内多种脏器的多种类型疾病，诊断和鉴别诊断比较困难。一般应根据病史和体征得出最初步的诊断，再辅以必要的辅助检查，进一步验证诊断。

分析病史，该患者腹痛位于上腹部，诊断首先考虑胃十二指肠疾病、肝胆疾病、胰腺疾病的可能性大。患者进食油腻后发病、既往有胆道结石病史，因此胆道、胰腺疾病可能性偏大。结合体征，压痛位于中上腹及左上腹，墨菲征阴性，更倾向于胰腺疾病。

思路 2：该患者可能性最大的诊断是什么？

患者有胆囊泥沙样结石的病史，进食油腻后急性上腹痛，疼痛呈持续性并放射至背部，压痛点位于中上腹及左上腹,可能性最大的诊断是急性胆源性胰腺炎。

知识点

急性胰腺炎的病因

急性胰腺炎的基本原因:任何可导致胆汁逆流入胰管的原因,均可诱发急性胰腺炎,如 Vater 壶腹部阻塞引起胆汁反流入胰管,各种因素造成胰管内压力过高、胰管破裂、胰液外溢等。

胆道疾病是急性胰腺炎最常见的病因,即胆源性胰腺炎,因胆管结石梗阻或胆管炎、胆囊炎诱发的急性胰腺炎,约占 50%。

酒精性胰腺炎:因酗酒引起的急性胰腺炎,国外报道较多,约占 25%。

高脂血症性胰腺炎:高血脂诱发的急性胰腺炎,近年来逐渐增多。甘油三酯高于 11mmol/L,易诱发胰腺炎。

其他病因包括暴饮暴食、医源性创伤、外伤、高钙血症等。

【问题2】 为了明确诊断,目前最重要的检查有哪些?

血尿淀粉酶测定和 CT 检查是诊断急性胰腺炎最重要的方法。

血尿淀粉酶的测定是急性胰腺炎诊断最常用和最重要的手段。血清淀粉酶在发病的 2h 内升高,24h 后达到高峰,4~5d 恢复正常。尿淀粉酶在发病 24h 后开始上升,下降缓慢,持续 1~2 周。血尿淀粉酶升高在急性期诊断意义大,血尿淀粉酶病变严重程度并不一定成正比。严重胰腺坏死患者血尿淀粉酶可以不升高。

平扫和增强 CT 检查是急性胰腺炎的首选影像学检查手段,用于诊断、观察病变动态、判断病变程度。单纯水肿型胰腺炎的 CT 表现为胰腺弥漫性增大,腺体轮廓不规则,边缘模糊不清。出血坏死性胰腺炎的 CT 表现:肿大的胰腺内出现皂泡状的密度减低区,增强后密度减低区与周围胰腺实质的对比更为明显,在胰周小网膜囊内、脾胰肾间隙、肾前后间隙等部位可见胰外累及病变。

磁共振平扫和增强也可用于急性胰腺炎诊断,但对急性期患者 CT 检查更为方便。

急诊检查结果

血清淀粉酶 876U/L(正常值 <125U/L),尿淀粉酶 902U/L(正常值 <1 000U/L)。

上腹部 CT 平扫 + 增强:胆囊内见高密度灶,胰腺体尾部体积增大,轮廓不规则,边缘模糊,周围脂肪密度增高,左侧肾前筋膜增厚,增强期胰体部实质见不强化区(图 18-1)。

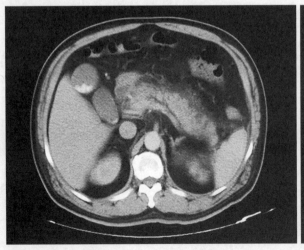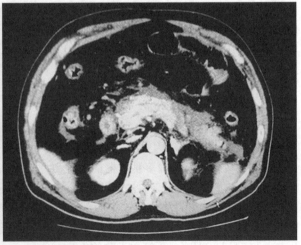

图 18-1 急诊上腹部 CT 平扫和增强图像

【问题 3】　根据目前检查结果,该患者的初步诊断是什么?

患者血清淀粉酶明显升高(超过正常值 5 倍)、CT 提示胰腺肿大,结合病史体征,该患者急性胰腺炎诊断可以确立。予以收治入院,进一步诊治。

【问题 4】　得出急性胰腺炎的诊断够完整吗? 是否需要进行分型?

急性胰腺炎症状、体征与分型有关,不同分型的严重程度不同,预后也相差甚远,因此对急性胰腺炎进行分型和严重程度评估是完全必要的。

> 知识点
>
> ## 急性胰腺炎的分型
>
> 轻症急性胰腺炎(mild acute pancreatitis,MAP)约占 60%。常有上腹部持续性疼痛、恶心呕吐等消化道症状,上腹轻至中度压痛,不伴器官功能衰竭和局部并发症,1~2 周可恢复。病死率极低。
>
> 中重症急性胰腺炎(moderately severe acute pancreatitis,MSAP):伴有一过性的器官功能不全,治疗后 48h 内器官功能可以自行恢复,约占急性胰腺炎的 30%,伴有局部或全身并发症。早期病死率低,后期如坏死组织合并感染,病死率增高。
>
> 重症急性胰腺炎(severe acute pancreatitis,SAP):约占 10%,伴有持续的器官功能衰竭(超过48h),且不能自行恢复,涉及的器官包括呼吸系统、心血管和肾脏。器官功能衰竭的评分标准通常采用改良的 Marshall 评分(表 41-1),≥2 分可判断为 SAP 伴器官功能衰竭。SAP 患者多为出血坏死性胰腺炎。除上述症状外,腹膜炎范围大,腹胀明显,肠鸣音减弱或消失;偶见腰肋部或脐周皮下瘀斑征(Grey-Turner 征、Culler 征)。腹水呈血性或脓性。严重者发生休克,出现多脏器功能障碍,病死率高达30%。
>
> 针对 SAP 国际上有许多评分系统:Ranson 评分,≥3 项为阳性,提示 SAP;急性生理学和慢性健康评分(APACHE Ⅱ),≥8 提示 SAP;器官功能衰竭改良 MArshall 评分等。

【问题 5】　急性胰腺炎临床分型的病理基础是什么?

> 知识点
>
> ## 急性胰腺炎的病理变化
>
> 急性胰腺炎的临床分型与其病理类型是对应的。急性胰腺炎的病理变化分为两类,水肿性和出血坏死性,二者程度不同。
>
> 急性水肿性胰腺炎:胰腺呈局限性或者弥漫性水肿,体积增大,质地变硬,被膜明显充血,少数患者可见被膜下脂肪散在坏死或有皂化斑。显微镜下可见腺泡和间质水肿,炎症细胞浸润,或伴有轻度出血和局灶性坏死。
>
> 急性出血坏死性胰腺炎:胰腺除肿胀外,包膜下有淤血,腺体可见大片出血,坏死灶呈深红色或灰黑色。腹腔及腹膜后间隙伴有血性渗液,内有大量的酶,镜下可见脂肪坏死、腺泡严重破坏,血管被消化,腺泡及小叶结构模糊不清,叶间隔破坏最大,胰腺导管扩张、动脉血栓形成,坏死灶外有炎症区围绕。除胰腺出血坏死外,还可以扩展到横结肠系膜、小肠系膜及肾周脂肪。

【问题 6】　入院后还需要哪些检查来进一步完善诊断?

为了完善急性胰腺炎的诊断,明确其分型及评估其严重程度,还需要完成以下检查。

(1)血清脂肪酶:与血清淀粉酶相比,具有更高的特异性,因为血液中脂肪酶的唯一来源是胰腺。血清淀粉酶和脂肪酶的平行升高,增加诊断的准确性。

(2)血钙:急性胰腺炎周围组织脂肪坏死和脂肪内钙皂形成可能与低血钙有关,低血钙确切机理尚不明,血钙水平的降低也侧面代表了胰腺坏死的程度。如果血钙水平持续低于 1.87mmol/L,提示病情严重、预后不良。

（3）血糖：急性胰腺炎早期血糖会轻度升高，与机体应激反应有关。后期，血糖维持在高位不降，超过 11.0mmol/L，则是因为胰腺坏死较严重，胰岛受破坏、胰岛素分泌不足所致，也是病情严重、预后不佳的提示。

（4）血红蛋白和血细胞比容：急性胰腺炎患者发病早期血红蛋白和血细胞比容这两项指标可以反映循环血量的变化。早期发现红细胞比容（Hct）明显升高提示胰腺周围大量液体渗出导致血液浓缩。

（5）血气分析：既可以反映机体的酸碱平衡和电解质情况，也是计算氧合指数来诊断急性肺损伤（ALI）和急性呼吸窘迫综合征（ARDS）的指标。氧合指数是指动脉氧分压/吸入氧浓度（PaO_2/FiO_2）。当 $PaO_2/FiO_2<300mmHg$，诊断急性肺损伤；当 $PaO_2/FiO_2<200mmHg$，诊断急性呼吸窘迫综合征。

（6）肝肾功能、电解质变化：重症急性胰腺炎常合并肝功能不全、肾功能不全和电解质严重紊乱，需要随时监测，以便早期发现脏器功能的异常。

（7）腹部超声检查：特别适用于鉴别是否有胆管结石或炎症，协助诊断是否为胆源性胰腺炎。急性水肿性胰腺炎时显示胰腺外形弥漫性肿大，轮廓线膨出，胰腺实质为较均匀的低回声。有出血坏死病灶时，可出现粗大的强回声。但急性胰腺炎患者多伴有肠管充气，容易干扰超声的诊断。

（8）腹腔穿刺：对有移动性浊音者或超声、CT 提示较多腹腔积液者，在右下腹麦氏点和左下腹反麦氏点穿刺，可抽出淡黄色、咖啡色腹水或血性腹水，腹水淀粉酶测定升高对诊断也很有帮助。

入院后检查结果

入院后急查血常规：WBC $14.0×10^9/L$，Hb 146g/L，HT 48%，PLT $268×10^9/L$。生化：ALB 32g/L，TBil 16.2umol/L，ALT 32U/L，AST 26U/L，血钠 137mmol/L，血钾 3.6mmol/L，血钙 1.98mmol/L，血糖 7.2mmol/L，肌酐 98umol/L，胆固醇及甘油三酯均正常。血气分析：pH 7.40，动脉氧分压 90mmHg，动脉二氧化碳分压 40mmHg。腹部超声：胆囊壁稍毛糙，胆囊内见较多点状强回声，随体位改变滚动，胆总管无扩张，胰腺体积增大。

【问题7】　该患者急性胰腺炎属于轻症？还是中重症或重症？

中重症急性胰腺炎的定义为伴有一过性器官功能不全，经治疗后 48h 会自行恢复。该患者 CT 检查显示增强期胰体部实质见不强化区，提示其伴有胰腺坏死，属于伴有局部并发症的急性胰腺炎，入院后拟诊：中重症急性胰腺炎。

知识点

急性胰腺炎的局部并发症

1. **急性液体积聚**　发生于胰腺炎病程的早期，位于胰腺内或胰周，无囊壁包裹的液体积聚。通常靠影像学检查发现。影像学上为无明显囊壁包裹的液体积聚。急性液体积聚多会自行吸收，少数可发展为急性假性囊肿或胰腺脓肿。

2. **胰腺及胰周组织坏死物积聚**　指胰腺实质的弥漫性或局灶性坏死，伴有胰周脂肪坏死。根据感染与否，又分为感染性胰腺坏死和无菌性胰腺坏死。增强 CT 是目前诊断胰腺坏死的最佳方法。在静脉注射增强剂后，坏死区的增强度不超过 50Hu（正常区的增强为 50~150Hu）。坏死感染的特点是临床出现脓毒综合征，增强 CT 证实坏死病灶存在，有时可见气泡征。包裹性坏死感染，临床表现为不同程度的发热、虚弱、胃肠功能障碍、分解代谢和脏器功能受累，多无腹膜刺激征，有时可以触及上腹部或腰胁部包块，CT 扫描主要表现为胰腺或胰周包裹性低密度病灶。

3. **急性胰腺假性囊肿**　指急性胰腺炎后形成的由纤维组织或肉芽囊壁包裹的胰液积聚。急性胰腺炎患者的假性囊肿少数可通过触诊发现，多数通过影像学检查确定诊断。常呈圆形或椭圆形，囊壁清晰。

4. 胰腺脓肿　发生于急性胰腺炎胰腺周围的包裹性积脓，含少量或不含胰腺坏死组织。脓毒综合征是其最常见的临床表现。它发生于重症胰腺炎的后期，常在发病后 4 周或 4 周以后。有脓液存在，细菌或真菌培养阳性，含极少或不含胰腺坏死组织，这是区别于感染性坏死的特点。胰腺脓肿多数情况下是因局灶性坏死液化继发感染而形成的。

5. 其他　胸腔积液、胃流出道梗阻、消化道瘘、腹腔或消化道出血、脾静脉或门静脉血栓形成。

【问题8】　该患者急性胰腺炎的病因最可能是什么？

病史及检查结果提示患者患有慢性胆囊炎伴胆囊泥沙样结石，因为泥沙样结石较小，容易排入胆总管并继发急性胰腺炎，这也是急性胰腺炎最常见的原因。患者无黄疸、胆总管无扩张，超声及 CT 均未发现有胆总管结石及梗阻的迹象，估计胆管小结石已自行排出。

【问题9】　该患者目前的入院诊断是什么？

根据病史、体征及辅助检查结果，该患者的入院诊断是 1. 中重症急性胰腺炎（胆源性）；2. 慢性胆囊炎伴胆囊泥沙样结石。

【问题10】　重症急性胰腺炎的病程如何分期？

全病程大体可以分为三期，但不是所有患者都有三期病程，有的只有第一期，有的有两期，有的有三期。

1. （早期）急性反应期　自发病至 2 周，可有休克、呼吸功能障碍、肾功能障碍和脑病等并发症。

2. 后期　常见于中重症急性胰腺炎和重症急性胰腺炎，发病 2 周后，可发生全身细菌感染、深部真菌感染，胰腺坏死感染为其主要临床表现。病程可长达数周甚至数月。随病情发展，患者还可出现全身营养不良，存在后腹膜或腹腔内残腔，常常引流不畅，窦道经久不愈，伴有消化道瘘。

【问题11】　该患者的治疗方案是什么？

由于急性胰腺炎的病因复杂，病情严重程度、病程差别很大，单一模式的治疗方案不能解决所有的急性胰腺炎病例。总的治疗原则为，在非手术治疗的基础上，根据不同的病因、不同的病程分期选择有针对性的治疗方案。

从病因上分析，该患者属于急性胆源性胰腺炎。目前并不存在胆道梗阻的迹象，先予以非手术治疗，待胰腺炎病情稳定后，再行腹腔镜胆囊切除术。

知识点

针对不同病因的治疗方案

1. 急性胆源性胰腺炎　关键是明确是否有胆道梗阻。如果胆管有梗阻，就要解决胆道梗阻。可选择十二指肠镜下行 Oddi 括约肌切开取石及鼻胆管引流；内镜治疗失败者，可开腹手术行胆囊切除、胆总管切开引流、胆道镜探查及取石，胰腺受累明显者可加作小网膜囊胰腺区引流。如果胆管无梗阻，先行非手术治疗，待胰腺炎病情稳定后，行腹腔镜胆囊切除术。

2. 高血脂性急性胰腺炎　多数患者甘油三酯>11.3mmol/L，需在短时间内降至 5.65mmol/L 以下。这类患者必须限用脂肪乳剂，避免应用可能升高血脂的药物。可以采用小剂量低分子肝素和胰岛素，增加脂蛋白酶的活性，加速乳糜微粒的降解；快速降脂技术有血脂吸附和血浆置换。

3. 酒精性急性胰腺炎　强调减少胰液分泌、胃酸分泌，改善十二指肠酸化状态。

4. 高钙血症性急性胰腺炎　大多与甲状旁腺腺瘤继发甲状旁腺功能亢进有关，需降钙治疗，避免使用钙剂，相应的甲状旁腺切除手术。

5. 其他病因　对于其他能发现的病因，要及时针对病因治疗方案。对于病因不明者，在按照病程分期选择相应治疗方案时，仔细观察有无隐匿病因出现。

【问题12】　急性胰腺炎的非手术治疗方案包括哪些措施？

非手术治疗是急性胰腺炎治疗的基础。非手术治疗原则：减少胰腺分泌，防止感染，防止病情进展。轻症急性胰腺炎经非手术治疗可基本治愈。

1. 液体复苏、维持水电解质平衡和加强监护　由于胰周和腹膜后大量渗出，造成有效血容量减少和血液浓缩，早期需进行扩容治疗。动态监测 HT、CVP 或 PWCP 并作为指导，进行液体复苏，注意晶体和胶体比例，减少组织间隙液体潴留。注意纠正电解质紊乱，注意观察尿量、腹内压的变化，注意维护机体氧供和内脏功能检测。

2. 禁食、胃肠减压　防止食物刺激胃十二指肠，减少胃酸、促胰液素的分泌，减少胰腺分泌胰酶，减轻各种胰酶对胰腺的损害。也可以改善患者的恶心、呕吐、腹胀等症状。

3. 抑酸治疗和抑制胰液分泌　使用质子泵抑制剂或 H$_2$ 受体阻滞剂抑制胃酸的分泌，从而间接抑制胰液的分泌。使用生长抑素直接抑制胰酶的分泌，包括人工合成的生长抑素八肽和生物提取物生长抑素十四肽。

4. 镇痛　诊断明确后可酌情使用镇痛药物，减轻患者痛苦。山莨菪碱（654-2）有助解除 Oddi 括约肌的痉挛，但会引起心率增快，需谨慎使用。

5. 营养支持治疗　无论是轻症还是重症急性胰腺炎，起病后都需要较长时间的禁食，营养支持治疗尤为重要。起病早期，以全肠外营养（TPN）治疗为主。一旦肠道功能恢复，应尽早予以肠内营养，一般使用鼻空肠营养管进行肠内营养（图18-2）。

6. 预防和治疗感染　主要针对肠道革兰氏阴性菌移位，需选用能够透过血胰屏障的抗生素，如喹诺酮类、头孢他啶、头霉素、碳青霉烯类等。

7. 中药　芒硝装袋后上腹部外敷，500g，每天 2 次，可以促进腹腔液体吸收，减轻腹胀和水肿。生大黄15g，每天 2 次，胃管内注入或直肠内灌注，可以促进肠道功能恢复和毒素排出。

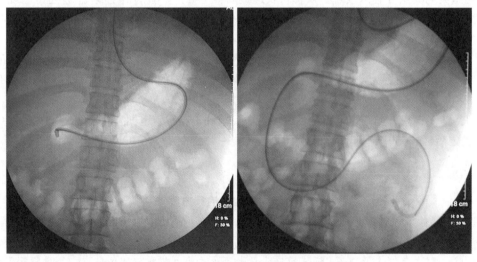

图 18-2　X 线引导下放置鼻空肠营养管远端至空肠上段

知识点

重症急性胰腺炎的营养支持治疗

营养支持治疗是重症急性胰腺炎综合治疗中非常重要的一个环节，需要个体化、阶段性实施。一般模式是全肠外营养、肠内营养＋肠外营养和全肠内营养，直至完全恢复经口饮食。

营养支持的开始时机：当内环境紊乱纠正后，就可以开始营养支持治疗。

肠道功能恢复前，先选用全肠外营养。发病早期，由于腹腔内腹膜后大量炎性介质渗出，患者往往存在肠麻痹、腹胀，肠道功能未恢复，应选用肠外营养。但长期使用全肠外营养，会导致胆道系统胆汁淤积与肝脏损害、肠道细菌移位导致感染等问题。

一旦肠功能恢复，应尽早实施肠内营养，实现肠内外营养联合使用。肠内营养一般采用鼻空肠营养管输注法，可以通过 X 线引导或胃镜引导等，将营养管末端放置到距屈氏韧带 20cm 以上的近段空肠后开始肠内营养。根据肠道功能状况,选用合适的配方,注意控制浓度、速度和温度,并逐步加量。肠内营养符合正常生理,真正实现从门脉系统供给营养底物,可以防止肠道黏膜萎缩和肠道细菌移位。同时对保护作用和对肝功能恢复作用较大。

发病后期,积极实施肠内营养,直至完全恢复经口饮食。

假设治疗过程(一)

患者入院后予以液体复苏、禁食、抑酸、抑制胰液分泌、抗感染、芒硝腹部外敷、肠外营养支持等治疗后,腹痛腹胀缓解,入院第4天,X线引导下予以置入鼻空肠营养管,并逐步开始肠内营养至全肠内营养。

现为入院第14天,患者无腹痛、发热等不适,肠内营养耐受良好,体格检查全腹无压痛、未触及包块。复查血常规、电解质、血尿淀粉酶均已经正常。

【问题1】 该患者急性胰腺炎是否已经治愈了?

该患者目前无症状,体格检查无异常,血尿淀粉酶正常,仍不能确定其急性胰腺炎是否已经治愈。还需要行上腹部CT检查,与入院时CT进行对比,了解胰腺及胰周渗出的吸收情况、有无形成胰腺假性囊肿、有无合并感染等。

【问题2】 该患者何时能出院?

该患者无症状,血尿淀粉酶正常,复查CT提示胰腺胰周炎症基本基本吸收,无局部并发症存在(图18-3),表明急性胰腺炎基本治愈。可开始尝试经口进食流质,并监测血尿淀粉酶有无升高,如无异常,可逐步过渡至半流质饮食。

由于该患者伴有慢性胆囊炎和胆囊泥沙样结石,容易引起急性胰腺炎反复发作,因此出院前应建议其行腹腔镜胆囊切除术。

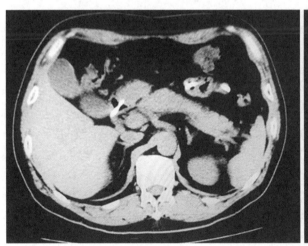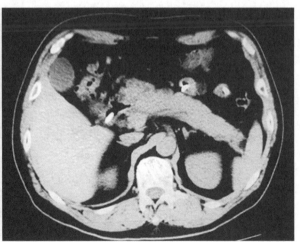

图 18-3 治疗后上腹部 CT 影像显示胰腺大致正常

假设治疗过程(二)

入院后予以心电监护、吸氧、液体复苏、禁食、抑酸、抑制胰液分泌、抗感染、芒硝腹部外敷等治疗,患者腹痛、腹胀略有缓解,现为入院后10h,患者诉气促,有呼吸窘迫感,心电监护显示心率125次/min,呼吸30次/min,血压116/76mmHg,SpO_2 90%,体格检查发现双肺呼吸音低,未闻及明显干湿啰音,心律齐,无杂音,腹稍膨隆,腹肌稍紧张,中上腹及左上腹压痛,无反跳痛。予以加大吸氧流量,SpO_2 未上升。

【问题1】 患者出现目前这种情况最可能的原因是什么？如何证实？

患者入院后先予以非手术治疗，腹部症状稍有缓解。现患者主诉为气促，有呼吸窘迫感，心电监护显示心率、呼吸明显增快，血氧饱和度下降，体格检查发现双肺呼吸音低，予以加大吸氧流量但 SpO_2 未上升，而腹部体征较入院时相仿，因此目前应重点检查心肺功能。

中重症急性胰腺炎和重症急性胰腺炎早期，由于存在全身炎症反应综合征（SIRS），毛细血管渗透性增加，常累及肺部，导致弥漫性的肺泡损伤，并引起急性肺损伤（ALI）和急性呼吸窘迫综合征（ARDS）。

因此，根据目前该患者的表现，应首先考虑 ARDS 的可能性。需要行血气分析来证实，并同时摄床旁胸部 X 线以排除肺部感染、肺不张等情况。

检查结果

血气分析（吸氧 5L/min）结果为：pH 7.35，动脉血氧分压（PaO_2）68mmHg，动脉血二氧化碳分压（$PaCO_2$）36mmHg。床旁胸部 X 线片未见异常。

通过血气分析结果计算氧合指数，根据吸入氧浓度 FiO_2（%）=21+ 氧流量（L/min）×4，计算出目前 FiO_2=41%，所以氧合指数 PaO_2/FiO_2=68/0.41=165.9，氧合指数 <200mmHg，可诊断为 ARDS。

【问题2】 目前应该如何治疗？

根据患者的症状、体征、血气分析和胸部 X 线片结果，应诊断为急性呼吸窘迫综合征（ARDS）的初期。

目前治疗上需要：①继续治疗原发病重症急性胰腺炎；②注意维持循环，适当给予胶体液，再酌情使用利尿剂，以减轻肺水肿；③应用糖皮质激素，如甲基泼尼松龙等，可减轻炎症和肺水肿；④呼吸治疗，目前初期可用戴面罩的持续气道正压通气，使肺泡复张，增加换气面积，如果病情继续进展，需插入气管插管，行呼气终末正压通气（PEEP）。

知识点

急性呼吸窘迫综合征（ARDS）指的是在创伤、感染、炎症等危重病时并发性呼吸衰竭，以严重低氧血症、弥漫性肺部浸润及肺顺应性下降为特征。重症急性胰腺炎是引起 ARDS 的常见原因之一。

ARDS 在病理上表现为累及血管内皮和肺泡上皮的弥漫性肺泡损伤。病理生理上的特点是通气 - 灌流比例不正常、非心源性肺水肿、功能性残气量减少、顽固性低血压及肺顺应性降低。

ARDS 的初期表现为呼吸加快，有呼吸窘迫感，一般吸氧法不能得到缓解，肺部听诊无啰音，胸部 X 线片无异常。进展期表现为明显的呼吸困难和发绀，呼吸道分泌物增多，可能出现意识障碍；听诊肺部有啰音，胸部 X 线片有广泛性点片状阴影，需气管插管予以机械通气支持才能缓解缺氧症状。末期表现为陷入深昏迷、心律失常乃至死亡。

通过血气分析计算氧合指数 PaO_2/FiO_2，氧合指数 <200mmHg 是 ARDS 诊断的标准之一。

ARDS 的治疗包括早期发现和有效处理原发病、维持循环、药物治疗和呼吸治疗等。呼吸治疗：初期可用戴面罩的持续气道正压通气，进展期需插入气管插管，行呼气终末正压通气（PEEP）或间歇性强制通气（IMV）。

假设治疗过程（三）

患者入院后予以液体复苏、禁食、抑酸、抑制胰液分泌、抗感染、芒硝腹部外敷、肠外营养支持等治疗后，腹痛腹胀缓解，入院第 4 天，X 线引导下予以置入鼻空肠营养管，并逐步开始肠内营养至全肠内营养。

现为入院第 20 天，患者出现发热，体温持续高于 38.5℃，腹痛腹胀加剧，体格检查上腹部腹肌紧张、压痛明显。查血常规 WBC $19×10^9$/L。

【问题1】 患者出现目前这种情况，应当怀疑什么诊断？需要做什么检查？

该患者入院时 CT 即证实伴有胰腺坏死，目前出现发热、腹痛、白细胞升高等情况，应高度怀疑胰腺感染。需急诊行腹部 CT 扫描（图 18-4）。

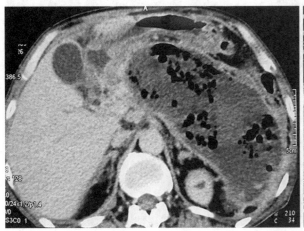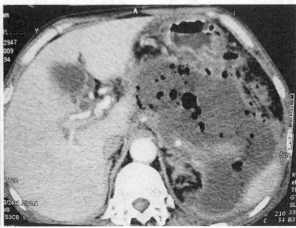

图 18-4　上腹 CT 提示胰腺、胰周出现"气泡征"

知识点

胰腺感染的诊断

在非手术治疗过程中，若患者出现精神萎靡、腹痛、腹胀加剧，体温升高，WBC 明显升高和腹膜刺激征范围≥2 个象限者，应怀疑胰腺感染的存在。需行腹部 CT 扫描协助诊断。

如果 CT 显示胰腺出现"气泡征"，则可以判为胰腺坏死伴感染。如果判断有困难，可在 CT 引导下细针穿刺（FNA），若细针穿刺抽吸物涂片找到细菌者，则可判断为胰腺坏死伴感染。

注意和肺部感染进行鉴别：重症急性胰腺炎常因机体免疫力低下、横膈抬高影响呼吸、反应性胸腔积液等原因继发肺部感染，也可出现反复发热，注意肺部听诊、痰细菌真菌培养、肺部 X 线或 CT 检查以排除。肺部感染也常与胰腺感染同时存在，需引起重视。

【问题2】 下一步该如何处理？

根据 CT 所示，胰腺、胰周"气泡征"明确，因此胰腺坏死伴感染诊断明确，单独抗感染治疗无法治愈，应立即行手术治疗。可选择开放手术或腹腔镜手术。

手术方式为胰腺坏死感染病灶清除引流术，这是重症急性胰腺炎最常用的手术方式。该手术主要是清除胰腺坏死病灶、胰外侵犯的坏死组织及含有毒素的积液，去除坏死感染和炎性毒素产生的基础，并对坏死感染清除区域放置灌洗引流管，保持术后有效、持续地灌洗引流。

坏死组织清除引流术后，患者的全身炎症反应症状会迅速改善。部分患者病情好转一段时间后再次出现全身炎症反应综合征，需再次行 CT 检查，了解有无新发感染坏死病灶，如有发现，需再次行清创引流术。

假设治疗过程（四）

患者入院后予以液体复苏、禁食、抑酸、抑制胰液分泌、抗感染、芒硝腹部外敷、肠外营养支持等治疗后，腹痛腹胀缓解，入院第 4 天，X 线引导下予以置入鼻空肠营养管，并逐步开始肠内营养至全肠内营养。

现为入院第 30 天，患者自觉左中腹隆起，无发热、腹痛等不适。体格检查腹肌软，左中腹稍膨隆，可触及一包块，无压痛。行 CT 检查（图 18-5）。

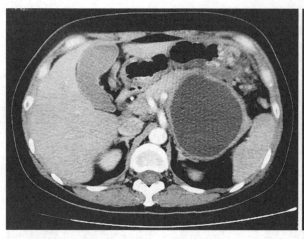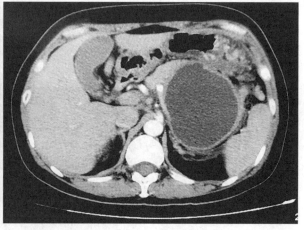

图 18-5 上腹部 CT 显示胰体尾囊性包块

【问题 1】 患者出现目前这种情况,考虑什么诊断?

该患者在重症急性胰腺炎发病后发现腹部肿块,CT 提示胰腺囊性液性包块,考虑急性胰腺假性囊肿。

急性胰腺假性囊肿是急性胰腺炎的局部并发症之一,指急性胰腺炎后形成的由纤维组织或肉芽囊壁包裹的胰液积聚。急性胰腺炎患者的假性囊肿少数可通过触诊发现,多数通过影像学检查确定诊断。常呈圆形或椭圆形,囊壁清晰。

【问题 2】 下一步该如何处理?

如果囊肿长径 < 6cm,无症状,不作处理,继续肠内营养,随访观察;继发感染则需要引流。可先经皮穿刺引流,如果穿刺引流不畅,则改行手术引流。

如果囊肿 >6cm,继续肠内营养并定期复查,部分假性囊肿吸收病程可达数月至 1 年。只有引起胃肠道梗阻或胆道梗阻,或继发感染时才考虑手术。术前可行 ERCP 检查,明确假性囊肿与主胰管的关系。

急性胰腺假性囊肿手术时,可以根据患者病程、术中情况决定是否作内引流,如果囊肿壁成熟、囊内无感染、无坏死组织,则可行内引流术,否则作外引流。手术方式可选择开放手术或腹腔镜手术。

第二节 慢性胰腺炎

概述

慢性胰腺炎是(chronic pancreatitis)指各种原因引起的胰腺实质慢性持续性炎性损害,可导致胰腺实质纤维化、胰管扩张、胰管结石或钙化等不可逆性形态改变,并可引起顽固性疼痛和永久性内、外分泌功能损失。长期酗酒是引起慢性胰腺炎的最常见原因。腹痛、消瘦、胰腺内外分泌功能不全是慢性胰腺炎的主要临床表现。治疗原则是控制症状、促进胰液引流通畅、保护胰腺功能、预防治疗并发症。

关键点

1. 慢性胰腺炎的定义。

2. 慢性胰腺炎的常见病因。

3. 慢性胰腺炎的常见症状和体征。

4. 慢性胰腺炎的诊断和鉴别诊断。

5. 慢性胰腺炎的手术治疗方法。

门诊病历摘要

男性,55 岁,"反复上腹闷痛 8 年,加重 6d"求诊我院,患者 8 年前开始无明显诱因出现上腹隐痛,劳累后加剧,休息可缓解,自行服用胃药和止痛药(欠详),症状缓解明显,未予重视。近一年来消瘦明显,体重下降约5kg。时有排不消化食物和油性粪便。小便正常。6d前进油腻食物后上腹闷痛加重,向左侧腰背部放射。休息难缓解,患者无手术、外伤史,父母健在。

体格检查:T 36.9　P 90次/min,R 18次/min,BP 130/80mmHg。神志清楚,神情倦怠,皮肤巩膜无黄染,中上腹轻压痛,无反跳痛,墨菲征阴性,腹部未触及肿物,肠鸣音正常。

【问题1】　通过上述问诊及体检,该患者可能的诊断是什么?

思路1:反复上腹部闷痛,原因很多,首先形成初步诊断。依解剖部位,可能原因有胃炎、十二指肠溃疡、肝胆疾病、胰腺疾病等。从疼痛性质看,不是急性腹痛;该患者上腹部具有慢性疼痛表现,向腰背部放射,无阵发性加剧,已影响休息睡眠。患者还有消瘦同时排不消化食物便、脂肪泻表现。这些表现常常是胰腺外分泌功能不足所引起。因此,该患者胰腺慢性疾病可能性大,慢性胰腺炎初步诊断可以确定。

思路2:引起慢性胰腺炎的原因很多,最常见的是胆道疾病和慢性酒精中毒,一部分患者是急性胰腺炎坏死感染后引起胰管狭窄,少见原因为甲旁亢、先天性胰腺分离畸形等。

> 知识点
>
> 慢性胰腺炎是由多种原因引起的胰腺实质节段性、弥漫性或渐进性炎症与纤维化病变,常伴有胰管狭窄及扩张、胰管结石或胰腺钙化。临床表现为反复发作上腹疼痛,伴程度不同胰腺内外分泌功能减退,分类常表现为3种类型:①慢性阻塞性胰腺炎;②慢性钙化性胰腺炎;③慢性炎症性胰腺炎。
>
> 慢性胰腺炎临床典型表现为腹痛,持续性上腹隐痛,位于上腹剑突下或稍左,向腰背部放射。病情加重后疼痛间隙期缩短,影响患者休息睡眠,胰腺内外分泌功能减退导致腹胀、不耐油腻食物和脂肪泻、糖尿病,患者因而消瘦明显。若胰头纤维增生压迫胆总管下段,则患者会出现黄疸。

【问题2】　为了明确诊断,目前应选择哪些重要检查?

实验室检查、CT检查、MRI检查是诊断胰腺炎症最重要的方法。慢性胰腺炎在急性发作期血、尿淀粉酶可以升高,显微镜下粪便查到脂肪球,可进一步证实患者脂肪泻。

> 知识点
>
> 腹部B超和腹部平片可以发现胰腺钙化点。B超还可发现胰腺萎缩,不规则扩张胰管。但由于胰腺属腹膜后器官,易受气体干扰影响检查的判断。CT平扫和增强是首选的影像学检查手段,能显示胰腺形态改变,有无钙化点,胰管有无结石、扩张或狭窄(图18-6,图18-7)。MRCP可更清楚显示囊肿和胰管走向形态结构。ERCP检查可进一步证实胰管形态改变,胰管走向形态不规则,或呈串珠样改变。

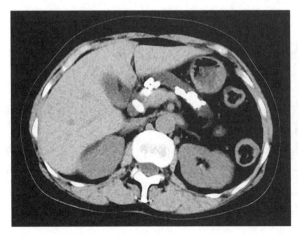 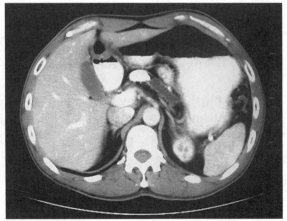

图18-6　CT显示胰头、胰尾结石　　　　　　　图18-7　CT显示胰颈结石胰管扩张

入院后检查结果

该患者入院检查主要阳性结果：血淀粉酶轻度升高，血淀粉酶180U/L、尿淀粉酶1 370U/L。空腹血糖7.59mmol/L，大便常规找到脂肪球。CT报告：胰腺头体尾部可见钙化点，胰管扩张。胰管内有结石，胰腺轻度肿大。

【问题3】 依目前检查结果，患者可作出什么诊断？

诊断：慢性胰腺炎，胰管结石伴胰腺钙化；2型糖尿病。

> **知识点**
>
> 慢性胰腺炎鉴别诊断：慢性胰腺炎间歇期需与胃或十二指肠溃疡、慢性结肠炎、胆道疾病、免疫性胰腺炎进行鉴别，特别是与胰腺癌鉴别。注意有些患者慢性胰腺炎同时伴发胰腺癌，应减少术前漏诊。术前血CA19-9明显升高，CT或MR提示胰腺密度不均，有低密度灶，增强后可能轻度强化，则有胰腺癌存在可能（图18-8，图18-9）。慢性胰腺炎，特别是肿块型胰腺炎与胰腺癌鉴别困难，有时磁共振和CT检查很难鉴别，PET-CT检查可发现局部代谢明显升高有助于胰腺癌的诊断。常需获取病理检查才能鉴别。可选择超声内镜或CT导引下穿刺活检，甚至手术中获取病理才能明确。

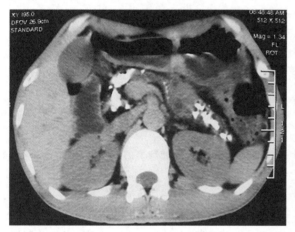 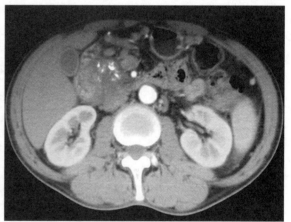

图18-8 慢性胰腺炎伴胰腺结石、胰体尾癌。CT显示胰腺头颈和胰尾钙化结石，胰体尾低密度

图18-9 胰头结石钙化伴胰头癌，CT显示为胰头钙化结石、胰头低密度

【问题4】 该患者应采取什么治疗方案？

> **知识点**
>
> 慢性胰腺炎病理变化是进行性不可逆大量纤维组织增生，累及胰腺内外分泌腺。药物和手术治疗关键是减轻疼痛，改善消化功能，促进胰液引流通畅，防止胰腺内外分泌功能进一步减退。

1. **非手术治疗** ①戒酒；②控制饮食；③补充消化酶；④控制血糖；⑤缓解疼痛，可使用长效抗胆碱药，酌情有计划给予止痛药；⑥营养支持，特别是本患者消瘦，有营养不良表现。

2. **手术治疗** 该患者适宜采用经短时期准备，进行手术治疗。患者胰颈体胰管内有多发结石存在，胰管扩张明显，适宜采用胰管全程纵行切开，取出胰石（图18-10，图18-11）。空肠胰管侧侧全口Roux-en-Y吻合。

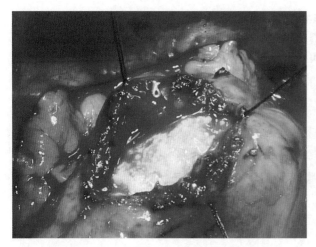

图 18-10　手术中打开胰管见胰腺结石

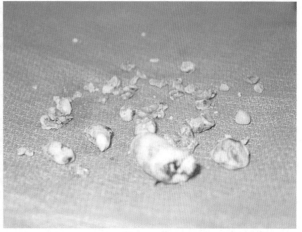

图 18-11　手术中取出的胰腺结石

知识点

慢性胰腺炎手术治疗，是解除或改善慢性胰腺炎所造成的后果，胰腺通畅引流和缓解疼痛是主要目的。胰液通畅引流手术方法常依病变部位来决定手术方式：

1. 胆道结石伴胆总管下段狭窄者，宜施行胆总管切开取石，胆总管空肠 Roux-en-Y 吻合。

2. 胰管多处狭窄伴阶段性胰管扩张者，宜将扩大胰管全程纵行切开取出胰石，胰管空肠侧侧全口 Roux-en-Y 吻合。

3. 胰腺体尾部纤维化者，或伴有癌变者，可行远端胰腺切除。

4. 胰头多发结石、胰头肿大纤维化伴梗阻性黄疸，或伴有癌变者、可行胰十二指肠切除术。

5. 全胰腺广泛炎症和多发分支胰管结石者，伴有严重疼痛，通过局部切除或胰管切开等方式不能达到治疗目的者，可考虑全胰切除。

第三节　胰腺假性囊肿

概述

胰腺假性囊肿（pancreatic pseudocyst）多因胰腺外伤或胰腺急性、慢性炎症所致胰液外溢致周围组织纤维增生而成，因囊壁无上皮细胞覆衬，故称为假性囊肿。胰腺假性囊肿体积较大时可能引起压迫和上腹痛等症状。需根据假性囊肿的大小、囊壁成熟情况、有无并发症来决定采用非手术治疗或者手术引流。

关键点

1. 胰腺假性囊肿的定义和病理特点。

2. 胰腺假性囊肿的诊断和鉴别诊断。

3. 胰腺假性囊肿的处理原则。

门诊病历摘要

患者，男，20岁，以"上腹撞击伤治疗后2周"为主诉自外院转入。患者2周前因车祸致上腹部受撞击，出现上腹痛急诊于当地医院治疗，当时 CT 检查发现"胰腺损伤"，经治疗后目前腹痛已缓解，但近 3d 以来开始出现上腹胀不适，故转诊我院。

体格检查：T 36.5℃，P 82 次/min，R 16 次/min，BP 118/76mmHg，神志清楚，锁骨上淋巴结无肿大，皮肤巩膜无黄染。腹肌软，中上腹轻压痛，可触及一个圆形包块，表面光滑，质地中等。肠鸣音 3 次/min，无亢进。

【问题1】 通过上述病史及体检,该患者可疑的诊断是什么?

思路:患者2周前上腹部外伤病史,当地医院检查发现"胰腺损伤",治疗后腹痛缓解。目前出现上腹胀不适,体格检查发现上腹肿块,触诊肿块提示为囊性病变可能性大,因此考虑为胰腺外伤后出现的胰腺假性囊肿。

> **知识点**
>
> 胰腺假性囊肿多因胰腺急性、慢性炎症或胰腺外伤所致胰液外溢致周围组织纤维增生而成,囊壁无上皮细胞覆衬,故称为假性囊肿。假性囊肿形成一般在2周以上,囊壁成熟需要4~6周。胰腺假性囊肿的部分后壁与胰腺相连,囊壁的其他部分由胰腺周围脏器,如胃、横结肠以及其相关韧带和系膜组成。部分囊肿与胰管相通,囊液含蛋白质、坏死组织、炎性细胞和纤维素等,淀粉酶含量很高。

【问题2】 进一步明确诊断,还需要什么检查?

思路:选择有助于胰腺外伤和胰腺炎诊断的实验室检查和影像学检查。

1. 血、尿淀粉酶 胰腺假性囊肿,特别是继发于急性胰腺炎或胰腺外伤的假性囊肿,血清淀粉酶及尿淀粉酶测定大多有不同程度的升高。

2. 影像学检查 影像学检查可以明确囊肿的存在及其位置、大小等。常用的影像学检查包括:

(1)超声检查:多表现为包膜完整的无回声区,可以证实肿块的囊性性质及其与胰腺的毗邻关系,但难以判断其是否来自胰腺。

(2)CT检查:可以显示囊肿与周围的解剖关系,也可以从囊肿的形态、囊壁厚薄、囊腔内有无赘生物等鉴别假性囊肿和囊性肿瘤。MRI检查价值类似CT。

(3)MRCP和内镜逆行胰胆管造影检查(ERCP):可以显示主胰管有无扩张,有无受压或狭窄,以及囊肿是否与主胰管相通。一般先选择无创的MRCP检查。

检查结果

血清淀粉酶398U/L(正常值<125U/L),尿淀粉酶1 602U/L(正常值<1 000U/L)。上腹部CT平扫+增强:胰腺颈部见断裂伤,断裂处可见巨大囊状低密度灶,囊壁规则,内密度均匀(图18-12)。

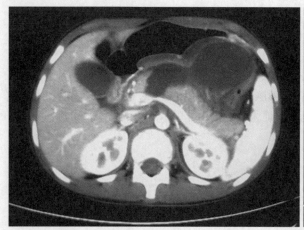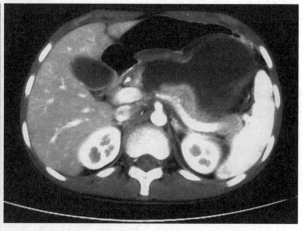

图18-12 CT扫描发现胰腺颈部断裂伤伴胰腺囊肿形成

【问题3】 结合检查结果,诊断是什么?

胰腺外伤后出现上腹囊性包块,血、尿淀粉酶均有升高,CT或MRI显示胰腺损伤伴有胰腺巨大囊肿,包膜完整,囊壁规则,囊液均匀,囊腔无赘生物,可诊断胰腺假性囊肿。

【问题4】 需要同哪些疾病进行鉴别诊断?

胰腺假性囊肿主要与胰腺潴留性囊肿、胰腺囊性肿瘤进行鉴别。

1. 胰腺潴留性囊肿 属于胰腺真性囊肿的一种,由于胰管狭窄或阻塞引起胰液潴留而成,较为少见,且一般较小，多为单发，常位于胰腺实质内，其囊壁完整且有单层立方或扁平上皮覆衬，囊内为富含胰酶的清亮液体。

2. 胰腺囊性肿瘤　主要包括浆液性囊性肿瘤、黏液性囊性肿瘤、导管内乳头状黏液性肿瘤（IPMNs）、实性假乳头状肿瘤等。

胰腺浆液性囊性肿瘤多见于胰头颈部，典型 CT 表现为多个直径 <2cm 的囊构成边界清楚的蜂窝状结构，伴中央有星状瘢痕、中央型钙化（图 18-13）。

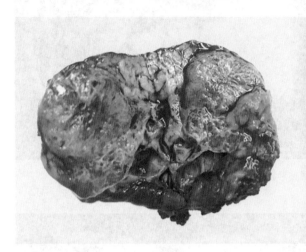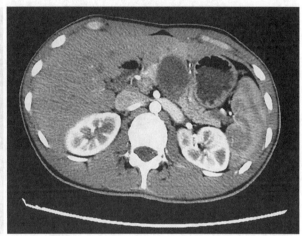

图 18-13　胰腺浆液性囊性肿瘤

胰腺黏液性囊性肿瘤多见于胰腺体尾部，为巨囊或常为单房，囊腔多 >2cm，CT 或 MRI 特征为单房或多房性低密度肿瘤，内有纤维分隔，囊壁较厚，可有结节，偶见钙化影。如囊壁不规则，分隔厚而不均匀，有乳头状突起，强化明显，钙化明显甚至囊壁呈蛋壳样钙化者，或者浸润周围者，提示恶性可能（图 18-14）。

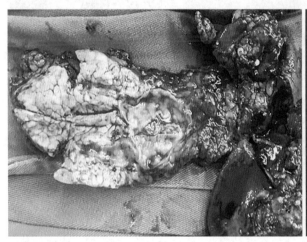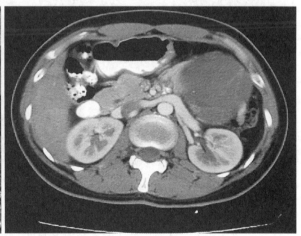

图 18-14　胰腺黏液性囊性肿瘤

胰腺导管内乳头状黏液性肿瘤（IPMN）的基本病理特征是胰管内出现分泌黏液的异常上皮，导致胰管内大量黏液潴留、胰液淤积和胰管扩张，导管内有乳头生长。分为主胰管型、分支胰管型和混合型。主胰管型的 CT 表现为主胰管节段性和弥漫性扩张，并可见扩张的胰管内充满低密度黏液或多发乳头状结节，CT 表现较典型，容易鉴别。分支胰管型的 CT 表现为分叶状囊性肿物，包膜薄，境界清，与胰管相通（图 18-15）。

胰腺实性假乳头状瘤属于交界性或低度恶性肿瘤，好发于中青年女性，以膨胀性生长为主，为实性或囊实性，伴有出血钙化，肿瘤肉眼观察切面实性灰红色、鱼肉状外观，多有纤维包膜。CT 或 MRI 表现取决于肿瘤实性结构和囊性结构比例和分布。在囊性为主和囊实比例相仿的病变中，CT 往往表现为伴有附壁结节的囊性肿瘤或囊实性相间分布；在实性为主的病变中，CT 表现为囊性部分位于包膜下或散在分布于实质病变中（图 18-16）。

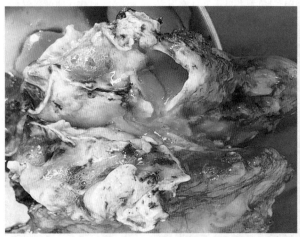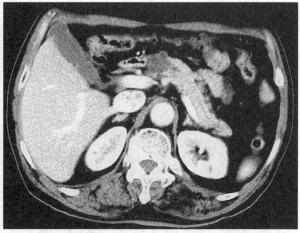

图 18-15　胰腺导管内乳头状黏液性肿瘤（分支胰管型）

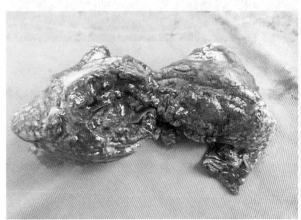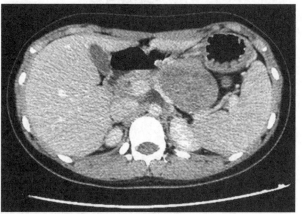

图 18-16　胰腺实性假乳头状瘤

【问题 5】　胰腺假性囊肿有哪些并发症？

胰腺假性囊肿的并发症包括囊内出血、囊肿破裂、囊内感染和囊肿对周围的压迫。该患者胰腺假性囊肿已经对胃产生压迫，导致其出现上腹部胀痛不适，并在进食后加剧。

知识点

胰腺假性囊肿的并发症

1. 囊内出血　胰周一些血管常构成囊壁的一部分如胃左动静脉、脾动静脉等，血管壁被激活的胰酶和感染侵袭，可突然发生破裂出血。患者可突然出现剧烈的持续性腹痛，腹部包块急剧增大，且有刺激征，常表现内出血症状，很快进入休克状态。

2. 囊肿破裂　囊肿破裂后腹部包块突然消失，囊液如进入腹腔可发生全腹持续性剧痛而引起急性弥漫性腹膜炎，个别囊肿可破向胃十二指肠、胸腔，形成胰内瘘。

3. 囊内感染　囊肿并发感染时通常出现腹痛发热、白细胞计数增高等征象。急性胰腺假性囊肿继发感染应与重症急性胰腺炎坏死合并感染鉴别。

4. 囊肿对周围的压迫　巨大囊肿压迫胃及十二指肠或结肠，可发生胃肠道梗阻，压迫胆总管可出现阻塞性黄疸，压迫静脉或形成静脉血栓。

压迫脾静脉或脾静脉血栓可引起胰源性门静脉高压。

【问题6】 该患者下一步该如何治疗?

> 知识点
>
> ### 胰腺假性囊肿的处理原则
>
> 囊肿 < 6cm,无症状,不作处理,随访观察。大部分囊肿可吸收。
>
> 囊肿 > 6cm,先观察,经过 3 个月仍不吸收者,进一步评估,若无压迫梗阻症状,患者一般情况好,可继续观察。如果因症状出现或体积短期增大较快,不能观察到 3 个月的患者,可行手术。囊肿引起胃肠梗阻、胆道梗阻常行手术。可以根据术中情况决定是否作内引流,如果囊肿壁成熟,囊内无感染、无坏死组织,则可行内引流术,否则作外引流。
>
> 假性囊肿转归常取决于囊肿与主胰管是否相通,与主胰管相通者,囊肿常无法吸收。往往需手术。
>
> 假性囊肿继发感染必须手术引流。可先经皮穿刺引流,如果穿刺引流不畅,则改行手术引流。

该患者囊肿直径超过 6cm,囊肿主胰管相通。但囊肿形成时间短,囊壁未成熟,暂不宜手术,可继续观察,目前不宜经口进食,应予以抑制胰液分泌,并置入鼻空肠营养管进行肠内营养,定期复查 CT,待囊肿形成 4~6 周囊壁成熟后行胰腺假性囊肿内引流术;如观察过程出现感染、出血或破裂等迹象,可以行胰腺假性囊肿外引流术。

第四节 胰 腺 癌

胰腺癌(pancreatic carcinoma)是常见的恶性肿瘤,居癌症死因的第 4 位,居消化道癌症死因的第 2 位,仅次于结直肠癌。胰腺癌好发于胰头,约 90% 是起源于腺管上皮的腺癌。其确切病因不十分明确。胰腺癌早期一般无临床症状,出现上腹部疼痛、饱胀不适,黄疸,食欲降低和消瘦时,病情多已进入中晚期。早期诊断是提高胰腺癌治愈率的关键。胰腺癌的治疗是以手术为主的综合治疗。标准术式是胰十二指肠切除术及胰体尾加脾切除术,手术要求达到无瘤原则、足够的切除范围、安全的切缘及淋巴结清扫,手术后 5 年生存率一般为 10%~15%。胰腺癌的其他治疗还包括放射治疗、化学治疗以及介入治疗等。应根据分期选择合适的治疗模式。

> 关键点
>
> 1. 可能引起胰腺癌的慢性疾病及致病因素。
> 2. 胰腺癌易感人群的筛查。
> 3. 胰腺癌的临床症状。
> 4. 胰腺癌的 TNM 分期。
> 5. 胰腺癌超声及 CT 影像特点。
> 6. 胰腺癌常见的手术方式。
> 7. 胰十二指肠切除术的原则。
> 8. 胰腺癌新辅助化疗。
> 9. 胰腺癌的术后随访工作。

首次门诊病例摘要

男性,53 岁。主诉因"上腹部胀痛不适 1 个月,皮肤黄染 2 周"就诊。患者 1 个月来感上腹部疼痛,为持续性胀痛,向肩背部及腰背部放射。无反酸、嗳气、呕吐等,无发热。曾服用"胃药"治疗,效果不佳。近 2 周出现皮肤黄染、瘙痒,伴尿色深黄,大便颜色逐渐变浅。发病以来,精神欠佳,食欲减退明显,体重下降约 3kg。既往史:7 年前外院诊断为"2 型糖尿病",治疗后血糖控制尚可。个人史:吸烟 30 余年,20 支 /d。无手术外伤史。

【问题1】 该患者可疑的诊断是什么?

根据患者的主诉、症状、既往史和个人史,应高度怀疑胰腺癌可能。

思路1:中年男性,慢性病程,进行性黄疸,无发热。属于胰腺癌的好发人群,应引起重视。

知识点

胰腺癌的流行病学

胰腺癌多发生于45～75岁的中老年,男女发病比例为1.5∶1。目前胰腺癌居常见癌症死因的第4位,居消化道癌症死因的第2位,5年生存率为5%～7%。

知识点

胰腺癌的临床表现

1. 上腹部疼痛 饱胀不适是常见的首发症状。因肿块压迫胰管,使胰管不同程度的梗阻、扩张、扭曲及压力增高,出现隐痛或上腹不适。早期症状不明显,易被忽视。当患者出现腰背部疼痛时多由于肿瘤侵犯腹膜后神经丛,为晚期表现。

2. 黄疸 胰头癌最主要的临床表现,由胰头癌压迫或浸润胆总管所致,呈进行性加重。多数患者出现黄疸时已属中晚期。伴皮肤瘙痒,久之可有出血倾向。小便深黄,大便陶土色。

3. 消化道症状、食欲降低和消瘦。

思路2:问诊时应特别注意既往史、个人史、家族史的收集。胰腺癌的病因尚不明确,可能与环境因素、饮食生活因素、肥胖、吸烟、糖尿病、遗传和基因因素相关。该患者有吸烟史、糖尿病史,均为胰腺癌的易感因素。

思路3:对于门诊就诊的患者,应当筛选出胰腺癌的高危人群。

胰腺癌诊断的早晚与治疗的效果密切相关。早期诊断是提高治愈率的关键。但由于胰腺癌早期无特异性症状,容易被患者和医务人员忽视,未能使用有效的检查手段进行诊断。因此对门诊就医的患者,应特别注意其是否具有易发因素,并进一步进行检查以确诊。

知识点

胰腺癌的筛查原则

40岁以上患者有下列任何表现之一的需高度怀疑胰腺癌的可能性,如果患者是嗜烟者则更应高度重视:

1. 不明原因的梗阻性黄疸。
2. 近期出现无法解释的体重下降>10%。
3. 近期出现不能解释的上腹或腰背部疼痛。
4. 近期出现不能解释的消化不良症状,内镜检查正常。
5. 突发糖尿病而又无诱发因素,如家族史、肥胖。
6. 突发无法解释的脂肪泻。
7. 自发性胰腺炎的发作。

【问题2】 为进一步明确是否是胰腺癌,需要进行哪些检查?

思路1:首先应重视外科专科体格检查。

重点检查黄疸及腹部情况,有无腹部压痛,有无腹部肿块。早期多无明显体征,晚期可出现右上腹肿大的胆囊,无压痛。如出现腹腔积液,可表现为移动性浊音阳性。应注意锁骨上淋巴结情况。

知识点

胰腺癌患者的体征

1. 胰腺癌患者病变初期缺乏特异性体征，出现体征时多为进展期或晚期。

2. 由于胆总管下段梗阻，多数患者可触及无痛性肿大胆囊，称为 Courvoisier 征。

3. 腹部肿块 胰腺癌患者触及腹部肿块多为晚期，极少能行根治性手术切除。癌细胞腹膜广泛播散时，可出现大量癌性腹腔积液。

思路2：为进一步明确诊断，还应做超声、CT、磁共振等辅助检查。

1. 超声 其特点是操作简便、无损伤、无放射性、可多轴面观察，并能较好地显示胰腺内部结构、胆道有无梗阻及梗阻部位、梗阻原因。局限性是视野小，受胃、肠道内气体、体型等影响，有时难以观察胰腺，特别是胰尾部。内镜超声（EUS）：优于普通超声，可发现小于 1cm 的肿瘤，对评估大血管受侵犯程度敏感性高，是目前对胰头癌 T 和 N（tumor and nodes）分期最敏感的检查手段之一，可作为评估肿瘤可切除性的可靠依据。

2. CT 是目前诊断胰腺癌应用最普遍的无创性影像检查方法，主要用于胰腺癌的诊断和分期。增强扫描能够较好地显示胰腺肿物的大小、部位、形态、内部结构及与血管的关系，评估手术可切除性。能够帮助判断有无肝转移及显示肿大淋巴结。

3. MRI 及磁共振胰胆管成像（MRCP） 随着对磁共振成像特点的深入认识，胰腺磁共振越来越多地应用于临床胰腺癌的诊断，尤其是对判断微小病灶及转移灶较 CT 有一定优势。另外，MRCP 对胆道有无梗阻及梗阻部位、梗阻原因具有明显优势，且与 ERCP、PTC 比较，安全性高，对于胰头癌，MRI 可作为 CT 扫描的有益补充。因 MRCP 能显示胰、胆管梗阻的部位和胰胆管扩张的程度，且具有无创伤、多维成像、定位准确的特点，目前已基本替代 ERCP 在胰腺癌诊断中的作用。

第二次门诊记录

超声检查结果：胆总管扩张，胆囊肿大及肝内胆管扩张。胰腺局限性肿大，胰头部可见大小为 2.8cm×2.5cm 低回声区，回声光点分布不均匀，边界不清晰。胰管扩张。下腔静脉受压变窄。

MRI 检查结果：肝内胆管梗阻性扩张，胆囊增大明显，张力增高。胰头钩突体积增大，形态饱满，可见 T_1 低信号、T_2 等信号肿块影，约 2.9cm×2.3cm 大小，与正常胰腺分界不清。增强扫描病灶呈轻度强化，与正常胰腺相比，呈相对较低信号，肿块边界欠清。MRCP 示肝内外胆管梗阻性扩张，扩张胆管突然中断，主胰管也扩张。

【问题3】 该患者胰腺癌病灶发生在胰腺的哪个部位？可能是哪种病理组织类型？

根据上述影像学检查结果，该患者胰腺癌病灶发生在胰腺头部，约90%是起源于腺管上皮的导管腺癌。

知识点

胰腺癌好发部位

胰腺癌多发于胰腺头部，其次为体尾部，全胰癌较少见；少数可为多中心癌。

【问题4】 该患者下一步应当如何处理？

患者胰腺癌诊断明确，应收入普通外科病房，进行进一步检查，以确定治疗方案。

入院后进一步检查情况

血常规检查：WBC $5.7×10^9$/L，Hb 98g/L。生化检查：TBIL 247.3μmol/L，DBIL 194.6μmol/L，ALB 32g/L，电解质正常。CEA 2.3ng/ml，CA19-9 1 259.6U/ml。凝血功能：PT 17.6s，FIB 1.4g/L。

胸部X线检查：双肺未见转移灶。

腹部增强CT：胰腺体积不规则增粗，胰头明显增大形成肿块，大小约为3cm×3cm，平扫呈稍低密度，病灶与周围正常胰腺组织分界欠清，增强扫描病灶呈轻度强化，胆总管扩张，于胰头段突然中断，肝内及肝门区胆管明显扩张，肝脏未见明显结节，腹膜后可见淋巴结肿大。

【问题5】 胰腺癌患者入院后的常规检查和术前检查应关注哪些项目？

胰腺癌患者入院后需进行系统检查，了解全身情况，并做好术前准备。血常规中应注意血红蛋白水平，有无贫血。特别是注意肝功能异常程度，应充分护肝治疗，纠正凝血功能异常。还应选择下列相关术前检查：

1. 胸部X线检查可以提示有无肺部转移。对术前分期有帮助。如怀疑有转移，可行胸部CT。

2. 肿瘤标志物的检测可用于诊断和术后随访。

3. 腹部增强CT可作为目前胰腺癌术前分期的首选方法。阅片时应关注胰腺癌病变范围，有无侵犯肠系膜上静脉、腹腔干及其分支、肠系膜上动脉及门静脉，以及局部淋巴结转移情况和有无肝脏、腹膜和盆腔的远处转移，对病变作出初步的分期。

【问题6】 胰腺癌如何进行临床分期？

知识点

胰腺癌的TNM分期（AJCC第八版）（表18-1）

表18-1 胰腺癌的TNM分期（AJCC第八版）

T—原发肿瘤		M—远处转移			
T_x	不能测到原发肿瘤	M_x	不能测到远处转移		
T_0	无原发肿瘤的证据	M_0	无远处转移		
T_{is}	原位癌	M_1	远处转移		
T_1	肿瘤局限于胰腺，最大径≤2cm*				
T_2	肿瘤局限于胰腺，最大径>2cm*	分期			
T_3	肿瘤扩展至胰腺外，未累及腹腔干动	0期	Tis	N_0	M_0
脉和肠系膜上动脉		ⅠA期	T_1	N_0	M_0
T_4	肿瘤侵犯腹腔干动脉和肠系膜上动脉	ⅠB期	T_2	N_0	M_0
N—区域淋巴结		ⅡA期	T_3	N_0	M_0
N_x	不能测到区域淋巴结	ⅡB期	$T_1T_2T_3$	N_1	M_0
N_0	无区域淋巴结转移	Ⅲ期	T_4	任何N	M_0
N_1	区域淋巴结转移		任何T	N_2	M_0
		Ⅳ期	任何T	任何N	M_1

注：* 经CT测量（最大径），或切除标本经病理学分析。

【问题7】 该患者应选择何种治疗方法？

胰腺癌的治疗主要包括手术治疗、放射治疗、化学治疗以及介入治疗等。综合治疗是任何分期胰腺癌治疗的基础，但对每一个病例需采取个体化处理的原则，根据不同患者身体状况、肿瘤部位、侵及范围、黄疸以及肝肾功能水平，有计划、合理地应用现有的诊疗手段，达到最大限度地根治、控制肿瘤，减少并发症和改善生活质量。本例首先采取手术治疗。拟行胰十二指肠切除术。

胰十二指肠切除术概况

1. 切口根据术者经验可选用右腹直肌切口，右侧旁正中切口，正中切口、屋顶状切口。

2. 探查开腹后首先确认有无腹腔积液和腹膜转移。触摸顺序应由远及近，依次触摸盆腔、腹壁、肝脏及腹主动脉旁有无转移。左手中、示指伸入Winslow孔内，拇指置于胆总管、十二指肠前壁以及胰头部，触摸胆总管下端、Vater 壶腹部及胰头部有无肿块，以及肿块大小、硬度、活动度。剪开十二指肠降部外侧后腹膜（Kocher 切口）及胰腺后疏松组织，向左侧掀起十二指肠和胰头部。触摸判断肿物位置、来源、大小、硬度、活动性。探查肿物与下腔静脉、腹主动脉之间有无癌细胞浸润和腹主动脉旁淋巴结有无转移。若有上述情况之一，应及时中止探查，改为姑息性手术。显露肠系膜上静脉和门静脉，从门静脉前壁与胰腺后面向肠系膜上静脉方向分离。分离后两手示指或两把钝头止血钳能无阻力相遇，即证明肿瘤与门静脉及肠系膜上静脉间无实质性粘连，对胰头癌诊断尤为重要。据此判定可以行胰十二指肠切除术。探查发现门静脉壁局部受侵犯，其虽然并非胰十二指肠切除术的禁忌证，但需要有切除门静脉和血管重建的技术与设备，否则宜行姑息性手术。

3. 脏器切除包括远端胃的 1/3～1/2、胆总管下段和胆囊、胰头切缘在肠系膜上静脉左侧、十二指肠全部、近段 15cm 的空肠；充分切除胰腺前方的筋膜和胰腺后方的软组织、钩突部与局部淋巴液回流区域的组织、区域内的神经丛、大血管周围的疏松结缔组织等。

4. 淋巴结清扫恶性病变应清扫第一站及第二站淋巴结。

5. 消化道重建的原则应符合生理功能，防止吻合口渗漏且不易发生上行感染。比较认同的消化道重建吻合顺序应是胰、胆、胃空肠吻合。

【问题 8】　如何判断肿瘤能否根治性切除？

胰腺癌根治性手术切除指征如下：

（1）全身状况良好。

（2）临床分期为 II 期以下的胰腺癌。

（3）无肝脏转移，无腹腔积液。

（4）术中探查癌肿局限于胰腺内，未侵犯门静脉和肠系膜上静脉等重要血管。

（5）无远处播散和转移。

【问题 9】　胰腺癌的手术方式如何选择？

可切除胰腺癌的手术方式。

（1）肿瘤位于胰头、胰颈部可行胰十二指肠切除术。

（2）肿瘤位于胰腺体尾部可行胰体尾加脾切除术。

（3）肿瘤较大，范围包括胰头、颈、体时可行全胰切除术。

胰腺癌的姑息性手术：对术前判断不可切除的胰腺癌患者，如同时伴有黄疸、消化道梗阻，全身条件允许的情况下可行姑息性手术、行胆肠、胃肠吻合。也可经内镜下放置内支架以解除黄疸。

【问题 10】　根治性胰腺癌切除应掌握哪些原则？

手术中应遵循以下原则：

（1）无瘤原则：包括肿瘤不接触原则、肿瘤整块切除原则及肿瘤供应血管的阻断等。

（2）足够的切除范围：胰十二指肠切除术的范围包括远端胃的 1/3～1/2、胆总管下段和 / 或胆囊、胰头切缘在肠系膜上静脉左侧、十二指肠全部、近段 15cm 的空肠；充分切除胰腺前方的筋膜和胰腺后方的软组织；钩突部与局部淋巴液回流区域的组织、区域内的神经丛；大血管周围的疏松结缔组织等。

（3）安全的切缘：胰头癌行胰十二指肠切除需注意 7 个切缘，包括肠系膜上动脉（腹膜后 / 钩突）切缘、后切缘门静脉沟切缘、胰颈（横断）切缘、胆管切缘、胃或十二指肠切缘、前表面，要求切缘阴性，为保证足够的切缘可于手术中对切缘行冰冻病理检查。

（4）淋巴结清扫：理想的组织学检查应包括至少 11～17 枚淋巴结。胰腺周围区域包括腹主动脉周围的淋巴结转移是术后复发的原因之一。

知识点

胰腺癌手术中的淋巴结清扫范围

胰十二指肠切除：5, 6, 8a, 12bl, 12b2, 12c, 13a～b, 14a～b, 17a～b。

胰体尾切除：10, 11, 18。

术后情况

患者术后恢复可,低热。胆肠吻合口引流液为淡红色血性液体,100~200ml,逐渐减少,术后第7天拔除该引流管。胰肠吻合口引流液为淡黄色液体,50~100ml,逐渐减少,查引流液淀粉酶,第1天1 070U/L,其后逐渐下降。胃肠减压量100~250ml/d,术后第3天排气,术后第4天拔除鼻胃管并嘱饮水。分别于术后第5、第6、第7天给予流食半量、流食和半流食。术后第7天排便。

患者术后第17天胰肠吻合口引流管突然引流出暗红色血性液体约1 200ml,测血压90/55mmHg,心率115次/min,查血红蛋白86g/L。立即行液体复苏治疗,并输注红细胞4U,急诊行血管造影检查,见脾动脉一分支活动性出血,行栓塞治疗后出血停止。其后患者引流液逐渐减少并变清亮,术后46d好转出院。

【问题11】 常见并发症有哪些? 处理原则是什么?

1. 胰瘘　2016年最新术后胰瘘的定义为"术后第3天或以后引流液的淀粉酶数值达正常上限的3倍以上,同时产生了一定的临床影响,需积极临床治疗。"仅仅是淀粉酶升高达正常上限3倍以上而无临床影响的不再诊断为胰瘘。根据新的胰瘘分级系统将胰瘘分为:"生化漏"(biochemical leak,BL)、B级胰瘘、C级胰瘘。

BL:术后第3天或以后引流液淀粉酶升高达正常上限3倍即可诊断。"生化漏"不再被认为是一种真正的胰瘘。B级胰瘘:在"生化漏"的基础上出现显著的临床症状,需更改治疗方案的为B级胰瘘。具体来讲,诊断B级胰瘘需满足以下5种情况中的任意一种:①持续引流>3周;②临床相关的胰瘘治疗措施改变;③胰瘘需经皮或内镜下穿刺引流;④胰瘘相关出血需血管造影介入止血;⑤尚无器官功能衰竭的感染征象。C级胰瘘:若"B级胰瘘"需要手术处理,或导致脏器功能衰竭,或导致死亡,则可以诊断C级胰瘘。

胰瘘的处理主要是应用生长抑素,充分引流,营养支持,防治感染。引流液应常规做细菌培养及药敏试验,选择合适的抗生素。早期禁食,减少胰液分泌。若原有引流管引流不畅,则需在超声引导下重新置管引流,必要时需再次手术引流。

2. 术后出血　在手术后24h以内为急性出血,超过24h为延时出血。主要包括腹腔出血和消化道出血。

(1)腹腔出血:急性出血主要是由于术中止血不彻底、术中低血压状态下出血点止血的假象或结扎线脱落、电凝痂脱落原因,关腹前检查不够,凝血机制障碍也是出血的原因之一。主要防治方法是手术中严密止血,关腹前仔细检查,重要血管缝扎,术前纠正凝血功能。出现腹腔出血时应十分重视,量少可应用止血药物并严密观察,量大时尽快手术止血。

也有发生胰瘘后因胰液腐蚀血管引起的晚期腹腔内出血。此类出血因腹腔内粘连严重,局部组织脆弱,再次手术止血难度及风险均较大。常先行血管造影栓塞止血,经此治疗无效者可手术治疗。

(2)消化道出血:早期消化道出血常见原因为胰肠吻合口出血或胃肠吻合口出血,而晚期消化道出血的原因多为术后应激性溃疡或吻合口溃疡出血。临床可以表现为胃管或腹腔引流管内出血、呕血、黑便等。可以针对具体情况采用腹部超声、CT、DSA、胃镜等检查明确诊断。若出血量不大,可先行密切观察并保守治疗;必要时行胃镜、血管造影栓塞止血;上述治疗无效者需及时行手术治疗。

3. 胃排空障碍(胃瘫)

(1)胃瘫目前尚无统一的标准,常用的诊断标准是经检查证实胃流出道无梗阻;胃液>800ml/d,超过10d;无明显水电解质及酸碱平衡异常;无导致胃乏力的基础疾病;未使用平滑肌收缩药物。

(2)诊断主要根据病史、症状、体征,消化道造影、胃镜等检查。

(3)胃瘫的治疗主要是充分胃肠减压,加强营养心理治疗或心理暗示治疗;应用胃肠道动力药物;治疗基础疾病和营养代谢的紊乱;可试行胃镜检查,反复快速向胃内充气排出,可2~3d重复治疗。

【问题12】 胰腺癌术后辅助治疗有哪些?

胰腺癌术后辅助化疗可延长生存期。常用化疗药物为吉西他滨,每周1次,用2周停1周,21d一个周期,总共4周期(12周)。

辅助化疗注意事项:胰腺癌的辅助化疗应当在根治术后1个月左右开始。辅助化疗前准备包括:腹部盆腔增强CT扫描,胸部正侧位象,血常规,肝肾功能,心电图及肿瘤标志物CEA、CA19-9等。化疗中及时观察并处理化疗相关不良反应。

知识点

胰腺癌新辅助化疗

新辅助化疗指在手术或放疗等局部治疗前所做的全身化疗,以使局部肿块缩小、降期或者杀灭早期的转移细胞,以利于后续的手术治疗,改善患者预后。

新辅助化疗的优势:

(1)使患者有机会早期接受全身治疗,控制原发灶,抑制和消除术前即存在的微转移灶。

(2)通过部分消退重要血管周围的肿瘤,降低手术切缘阳性率。

(3)能降低肿瘤细胞活性,使其在术中不易播散;降低术后肿瘤复发和远处转移的概率。

(4)提前评估胰腺癌患者对治疗的敏感程度,制订术后辅助化疗方案。

(5)术前进行新辅助化疗可以有效地降低淋巴结转移发生的概率。

目前常用的新辅助化疗方案主要包括:

(1)基于吉西他滨的单药或多药联合化疗:主要包括吉西他滨联合白蛋白紫杉醇、替吉奥治疗方案。

(2)FOLFIRINOX方案:包括氟尿嘧啶、奥沙利铂、伊立替康以及亚叶酸钙在内的多药联合方案。

【问题13】 如何做好患者的随访工作?

对于新发胰腺癌患者应建立完整的病案和相关资料档案,治疗后定期随访。建议术后第 1 年每 3 个月随访,术后 2~3 年每 3~6 个月 1 次,以后每 6 个月 1 次,随访至少 5 年。复查血常规、肝肾功能、血清肿瘤标志物、腹部 CT/B 超、胸片。

第五节 胰腺其他肿瘤

一、胰腺囊性肿瘤

胰腺囊性肿瘤(pancreatic cystic neoplasms,PCNs)以胰管或腺泡上皮细胞增生、分泌物潴留形成囊肿为主要特征。依据其是否为真性肿瘤以及组成成分源自胰腺上皮或间质组织,PCNs 分为很多类型,4 种主要PCNs 的特点见表 18-2。

表 18-2 胰腺囊性肿瘤(PCNs)主要特点

肿瘤名称	年龄段	好发部位	囊液特征	影像学特征	恶变倾向
浆液性囊性肿瘤	老年	约 50% 在胰体尾部	清亮、稀薄,CEA 与淀粉酶水平低	多微囊,蜂窝状,囊壁较薄,中心可见星状瘢痕及钙化	很低
黏液性囊性肿瘤	中年	80%~90% 在胰体尾部	黏液、常黏稠,CEA 水平高,淀粉酶水平低	多单发,囊壁较厚,可见壁结节、蛋壳样钙化及分隔	中等至高等
导管内乳头状黏液性肿瘤	老年	胰头、钩突	黏液、常黏稠,CEA 水平中等或高,淀粉酶水平高	胰管扩张,囊实性混合,边界清晰	主胰管受累则为高等,分支胰管受累则为中等
实性假乳头状肿瘤	青年	胰头、体、尾部比例相当	血性,CEA 水平低	囊实性占位	低度恶性,常局部侵犯

临床表现:胰腺囊性肿瘤生长缓慢,早期多无明显症状。由于囊腔内压力增高,患者可以感到上腹部疼痛,也可能是囊肿增大引起的压迫症状。可能触及腹部肿块。后期可出现压迫症状,包括胆总管下段受压而引起的胆汁淤积或阻塞性黄疸;胰管受压所致胰腺外分泌功能障碍或继发急性胰腺炎;脾静脉受压所致脾大、腹水和食管静脉曲张等。

诊断:根据病史和症状特点,借助 B 超、CT 和 MRI 可以初步作出囊性肿瘤的诊断,但是要进一步明确囊性肿瘤的类型则较为困难。囊壁密度不均,发现壁结节、增强后囊壁和壁结节轻度强化,提示为囊腺癌可能性大。ERCP可以帮助明确囊肿与主胰管的关系。胰腺囊性肿瘤常可以显示胰管受压,一般与主胰管不相通。

治疗:浆液性囊性肿瘤(serous cystic neoplasm, SCN):SCN良性多见,预后良好,通常建议患者监测和随访,当肿瘤直径>6cm应积极行手术治疗。若出现以下危险因素亦应行手术治疗:①出现相关症状(如腹痛、肿块压迫、黄疸、呕吐等);②肿瘤位于胰头部;③无法完全排除恶变;④出现侵袭性表现如肿瘤侵犯周围组织(血管、胰周淋巴结等)。

黏液性囊性肿瘤(mucinous cystic neoplasm, MCN):MCN具有恶变潜能,因此,术前明确MCN患者均建议手术治疗,尤其是以下几种情况之一者:①病灶引起相关症状;②存在壁结节、实性成分或囊壁蛋壳样钙化者;③肿块直径>3cm;④囊液细胞学检查证明或提示恶性可能。

导管内乳头状黏液性肿瘤(intraductal papillary mucinous neoplasm, IPMN):主胰管型IPMN因其有较高的恶变概率,均建议行手术治疗。对于分支胰管型IPMN,由于不侵犯主胰管且恶变倾向相对较低。因此,直径<3cm者可随访观察。但以下因素为其恶变高危因素,须积极手术处理:①肿瘤直径>3cm;②有壁结节;③主胰管扩张>10mm;④胰液细胞学检查发现高度异型细胞;⑤引起相关症状;⑥肿瘤快速生长≥2mm/年;⑦实验室检查CA19-9水平高于正常值。

实性假乳头状肿瘤(solid pseudopaillary neoplasm, SPN):所有的SPN均推荐手术治疗。如肿瘤较小,包膜完整且与周围组织界限清楚可行局部剜除术。对周围组织有明显侵犯者,应当予以扩大切除范围以减少术后复发。因极少发生淋巴结转移,故不必常规清扫胰周淋巴结,胰体尾部肿瘤亦可保留脾脏。SPN无论是否行根治术均存在远处转移或复发可能性,但即使出现远处转移或复发,仍建议积极手术治疗,预后相对较好。

二、胰腺内分泌肿瘤

胰腺神经内分泌肿瘤(pancreatic neuroendocrine neoplasms, pNENs)约占原发性胰腺肿瘤的3%。依据激素的分泌状态和患者的临床表现,分为功能性和无功能性胰腺神经内分泌肿瘤。无功能性pNENs占pNENs的75%~85%,功能性pNENs约占20%。常见的功能性pNENs包括胰岛素瘤和胃泌素瘤;其余的功能性pNENs均少见,统称为罕见功能性胰腺神经内分泌肿瘤(rare functional pancreatic neuroendocrine tumors, RFTs),包括生长抑素瘤、胰高糖素瘤、生长激素瘤等。pNENs的类型及临床综合征见表18-3。

表18-3 pNENs类型及临床综合征

肿瘤名称	致病细胞	分泌激素	综合征	常见部位
胰岛素瘤	β	胰岛素	低血糖	胰岛
胃泌素瘤	G	促胃液素	胰源性溃疡	胰岛、胃十二指肠
胰高血糖素瘤	α	胰高血糖素	糖尿病、坏死性迁移性红斑	胰岛、少见肺、肾
血管活性肠肽瘤	δ_1	血管活性肠肽	胰性腹泻	胰岛、神经节母细胞
生长抑素瘤	δ	生长抑素	抑制综合征	胰岛、小肠
胰多肽瘤	PP	胰多肽	少见腹泻	胰岛
神经降压素瘤	NT	神经降压素	低血压	胰交感神经链
类癌	EC	5-羟色胺	类癌综合征	胰岛、消化道

病理:胰岛素瘤和胃泌素瘤瘤体较小,一般小于2cm,其他pNENs相对较大,常大于5cm。肿瘤有完整或不完整包膜,与周围界限清楚。组织病理特点相似,需结合临床表现及激素水平测定来确定其病理类型。常见的转移部位是局部淋巴结和肝脏,晚期也可以转移到骨骼。

诊断:pNENs的诊断包括定性诊断和定位诊断两部分,患者的临床综合征是定性诊断的关键。一般都根据其特有的临床症状形成一个初步的诊断,然后采用激素水平测定、激发试验等来进一步确诊。由于内分泌肿瘤的治疗以手术切除为主,定位诊断显得尤为重要。定位诊断主要分为非入侵检查和入侵检查两大类。非入侵检查主要有:B超、CT、MRI、生长抑素受体核素显像(SRS)、正电子发射断层扫描(PET)等,近年来随着多排螺旋 CT 的应用，胰腺增强薄层扫描、三维重建和早期灌注等技术使内分泌肿瘤的定位诊断进一步提高，并能有效评估肿瘤与血管的关系。入侵性检查主要有：选择性动脉造影、动脉刺激静脉取血试验（ASVS）、经皮肝穿刺门静脉置管取血测定（PTPC）等。

治疗：手术治疗是唯一的治愈手段，手术切除可以消除肿瘤内分泌引起的临床症状，并达到根治肿瘤的目的。手术一般包括肿瘤摘除、胰腺局部切除、胰头、胰尾切除、Wipple 手术等。即使已有远处转移，由于肿瘤多数生长缓慢，姑息性切除可缓解症状、延长生命，所以应尽量切除原发病灶，摘除转移灶。无法手术的患者，接受内科对症姑息治疗；对内科治疗反应不佳的患者，可采取靶器官切除，以消除患者症状。

（黄鹤光　王伟林）

第十九章　脾脏疾病

第一节　原发性脾脏恶性肿瘤

脾脏是人体最大的淋巴器官，原发性脾脏疾病包括游走脾、脾囊肿、脾肿瘤、脾脓肿、副脾、脾结核、脾梗死等，临床少见。

脾脏原发性肿瘤中良性多于恶性，据统计脾脏原发性恶性肿瘤仅占全部恶性肿瘤的 0.64%。脾脏原发性恶性肿瘤均为肉瘤，根据起源组织分为三大类，即原发性脾淋巴瘤、脾血管肉瘤及脾恶性纤维组织细胞瘤，早期常无特异性临床症状，就诊时多属晚期。

> **关键点**
>
> 1. 原发性脾脏恶性肿瘤的致病因素不明。
> 2. 缺乏特异性的临床症状，常表现为脾大。
> 3. 多普勒超声、CT 及 MRI 有助于临床诊断，最终诊断依赖病理学检查。
> 4. 常用的手术方式为根治性脾切除，必要时联合胰体尾切除以清除脾外转移淋巴结。
> 5. 术后根据病理诊断及分型、分期辅以化疗和 / 或放疗等提高疗效。

首次门诊病历摘要

女性，35 岁。因"检查发现脾脏占位性病变 20 余天"入院。

体格检查：体温 36.5℃，脉搏 80 次 /min，呼吸 20 次 /min，血压 120/80mmHg。神志清，营养中等，体格检查合作，皮肤巩膜无明显黄染，无肝掌、蜘蛛痣，胸、腹壁未见静脉曲张，浅表淋巴结未及肿大。颈软，气管居中，双肺呼吸音粗，未闻及干湿啰音，心律齐，各瓣膜区未及病理性杂音。腹部平软，未触及包块，肝脏、脾脏肋下未触及，全腹无压痛、反跳痛，移动性浊音阴性，肠鸣音正常。双下肢未见明显水肿。

多普勒超声：肝、胆、胰未见明显异常回声。脾厚 3.4cm，切面形态失常，脾下极可见大小 11.6cm×10.9cm 的低回声区，形态不规则，边界尚清，内部回声不均，内可见多个小无回声区及多个粗大强回声斑。CDFI：门静脉血流充盈，上述低回声内可见丰富血流信号。提示：脾下极实质性病灶伴粗大钙化（图 19-1）。

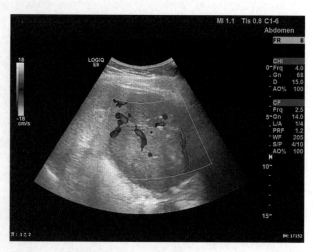

图 19-1　肝胆脾胰多普勒超声示脾下极实质性病灶伴粗大钙化

【问题 1】 该患者可疑的诊断是什么？

该患者无症状，体检未发现明显异常，多普勒超声提示脾脏巨大低回声区，其内可见丰富血流信号，首先应考虑脾脏恶性肿瘤，但无法区分系原发性或继发性病变。

思路：脾脏原发性恶性肿瘤中淋巴瘤最为常见。

知识点

脾脏淋巴瘤

脾脏淋巴瘤可以分为霍奇金淋巴瘤以及非霍奇金淋巴瘤,为单发巨大肿块或多发肿块。小的肿瘤常无明显症状,多在体检时发现;脾脏增大时可表现为上腹部疼痛,可扪及结节样肿块。超声检查脾脏增大,脾实质内显示单个或多个边界清楚的低回声区。CT扫描脾脏内可见到单发或多发的低密度灶。

【问题2】 为进一步明确诊断,需要进行何种检查?

思路1:应重视外科专科检查。

原发性脾淋巴瘤早期可无特异性症状,体格检查无阳性体征,仅在脾脏增大超过左肋缘下时方可扪及。部分患者实验室检查可有血象一系或两系以上血细胞减少。

思路2:应选择对诊断有较大价值的影像学检查方法。

CT是脾脏原发性淋巴瘤最重要的检查方法。通常情况下,CT平扫表现为脾脏增大,伴脾内弥漫、单发或多发低密度病变,边界大多清楚,密度大多均匀,病变较大时可有坏死表现或点样、短条样钙化。增强后动脉期及实质期均无明显强化,部分病例实质期轻微环状强化或不均匀强化。盆、腹腔其他脏器无受累。

入院后检查情况

所有血液检查均未见明显异常。CT:脾脏见巨大实性肿块影,大小约11.7cm×8.3cm,病灶可见分隔及线状钙化,增强示病灶轻度不均匀强化。提示:脾脏占位,考虑为肿瘤性病变(图19-2)。

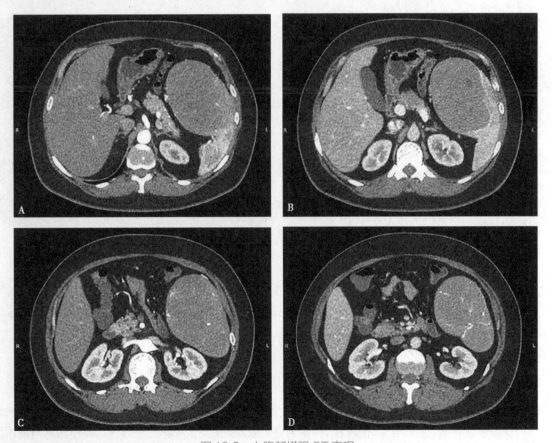

图19-2 上腹部增强CT表现

A.动脉期脾上极层面CT表现;B.门静脉期脾上极层面CT表现;C.动脉期脾下极层面CT表现;D.门静脉期脾下极层面CT表现。

【问题3】 该患者应选择何种治疗方法？

原发性脾脏淋巴瘤首选脾切除加放疗或化疗。可先行腹腔镜探查，以明确有无脾外侵犯，决定是否行单纯脾切除或联合胰体尾及其他脏器切除。术后根据病理类型决定辅以放疗或化疗。

手术治疗情况

行腹腔镜下脾脏切除术。

1. 气管插管全麻后，取平卧位，左侧垫高。于脐上做 1.5cm 切口，建立气腹，腹内压 12mmHg，置入腹腔镜。分别于左、右侧腹直肌和左、右侧锁骨中线肋缘下做 0.5cm、1.0cm 切口置入 Trocar 及器械。

2. 探查腹盆腔未见明显腹水，肝脏色红、质软；脾大，下极可见大小约 10cm×10cm 肿瘤。胆囊、胰腺、胃肠及肠系膜未见异常病变。

3. 以超声刀离断脾脏周围粘连，处理胃短血管，断脾胃韧带，切断脾结肠韧带、脾膈韧带及脾肾韧带。游离脾下极，切取部分瘤组织送快速冰冻病检，提示：组织内可见梭形细胞，性质难判定，恶性不排除，待常规病检。遂决定行全脾切除术。

4. 显露脾蒂，用切割闭合器切断脾蒂。将脾脏放入标本袋。取左侧经腹直肌切口，长约 8cm 取出标本。创面间断缝合止血，胃大弯予以浆膜化。

5. 检查术野无活动性出血，冲洗创面。放置脾窝引流管一根，逐层关腹。

6. 标本常规送病理检查。

术后情况

术后病理诊断：脾脏炎性假瘤样滤泡树突细胞肉瘤（图 19-3）。

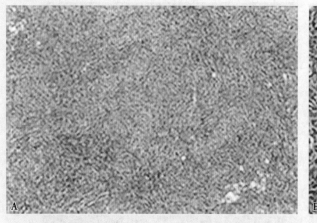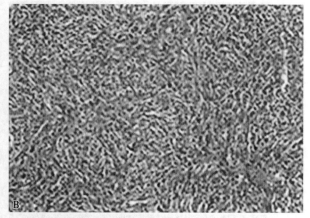

图 19-3　脾脏炎性假瘤样滤泡树突细胞肉瘤 H&E 染色表现
A. 40 倍显微镜下表现；B. 100 倍显微镜下表现。

免疫组化：肿瘤细胞 CD35（+），CD21 和 CD23（少许细胞 +，背景残存 FCD 网 +），SMA（散在 +），VIM（+），LCA、CD68 和 CD163（主要是背景细胞 +），S-100（−），CD1α（−），Langerin（−），ALK（−），DES（−），STT6（−），β-catenin（−），PCK（−），MCM2（LI 约 5%+），Ki67（LI 约 5%）。

原位杂交：EBER（肿瘤细胞弥漫 +）。

【问题4】 从病理结果中能得到什么重要信息？

该患者术后病理诊断为脾脏炎性假瘤样滤泡树突细胞肉瘤。此病好发于女性、少见，主要与 EB 病毒感染有关，为低度恶性肿瘤，生长缓慢、侵袭性弱，多为体检发现，主要累及脾脏和肝脏。肿瘤通常与周围组织界限较清楚，组织学形态示肿瘤细胞由圆形、卵圆形及梭形细胞组成，与背景中大量炎细胞混杂存在。最佳治疗方式为完整切除肿瘤。

定期随访，至今未见复发征象。

第二节　继发性脾脏疾病

继发性脾脏疾病多由门静脉高压症和造血系统疾病所致。常见引起脾脏损害的造血系统疾病包括溶血性贫血、原发性免疫性血小板减少症、各种类型白血病或淋巴瘤等。

> **关键点**
>
> 1. 造血系统疾病继发性脾脏病变常为全身性疾病的相关改变之一。
> 2. 大多数表现为脾大。
> 3. 可合并脾功能亢进，表现为一系或多系血细胞减少，伴相应骨髓造血细胞增生及出现有关的贫血、出血及易感染等症状。
> 4. 因激发脾脏疾病的病因不同，对是否行脾切除或脾切除的时机应慎重考虑。
> 5. 多学科综合诊疗往往可提高疗效。

> **首次门诊病历摘要**
>
> **女性，23 岁。** 主诉"乏力伴上腹部饱胀感 1 个月"。
>
> **肝脏 B 超示：** 肝内光点增粗增强，胆囊体积缩小，胆囊壁增厚并异常回声，脾大，盆腹腔积液。**浅表淋巴结 B 超示：** 双侧颈部、腋窝、腹股沟见淋巴结，腋窝、腹股沟部分淋巴结肿大。

【问题 1】 该患者可疑的诊断是什么？

思路：该患者腹胀 1 个月，B 超示脾大，伴全身多处浅表淋巴结肿大，考虑血液系统疾病，淋巴瘤可能性大，应该做诊断血液系统疾病检查。

> **知识点**
>
> 脾脏相关造血系统疾病包括红细胞疾病和血红蛋白病、白细胞疾病、血小板疾病和骨髓增生性疾病等。因红细胞滞留于脾脏并被破坏，进而发生溶血性贫血，脾大合并脾功能亢进导致白细胞和血小板减少，但其具体分子机制尚不明了。而骨髓增殖性肿瘤则引起症状性脾大。脾大或其伴随的相关改变可能随疾病的进程而表现不同。

【问题 2】 为进一步明确诊断，需要进行何种检查？

思路 1：应重视外科专科检查。

体格检查： T 36.3℃，P 110 次/min，R 20 次/min，BP 102/76mmHg。患者神志清，精神欠佳，发育正常，营养中等。皮肤巩膜无黄染，咽红，扁桃体Ⅰ度肿大，口腔黏膜无溃疡，舌苔厚，全身浅表淋巴结未触及。胸骨无压痛及叩痛，双肺呼吸音清，未闻及明显干湿啰音。腹软，全腹无压痛及反跳痛，肝、脾肋下触及，肝脏肋下 3 横指，脾大过脐。双肾区无叩击痛，双下肢轻度水肿。病理征阴性。

血常规： WBC $0.93×10^9$/L，Hb 8.2g/dl，PLT $77×10^9$/L。

思路 2：目前最需要的检查是什么？

该患者疑为造血系统疾病的脾脏损害，因此有必要行骨髓穿刺、骨髓活检、骨髓流式细胞术免疫分型以及影像学检查（CT、MRI 或 PET-CT）等进行辅助诊断，而最终诊断则依赖组织病理学检查。

入院后检查情况

外周血涂片示： 成熟红细胞大小不等，血小板散在可见，可见畸形血小板。

骨髓细胞学： 原始粒细胞 3%，晚幼粒细胞占 3%，晚幼粒及幼红细胞比值偏低。**骨髓组织病理学：** 造血组织增生活跃，少数区域粒系中幼及以上阶段细胞比值偏高。**流式细胞免疫分型检测：** 有核细胞中，CD3⁻、CD56⁺、NK 细胞表型不完全正常；其余淋巴细胞表型未见明显异常，未见明显单克隆浆细胞，CD34⁺、

CD117⁺原始细胞比例不高,表型未见明显异常。

CT:肝大,肝脏多发低密度灶,建议增强检查;脾大,脾脏低密度灶,梗死可能;胰颈部可疑低密度灶,鉴别迂曲扩张脾静脉与占位性病变,建议增强检查;腹膜后淋巴结增多肿大;双侧心膈角、肠系膜及双侧腹股沟多发淋巴结增多增大;胸腹部软组织水肿;腹盆腔少许积液,双侧胸腔积液(图19-4)。

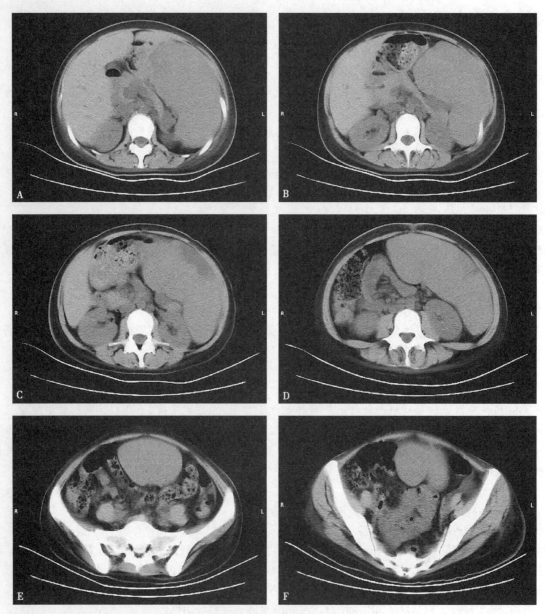

图19-4 腹部CT平扫
A、B、C.脾上极层面;D、E、F.脾下极层面图像。

PET-CT结果示:①脾脏大,代谢不均匀增高;右上臂皮下、双侧颈部、腋窝、膈上、肝门、腹膜后、双侧髂血管旁及双侧腹沟区多发淋巴结,代谢增高;全身骨髓代谢不均匀增高;以上综合考虑多为血液系统恶性肿瘤浸润(淋巴瘤?);②鼻咽顶后壁软组织增厚伴代谢异常增高,不除外恶性肿瘤浸润;③脾脏楔形低密度病灶,代谢不高,考虑脾脏梗死;④肝脏体积肿大;⑤双侧胸腔积液,双下肺部分膨胀不全,皮下水肿,盆腔积液。

【问题3】 该患者应选择何种治疗方法?
目前该患者诊断不明,多学科会诊后认为:①白细胞血小板低,鼻腔活检或者手术后感染风险较高、易发生出血,取材组织受限,可能导致延误诊断;②脾脏梗死。建议行脾切除 + 肝组织活检术,以明确诊断,制订后续治疗方案。

手术治疗情况

行脾切除 + 肝组织活检术。

1. 气管插管全麻后,取仰卧位,左侧腰背部垫高。

2. 取左侧经腹直肌切口入腹,长约 20cm。

3. 探查　腹盆腔有淡黄色腹水约 200ml,肝脏大小、左右叶比例正常,肝左外叶可及一约 3cm×3cm 质硬肿块。脾脏淤血肿大,上下径约 30cm,横径约 15cm。胰腺、胃肠及肠系膜未扪及明显肿块。拟行脾切除 + 肝组织活检术。

4. 脾切除术　游离脾胃韧带,切断、双重结扎胃短血管;游离脾结肠韧带、脾膈韧带及脾肾韧带,托出脾脏至切口外。解剖脾蒂,显露脾动脉和脾静脉,先以 7 号丝线双重结扎脾动脉,5min 后结扎离断脾静脉,完整移除脾脏。胃大弯予以浆膜化,后腹膜创面间断缝合止血。

5. 切除肝组织约 1cm×1cm。

6. 检查术野无活动性出血,脾窝放置引流管一根,逐层关腹。

7. 切除之标本常规送病理检查。

术后情况:

术后病理诊断:脾脏 NK/T 细胞异常增生性病变伴脾脏贫血性梗死,结合临床考虑结外 NK/T 细胞淋巴瘤(鼻型)(图 19-5)。

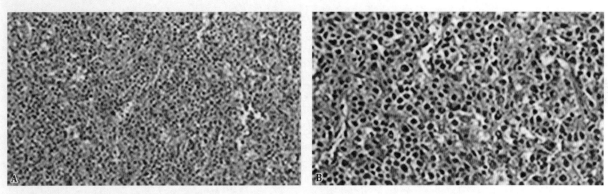

图 19-5　脾脏 NK/T 细胞异常增生性病变伴脾脏贫血性梗死 H&E 染色图像
A. 40 倍显微镜下表现;B. 100 倍显微镜下表现。

免疫组化:肿瘤细胞 CD3(+),CD2(+),CD56(+),GrB(+),TIA-1(+),C-myc(约 30%),CD5(-),CD(-,脾窦内皮 +),CD4(-,组织细胞弱 +),CD20(-),CD20(阳性对照 +),CD19(-),CD22(-),PAX-5(-),CD79a(-),CD10(-)BCL-1(-),BCL-6(-),HGAL(-),CylinD1(-),sox11(-),IgD(-),CD21(-),CD23(-),CD35(-),LEF1(-),Mum-1(-),CD30(-),ALK(-),κ(-),λ(-),P53(+,突变型),MCM(约 90+),Ki-67(LI 90% 左右)

原位杂交:EBER(CISH)(+),EBER(阳性对照 +)

(肝活检组织)镜下见肝实质细胞广泛轻度变性,汇管区少许淋巴细胞浸润。

【问题 4】　从病理结果中能得到什么重要信息?

结外 NK/T 细胞淋巴瘤,鼻型(extranodal NK/T-cell lymphoma, nasal type)属于非霍奇金淋巴瘤(NHL)的一种少见类型,其恶性细胞大部分来源于成熟的 NK 细胞,少部分来源于 NK 样 T 细胞,故称之为 NK/T 细胞淋巴瘤。原发于鼻腔和咽喉部以上部位居多。该病发病机制与 EBV 感染密切相关,其重要的临床特点是极易发生噬血细胞综合征,表现为发热、肝脾大、血细胞减少、组织可见噬血细胞现象、肝功能异常、血乳酸脱氢酶升高、血清铁蛋白升高等。

（张必翔）

推 荐 阅 读

[1] 陈孝平,崔乃强,邱贵兴,等. 施瓦兹外科学. 9 版. 北京:人民卫生出版社,2018.

[2] 陈孝平,汪建平,赵继宗. 外科学. 9 版. 北京:人民卫生出版社,2019.

[3] 中华医学会外科学分会脾功能与脾脏外科学组. 脾脏损伤治疗方式的专家共识(2014 版). 临床肝胆病杂志,2015, 31(7):1002-1003.

[4] KIMURA H.Overview of EBV-Associated T/NK-Cell Lymphoproliferative Diseases.Front Pediatr,2018,6:417.

[5] YAMAGUCHI M,OGUCHI M.Extranodal NK/T-cell lymphoma:Updates in biology and management strategies.Best Pract Res ClinHaematol,2018,31:315-321.

第二十章　血管外科疾病

第一节　下肢静脉曲张

下肢静脉曲张是指大隐静脉、小隐静脉或交通支瓣膜关闭不全导致的静脉内血液倒流,远端静脉淤滞,继而病变静脉增粗、迂曲、成团状改变的一种疾病,不合并其他下肢静脉系统疾病,如深静脉血栓形成、血管畸形等,是慢性静脉功能不全的一种表现形式。

> 关键点
>
> 1. 下肢静脉曲张的病因。
> 2. 下肢静脉曲张临床表现。
> 3. 下肢静脉曲张的体格检查、下肢静脉瓣膜功能检查方法。
> 4. 下肢静脉曲张的诊断和鉴别诊断。
> 5. 下肢静脉曲张的分级。
> 6. 下肢静脉曲张可能发生的合并症。
> 7. 下肢静脉曲张治疗方法的选择。

首次门诊病历摘要

男性,54岁,农民。双侧下肢浅表静脉迂曲扩张20余年。

患者20余年前,逐渐出现双下肢浅表静脉扩张,当时无皮肤瘙痒、疼痛、下肢酸胀等不适,未予以重视,未治疗。近10年来,静脉扩张逐渐严重,以左下肢明显,扩张静脉迂曲成团,出现小腿局部皮肤颜色变深、皮肤瘙痒,下肢稍肿胀,下午较明显,晨起缓解,静脉迂曲严重部位偶发皮肤发红、疼痛。在当地医院诊断为"左下肢静脉曲张,血栓性浅静脉炎",予以抬高患肢、抗感染等治疗,局部皮肤红肿、疼痛缓解,但曲张静脉和下肢酸胀等无明显缓解。患者既往有长时间的在田间站立劳动。

【问题1】 该患者问诊还应注意哪些内容?

思路1:下肢静脉曲张多由下肢静脉瓣膜功能不全,静脉内压力升高,回流受阻导致,除部分患者有家族史外,深静脉血栓形成后导致的瓣膜功能破坏,是下肢静脉曲张的另一重要原因,可导致下肢严重肿胀。问诊时需详细询问患者既往有无家族史和单侧下肢严重肿胀病史。

思路2:患者双下肢均有浅表静脉曲张,以左下肢严重。需考虑下腔静脉阻塞,如布加综合征可能。故问诊时需询问患者既往有无双下肢肿胀、腹胀、肝功能或肾功能异常的临床表现。

体格检查

双下肢可见扩张静脉,以左下肢内侧严重,局部静脉迂曲成团,小腿散在皮肤色素沉着,未见局部皮肤发红,未见皮肤溃疡,未扪及迂曲静脉内淤积血栓。右下肢侧少量浅表静脉扩张、迂曲,散在色素沉着(图20-1)。

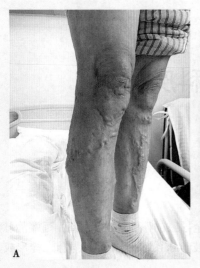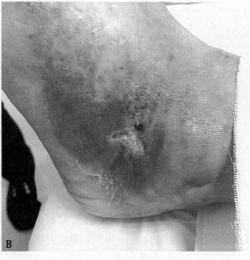

图20-1　下肢静脉曲张的局部表现

A. 该患者入院时左下肢图片；B. 下肢静脉曲张并发局部溃疡（其他患者），溃疡位于小腿踝部上方内侧，局部皮肤营养差，大片皮肤色素沉着，溃疡经久不愈。

【问题2】　该患者还应该进行哪些体格检查？

思路1：下肢静脉曲张有多项检测静脉瓣膜功能的体格检查，必须予以重视。

知识点

下肢静脉瓣膜功能检查方法

Trendelenburg
试验（视频）

1. Trendelenburg 试验（图 20-2A）　患者仰卧，抬高下肢使静脉排空，在大腿上部扎止血带，阻断大隐静脉；让患者站立 30s，释放止血带，观察大隐静脉曲张的充盈情况：

（1）松解止血带前，大隐静脉空虚，松解止血带时，大隐静脉自上而下逆向充盈。提示大隐静脉瓣膜功能不全，但大隐静脉与深静脉之间的交通支瓣膜功能正常。

（2）松解止血带前，大隐静脉已部分充盈曲张，松解止血带后，充盈曲张更为明显。提示大隐静脉瓣膜及其与深静脉之间交通支瓣膜均功能不全。

小隐静脉瓣功
能试验（视频）

（3）松解止血带前，大隐静脉即充盈曲张，松解止血带后，曲张静脉充盈并未加重。提示大隐静脉与深静脉间交通支瓣膜功能不全，但大隐静脉瓣膜功能正常。

2. 小隐静脉瓣膜及小隐静脉与深静脉之间交通支瓣膜功能试验检查和观察方法、结果分析均与 Trendelenburg 试验相似，区别在于止血带置于腘窝处阻断小隐静脉血流。

Pratt 试验（视频）

3. Pratt 试验（交通静脉瓣膜功能试验）（图 20-2B）　患者平卧，抬高患肢，在大腿根部扎止血带，先从足趾向上至腘窝缚缠第一根弹力绷带，再自止血带处向下，扎上第二根弹力绷带，一边向下解开第一根弹力绷带，一边向下继续缚缠第二根弹力绷带。如果在两根弹力绷带之间的间隙内出现曲张静脉，即意味该处有功能不全的交通静脉。

Perthes 试验
（视频）

4. Perthes 试验（深静脉通畅试验）（图 20-2C）　患者站立，在大腿根部扎止血带，阻断大隐静脉回流，嘱患者用力踢腿或做下蹲活动 10～20 次，使小腿肌泵收缩以促进静脉血液向深静脉系统回流。若曲张的浅静脉明显减轻或消失，表示深静脉通畅；若曲张静脉不减轻，张力增高甚至出现胀痛，表示深静脉不通畅。

直腿伸踝试验
（视频）

5. 直腿伸踝试验（Homans 征）　嘱患者下肢伸直，被动或主动做踝关节过度背屈动作，如小腿剧烈疼痛则提示深静脉血栓形成。这是由于腓肠肌静脉丛血栓形成时，过度拉长腓肠肌和比目鱼肌而刺激小腿肌肉内病变的静脉所致。

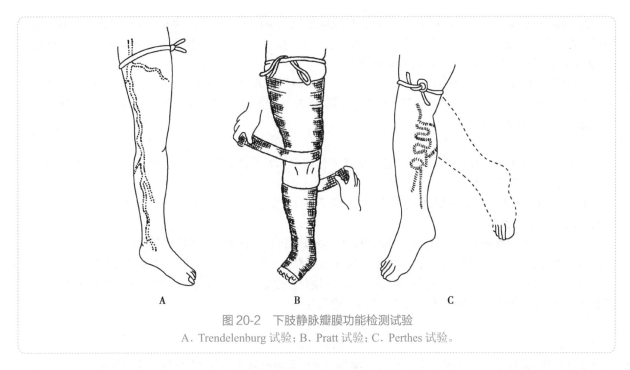

图 20-2　下肢静脉瓣膜功能检测试验
A. Trendelenburg 试验；B. Pratt 试验；C. Perthes 试验。

思路 2：由于患者需考虑下腔静脉、髂静脉受压或狭窄导致的静脉回流障碍、远心端压力升高的因素，所以体格检查还应重视腹部，包括是否存在腹壁静脉扩张以及其血流方向，肝脏、肾脏、脾脏的体格检查，是否存在腹腔积液和包块等。

【问题 3】　该患者如何诊断？

根据患者的症状和体征，患者需考虑下肢静脉逆流性疾病，包括单纯性下肢静脉曲张和原发性下肢深静脉瓣膜功能不全，或下肢深静脉血栓后综合征、Klippel-Trenaunay 综合征、动静脉瘘等。

可采用多普勒超声、下肢动脉增强 CT 或动脉造影明确诊断。

入院诊断

患者通过下肢静脉瓣膜功能检查，提示深静脉血流通畅，大隐静脉瓣膜及其与深静脉之间的交通支瓣膜功能不全；腹部未见阳性体征；多普勒超声提示下腔静脉通畅，未见明显狭窄，双下肢深静脉通畅，未见明显血栓形成，深静脉瓣膜功能不全，轻度反流。

入院诊断：单纯性下肢浅静脉曲张。

【问题 4】　静脉曲张患者该如何分级？

CEAP 分类法是用于规范下肢慢性静脉性疾病的诊断标准，由于下肢慢性静脉性疾病临床表现多样，病理生理改变复杂，因此像 CEAP 分类的标准对于规范诊断及治疗将会起到非常重要的作用。

1. 临床分级（C）（表 20-1）

表 20-1　临床分级（C）

分级	病变程度与体征
C_0	无可见或可触及的静脉疾病体征
C_1	毛细血管扩张或网状静脉扩张
C_2	静脉曲张，直径≥3mm 与网状静脉扩张视为静脉曲张
C_3	水肿
C_4	继发于慢性静脉疾病的皮肤和皮下组织改变，分为两个亚级：C_{4a}，色素沉着或湿疹；C_{4b}，皮肤脂肪硬化症或者白色萎缩症
C_5	愈合的静脉性溃疡
C_6	未愈合的静脉性溃疡

2. 病因学分级（E）　先天性（Ec），指先天性缺陷造成的下肢静脉功能不全；原发性（Ep），是由非先天性和非继发性原因造成的下肢静脉功能不全；继发性（Es），指有明显的继发性病因如静脉血栓形成，静脉创伤，外来压迫等；不明性（En），未发现静脉性病因。

3. 解剖学分级（A）　浅静脉（As）；穿通静脉（Ap）；深静脉（Ad）；不明性（An）；未发现静脉病变部位。

4. 病理生理学分级（P）　静脉反流（Pr）；静脉阻塞（Po）；静脉反流与阻塞并存（Pr, o）；不明性（Pn）未发现静脉性病理生理改变。

【问题 5】 该静脉曲张患者该如何治疗？

思路 1：首先需要采取非手术治疗，包括穿弹力袜或用弹力绷带外部加压；七叶皂苷类或黄酮类药物可以缓解下肢水肿、酸胀等症状。

非手术治疗适用于所有静脉曲张的患者，尤其妊娠合并静脉曲张、症状较轻不愿手术和症状明显但手术耐受能力极差的患者。

思路 2：该患者静脉曲张明显，单纯非手术治疗难以获得良好的预后，还需要采取手术治疗。手术治疗的目的是去除曲张静脉和防止并发症的发生。传统的手术方式为大隐静脉高位结扎加曲张静脉剥脱术。

思路 3：静脉曲张还可采用微创手术治疗，包括：硬化治疗、射频治疗、激光治疗、刨吸治疗、内镜下交通静脉结扎术等，其创伤较传统手术方式小，具有一定效果。

出院情况

患者住院期间，左下肢实施大隐静脉高位结扎加曲张静脉剥脱手术治疗，术后 11d 拆线后出院。出院时左下肢无明显肿胀，未见明显浅表静脉曲张。右下肢病变情况与术前相似。

出院后，继续采取非手术治疗，建议择期手术治疗右下肢病变。

【问题 6】 下肢静脉曲张若未能得到及时有效治疗，可出现哪些并发症，如何处理？

1. 血栓性浅静脉炎　曲张静脉内血流淤滞，可形成血栓并发非感染性炎症，有时也可因足部细菌感染导致感染性炎症。患肢局部可出现皮肤发红、皮温升高，静脉呈条索状或迂曲成团，触痛明显。应嘱患者抬高患肢，促进静脉回流，采用全身和局部抗感染治疗，局部用 50% 硫酸镁湿敷，活动时穿弹力袜或弹力绷带外部加压。待炎症控制后，尽早手术治疗，防止复发。

2. 溃疡形成（图 20-1B）　长时间的下肢静脉曲张，其远端静脉压力较高，血流淤滞可能导致组织缺乏营养，一旦皮肤破溃可能导致难以愈合的溃疡，常并发感染。治疗包括卧床休息、抬高患肢、抗感染治疗等。静脉曲张导致的局部溃疡形成，由于皮肤营养差，难以自愈，因此一旦感染控制且溃疡有新鲜肉芽组织形成时，应尽早手术，必要时行溃疡切除植皮术。

3. 出血　静脉曲张管壁较薄，轻微外伤可导致管壁破裂出血，难以自行停止。首先应压迫止血，用弹力绷带加压包扎，抬高患肢，必要时予以局部缝合或行静脉曲张手术治疗。

第二节　下肢深静脉血栓形成

下肢深静脉血栓形成是指血液在下肢深静脉血管腔内由液体转化为固体，阻塞静脉管腔，引起静脉回流障碍，静脉壁呈炎性改变，远心端静脉高压，导致肢体肿胀、疼痛及浅静脉扩张等临床症状。如果深静脉血栓未予及时治疗，由于静脉阻塞和深静脉瓣膜功能受损，可导致肺栓塞及长期的静脉高压和肢体静脉回流障碍所引起的肿胀、疼痛、皮肤色素沉着甚至皮肤难愈性溃疡等一系列综合征，称为血栓后综合征（post-thrombotic syndrome，PTS）。

关键点

1. 下肢深静脉血栓的诊断和鉴别诊断。

2. 下肢深静脉血栓的预防和手术方法。

3. 血栓后综合征的诊断及临床表现。

首次门诊病历摘要

男性,42岁。左下肢肿胀4d。

患者4d前晨起后感觉左下肢稍肿胀,无明显疼痛和活动障碍,未予以重视,肿胀逐渐加重,大腿小腿均明显肿胀,无下肢活动障碍,无明显疼痛,无咳嗽、胸闷、咯血。

既往史:患者12d前实施胃癌根治手术,术后一直卧床休息,伤口愈合良好。

体格检查:左下肢严重肿胀,皮肤颜色稍红,膝关节内后方可见多处张力性水疱,水肿为非凹陷性,皮温较对侧升高。右下肢无明显异常(图20-3)。双下肢活动正常。双下肢周径:髌上15cm;左侧55cm,右侧45cm;髌下15cm:左侧42cm,右侧37cm。左下肢Pratt试验(+),Homans征(+)。

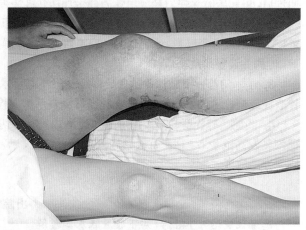

图20-3　患者入院时双下肢照片

左下肢严重肿胀,皮肤发红,膝关节内后方可见多处张力性水疱,水肿为非凹陷性,皮温升高;右下肢无明显异常。

【问题1】 该患者应考虑何诊断?

思路:患者有突发的单侧下肢肿胀,发病前有手术史,长时间卧床史;体格检查患肢非凹陷性水肿,深静脉瓣膜功能检测显示深静脉血流不通畅,腓肠肌静脉丛血栓形成。根据其临床表现,需考虑下肢深静脉血栓形成可能。

【问题2】 该患者应如何明确诊断?

思路1:根据患者的临床表现,结合病史和体格检查,下肢深静脉血栓诊断需高度怀疑。抽血检查血液D-二聚体浓度,其浓度升高,提示血液纤溶系统被激活,血栓形成可能。

思路2:可采用影像学检查明确血栓的存在及其范围。

多普勒超声可显示是否存在血栓和血栓部位,能鉴别静脉回流障碍是外来压迫或静脉内血栓形成所导致,同时对血栓再通及小腿静脉丛内血栓均能较好显示。

下肢静脉造影是诊断下肢深静脉血栓的"金标准",但不主张急性期造影,当下肢顺行静脉造影中出现闭塞中断、充盈缺损、再通或侧支循环形成征象时,提示深静脉血栓形成可能。

放射性核素检查,用^{125}I标记人体纤维蛋白原,注入体内,纤维蛋白原被正在形成的血栓摄取,在血栓处浓聚,扫描后即能发现血栓的部位。这是一种无损伤检查方法,它能发现其他检查难以发现的细小血栓,尤其适合小腿静脉丛静脉血栓的检测,灵敏度高。

【问题3】 该疾病可有哪些临床表现?

1. 患肢肿胀,组织张力高,呈非凹陷性水肿,皮肤发红,皮温较对侧高,肿胀严重时,皮肤可出现水疱。

2. 疼痛、压痛和发热　疼痛主要由于血栓在静脉内引发炎症反应,使患肢局部产生持续性疼痛,以及下肢静脉回流受阻,患肢胀痛。压痛主要局限在静脉血栓产生炎症反应的部位。急性期由于炎症反应和血栓吸收,可导致低热。

3. 浅静脉曲张　在主干静脉阻塞后,下肢静脉血通过浅静脉回流,浅静脉可发生代偿性的扩张;下肢深静脉血栓可导致静脉瓣膜破坏,静脉回流受阻,是后期形成浅静脉曲张的重要原因。

4. 股青肿　当整个下肢静脉系统回流严重受阻时,组织张力极高,导致下肢动脉痉挛,肢体出现缺血甚至坏死。临床表现为患肢剧烈疼痛,皮肤发亮,伴有水疱或血疱,皮色呈青紫色,皮温低,足背动脉、胫后动脉不能触及搏动。患者常有全身强烈反应,伴有高热,精神萎靡,甚至有休克表现。其为下肢深静脉血栓中最严重的一种情况。

住院治疗方案

患者入院后的主要治疗方法:①抬高患肢,绝对卧床休息;②抗凝治疗如低分子肝素皮下注射等。

【问题4】 下肢深静脉血栓形成的治疗方法有哪些?

1. 一般治疗　包括卧床休息、抬高患肢,均能减轻肢体肿胀;当全身症状和局部疼痛症状缓解后,急性期过后,可起床时穿弹力袜或用弹力绷带加压包扎下肢后,进行轻度活动。

2. 药物治疗 以抗凝为主,一旦诊断明确应立即开始抗凝治疗。初始的抗凝治疗有 3 种选择:①按体重皮下注射低分子肝素,不需检测 APTT 等指标;②静脉注射普通肝素,需要检测 APTT;③皮下注射普通肝素,检测并调整剂量。

3. 手术治疗 下肢深静脉血栓形成一般不必手术取栓。髂股静脉血栓病程不超过 48h 者,可尝试行导管取栓或溶栓术,效果较好。股青肿则常需要手术取栓。

4. 其他 肺栓塞与下肢深静脉血栓形成关系密切。下腔静脉滤网置入术有预防肺栓塞的作用,其适应证为复发高危患者、存在抗凝禁忌或有并发症时,以及充分抗凝治疗血栓仍然再发的患者。该手术需要严格掌握适应证。

出院情况

患者住院治疗 14d 后,右下肢肿胀基本缓解。

体格检查:左下肢稍肿胀,皮肤颜色与健侧无差别,未见皮肤水疱形成,皮温正常,左下肢活动正常。双下肢周径:髌上 15cm;左侧 47cm,右侧 45cm;髌下 15cm;左侧 38cm,右侧 37cm。左下肢 Pratt 试验(+),Homans 征(±)。

【问题 5】 出院后如何治疗?

1. 建议口服维生素 K 拮抗剂长期抗凝治疗。检测 INR 维持在 2.0～3.0 为宜。

2. 对于维生素 K 拮抗剂有禁忌(妊娠)或合并癌症者长期应使用低分子肝素治疗或抗 Xa 因子的新型抗凝药物。

3. 长期物理治疗,如穿弹力袜或间歇性脚部充气压迫法等。

第三节 周围动脉疾病

一、颅外颈动脉硬化狭窄性疾病

颅外颈动脉硬化狭窄性疾病指颈总动脉和颈内动脉粥样硬化狭窄或闭塞,可引起缺血性脑卒中或短暂性脑缺血发作。

关键点

1. 颅外颈动脉硬化狭窄性疾病的临床表现。
2. 颅外颈动脉硬化狭窄性疾病的诊断方法。
3. 颅外颈动脉硬化狭窄性疾病的治疗策略。
4. 颅外颈动脉硬化狭窄性疾病的手术方法。

首次门诊病历摘要

男性,61 岁,1 周前无明显诱因出现失语,半小时后自行恢复,在当地医院行颈动脉彩超检查,显示左侧颈内动脉起始端狭窄 90%,遂到我院就诊。既往史:有高血压病史 3 年,最高血压 160/90mmHg,不规律服用降压药物治疗,血压控制情况欠佳,否认心脏病、糖尿病病史。吸烟 30 余年,每天 20 支。

体格检查:P 74 次 /min,BP 140/80mmHg,双肺呼吸音清,心音可,未闻及血管杂音,腹平软,无压痛。双侧颈动脉、肱动脉、股动脉、腘动脉搏动可,右侧足背动脉搏动较弱,胫后动脉搏动可,左侧足背动脉、胫后动脉搏动可。踝肱指数:左侧 1.1,右侧 0.95。

外院彩超:双侧颈动脉多发斑块形成,左侧颈内动脉起始部约 4mm×6mm 钙化斑块,管径狭窄约 90%。

【问题 1】 为明确诊断,该患者还应采取何种检查?

思路:该患者已行彩超检查,彩超无创、简便、费用低,能对病变狭窄程度和斑块形态特征进行检测,广泛用于颈动脉狭窄性疾病的筛查和随访。

患者还需进行颈动脉、椎动脉以及 Wills 环的 CTA 或 MRA 检查,明确病变的部位、狭窄程度、斑块处有无溃疡及脑部供血动脉的全程情况。DSA 也是明确诊断的重要方法。

【问题 2】 颅外颈动脉硬化狭窄性疾病可以有哪些临床表现?

思路:该病临床表现分为症状性狭窄和无症状性狭窄。

症状性颈动脉硬化狭窄性病变的症状可表现为短暂性脑缺血发作(TIA),可复性缺血性神经功能障碍(RIND),缺血性脑卒中。

无症状性颈动脉硬化狭窄性病变临床上无任何神经系统的症状和体征,或只有头晕或轻度头痛的临床表现。

入院后进一步检查情况:

常规检查:TC 7.1mmol/L, TG 2.1mmol/L, Lp(a) 340mg/L, AST 35U/L, LDH 110U/L, CK 184U/L, CK-MB 8.7U/L。

颈部血管 CTA 示(图 20-4):左侧颈内动脉起始部斑块 4.6mm×7.1mm,颈内动脉起始端狭窄>90%,Wills 环未见明显异常。

下肢动脉彩超:双下肢多发动脉斑块形成,右侧股浅动脉远端节段性狭窄,血流速度缓慢。

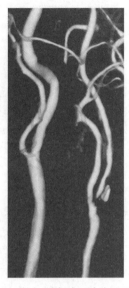

图 20-4 患者入院时颈动脉 CTA 结果
左侧颈内动脉起始端严重狭窄>90%

【问题 3】 颅外颈动脉硬化狭窄性疾病的治疗方法有哪些?

1. 一般治疗 控制脑卒中的危险因素,包括戒烟、控制血压等。

2. 药物治疗 患者检查提示血脂升高,心肌酶学检查未见明显异常,其药物治疗应包括抗血小板治疗、降脂药物等。

3. 手术治疗 颈动脉内膜切除术(CEA)(图 20-5)是该病的经典治疗方法,具有可靠的安全性和有效性,对于有症状性颈动脉狭窄,多数指南推荐首选 CEA 手术。颈动脉支架置入术(CAS)为介入下微创治

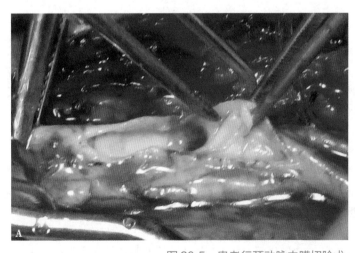
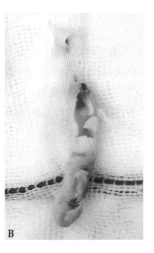

图 20-5 患者行颈动脉内膜切除术
A. 术中阻断颈内动脉近、远端,切除其内导致血管狭窄的增生内膜和钙化斑块;B. 术中切除的增生血管内膜和斑块。

疗方式,其适应证和 CEA 相同,但对于 CEA 后再狭窄、高位颈动脉狭窄和全身状况难以耐受 CEA 的患者,CAS 可作为备选治疗。

【问题4】 该患者术后抗血小板治疗方案如何制订?

思路:术后双联抗血小板治疗至少服用 4 周,如果合并冠心病和再狭窄的危险因素建议延长至 3 个月。建议长期服用低剂量阿司匹林(75~100mg/d)。对于不能耐受氯吡格雷的患者,可以使用其他抗血小板药物如西洛他唑、沙格雷酯、贝前列素钠、替格瑞洛等替代。

二、下肢动脉硬化闭塞症

下肢动脉硬化闭塞症指动脉内膜增厚、钙化、继发血栓形成等导致动脉狭窄甚至闭塞的一组慢性缺血性疾病,是全身动脉硬化病变的局部表现。

> 关键点
> 1. 下肢动脉硬化闭塞症的临床表现。
> 2. 下肢动脉硬化闭塞症的分期。
> 3. 下肢动脉硬化闭塞症的鉴别诊断。
> 4. 下肢动脉硬化闭塞症的治疗措施。

首次门诊病历摘要

男性,69 岁。右下肢间歇性跛行 4 年,静息痛半年。

患者 4 年前逐渐开始出现右下肢行走后酸胀,疼痛,休息后缓解,无下肢感觉障碍,未予以重视,未到医院治疗。4 年来,自觉症状逐渐加重,伴行走的距离逐渐缩短,右下肢皮肤发凉。近半年症状加重明显,难以行走,休息状态下也会出现右下肢疼痛,夜间明显,右下肢皮温较对侧明显低。遂来门诊治疗。患者近半年饮食、睡眠、精神较差,体重较半年前减轻。既往史:高血压病史 12 年,最高血压 165/95mmHg,每天服用硝苯地平缓释片 30mg/ 次,每日 2 次,血压控制在 130/80mmHg 左右,无糖尿病、心脏病病史。吸烟 30 余年,每天 10 支,已戒烟 3 年。

【问题1】 该患者应考虑何诊断?

思路 1:男性,年龄>50 岁,下肢间歇性跛行,皮温降低,逐渐出现静息痛,无糖尿病病史,高度怀疑下肢动脉硬化闭塞症。

思路 2:腰椎管狭窄等导致的神经性间歇性跛行,与血管性间歇性跛行不同,其下肢动脉搏动良好,皮温正常,通常伴有下肢节段性感觉障碍。

体格检查摘要

T 36.8℃,P 84 次 /min,R 20 次 /min,BP 150/90mmHg。双肺呼吸音清,心音可,未闻及心脏杂音,腹平软,无压痛和反跳痛。右下肢色苍白,未见明显溃疡,大腿中段以下皮温较对侧低,足部皮温发凉,足趾有轻度触痛,右侧股动脉搏动可,腘动脉、足背动脉、胫后动脉未扪及搏动,右下肢活动可。左下肢股动脉、腘动脉、足背动脉搏动可,胫后动脉未扪及搏动,余未见明显异常。踝肱指数:左下肢 1.1,右下肢测不出。双侧颈动脉、肱动脉搏动可。

【问题2】 未明确诊断,患者应做什么检查?

思路:彩色多普勒超声无创、方便、迅速,能明确动脉、静脉血流情况,以及血管狭窄部位和程度。下肢动脉 CTA 和 MRA 是该病的首选检查方法。DSA 检查也可明确诊断。

【问题3】 根据患者 CTA(图 20-6A),如何与其他下肢动脉缺血性疾病鉴别?

思路:下肢缺血性疾病主要包括:下肢动脉硬化闭塞症,下肢动脉栓塞和血栓闭塞型脉管炎。

动脉栓塞患者,一般有心房颤动病史,在短期内出现远端肢体"5P"症状,即疼痛(pain)、麻木(paresthesia)、运动障碍(paralysis)、无脉(pulseless)、苍白(pallor)无间歇性跛行病史。动脉影像呈现血管突然中断,无明显侧枝血管形成(图20-6B)。

血栓闭塞性脉管炎(Buerger病)患者,多见于中青年男性,多有吸烟史,主要累及四肢中、小动、静脉。动脉影像表现为肢体远端动脉的节段性狭窄或闭塞,受累血管之间的血管壁光滑完成(图20-6C)。

【问题4】　患者应采取哪些治疗措施?

思路1:首先应采取非手术治疗,包括戒烟,避免足部外伤,控制血压、血糖、血脂、改善高凝状态,促进侧支循环形成。

思路2:该患者采取手术治疗的目的是重建血运,挽救濒危患肢。首选经皮腔内血管成形血管支架置入术:穿刺左侧股动脉,通过导管和血管鞘的引导和支撑,将导丝穿过右侧股前动脉和膝下远端动脉的闭塞段,在导丝的引导下,采用与血管直径匹配的球囊导管置于病变段动脉,适当扩张球囊使闭塞的血管恢复正常管径,再在导丝的引导下,将血管支架置于狭窄的股浅动脉内,最后再用球囊在支架内适当扩张,恢复血管血运(图20-7)。

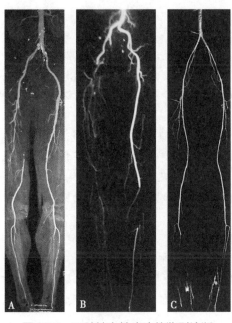

图20-6　下肢缺血性疾病的鉴别诊断

A. 患者 CTA 提示右侧股浅动脉闭塞,胫后动脉、腓动脉节段性闭塞,股深动脉大量侧支血管形成,动脉多发钙化斑块形成,管腔弥漫性不规则"虫蚀状"狭窄;B. 下肢动脉急性栓塞的患者下肢 CTA 结果,左侧股浅动脉远端、右侧髂内动脉、髂外动脉均突然中断,未见明显血管钙化斑块和侧支血管形成;C. 下肢血栓闭塞性血管炎患者的下肢CTA 结果,肢体远端中、小动脉节段性狭窄、闭塞,受累血管之间的血管壁光滑平整,未见明显钙化斑块。

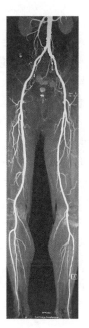

图20-7　该患者 CTA 复查结果

患者行经皮腔内血管成形术并在闭塞段的股浅动脉内置入支架后行 CTA 复查,结果显示股浅动脉的血管完全通畅,胫后动脉显影良好。

思路3:治疗下肢动脉硬化闭塞症的其他手术方式包括:

1. 动脉旁路手术　即采用人工血管或自体静脉在闭塞动脉段近、远端做解剖旁路或解剖外旁路的转流,是治疗下肢动脉硬化闭塞症的重要手术方式,一般用于腔内手术难以重建血流的严重病变或腔内手术失败后。

2. 其他手术方式　包括血栓内膜切除术,静脉动脉化手术、药物球囊扩张、动脉内膜剥脱、斑块旋切术等。

3. 截肢术　适用于已经发生大片坏疽的患者。先采取腔内手术或旁路手术重建部分血流,可有效降低截肢平面。

第四节 主动脉疾病

一、腹主动脉瘤

腹主动脉瘤是腹主动脉局限或弥漫性扩张、膨大,最大直径超过正常腹主动脉直径的50%,临床上腹主动脉瘤累及的部位一般为肾动脉水平以下的腹主动脉和/或髂动脉。

> **关键点**
>
> 1. 腹主动脉瘤的临床表现。
> 2. 腹主动脉瘤的影像学检查方法。
> 3. 腹主动脉瘤治疗方法的选择。

首次门诊病历摘要

男性,68岁。患者3年前无意中扪及腹部搏动性肿块,以脐周较明显,无腹痛、腹胀、腹泻、恶心、呕吐、吞咽等不适,当时未予以重视,未予以治疗。3年来,自觉肿块逐渐增大,遂至我院门诊就诊。发病以来,食欲、体重无明显改变,大小便正常。既往史:9年前发现高血压,血压最高175/100mmHg,不规律自服"尼群地平片"降压治疗,血压控制情况不详。吸烟30余年,20支/d。

体格检查:T 36.8℃,P 84次/min,R 20次/min,BP 155/90mmHg。腹平软,未见腹壁浅表静脉曲张,肝脾肋缘下未扪及,中腹部可扪及搏动性肿块,约10cm×15cm,上极在剑突下方约4cm,下极位于脐周,肿块与周围组织分界较清,有搏动,节律与心律相同,无压痛和反跳痛,可闻及血管杂音。双侧股动脉、腘动脉、胫后动脉、颈动脉、肱动脉搏动可,右侧足背动脉搏动较弱,左侧足背动脉搏动可。胫后动脉搏动可。

【问题1】 通过上述症状和体格检查,该患者应考虑何种诊断?

思路1:该患者腹部肿块具有搏动性,是腹主动脉瘤区别于其他腹部肿块的典型特征。

思路2:患者男性,年龄>60岁;肿块为无意中发现,慢性病程,缺乏明显症状;有长期高血压,血压控制不佳、有吸烟史等动脉病变的高危因素;腹部搏动性肿块,并可闻及血管杂音。这些都是腹主动脉瘤的特征。

【问题2】 考虑腹主动脉瘤的患者,问诊和体格检查有哪些注意事项?

思路:腹主动脉瘤可导致腹腔内、外多器官的结构和功能损伤,询问病史时,要全面询问各个相关脏器的相关症状。

腹主动脉瘤可发生破裂,导致死亡,因此瘤体本身的体格检查一定要轻柔,切忌腹部反复深压、推动、叩击瘤体;瘤体内血栓脱落可导致下肢动脉栓塞,或同时合并周围动脉硬化闭塞性疾病,因此体格检查上、下肢和颈动脉搏动是腹主动脉瘤体格检查的必须内容。

> **知识点**
>
> **腹主动脉瘤的临床表现**
>
> 腹主动脉瘤的症状可表现为:
>
> 1. 腹部搏动性肿块。
>
> 2. 疼痛 可无腹痛或腹部、腰背部胀痛,疼痛性质不一,瘤体巨大压迫甚至侵蚀椎体,可引起脊神经根痛,突发的剧烈腹背痛提示有腹主动脉破裂或形成主动脉夹层可能。
>
> 3. 压迫症状 主要表现为压迫胃肠道、胆道、肾盂、肾尿管、下腔静脉而导致的相应器官的梗阻性症状。

4. 栓塞 瘤腔内血栓或钙化斑块可在血流的冲击下脱落,栓塞下肢动脉,导致肢体急慢性缺血坏死。

5. 破裂 其为腹主动脉瘤最严重的并发症,可破向腹膜后形成腹膜后血肿,继而破入腹腔,表现为剧烈的腹背痛、失血性休克,也可直接破入腹腔或破入十二指肠形成腹主动脉-十二指肠瘘,或破入下腔静脉导致主动脉-腔静脉瘘等。

6. 其他 腹主动脉瘤内感染可导致发热、感染中毒症状等。

【问题3】 为进一步明确诊断,需要进行何种检查?

思路:主动脉彩超方便、廉价、无创,缺点是其准确性依赖于操作者的经验与诊断水平,而且管径测量误差较大。全主动脉髂动脉CTA、MRA为有创检查,但为诊断的金标准,在明确主动脉病变的诊断和测量上有明显的优越性,能为腔内和手术治疗提供可靠的形态学资料。

入院后的进一步检查情况

主动脉CTA:腹主动脉成瘤,最大横径6.1cm×4.7cm,长9.4cm,肾下段腹主动脉扭曲(图20-8)。

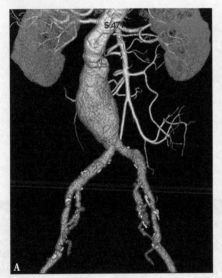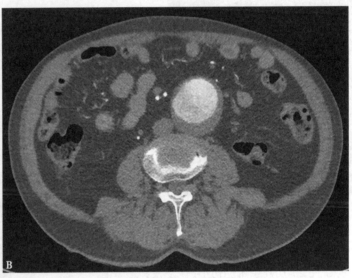

图20-8 典型腹主动脉瘤,并合并附壁血栓典型腹主动脉瘤主动脉CTA图像
A. 典型腹主动脉瘤三维重建图;B. 典型腹主动脉瘤CT断层图。

冠状动脉CTA:左前降支LAD狭窄50%,右冠状动脉RCA狭窄50%。

ECG:T波改变。

彩色超声:主动脉瓣轻度反流,心功能正常范围;双侧颈动脉多发斑块形成,最大1.8mm×4.3mm。

心电图:窦性心律,完全右束支传导阻滞。

【问题4】 此患者该选择何种方法治疗?

思路:根据最新指南,腹主动脉瘤体最大直径超过5.5cm;每半年瘤体最大直径增大超过0.5cm;有较严重的腰腹疼痛等动脉瘤先兆破裂征象的腹主动脉瘤有手术指征;已证实的腹主动脉瘤破裂必须急诊手术挽救生命。

未达手术指征的腹主动脉瘤患者,每6~12个月应行超声或CT检查,监测瘤体扩张,同时严格控制高血压等相关危险因素。

腹主动脉瘤的手术方式包括:开腹人工血管置换术和腹主动脉瘤腔内覆膜支架隔绝术。开放手术治疗彻底,疗效可靠、持久,但手术创伤大、风险高、并发症多,高危高龄患者难以耐受(图20-9)。

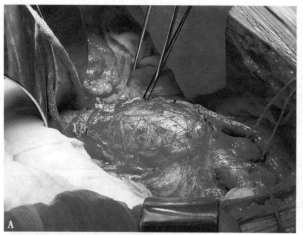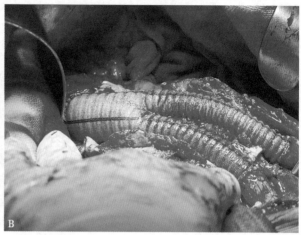

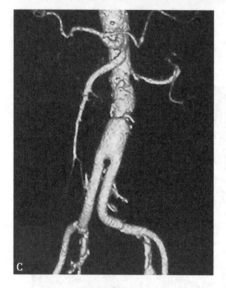

图 20-9 腹主动脉瘤的手术方式

A. 开放手术中所见腹主动脉瘤；B. 开放手术中，腹主动脉瘤被切除，"分叉型"人工血管重建腹主动脉至双侧髂动脉血流；C. 腹主动脉瘤行"开腹人工血管置换术"后复查的 CTA 结果，显示瘤体被切除，腹主动脉及双侧髂总动脉用"分叉型"人工血管置换。

腔内手术采用血管内通路在扩张的腹主动脉内用覆膜血管支架将动脉瘤壁与血流隔绝，重建血流通道，预防瘤体继续增大（图 20-10），手术创伤小，恢复快。

二、主动脉夹层

主动脉夹层指主动脉内血流将其内膜撕裂，并进入动脉壁中层形成血肿，进一步撕裂动脉壁向远端延伸，从而造成主动脉真假两腔的分离的病理改变，其起病急骤，病情严重，死亡率高。

> 关键点
> 1. 主动脉夹层的分型。
> 2. 主动脉夹层的临床表现。
> 3. 主动脉夹层的处理原则。
> 4. 主动脉夹层的治疗方法的选择。
> 5. 主动脉夹层的预防和随访。

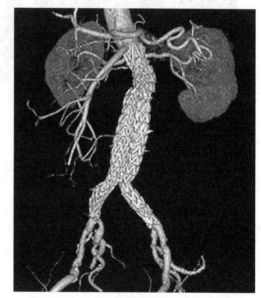

图 20-10 该患者复查 CTA 结果

该患者行主动脉覆膜支架腔内隔绝术后的 CTA 复查，腹主动脉瘤被完全隔绝，腹主动脉、双侧髂动脉血流通畅。

急诊病历摘要

男性,51 岁,突发胸背部剧烈疼痛 24h。

患者 3h 前,无明显诱因突然出现剧烈的胸背部疼痛,向肩背部、前胸、腹部发展,疼痛持续存在,呈撕裂样,伴呼吸急促,出冷汗,恶心,濒死感,意识尚清楚,无咳嗽、咯血、呼吸困难等,遂来我院急诊科就诊。入院以来,患者精神差,食欲缺乏,持续无尿,未解大便。

既往史:有高血压病史 6 年,血压最高 220/120mmHg,不规律服用硝苯地平等药物控制血压,血压控制情况不详,无心脏病、消化性溃疡病史。

体格检查:T 37.1℃,P 117 次/min,R 23 次/min,BP 190/110mmHg。右上肢血压 170/105mmHg。急性痛苦面容,意识清楚,双肺呼吸音粗,未闻及明显干湿啰音,心律齐,心音可,未闻及心脏杂音,腹平,无压痛和反跳痛,肝脾肋沿下未扪及,双侧颈动脉、肱动脉、股动脉、腘动脉搏动可。

【问题 1】 该急诊患者可疑的诊断是什么?

思路:患者中年男性,突发胸背部剧烈疼痛,主要需要鉴别急性心肌梗死、急性主动脉夹层、急性肺栓塞、急腹症等。

患者发病无饮酒过量、大量进食等诱因,无呼吸困难、咳嗽、咯血,既往无心脏病、消化性溃疡病史,发病时血压高达 190/110mmHg,心率 117 次/min,因此需高度怀疑急性主动脉夹层的可能。

【问题 2】 该患者需采取哪些急诊措施?

思路 1:急诊首要处理措施是卧床休息,心电监护,吸氧,静脉注射及口服降压药联合控制血压、心率,镇痛治疗,抽血检查淀粉酶、肝肾功能等,交叉合血等。

思路 2:生命体征稳定后,需迅速明确诊断。主动脉夹层最佳诊断方法为主动脉增强 CT 或 CTA、MRA、DSA。

急诊科进一步完善检查

主动脉 CTA 结果:Stanford B 型主动脉夹层,破口位于左锁骨下动脉以远 2.0cm,夹层累及破口以远的胸腹主动脉全程,真腔受压明显,腹腔干动脉和左肾动脉发自假腔,肠系膜上动脉和右肾动脉发自真腔(图 20-11)。

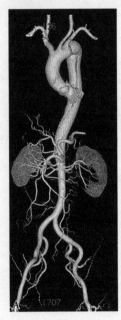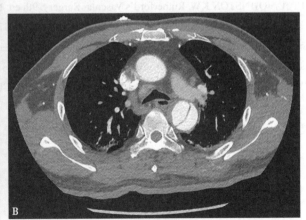

图 20-11　该患者发病时全主动脉 CTA

A. 夹层累及左锁骨下动脉以远的 2cm 处的降主动脉;B. CT 断层示降主动脉被主动脉夹层撕裂成典型的真腔和假腔。

血常规:WBC 10.7×10^9/L,N 0.76,Hb 141g/L;肝肾功能:ALT 27U/L,AST 18U/L,BUN 5.4mmol/L,Scr 231μmol/L,血淀粉酶:52U/L,CRP 12mg/L,ESR 17.5mm/h。

【问题 3】 该患者应选择何种治疗方式?

1．一般治疗　控制血压心率和疼痛,防止夹层进一步扩展或破裂及其他严重并发症的发生。

2．手术治疗　Stanford A 型主动脉夹层须急诊行主动脉夹层切除人工血管置换的开放手术。Stanford B 型主动脉夹层有手术指征者,也可采取手术治疗。

3．腔内治疗　主动脉覆膜支架腔内修复手术(图 20-12)是 Stanford B 型夹层的首选治疗方法,已经基本取代直视下主动脉夹层切除人工血管置换的传统开放手术。其目的是封堵主动脉内膜破口,从而消除假腔血流,使假腔血栓形成而治愈主动脉夹层。

【问题 4】 患者术后应如何治疗和随访?

患者术后应严格控制血压(约 100/70mmHg)和心室率(60~70 次 /min),术后 1 个月、6 个月、12 个月定期门诊复查,避免体力活动,以预防夹层继续发展和远期并发症,如腹主动脉夹层动脉瘤等的发生。

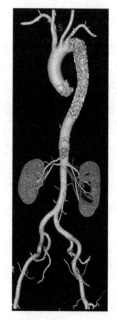

图 20-12　患者行主动脉覆膜支架腔内修复术后 1 周的 CTA
主动脉覆膜支架覆盖从左锁骨下动脉至胸主动脉中段,降主动脉假腔被完全隔绝,夹层被完全修复。

(舒　畅)

推 荐 阅 读

[1] 陈孝平. 外科学. 2 版. 北京:人民卫生出版社,2010.

[2] 汪忠镐,谷涌泉,张建. 下肢血管外科. 北京:人民卫生出版社,2010.

[3] 汪忠镐,舒畅. 血管外科临床解剖学. 济南:山东科学技术出版社,2009.

[4] 汪忠镐. 汪忠镐血管外科学. 杭州:浙江科学技术出版社,2010.

[5] 汪忠镐. 血管淋巴管外科学. 北京:人民卫生出版社,2008.

[6] 王深明. 颈动脉狭窄诊治指南. 中华血管外科杂志,2017,2(2):78-84.

[7] 2014 ESC Guidelines on the diagnosis and treatment of aortic diseases. European Heart Journal,2014,35:2873-2926.

[8] CRONENWETT JL,JOHNSTON KW. Rutherford's Vascular Surgery. 9th ed. New York:Elsevier,2018.

[9] ENRICO ASCHER. Haimovici's Vascualr Surgery. 6th ed. Oxford:Wiley,2012.

[10] NORGREN et al. Inter-Society Consensus for the Management of Peripheral Arterial Disease(TASC Ⅱ). European Journal of Vascular and Endovascular Surgery. 2007. 33 Suppl 1:S1-75.

[11] PETER GLOVICZKI. Handbook of Venous Disorders. 3rd ed. Boca Raton:CRC Press,2009.

第三篇
临床操作技能

第二十一章　普通外科基本技术

第一节　手术基本操作

一、切开

正确的切口是做好手术的重要环节之一,针对不同部位手术的需要,可采用各种常规的和非常规的切口,对切口的选择应遵守以下两个原则:①切口应在病变附近,便于显露和通过最短途径达到病变部位,但不宜盲目追求过小的切口。②切口应不损伤重要的解剖结构,不影响该部位的生理功能,还要考虑手术中必要时延伸切口。

手术基本操作
（视频）

组织切开应逐层进行,切开皮肤时,应尽量与该部血管、神经径路相平行,在切开各种组织时,应顺着其本身纤维方向,以便术后使局部组织功能得到充分恢复。切皮时术者右手执刀,左手拇指和示指分开紧紧固定,使切口两侧的皮肤绷紧,执刀与皮肤呈垂直切开,适当用力一次性切开皮肤真皮层,避免多次切割造成切口边缘参差不齐。切勿用力过猛、刺入过深而损伤深部组织。皮下组织及筋膜用电刀切开,遇出血点立即电凝止血,但对较大的血管出血,仍应以结扎止血为主。

二、显露

良好的显露是确保手术顺利进行的重要条件。影响显露的因素较多,首先需要选择合适的麻醉方式,使肌肉有充分的松弛,尤其对深部手术可获得良好的显露。其次是选择合适的体位,要考虑到切口、手术的性质和需要,也要顾及体位对患者舒适及全身的影响。要合理利用拉钩和牵开器,可增加显露的范围,便于手术的操作。

解剖分离脏器和组织间的粘连可增加显露的范围。常用的方法有锐性分离和钝性分离两种。锐性分离常用器械有刀、剪,主要用于对致密组织如鞘膜、腱膜或瘢痕组织,对较大的肿瘤组织和粘连较牢固的组织也常用此法。应用锐性分离必要在直视下进行,动作要精细、准确、以免误伤其他组织和器官。钝性分离常用器械为刀柄、血管钳、分离子、手指等。多用于分离疏松的组织、正常解剖间隙疏松的粘连和良性肿瘤等。钝性分离时,动作应轻柔,硬性勉强的分离易造成组织器官的撕裂和损伤。

三、缝合

缝合的目的是使创缘对合并消灭无效腔,促进愈合。缝合方法很多,较基本缝合方法有单纯缝合、内翻缝合和外翻缝合,其中每一类又有连续和间断缝合两种形式。

（一）单纯缝合法

缝合后切口边缘平整对合。

1. 单纯间断缝合法　最常用、最基本的缝合方法,常用于皮肤、皮下组织、肌腱的缝合,每缝一针打一个方结。

2. 单纯连续缝合法　用一根线将切口连续缝合起来。第一针打一个结,缝合完毕最后打一个结,多用于腹膜的关闭。

3. "8"字缝合　缝合牢靠,常用于肌腱缝合及较大血管的缝扎止血。

4. 连续锁边缝合亦称毯边缝合　常用于胃肠道吻合后壁缝合或整张游离植皮的边缘固定。

5. 减张缝合　为减少切口的张力而用此法。

（二）内翻缝合

缝合后边缘内翻,表面光滑。常用于胃肠道的吻合。

全层缝合：

1．单纯间断全层内翻缝合常用于胃肠道全层的吻合，其缝合法同单纯间断缝合。

2．单纯连续全层内翻缝合用于胃肠道后壁的吻合，其方法同单纯连续缝合。

3．连续全层水平褥式内翻缝合（Connells）多用于胃肠道前壁全层的吻合。

浆肌层缝合：

1．间断垂直褥式内翻缝合（Lembert）最常用的一种加固胃肠吻合口的缝合方法，缝线与切口垂直，作褥式缝合。

2．间断水平褥式内翻缝合（Halsted）缝线与吻合口平行，作褥式缝合。

3．连续水平褥式浆肌层内翻缝合（Cushing）可用于胃肠道前后壁浆肌层的吻合。缝合方法类似于Connells缝合，只是缝针仅穿过浆肌层而不是全层。

4．荷包缝合以欲包埋处为圆心于浆肌层环形缝合一周，结扎后中心内翻包埋，表面光滑，利于愈合减少粘连。常用于阑尾残端的包埋、胃肠道小切口和穿刺针眼的缝闭、空腔脏器造瘘管的固定等。

（三）外翻缝合

常用于血管的吻合和较松弛皮肤的吻合。常用的有连续水平褥式外翻缝合和间断垂直褥式外翻缝合。前者吻合后血管内壁光滑，避免血栓形成；后者使松弛的皮肤对合良好，利于皮肤的愈合。

1．连续水平褥式外翻缝合适用于血管吻合。

2．间断垂直褥式外翻缝合常用于松弛皮肤的缝合。

3．间断水平褥式外翻缝合适用于血管破裂孔的修补、血管吻合口有渗漏处的补针加固。

四、结扎

结扎的目的是封闭管腔或异常开口，阻止其内容物的继续移动。如疝囊高位结扎是为了封闭疝门，阻止疝内容物疝出；输精管结扎是为了阻止精液的移动。术中较为常用的对出血点的结扎是为了封闭血管断端，阻止出血。

五、止血

止血在手术过程中是一个重要步骤，出血多可威胁患者生命，也会使术野组织界限模糊不清，造成手术困难，术后还可能出现血肿，影响组织愈合，造成切口感染。除上述结扎止血的方法，还有以下方法。

（一）电凝止血

对于较多较小的出血可用电凝法。即在直视下应用高频电刀直视电灼出血点，多用于皮肤切开后的皮下止血。其优点是可节省手术时间。

（二）压迫止血

毛细血管渗血时可用纱布直接按压渗血部位以达到止血目的。用热盐水纱布按压有促进血凝作用，可增强止血效果。若出血较多，如较大血管破裂出血时，亦可用纱布或纱垫填塞，但易引起感染和继发性出血等并发症，可待5～7d出血停止以后再次手术取出。

（三）止血剂止血

包括用新的止血剂制成的薄膜、绒片、喷雾胶等制剂覆盖出血点或创面。

（四）止血带止血

用于四肢手术侧，减少术中出血。分为驱血和加压两步进行，首先用驱血带将手术肢体侧的血液经挤压包扎，使血液回流到手术部位的近端，然后加压包扎近端肢体，暂时阻断手术肢体的血供。注意用止血带时间不宜过长，否则可导致肢体缺血坏死。

（刘玉村）

第二节　换药、拆线

换药（视频）

一、适应证

1．术后无菌切口，如无特殊反应，3～5d后第一次换药。感染切口，分泌物较多，每天换药1次。新鲜肉芽创面,隔1~2d换药1次。严重感染或置引流的切口及粪瘘等,应根据引流量的多少决定换药的次数。

2. 烟卷引流切口,每日换药1~2次,并在术后12~24h转动烟卷,适时拔除引流;橡皮膜引流,常在术后48h拔除。橡皮管引流切口2~3d换药,引流管3~7d更换或拔除。

3. 拆线时间依据切口部位及切口愈合情况确定。面颈部4~5d拆线;下腹部、会阴部6~7d拆线;胸部、上腹部、背部、臀部7~9d拆线;四肢10~12d拆线,减张缝线14d拆线。对于营养不良,长期使用皮质醇激素,糖尿病患者拆线时间适当延后。切口有明显感染者应提前拆线局部处理。

二、准备工作

1. 换药前换药室进行紫外线消毒,操作前半小时禁止扫地,避免室内扬尘;了解患者的切口情况;穿工作服,戴好帽子、口罩,进行手卫生。

2. 物品准备:无菌治疗碗两个,盛无菌敷料;弯盘1个(放污染敷料),无菌镊子2把,剪刀1把,使用前确认有效期。备酒精棉球、干棉球、纱布、引流条、盐水、碘伏棉球、胶布等。

3. 让患者采取舒适的卧位或坐位,利于暴露切口,冬天应注意保暖。

三、操作方法

1. 用手取外层敷料,再用镊子取下内层敷料及外引流物;与切口黏着的最里层敷料,应先用盐水湿润后再揭去,以免损伤肉芽组织或引起创面出血。

2. 用两把镊子清洁切口,一把镊子接触切口,另一把镊子接触敷料作为传递,不得交叉使用。用碘伏或酒精消毒切口周围的皮肤2遍,无污染切口由内向外方向消毒,感染切口消毒方向相反;消毒范围超越敷料覆盖范围,距离切口边缘3~4cm。引流管由近皮肤侧向远端消毒3cm以上。用盐水棉球清洗创面,轻沾吸去分泌物或脓液,注意移除创口内异物、线头、死骨及腐肉等。不得用擦洗过创面周围皮肤的棉球沾洗创面。严格防止将纱布、棉球遗留在切口内。消毒完毕需要拆线时,以接触切口镊子将线头提起,将埋在皮内的线段拉出针眼之外少许,线结下剪断缝合线,以镊子向剪线侧拉出缝合线。拆线完毕后再次消毒1遍。切口处理完毕后覆盖敷料,第一层敷料平整面向下,覆盖3~4层,沿皮纹方向黏贴胶布固定敷料。操作完成后需进行手卫生并记录切口相关情况。

3. 在换药过程中,假如需用两把镊子协同把沾有过多盐水或药液的棉球拧干一些时,必须使相对干净侧镊子位置向上,而使接触切口侧镊子位置在下,以免污染。当分泌物较多且创面较深时,宜用生理盐水冲洗,如坏死组织较多可用消毒溶液冲洗。如需放置引流,应先用探针或镊子探测创腔方向、深浅和范围,然后再用探针或镊子送入油纱布或引流条,但不能填塞过紧。

4. 高出皮肤或不健康的肉芽组织,可用剪刀剪平,或先用硝酸银棒烧灼,再用生理盐水中和;肉芽组织有较明显水肿时,可用高渗盐水湿敷。

5. 严格遵守无菌操作技术。如换药者已接触切口绷带和敷料,不应再接触换药车或无菌换药碗。需要物件时可由护士供给或自己洗手后再取。各种无菌棉球、敷料从容器中取出后,不得放入原容器内。污染的敷料立即放入污物盘或污物桶内,其他物品放回指定位置。

四、注意事项

1. 操作轻柔,保护健康组织。

2. 先换清洁的创面,再换感染轻微的创口,最后换感染严重的创口,或特异性感染的创口。

3. 气性坏疽、破伤风、溶血性链球菌及铜绿假单胞菌等感染切口,必须严格执行床边隔离制度。污染的敷料需及时焚毁,使用的器械应单独加倍时间消毒灭菌。

(刘青光)

第三节　静脉切开术

210301

一、 适应证

1. 需较长时间维持静脉输液,而静脉穿刺有困难或已阻塞者。

静脉切开(视频)

2. 休克、大出血等急需快速大量输血、输液而静脉穿刺困难或输液速度不能满足需要时。

3. 患者烦躁不安、治疗不合作、静脉穿刺针无法持久固定时。

4. 施行某些特殊检查如心导管检查、中心静脉压测定等。

二、 禁忌证

静脉周围皮肤有炎症或有静脉炎、已有血栓形成或有出血倾向者。

三、 用物

1. 静脉切开包蚊式直弯血管钳各 1 把、眼科直剪 1 把、眼科带齿镊子 1 把、普通小镊子 2 把、手术刀 1 把、三角针、持针器、缝线、孔巾 1 块、塑料管或硅胶管 1 根、5ml 注射器 1 付、纱布 3～4 块、棉球数个。

2. 治疗盘消毒手套 2 双、橡皮布、治疗巾、2% 利多卡因，3%～5% 碘附、棉棒、生理盐水。

3. 输液、输血设备、输液架、地灯。

四、 方法及步骤

一般选择四肢表浅静脉切开，以内踝前大隐静脉切开为例。

1. 备齐用物携至床前，向患者作好解释工作，打开地灯以保证光线充足。

2. 患者仰卧，术侧下肢外旋，并在其下面铺好橡皮巾、治疗巾，避免污染床单。

3. 常规消毒皮肤，打开静脉切开包，戴无菌手套，铺无菌洞巾，进行局部麻醉。

4. 在内踝前上方约 3cm 处，作皮肤横切口，长 2～2.5cm。

5. 切开皮肤后，用弯止血钳分离皮下组织，将静脉分离出来，在静脉下方穿过 2 条细丝线，一条丝线结扎静脉远侧（暂不剪断丝线，留作安置导管时作牵引用），另一条丝线置于近侧，暂不结扎。

6. 将导管前端剪成 45° 的斜面，连接于抽吸了生理盐水的注射器上，排尽空气待用。

7. 牵引静脉远侧结扎线，提起静脉，用眼科剪在静脉壁做一向近心端的斜行切口（切开静脉周径 1/3～1/2），以无齿镊夹起切口上唇静脉壁，迅速将备好的导管插入静脉切口内约 5cm，用注射器回抽，回血顺畅证明导管插入静脉腔而非静脉壁内。

8. 将近心端丝线结扎（松紧适度）固定导管于静脉腔间，连接输液装置，观察液体输入是否畅通，局部有无肿胀及外渗。

9. 剪断多余线头，用皮肤缝线环绕导管结扎固定，用丝线缝合皮肤切口，创口处覆盖无菌纱布。必要时用绷带及夹板固定肢体。

10. 不再使用时，消毒，剪断固定结扎线，拔出导管，局部加压，覆盖纱布包扎。

五、 注意事项

1. 严格无菌操作。

2. 切口不宜太大、太深，分离皮下组织时应仔细，以免损伤静脉。

3. 插入静脉前用无菌生理盐水将导管冲洗干净并充满液体，以防空气进入。

4. 如无禁忌，可每日定时用小剂量肝素溶液冲洗导管。

5. 塑料管留置不宜过长，一般为 3～5d，如是硅胶管，则留置时间可稍长。注意观察静脉切口局部情况，若有静脉炎发生，应立即拔出导管。

第四节　T 管造影

胆道手术后一般常规放置"T"形管，"T"形管可有效支撑胆道，减少胆瘘及胆道狭窄的发生，并为后续治疗提供了途径。T 管造影可直接显示肝内外胆管全貌，了解胆道有无狭窄、残余结石、有无胆瘘及有无占位性病变等，从而为下一步诊治提供参考。

T 管造影术（视频）

一、T 管造影的适应证

1. 行胆总管、肝总管切开术，留置 T 管 2 周以上。

2. 胆肠吻合术放置 T 管 2 周以上。

3. 行肝脏切除,肝断面胆管放置 T 管 2 周以上。

二、T 管造影的术前准备

1. T 管造影前应详细询问患者药物过敏反应史,严格执行碘过敏试验。

2. 向患者及家属介绍 T 管造影的目的、注意事项及术后可能的不良反应,缓解患者紧张情绪。

3. 选择造影剂,有离子型(泛影葡胺)及非离子型(碘普罗胺、碘海醇等),后者发生过敏、发热、恶心、腹痛等不良反应的概率较前者低。

4. 换药包一个,无菌手套,20ml 无菌针管。

5. 准备地塞米松、苯海拉明、肾上腺素等药物。

三、T 管造影的操作步骤

1. 患者仰卧于检查床,消毒引流管周围及引流管与引流袋接口处。

2. 无菌原则抽吸引流管内胆汁或温生理盐水冲洗 T 管,注意勿让空气进入 T 管内,以免造成影像假象。

3. 无菌针管抽取 20%~30% 的泛影葡胺或碘普罗胺 20ml,排净其内气泡,缓慢注入 T 管内,多个体位透视并采集图像。

4. 造影结束后将造影剂用针管抽出,并开放 T 管,接引流袋,保持引流管通畅。

四、T 管造影术中及术后注意事项

1. 造影过程中推注造影剂一定要缓慢,速度不能过快,压力不能过高,并不能过量使用造影剂。

2. 如周围环境温度较低(如冬春季),冲洗 T 管的生理盐水或造影剂可适当加温,从而减少对胆管黏膜及 Oddi 括约肌的刺激。另外文献报道预防性应用地塞米松、利多卡因等药物可预防过敏、寒战高热、恶心呕吐、心悸出汗等不良反应发生。

3. 如造影过程患者出现心慌、出汗、皮疹、皮肤瘙痒等症状应停止造影,并给予地塞米松、苯海拉明等抗过敏药物。

4. 造影术后嘱患者放低 T 管,并多饮水,促进造影剂排出,如有畏寒发热等可给予退热等对症处理,如明确有胆道感染可给予抗感染治疗。

5. 如果造影有胆道残石或胆管狭窄等情况,可根据患者具体病情,给予经 T 窦道取石,扩张或再手术等治疗。经 T 窦道取石时间一般 6 周以后,这时 T 窦道形成完整,坚韧,经 T 窦道取石不至于 T 窦道穿孔。但对于老年人,营养不良,糖尿病患者经 T 窦道取石时间应该适当延长。如胆道无残石、狭窄,患者无畏寒发热等胆道感染情况,造影后一周可拔除 T 管。但对于老年人,营养不良,糖尿病患者拔除 T 管时间应该适当延长。

第五节　乙状结肠镜及肛门镜检查

乙状结肠镜检查

硬质乙状结肠镜
(视频)

一、适应证

1. 患者有粪便带血、排出带血黏液、慢性腹泻或排便习惯改变者,尤其是直肠指检无阳性发现时。

2. 对直肠或乙状结肠下端已发现的可疑病变,通过本检查可采取活检行病理检查。

3. 对有蒂腺瘤可电灼摘除。

二、术前准备

检查前应嘱患者排空直肠和膀胱。如直肠内粪便难以排尽,术前 1h 可用温盐水作低位灌肠 1 次,或用开塞露、甘油灌肠剂通便 1 次。

三、麻醉

一般不需要麻醉。精神紧张者,可在术前 1h 给予口服少量镇静药。

四、体位

一般采用胸膝位,年老或体弱者也可采用左侧卧位(图 21-1)。

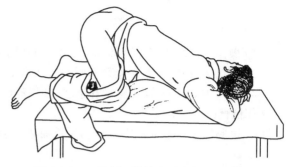

图 21-1　乙状结肠镜检查时患者的常用体位

五、操作步骤

1. 术者站在患者后方,先作直肠指检,了解直肠内有无粪便、狭窄或新生物,并扩张和润滑肛管。然后更换指检手套,将镜管与闭孔器头端涂以润滑油。术者用左手牵开臀部,右手持肠镜并顶住闭孔器,将镜的头端朝脐孔方向轻轻插入肛管内。进入直肠后,应将肠镜方向改为朝向骶骨,再逐渐推进。进入约 6cm 后,即可抽出闭孔器,装上接目镜盖,开亮灯泡。窥视肠腔,可见到下直肠瓣(左侧),偶可见在其后方的中直肠瓣(右侧)(图 21-2)。

2. 在直视下用左手沿肠腔缓慢推进肠镜,在距肛门约 8cm 处,直肠右方,可见半月形的中直肠瓣,此平面相当于腹膜反折平面。在此瓣膜以上引起的肠壁损伤穿孔,常导致腹膜炎。在中直肠瓣的后面可见到上直肠瓣(图 21-3)。

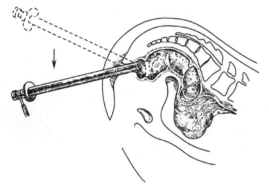

图 21-2　将乙状结肠镜插入肛门进入直肠

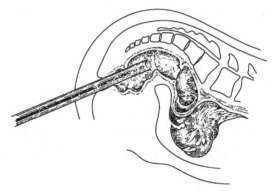

图 21-3　沿肠腔缓慢推进乙状结肠镜

3. 推进到距肛门 15cm 处,即达直肠乙状结肠交接处,此处肠腔变窄、成角,镜管较难推进,应特别小心,不可强行插入。可接上气球,一边注气,一边窥视,如仍未找到肠腔,可将肠镜退出少许,或改变方向。当肠腔被空气张开后,即可继续推进,直至肠镜全长进入(图 21-4)。

在肠镜推进过程中可初步观察肠黏膜情况,然后在肠镜全部插入后,一边退出,一边再仔细观察。包括:①黏膜情况。正常黏膜光滑平整,呈淡粉红色,黏膜下的血管能清楚看到,直肠瓣游离缘尖锐。有炎症时黏膜充血、水肿、粗糙、血管纹不清楚,容易出血,直肠瓣游离缘增厚变钝;②有无溃疡、出血点、息肉或新生物等,注意病变位置与肛门的距离;③肠内容物有无血液、黏液或脓液等。

4. 对可疑病变或新生物应行活检。可用活检钳经肠镜钳住病变边缘组织后取出(图 21-5)。

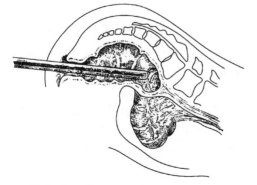

图 21-4　推进到距肛门 15cm 处即达直肠乙状结肠交接处

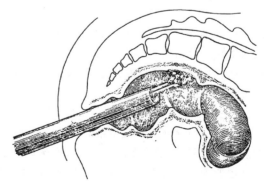

图 21-5　对可疑病变或新生物应行活检

六、操作过程中的注意事项

1. 操作应轻柔，在直视下推进，切勿盲目或用暴力推进，以免损伤肠壁。

2. 窥视中，如接目镜被水蒸气所模糊，可取下接目镜上的玻璃片，直视观察。

3. 操作中如遇干粪，可将镜管越过；如遇液体粪便，则以长吸引器吸除；如粪便量过多，应请患者排尽后再作检查。

4. 因肠痉挛引起推进困难时，可用长棉球轻轻按摩黏膜，痉挛可以解除。

七、术后处理

检查完毕后，应嘱患者在检查台上休息片刻，再扶下检查台；若曾行活检，24h 内应平卧休息，避免剧烈活动。注意当日与次日有无便血或持续下腹痛。

八、并发症

1. 肠穿孔常因盲目插入肠镜所致，少数因钳夹肠壁过深，组织撕拉过多，或注气太多致病变处穿孔。一旦发生，患者立即感到下腹部剧痛，并逐渐出现腹膜炎体征，X 线透视可见膈下游离气体，确诊后应立即进行手术修补。

2. 出血常由于钳取组织时损伤血管，病变处组织脆弱，黏膜撕脱过多所致。常在术后当日出现多次或持续便血，应再次在乙状结肠镜检查下寻找出血点进行止血。

肛门镜检查

210502

肛门镜(视频)

一、适应证

1. 评估可能存在的内痔、肛裂、肛瘘、肛周脓肿或其他直肠肛门病变。

2. 对直肠指检已发现的可疑病变，通过本检查可采取活检行病理检查。

3. 肛管和直肠下段病变的治疗，如内痔套扎、腺瘤摘除、和尖锐湿疣的处理。

二、术前准备

检查前应嘱患者排空直肠和膀胱。如直肠内粪便难以排尽，术前 1h 可用温盐水作低位灌肠一次，或用开塞露、甘油灌肠剂通便一次。

三、麻醉

一般不需要麻醉。

四、体位

一般采用胸膝位，年老或体弱者也可采用左侧卧位。

五、操作步骤

1. 术者站在患者后方，先作直肠指检，了解直肠内有无粪便、狭窄或新生物，并扩张和润滑肛管。然后更换指检手套，将镜管与闭孔器头端涂以润滑油。术者用左手牵开臀部，右手持肠镜并顶住闭孔器，将镜的头端朝脐孔方向轻轻插入肛管内。进入直肠后，应将肠镜方向改为朝向骶骨，再逐渐推进直至约 10cm 的肛门镜管完全推入肛门。

2. 抽出闭孔器，开亮灯泡(如有)或调整外部光源照入直肠腔内。窥视肠腔，偶可见到左侧的上直肠瓣(距肛缘 11～13cm)。缓慢退镜的同时仔细观察：①黏膜情况。正常黏膜光滑平整，呈淡粉红色，黏膜下的血管能清楚看到，直肠瓣游离缘尖锐。有炎症时黏膜充血、水肿、粗糙、血管纹不清楚，容易出血，直肠瓣游离缘增厚变钝。②有无溃疡、出血、息肉、内痔或新生物等，注意记录病变的方位以及与肛门的距离。③肠腔内有无血液、黏液或脓液等。

3. 对可疑病变或新生物应行活检。可用活检钳钳住病变边缘组织后取出。直肠瓣是理想的活检位置,此处活检不容易导致肠穿孔。

六、操作过程中的注意事项

1. 操作应轻柔,并提前告知患者检查时可能有排便感和不适感。
2. 窥视中,如接目镜被水蒸气模糊,可取下接目镜上的玻璃片,直视观察。
3. 如粪便量过多,应请患者排尽后再作检查。

七、术后处理

检查后患者一般可马上恢复正常工作和生活。肛门可有少量出血和轻微不适。

八、并发症

出血常由于钳取组织时损伤血管,病变处组织脆弱,黏膜撕脱过多所致。常在检查后当日出现多次或持续便血,应再次在肛门镜或乙状结肠镜检查下寻找出血点进行止血。

第六节 针吸细胞学检查

针吸细胞学检查是指通过细针穿刺抽吸获得组织细胞标本,并对所获取的标本进行细胞形态学及有关指标分析,进而达到诊断的目的。针吸细胞学检查在临床上主要用于肿瘤的诊断,其次亦可用来检测一些有关疾病预后的指标,如针吸细胞学检查的标本可用于分子病理学检测,为后续临床治疗提供指导。

乳腺穿刺活检
(视频)

一、适应证

针吸细胞学检查主要用于体表及深部组织肿块性质的诊断,鉴别肿块的性质属于肿瘤性还是非肿瘤性。感染、炎症和代谢物沉积都可以形成非肿瘤性肿块。如果肿块属于肿瘤性,多数情况下,针吸细胞学检查能为鉴别肿瘤的良恶性提供帮助。

二、禁忌证

有出血倾向或明显凝血功能障碍的患者不宜进行穿刺;有肺动脉高压或严重肺气肿的患者应尽可能避免对肺部肿块的穿刺;高度怀疑是血管性病变的深部肿块也不宜进行细针穿刺;有颈动脉体瘤或肾上腺嗜铬细胞瘤的患者也要谨慎处理;肝包虫病患者应尽量避免进行细针穿刺。

三、并发症

针吸细胞学检查相对安全,并发症少见且不严重,其发生率约为0.03%。常见的有出血、皮下血肿等,其他少见的并发症有感染、疼痛、气胸和腹膜炎等。

四、术前准备

患者应安置在比较舒适的位置,常常取平卧位,但有时可以根据肿块病变的部位选择坐位或侧卧位。针吸细胞学检查需要用针筒负压抽吸以增加标本的获取量,为了便于操作和能产生适当的负压,最好使用10ml针筒。穿刺针的大小应为22～27G,穿刺针大小的选择应依据穿刺肿块的性质来定。在一些特殊部位如胃肠镜超声或支气管镜超声定位下的细针穿刺有特殊的配套穿刺针。

五、操作流程

皮肤予以常规消毒,一般情况下可以不用局部麻醉。一般采用示指和中指夹挤的方式固定肿块,绷紧皮肤,留出拇指来支撑针筒枪操作。根据事先选好的角度和进针点进针,针尖进到肿块的最佳部位,加以一定负压。一般10ml的针筒加负压至2～3ml刻度即可,随后在肿块中来回抽动以获取样本。来回抽吸的速度应尽量快些，一般 10~15 次。如果肿块较大，想在一次进针后取得不同部位的标本，可将针尖退至皮下，改变方向后再进入肿块。避免在肿块内部细针穿刺过程中改变方向，这样可减少不适和出血。在看到有穿刺物或标本出现在针筒中时可考虑退针，如负压抽吸，则在退针前应放空负压，再将细针拔出。然后将针筒抽吸一些空气后再连接针头，推出针筒里的空气，将针头内的液体和细胞直接推于玻片上，将玻片侧放以除去过多的液体，然后以另一张玻片收集留存的颗粒性标本后再涂片，置入相应的固定液后做细胞学检查。如果细针穿刺后的标本用液基方法制备，可将针头内获取的标本直接推入装有液基固定液的离心管中，随后进行液基细胞学检查。

（唐金海）

第七节　腹腔镜技术

一、腹腔镜发展概况

1987 年法国的 Mouret 医生完成了世界首例腹腔镜胆囊切除术（laparoscopic cholecystectomy，LC），自此现代外科手术进入了以"腹腔镜技术"为特点的微创外科新时代。"腹腔镜技术"（laparoscopic surgery）就是在腹壁上的多个不同位置做小切口（一般直径 5~12mm），通过小切口插入 Trocar，套入腹腔镜摄像镜头、各种腹腔镜外科手术器械，连接气腹设备使腹腔内充满 CO_2 气体，建立腹腔镜操作空间，术野通过摄像镜头采集传输到监视屏幕上，外科医生通过观察实时监控图像及体外操控腹腔镜手术器械来完成手术。

经过 30 多年来的发展，随着科学技术的进步、开展手术例数的增加以及腹腔镜操作经验技巧的积累和腹腔镜器械的革新，腹腔镜手术具有的优势，如术中视野佳和创伤小、术后疼痛轻和恢复快等，也逐渐凸显，并越来越为广大普通外科患者所接受。其前后出现了经典的（多孔）腹腔镜手术（multiple incision laparoscopie surgerg，MILS）、单孔腹腔镜手术（single incision laparoscopic surgery，SILS）、经自然腔道的腹腔镜手术（natural orifice transluminal endoscopic surgery，NOTES）、机器人手术（Zeus 和 Da Vinci）以及 3D 腹腔镜等新技术。同时，腹腔镜技术的应用范围也逐渐拓展到普通外科（胆囊、阑尾、腹壁疝、胃肠、肝脏、胰腺以及甲状腺、乳腺等）、妇科以及泌尿外科等领域，并取得了广为认可的效果。

我国自 20 世纪 90 年代初开展腹腔镜手术以来，腹腔镜技术水平不断提高，有些领域已经达到国际领先水平。一些高难度术式，如腹腔镜下复杂肝癌根治术、腹腔镜下胰十二指肠切除术已在国内很多医学中心开展。但同时我国腹腔镜技术发展面临着诸多挑战，例如各地区省份医院腹腔镜手术水平参差不齐、腹腔镜手术适应证不统一、腹腔镜手术操作不规范、术后并发症控制不佳等。相信随着国内腹腔镜手术技术规范、培训以及准入制度的建立，我国的腹腔镜技术将会迎来更健全更规范的发展，来更好地服务于广大患者。

二、腹腔镜的优缺点

腹腔镜手术与传统的腹部开放手术相比，避免了腹部巨大的手术切口，因而具有对患者创伤小、对机体内环境影响小、术后疼痛较轻、术后恢复快、切口美观等优点。例如腹腔镜胆囊切除术术后第二天，患者一般就能饮水进清淡流食以及下床活动，远早于开放手术，患者的总住院时长也相应缩短。同时腹腔镜手术视野的放大作用使得盆腔及膈下等较深手术部位的暴露效果大为改观（例如腹腔镜乙状结肠癌/直肠癌根治术）。据报道，由于大大减少了手术术者手部与腹腔脏器的接触，腹腔镜手术术后腹腔肠粘连肠梗阻的并发症也相对减少。另一方面，对于手术医师，接触患者血液及体液等原因相关的病毒传染性疾病的感染风险也大大降低。

同时也要认识到，腹腔镜技术存在着手术时间长、设备维护费用高、特有手术并发症多等诸多缺点和局限。腹腔镜手术需要利用穿刺针或 Trocar 穿刺腹壁，并往腹腔或腹膜外间隙冲入 CO_2 气体来建立和支撑手术操作空间，此过程就存在误伤腹腔脏器（如肠破裂）、出血等并发症风险。此外，腹腔镜手术要求术者的手眼配合的协调性要好，同时由于不能像开放手术那样的直接接触术野脏器，使得手术医师也不能通过手部触觉感知经验来帮助术中决策判断。术中电热能设备（高频电刀和超声刀）误损伤病变周围正常脏器的概率也相应增加。腹腔镜术中损伤时，由于出血后视野变暗或受限，常常需要中转开放手术，延长了手术时间，增加了手术并发症的风险。另外，亦有术者报道腹腔镜术后气体栓塞、心律失常、张力性气胸以及高碳酸血症等并发症发生的病例。另一方面，因为感知方式由原来开放手术的 3D 术野变成腹腔镜手术显示器屏幕上的 2D 视野，一些术者可能不太习惯这种转变，因而与同类别的开放手术相比，完成一台腹腔镜手术的时间会更长，年轻医师的学习曲线也会更长。然而，3D 模拟技术的发明和术中超声的应用可能会降低或克服这些困难。

三、腹腔镜的设备及手术器械简介

腹腔镜设备及手术器械一般包括腹腔镜镜头及光纤监视系统、CO_2 气腹系统、电刀及超声刀系统、冲洗器及吸引器设备、腹腔镜下专用手术器械等。

1. 腹腔镜镜头及光纤监视系统　由腹腔镜镜头、光源及光纤线路、摄像转换器、监视器、冷光源、录像设备等组成。腹腔镜镜头有 0° 和 30° 视角两种，后者较常用。直径有 10mm、5mm、2.5mm 等规格。

2. CO_2 气腹系统　由气腹针（Veress 针）、充气导管、气腹机和 CO_2 钢瓶组成，为手术支撑宽阔的空间和视野。一般设定 CO_2 气腹压力为 12～15mmHg。

3. 电刀及超声刀系统

4. 冲洗器及吸引器设备

5. 腹腔镜下专用手术器械

例如腹腔镜胆囊切除基本器械有：10mmTrocar 2 个，5mmTrocar 2 个，10mm 器械转换器 1 个，无损伤爪钳 2 把，弯分离钳 1 把，气腹针、腹腔镜剪刀、钛夹钳、冲洗—吸引管、电凝分离棒、分离钩各 1 把。

四、腹腔镜的应用

得益于腹腔镜手术具有创伤小、恢复快、痛苦轻等优势，腹腔镜技术在外科领域被广泛应用，涉及许多学科疾病，为众多患者所接受。随着科技的不断进步，手术器械的完善和创新，腹腔镜的应用范围将会越来越大，微创优势也将越来越明显。

目前腹腔镜手术适用的范围有：

1. 肝胆外科　胆囊切除术，胆总管切开取石术，肝脏部分切除术，肝囊肿开窗引流术，肝脓肿引流术，胆肠内引流术，脾切除术，胰腺部分切除术等。

2. 胃肠外科　胃大部切除，迷走神经干切断术，阑尾切除术，溃疡病穿孔修补术，胃减容术治疗肥胖症，肠粘连松解术，结肠直肠肿瘤切除术等。

3. 甲状腺乳腺外科　甲状腺、甲状旁腺手术，乳腺癌腋下淋巴结清扫术，乳房肿块切除术。

4. 泌尿外科　肾切除术、肾上腺切除术，输尿管切开取石术，肾盂成型术，膀胱憩室切除术，肾囊肿开窗术。

5. 妇科　子宫切除术，子宫肌瘤剜出术，卵巢囊肿切除术，宫外孕手术，输卵管手术，不育症探查，盆腔清扫术。

6. 疝腹壁外科　腹腔镜疝修补术。腹腔镜技术应用于腹股沟疝手术中，可以大大降低手术的复发率，尤其适用于小儿疝气、中老年人疝气及身体孱弱的疝气患者。

五、腹腔镜胆囊切除术

当前，腹腔镜胆囊切除术（laparoscopic cholecystectomy，LC）作为最普及的腹腔镜手术之一，已逐渐成为治疗急性胆囊炎、胆囊结石等胆囊良性病变的"金标准"。本章节下面将主要以 LC 手术举例说明腹腔镜手术的特点和具体步骤。

腹腔镜胆囊切除术（视频）

（一）LC 手术适应证

腹腔镜胆囊切除术的手术适应证与开放胆囊切除术基本相同。禁忌证有：腹膜炎、继发于胆石症的小肠梗阻、凝血机制障碍以及大的横膈疝。而肝硬化、门静脉高压、既往腹腔手术病史以及急性坏疽性胆囊炎均可影响手术的正常进行。但随着术者手术例数的增加和手术经验的丰富，这些相对禁忌证会逐渐减少。

（二）术前准备

术前询问病史及体格检查,通过腹部超声检查确定胆道疾病的诊断。常规行血尿便常规、生化、凝血、乙肝五项、输血前三项等化验,行心电图、胸片等检查,必要时进一步检查和评估心肺功能。对于腹腔镜手术风险因素,如穿刺器(trocar)导致的内脏或血管损伤、术中可能的胆管损伤等,应术前告知患者及家属,存在"中转开腹"手术的可能,取得患者及家属的理解和同意。

（三）麻醉

气管插管全身麻醉、术前预防性应用抗生素。

（四）体位

患者取轻度头高脚低仰卧位。术者站患者左侧,第一助手站患者右侧,第二助手站患者右侧术者旁。监视器屏幕、光源及气腹机置于术者对侧适宜观察的位置。第一助手帮助术者得以暴露良好的术野。第二助手负责扶好目镜和光源保证清晰的视野和舒适的视角。良好流畅的团队配合是手术成功的保证(图21-6)。

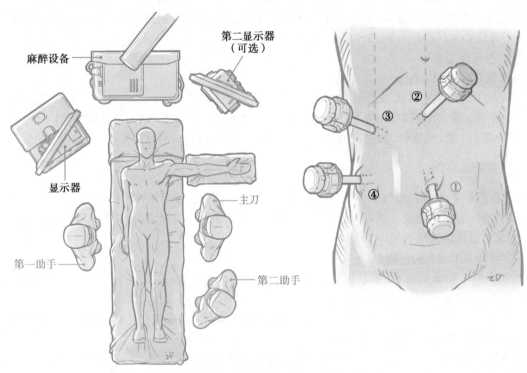

图21-6 手术体位(左)及 Trocar 位置(右)

①脐部(腔镜镜头);②剑突下 5cm;③右侧锁骨中线肋缘下 3cm;④右外侧腹壁近脐水平。

（五）手术步骤

1. 建立气腹及腔镜设备(Veress 穿刺针技术) 常规消毒铺巾,应用 Veress 穿刺针技术建立气腹。通常选取脐周穿刺点,术者和助手分别用布巾钳抓起脐两侧的腹壁皮肤,做一 1cm 左右长的水平切口。然后术者执笔式握持 Veress 穿刺针,缓慢穿刺,经过腹白线、腹膜,进入腹腔,此过程会有明显的落空感。再利用悬滴法加以验证(即将一注射器抽满生理盐水,拔去针头和芯后,连接于 Veress 针上,当提起腹壁,注射器内的盐水会被吸入腹腔)。确认进腹后,连接气腹机,通过 Veress 针进气建立气腹。以 1~2L/min 的低流量注入 CO_2,当注入量达到 3~4L,限制腹腔内压力不要超过 15mmHg 即可。助手帮术者提起脐周切口两侧腹壁,术者以 10mmTrocar 穿刺进入腹腔,注意应冲向盆腔方向旋转插入。至此,可以置入冷光源目镜,气腹和腔镜建立。

2. 观察腹腔脏器、确定病变位置 把 CO_2 充气管连接于脐周 Trocar 套管上,连接好冷光源的目镜镜头,进行白平衡校正和对焦后,可伸入 Trocar,观察腹腔情况。注意为防止镜头起雾视野模糊,可提前涂抹防雾液或用温的无菌生理盐水湿润。进入腹腔后,应首先全面观察腹腔内脏器状况,注意腹腔内任何器官的病变或粘连。如发现任何 Trocar 穿刺过程中的脏器或血管损伤,应立刻修补或止血,必要时中转开腹手术。

对于 LC 手术，一般在剑突下 3cm 处、右侧锁骨中线肋缘下 3cm 处分别做 10mm、5mm 切口，分别穿入第 2 个 Trocar（10mm）和第 3 个 Trocar（5mm），必要时可在右外侧腹壁近脐水平处置入第 4 个 Trocar（5mm），注意此过程应在目镜监视下、垂直腹壁缓慢旋转插入。

3. 提起胆囊、暴露胆囊三角　第一助手可经右腹壁外侧 Trocar 伸入一有齿爪钳，钳夹并提起胆囊底部，将胆囊向肝脏上方牵引，即可满意暴露胆囊和肝脏脏面。注意有时暴露欠佳时，常常是由于胃内充气或目镜的视角问题，可在胃肠减压或调整视角等相应处理后改善（图 21-7）。

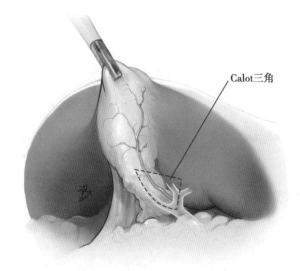

图 21-7　Calot 三角

4. 游离胆囊血管及胆囊管，确认无误后 hem-o-lok 夹闭、离断　术者左手应用爪钳，可向外侧牵引胆囊壶腹部，进一步暴露胆囊管及胆囊动脉。右手执分离钳仔细分离覆盖在胆囊颈部周围的浆膜，注意撕扯和撑开动作要轻柔。注意"安全的清晰视野"的重要性，清晰的分离胆囊三角区的胆囊管和胆囊动脉是避免胆总管损伤的重要保障。应在确认胆囊管和胆囊动脉无误后，分别予以 hem-o-lok 夹闭、离断。此过程需要助手的默契配合，尤其是扶镜手（第二助手）要保守不失时机地、合适地反复转换视野。另外，术中如遇到胆囊三角炎症水肿或严重瘢痕所致的分离困难时，也应果断的中转开腹手术。

5. 自胆囊床剥离下胆囊，取出胆囊　一般先将胆囊侧面的腹膜应用电凝器切开 1cm 左右，然后将胆囊提起，可反复向两侧偏转牵拉以调整暴露好胆囊床。可应用电凝棒仔细分离胆囊和胆囊床。注意此过程"宁伤胆勿伤肝"。切下的胆囊可经剑突下切口在腹腔镜直视下取出。如果胆囊内胆汁较多或结石较大较多，可直视下吸净胆汁、夹碎或取石后再取出胆囊。

6. 撤除设备及气腹，关闭切口　清洗术野、吸净液体，确认胆囊管及血管夹闭确切，无活动性出血或胆瘘后，撤出腹腔镜及器械，排空气腹，拔除 Trocar。可吸收线缝合关闭切口，术毕。

7. 手术注意事项

（1）胆囊血管的结扎离断应确切。胆囊管的离断要谨慎，防止误伤肝总管或胆管。

（2）注意术后出血、黄疸、深静脉血栓及肺栓塞等严重并发症。

（3）一般术后 6～8h 即可进水及流食，术后第 2 天下床活动。

（王伟林）

索　引